基层医生药物处方集丛书

心血管系统疾病
治疗药物处方集

U0235524

总 主 编　孙淑娟

主　　编　王晓军　孟祥磊

副 主 编　韩　毅　陈　强　胡和生

编　　者　（以姓氏笔画为序）

王永彩　王晓军　石　波　曲珊珊

李蓓蓓　陈　强　孟祥磊　赵学强

胡和生　韩　毅　谢新星　薛　梅

人民卫生出版社

图书在版编目（CIP）数据

心血管系统疾病治疗药物处方集/孙淑娟主编. —北京：人民卫生出版社，2018

（基层医生药物处方集丛书）

ISBN 978-7-117-27916-1

Ⅰ.①心… Ⅱ.①孙… Ⅲ.①心脏血管疾病-用药法 Ⅳ.①R540.5

中国版本图书馆CIP数据核字（2019）第007786号

人卫智网	www.ipmph.com	医学教育、学术、考试、健康，购书智慧智能综合服务平台
人卫官网	www.pmph.com	人卫官方资讯发布平台

基层医生药物处方集丛书
心血管系统疾病治疗药物处方集

总　主　编：孙淑娟
分册主编：王晓军　孟祥磊
出版发行：人民卫生出版社（中继线 010-59780011）
地　　址：北京市朝阳区潘家园南里19号
邮　　编：100021
E - mail：pmph @ pmph.com
购书热线：010-59787592　010-59787584　010-65264830
印　　刷：三河市君旺印务有限公司
经　　销：新华书店
开　　本：850×1168　1/32　印张：19
字　　数：476 千字
版　　次：2019年6月第1版　2019年6月第1版第1次印刷
标准书号：ISBN 978-7-117-27916-1
定　　价：58.00 元

打击盗版举报电话：010-59787491　E-mail：WQ @ pmph.com
（凡属印装质量问题请与本社市场营销中心联系退换）

序

处方集应该属于指导药物应用的权威书籍，可以规范药物使用、减少不合理用药。其内容应涵盖药物的基本信息、临床应用规范与临床应用经验总结，且内容应定期更新。我国于2010年出版了《中国国家处方集（化学药品与生物制品卷）》就是这方面的典范。

《基层医生药物处方集丛书》就是以基层专科疾病治疗药物为重点，以药品说明书为基本信息，增加了药物临床应用实践经验。整套系列丛书设有9个分册，覆盖了大部分药物治疗相关的各专科疾病，包括：感染性疾病、心血管系统疾病、内分泌系统疾病、神经系统疾病、呼吸系统疾病、消化系统疾病、泌尿系统疾病、肿瘤与重症疾病。

每个分册包含本专科相关疾病的定义、范畴与分类的概述，简单介绍各类疾病的病因、临床表现、诊断与治疗原则，并且综述每一类药物的开发应用情况，详细阐述每个药物的使用精解，包括：其他名称、药物特征（类别、药代特征、药效特征）、适应证、剂型与特征、用法用量、不良反应、禁忌证、药物相互作用、注意事项、FDA妊娠/哺乳分级与用药实践。药品的基本信息基于药品说明书，且做到简明扼要、准确可靠。"用药实践"板块加入了说明书中没有的临床实践经验总结、指南推荐、FDA与NMPA安全警示、超说明书应用情况与药物过量解救等内容，这使读者既能了解每个药物的基本内容，又能掌握每个药物的应用进展与用药安全警示，成为本丛书最大的亮点。

　　《基层医生药物处方集丛书》的总主编是孙淑娟博士，她长期从事临床药学实践与临床药师培养工作，在多个临床科室工作实践过，经常参与院内、外临床多学科会诊（MDT 活动），了解临床工作中的实际需求，也具有扎实的药物治疗学知识。因此，由孙淑娟博士主持编写的本套丛书，突出实用性，以解决临床药物治疗中的实际问题为主线，注重药物基本信息和临床治疗实践的结合，尤其适合基层的医生、药师（特别是临床药师）的临床工作需求，也是其他医务工作者的案头参考手册。

　　一本好书，需要著者倾其智慧，呕心沥血；一本好书，也期待读者研读参考，批评指正！所以，期待，在读者和著者的互动岁月中，慢慢成长为经典！

刘治军

2018 年 10 月于北京

前　言

　　《基层医生药物处方集丛书》的编写以基层专科疾病治疗药物为重点，其内容基于药品说明书，且赋予了药物临床应用实践经验总结。整套系列丛书设有 9 个分册，覆盖了大部分药物治疗相关的各专科疾病，《心血管系统疾病治疗药物处方集》是其中之一。

　　药物治疗是心血管疾病治疗的基本方法。近半个世纪在心血管领域出现许多具有划时代意义的新类别、新品种的药物，例如他汀类药物、新型抗血小板药物、溶栓药物、降压药物、抗心律失常药物等，使心血管疾病的预防和治疗发生了巨大改变。临床医师面对众多的药物类别和品种，必须更新知识和理念，结合循证医学的结果，明智、审慎、科学地实施药物治疗。本书旨在向基层医生提供一个规范、准确、具体、依据充分和可操作性强的处方集，规范心血管疾病药物治疗的用药行为，确保用药安全和有效。

　　《心血管系统疾病治疗药物处方集》第一章和第二章对临床常见的心血管疾病和药物治疗进行了简要介绍，本部分内容结合了国内外相关疾病治疗的指南和重要专家共识，反映了心血管系统疾病最规范和最新的治疗原则和药物治疗理念；第三章到第八章将治疗心血管疾病的药物依据临床适应证和药理作用进行分类，并将常用药物逐一精解，包括药品名称、药物特征（类别、药代特征、药效特征）、适应证、剂型与特征、用法和用量、不良反应、禁忌证、药物相互作用、注意事项、FDA 妊娠/

哺乳分级、用药实践。临床用药实践部分提供了临床用药的重要指导，包括指南推荐的适应证详析、重要不良反应的规范处理、需要特别注意的合并用药、过量处理等。编写科学规范、依据充分，基本满足了临床心血管内科常见病、多发病及重大、疑难、复杂疾病抢救、治疗的需要。

本书所涉及的大多药物均有充足的循证医学证据，形成比较成熟的共识和结论。关于药物的 FDA 妊娠分级，虽然美国已不再沿用，但目前国内尚无其他标准方便大家参考，临床上在考虑妊娠期用药安全时还仍然会参考此分级标准，因此，此书中仍然保留了每个药 FDA 妊娠/哺乳分级情况及用药注意事项，仅供大家参考。本书作者均是活跃在临床第一线，具有丰富临床实践经验的医师、药师，所著内容密切结合心血管疾病治疗的经典和前沿，系统性和实用性强，相信必定会对心内科、急诊科、全科及其他有关科室的临床医师的实际工作提供帮助。

王晓军

2019 年 4 月

目　　录

第一章　心血管系统及其常见疾病诊治总论

第一节　心脏的解剖和生理

一、心脏的解剖结构

1. 心脏的解剖　心脏是由心外膜、心肌和心内膜3层结构形成的中空的具有瓣膜复合装置的肌性器官。以左、右房室瓣(二尖瓣、三尖瓣)和主动脉瓣、肺动脉瓣4组瓣膜结构相连作为心脏纤维性支架,以此为基础形成左、右心房和心室4个心腔。全身的静脉血由上、下腔静脉口流入右心房,而心脏本身的静脉血由冠状窦口流入右心房;右心房的血经三尖瓣口流入右心室;静脉血经肺动脉瓣流入肺动脉,由肺进行气体交换后形成的氧合血液,再经左、右各两个肺静脉流入左心房,此为肺循环。心室为氧合血液的排血泵,左心房的血液经二尖瓣流入左心室,再由左心室上方主动脉瓣口射入主动脉,此为体循环。

2. 心电的起搏和传导系统　心脏有节律的舒缩机械活动依赖于其存在特殊的起搏和传导系统。心电传导系统包括窦房结、房室结、房室束和浦肯野纤维。窦房结是心脏正常的起搏点,呈长椭圆形,位于上腔静脉口与右心房交界处,在界沟上端的心外膜下,窦房结由结细胞团和致密结缔组织混杂在一起,并由胶原性、弹性及网织纤维包裹而形成窦房结。窦房结内的起搏细胞发生的电兴奋传至心房肌,使心房肌收缩。结间束是窦房结与房室结之间的传导径路,分为前、中、后三个传导束,窦房结发放的电兴奋可经结间束下传至房室结。房室结位于房间隔的右后部,向下延伸为房室束,房室结与房室束(HiS束)构成房室交界区,再向前下伸延到室间隔膜部,分成左、右房室束支,分别位于间隔的左、右侧内膜下。沿心室内膜下行,最后分为细小的浦肯野纤维分布于心室肌。

3. **冠状动脉的解剖**　心肌血液供应来自于左、右冠状动脉,走行于心脏表面。它们分别发自于主动脉根部的Valsalva窦的左、右窦。

(1)左冠状动脉:①左主干:起源于主动脉根部左冠窦,走行于肺动脉和左心房之间,部分被左心耳覆盖,短暂向左前方走行后分为左前降支和左回旋支,有时在左前降支和回旋支之间发出第三支血管,即中间支;②左前降支:走行在前室间沟内,下行至心尖或绕过心尖。其主要分支包括间隔支动脉和对角支,分别供应室间隔前2/3和左心室前壁;③左回旋支:绕向后于左心耳下到达左房室沟,其主要分支为钝缘支。

(2)右冠状动脉:起源于主动脉根部的右冠窦,经肺动脉根部及右心耳之间,沿着右房室沟下行,绕过右心缘,绝大多数延续至后室间沟。其分支依次包括圆锥支、窦房结动脉、锐缘支,远端分为后降支和左室后支。右冠状动脉主要供应右心房、右心室,室间隔后下1/3由后降支供血。

二、心脏的生理

1. **心肌动作电位**　了解心肌细胞动作电位对理解各类抗心律失常药物的作用机制有重要意义。心肌动作电位由除极过程和复极过程组成,分为五期。除极过程为0期,此期是由于心肌细胞受到刺激兴奋后引起细胞膜快钠通道的开放,造成钠离子顺电化学梯度由膜外迅速进入膜内,使膜去极化;复极过程包括1期(快速复极初期)、2期(平台期)、3期(快速复极末期)、4期(静息期)。1期形成的机制是心肌细胞膜对钠离子的通透性迅速下降,加上快钠通道关闭,钠离子停止内流。同时膜内钾离子快速外流,造成膜内外电位差,与0期构成锋电位。2期主要是由于钙离子缓慢内流和有少量钾离子缓慢外流形成的。3期,是在2期后,钙离子通道失活,钙离子停止内流,此时心肌细胞膜对钾离子的通透性恢复并增高,钾离子迅速外流,膜电位恢复到静息电位,完成复极化过程。4期,是通过钠-钾泵和钙-钠离子交换作用,将内流的钠离子和钙离子排出膜外,将外流的钾离子转运入膜内,使细胞内外离子分布恢复到静息状态水平,从而保持心肌细胞正常的兴奋性。

2. 心动周期中的压力和容积变化　心房、心室、主动脉压力和容积随着心脏的收缩和舒张发生周期性变化,反映了心脏和主动脉的血流动力学变化。

(1)心室收缩期:分为①等容收缩期:此期室内压大幅升高,心室容积不变;②快速射血期:由于大量血液进入主动脉,主动脉压相应增高,约占总射血量的70%,心室容积迅速缩小;③减慢射血期:心室内压和主动脉压都相应由峰值逐步下降,约占总射血量的30%,心室容积继续缩小。

(2)心室舒张期:分为①等容舒张期:此期心室内压急剧下降,心室容积不变;②快速充盈期:血液由心房快速流入心室,心室容积增大;③减慢充盈期:血液充盈速度减慢,心室容积进一步增大。

(王晓军)

3

第二节 心血管系统疾病的诊断

一、症状和体征

心血管系统疾病的诊断应重视问诊,并强调物理检体的重要性。应综合分析病史、临床症状和体征、实验室检查和器械检查等信息作出正确诊断。

1. **症状** 心血管疾病常见的症状有乏力、发绀、呼吸困难、胸闷、胸痛、心悸、水肿、晕厥,其他症状还包括头痛、头胀或眩晕、上腹胀满、恶心、呕吐、声嘶、咳嗽、咯血等。

2. **体征** 通过视、触、叩、听等物理检查手段发现的异常体征对诊断心脏瓣膜病、先天性心脏病、心包炎、心力衰竭和心律失常等心血管疾病的诊断有特异性。视诊:主要观察一般情况、呼吸状况(是否存在端坐呼吸等),以及是否存在皮肤黏膜发绀或苍白、心前区异常搏动、颈静脉怒张、水肿等;触诊:主要观察是否存在心尖冲动异常、收缩期或舒张期震颤、脉搏的异常变化、毛细血管搏动、静脉充盈或异常搏动、肝颈静脉反流征、肝脾大、下肢水肿等;叩诊:主要观察是否存在心界扩大、胸腔积液等;听诊:主要观察是否存在心音的异常变化、额外心音、心脏杂音和心包摩擦音、心率快慢和节律、肺部啰音、周围动脉的杂音等。

二、化验检查

1. **一般检查** 主要包括血、尿常规,血脂分析,肝、肾功能,电解质,D-二聚体,凝血常规,以了解患者的心血管危险因素、合并疾病以及靶器官功能状态。

2. **心肌损伤标志物** 急性心肌梗死时动态观察血清肌钙蛋白 T/超敏肌钙蛋白 T、I 及肌红蛋白等以便诊断和鉴别诊断,评估梗死范围,进行危险分层。

3. 心力衰竭标志物　B 型脑钠肽(BNP)或 NT-pro BNP 不仅对心力衰竭的诊断有帮助,而且在治疗过程中的下降或上升对治疗和预后评价有重要意义。

4. 其他　怀疑感染性心脏病时,微生物和免疫学检查(包括体液的微生物,血液细菌、病毒核酸及抗体等)有助于诊断和病因治疗;风湿性心脏病时进行链球菌抗体和炎症反应(如抗"O"、红细胞沉降率、C 反应蛋白)的血液检查。

三、器械辅助检查

1. 非创伤性检查

(1)血压:血压测定包括诊室血压、家庭自测血压和动态血压监测。

(2)心电图检查:包括常规心电图、24 小时动态心电图、心电图运动负荷或药物负荷试验等,帮助判断心律失常、心肌缺血及了解起搏器工作状况等。

(3)心脏超声检查:M 型超声心动图、二维超声心动图、多普勒超声心动图、经食管超声、心脏声学造影等对心脏大小、形状及功能进行评价,对结构性心脏病具有确诊价值;胸片能显示出心脏大血管的大小、形态、位置和轮廓,能观察心脏与毗邻器官的关系和肺内血管的变化,帮助判断心脏的扩大、心包积液等,对主动脉瘤与纵隔肿物的鉴别及定位尤为重要。

(4)冠状动脉 CT 血管造影(CTA):CTA 是无创评估冠状动脉粥样硬化狭窄的重要方法,是筛查和诊断冠心病的重要手段。

(5)心脏核磁共振:可观察心脏结构、功能和心肌、心包病变,可用于识别存活心肌。

(6)心脏核素检查:可以定量分析心肌灌注、心肌存活和心脏功能。常用的成像技术包括单光子发射计算机断层显像

（SPECT）和正电子发射计算机断层显像（PET）。

2. 侵入性检查

（1）漂浮导管：在床旁经股静脉或颈内静脉将头端带球囊的导管送至肺动脉的远端，进行床旁血流动力学测定。主要用于心力衰竭、急性心肌梗死、休克等危重患者的监测。

（2）右心导管检查：将右心导管经周围静脉送入上、下腔静脉，右心房，右心室，肺动脉及其分支，进行血流动力学、血氧和心排血量测定；也可经导管内注射对比剂进行这些部位的造影，用于诊断各种先天性心脏病，也能判断手术适应证和评估心功能状态。

（3）选择性冠状动脉造影（CAG）：CAG是诊断冠心病的"金标准"。将造影导管分别送至左、右冠状动脉开口，注入少量对比剂显示冠状动脉血流及解剖情况，了解冠状动脉病变的性质、部位、范围、程度等，以及冠状动脉发育有无畸形、夹层、钙化、心肌桥及有无侧支循环形成。

（4）左心室造影：经周围动脉插入猪尾导管，逆行左心室造影，可了解左心室功能、室壁运动及心腔大小、主动脉瓣功能。

（5）心脏电生理检查：用特殊的电极导管和多道电生理记录仪，记录心内心电图、标测心电图和应用程序电脉冲刺激，是诊断、研究心律失常的重要手段。结合心内电生理检查情况可以同时进行各种类型异位心律和心动过速的射频消融治疗。

（6）血管内超声（IVUS）：可显示血管的横截面图像，并进行三维重建，评价冠状动脉病变的性质和定量评价冠状动脉病变的严重程度，指导介入治疗。

（7）光学相干断层扫描（OCT）：利用先进的光子学和光导纤维技术，通过光源发射红外线照射组织，然后接收反射红外线借助计算机技术成像，可显示血管的横截面图像，并进行三维重建，其成像的分辨率高。可用来判断动脉粥样硬化斑块的稳定性，指导冠状动脉介入治疗。

（8）心包穿刺：是使用穿刺针直接刺入心包腔的诊疗技术，用于诊断各种性质的心包疾病和引流心包腔内积液从而减低心包腔内压力，用于急性心脏压塞的急救。目前在心外膜进行射频消融治疗的特殊类型心律失常也需要心包穿刺送入射频消融导管。

（王晓军）

第三节　心血管疾病的治疗

一、药物治疗

药物治疗是心血管疾病治疗最重要和最基本的手段和方法。近半个世纪在心血管领域出现许多具有划时代意义的新类别、新品种的药物，为临床治疗各种心血管疾病提供了强有力的手段，例如他汀类药物、肾素 - 血管紧张素 - 醛固酮受体拮抗剂、β受体拮抗剂、新型抗血小板药物、溶栓药物、降压药物、抗心律失常药物等，使心血管疾病的预防、治疗理念和方法发生了巨大变化。临床医师面对众多的药物类别和品种，必须更新知识和理念，充分了解掌握药物的药理作用、适应证、禁忌证、毒副作用及应用注意事项，并遵循循证医学结果作出个体化的治疗方案，明智、审慎、科学地实施药物治疗，对心血管疾病的管理非常重要。

二、介入治疗

在 X 线透视、血管造影、CT、MRI、B 超等影像引导下，使用特殊导管、球囊、支架、起搏器、人工瓣膜等对血管病变、心律失常、瓣膜结构异常等进行治疗的方法称为介入治疗。随着技术进步、新器械出现，介入治疗适应证不断扩大。

1. 经皮冠状动脉介入治疗（percutaneous coronary intervention，PCI）　PCI 是通过经皮动脉穿刺技术，在 X 光血管造

影引导下,使用导丝、球囊、支架、旋磨、旋切、激光导管等相关器械,解除冠状动脉狭窄或阻塞的物理治疗方法,是目前治疗冠心病的重要手段,技术十分成熟。近30年来,临床广泛开展的PCI主要包括经皮冠状动脉球囊扩张术(PTCA)、冠状动脉支架植入术。目前临床上使用的支架除金属裸支架和药物涂层支架外,近年还出现了生物可降解支架和药物涂层球囊。

2. **导管射频消融术**(catheter radiofrequency ablation)　射频消融术是将电极导管经静脉或动脉送入心腔特定部位,释放射频电流,导致局部心肌凝固性坏死,达到阻断快速性心律失常通路和起源点的治疗技术。射频消融术创伤小、成功率极高,是根治房室旁道及房室结双径路引起的折返性心动过速、房性心动过速、心房颤动、心房扑动、室性心动过速等快速心律失常的首选方法。

3. **埋藏式心脏起搏器植入术**　埋藏式起搏器主要分单腔、双腔起搏器,用于治疗缓慢性心律失常;心脏再同步化治疗(cardiac resynchronization therapy, CRT)需要将3根电极分别植入右心室、右心房和左心室的相应位置,通过双心室起搏纠正心室活动不同步,增加心室排血和充盈,改善心功能;植入型心律转复除颤器(implantable cardioverter defibrillator, ICD)用于发生心脏性猝死的心律失常(心室颤动或室性心动过速)。

4. **先天性心脏病经皮导管封堵术**　将特制的封堵器由导管经血管送至异常缺损处进行房间隔缺损、室间隔缺损和动脉导管未闭的介入治疗,效果好。

5. **心脏瓣膜的介入治疗**　包括心脏狭窄瓣膜球囊扩张成形术、经皮瓣膜植入或修补技术等。近年来发展最迅速的是针对外科手术高危主动脉瓣狭窄患者的经皮主动脉瓣植入术和二尖瓣关闭不全患者的经皮修补术。

6. **其他**　经皮左心耳封堵术用于部分非瓣膜病心房颤动患者,预防源自于左心耳的血栓栓塞。

三、外科治疗

目前心脏外科干预手段主要包括冠状动脉旁路移植术（CABG），外科治疗还包括心脏瓣膜修补及置换手术、先天性心脏病矫治手术、心包剥离术、左心室成形术、心脏移植等。

冠状动脉旁路移植术（CABG）用于治疗复杂、严重冠心病，如糖尿病合并冠状动脉三支病变，中、高危左主干病变等。对于非糖尿病三支病变患者，传统CABG与经皮冠状动脉介入术（PCI）相比已无优势。随着技术进步，对某些患者进行小切口微创CABG与PCI杂交技术应运而生，疗效好，手术风险降低。

对于各类心肌病心衰终末期患者，我国心脏移植的5年生存率已达到90%，处于国际领先水平。

四、干细胞和分子生物学治疗

近年来，干细胞移植、基因治疗用于各种缺血性心脏病、心肌病等在动物实验中取得了进展，但是例如骨髓间充质干细胞移植修复人类梗死心肌和治疗各类心肌病仍然处于探索阶段。

（王晓军　孟祥磊）

参 考 文 献

[1] 葛均波，徐永健. 内科学. 第8版. 北京：人民卫生出版社，2013

[2] 陈灏珠，林果为. 实用内科学. 第14版. 北京：人民卫生出版社，2013

[3] Robert O. Bonow，Douglas L. Mann，Douglas P. Zipes，等. Braunwald 心脏病学——心血管内科学教科书. 陈灏珠主译. 第9版. 北京：人民卫生出版社，2016

[4] 陈灏珠. 实用心脏病学. 第5版. 上海：上海科学技术出版社，2016

第二章 心血管系统常见疾病

第一节 冠状动脉粥样硬化性心脏病

冠状动脉发生粥样硬化导致管腔狭窄或闭塞,致使心肌缺血缺氧或坏死而引起的心脏病,简称冠心病(coronary heart disease,CHD)。该病多发于 40 岁以上的成人,男性发病早于女性,经济发达国家和地区的发病率较高,我国城乡 CHD 发病率和死亡率仍呈现上升趋势。根据发病特点和治疗原则不同分为慢性冠状动脉病(chronic coronary artery disease,CAD)和急性冠脉综合征(acute coronary syndrome,ACS)。前者包括稳定型心绞痛、缺血性心肌病和隐匿性冠心病等,后者包括不稳定型心绞痛(unstable angina,UA)、非 ST 段抬高型心肌梗死(non-ST-segment elevation myocardial infarction,NSTEMI)和 ST 段抬高型心肌梗死(ST-segment elevation myocardial infarction,STEMI)、冠心病猝死。

一、稳定型心绞痛

稳定型心绞痛(stable angina pectoris)是指心绞痛发作的程度、频度、性质及诱发因素在数周内无显著变化的患者,也称劳力性心绞痛,为慢性冠状动脉病。

(一)病因与发病机制

通常由于冠状动脉至少 1 支主要分支管腔直径狭窄在 50%

以上,当体力或精神应激时,冠状动脉血流不能满足心肌代谢的需要,导致心肌缺血,而引起心绞痛发作,休息或含服硝酸甘油可缓解。

（二）临床表现

1. **症状**　心绞痛是冠心病最常见的症状,可表现为胸痛、胸闷、心悸等症状。胸痛位于胸骨后、心前区,可放射至左肩、左臂内侧达无名指和小指,或至颈、咽或下颌部。胸痛性质为压迫或紧缩性或烧灼感,非针刺或锐痛。发作时,患者往往被迫停止正在进行的活动,直至症状缓解。常见诱因有体力劳动或情绪激动、饱食、寒冷、吸烟、心动过速等。疼痛多发生于劳力或激动的当时,而不是在劳累之后。胸痛持续时间多为 3~5 分钟,很少超过半小时,在停止活动后多可缓解,舌下含服硝酸甘油等药物在数分钟内缓解。

2. **体征**　一般无异常体征。心绞痛发作时可出现心率增快、血压升高、表情焦虑、皮肤冷或出汗,有时出现第四或第三心音奔马律。可有暂时性心尖部收缩期杂音。

（三）诊断依据

根据典型的胸痛症状,结合患者存在的冠心病危险因素,除外其他原因所致,一般即可诊断。心绞痛发作时心电图可见 ST 段压低（ ≥ 0.1mV）,发作缓解、症状消失后恢复,支持心绞痛的诊断。冠状动脉造影、冠状动脉 CT 血管造影以明确冠状动脉病变的情况,有助于诊断和决定进一步的治疗方案。

（四）治疗原则

心绞痛发作时主要是休息和药物治疗,缓解期治疗主要是生活方式调整和药物治疗,包括缓解心肌缺血的药物和改善预后的药物。

1. **心肌缺血急性发作的治疗**　药物主要是硝酸酯类。胸痛发作时给予硝酸甘油一次 0.3~0.6mg、硝酸异山梨酯一次 5mg 或速效救心丸 5~10 粒舌下含化。肾上腺素 β 受体拮抗剂对稳定型心绞痛患者可减少发作,增加运动耐量,无禁忌证者应首选,常与硝酸酯类合用,可增强疗效,常用药物如美托洛尔、比索洛尔、阿替洛尔等。其他还有尼可地尔、曲美他嗪等药物。

2. 缓解期治疗　可选用缓释或长效硝酸酯类制剂,如单硝酸异山梨酯(缓释片)、硝酸甘油皮肤贴片等。

3. 改善预后的治疗　阿司匹林、肾上腺素 β 受体拮抗剂、血管紧张素转化酶抑制剂(ACEI)和他汀类药物有改善冠心病预后的作用;造影提示冠状动脉严重狭窄或者重要解剖部位狭窄可以进行经皮冠状动脉介入术(PCI),该治疗围术期需要配合阿司匹林和 P2Y$_{12}$ 受体拮抗剂双联抗血小板以及抗凝治疗。

二、急性冠脉综合征

ACS 是一组由急性心肌缺血引起的临床综合征,主要包括UA、NSTEMI 以及 STEMI。ACS 发病的主要病理基础是动脉粥样硬化不稳定斑块破裂或糜烂导致冠状动脉内血栓形成。

(一)不稳定型心绞痛和非 ST 段抬高型心肌梗死

UA 与 NSTEMI 合称为非 ST 段抬高型急性冠脉综合征(non-ST-segment elevation acute coronary syndrome, NSTE-ACS),两者的病因和临床表现相似但程度不同。其中,NSTEMI 常因心肌严重的持续性缺血导致心肌坏死,病理上出现灶性或心内膜下心肌坏死。UA 没有 STEMI 的特征性心电图动态演变和心肌坏死标志物升高的临床特点。

1. 病因与发病机制　NSTE-ACS 的病因与发病机制主要是在冠状动脉管腔存在不同程度的固定狭窄的基础上,由于某些因素如炎症、血管壁张力和斑块构成的改变等,使稳定的斑块变为不稳定的斑块,发生破裂、糜烂或出血,继发血小板聚集或血栓形成导致管腔狭窄程度急剧加重,或冠状动脉发生痉挛,冠状动脉血流突然减少或中断。但在许多情况下,心肌缺氧是需氧量增加和供氧量减少两者共同作用的结果。不稳定型心绞痛的发生主要取决于冠状动脉内粥样硬化斑块的稳定程度,而不是斑块大小和冠状动脉腔的狭窄程度。

2. 临床表现　NSTE-ACS 患者胸部不适的性质与典型的稳定型心绞痛相似,但通常心绞痛发生频率、严重程度和持续时间增加;出现静息或夜间心绞痛;胸痛放射至附近的或新的部位;发作时伴有新的相关症状,如出汗、恶心、呕吐、心悸或呼吸困难。常规休息或舌下含服硝酸甘油只能暂时甚至不能完全缓解症状。

3. 诊断依据　根据病史、症状、心电图、心肌损伤标志物[肌钙蛋白 T 或 I(cTnT 或 cTnI)]或冠状动脉造影等侵入性检查明确诊断。胸痛发作时有一过性 ST 段(抬高或压低)和 T 波(低平或倒置)改变,其中 ST 段的动态改变($\geq$ 0.1mV 的抬高或压低)是严重冠状动脉疾病的表现,可能会发生急性心肌梗死或猝死。若心电图改变持续 12 小时以上,则提示 NSTEMI 的可能性。cTnT 或 cTnI/ 高敏 cTnT 或 cTnI 升高可以诊断 NSTEMI,而 UA 则上述指标一般不升高。若患者具有稳定型心绞痛的典型病史或冠心病诊断明确(既往有心肌梗死,冠状动脉造影提示狭窄或非侵入性试验阳性),即使没有心电图改变,也可以根据临床表现诊断。

根据临床表现、合并的临床情况、心电图、心肌损伤标志物等对 NSTE-ACS 进行危险分层(分为极高危、高危、中危和低危),据此决定介入诊断治疗的紧急程度。

极高危患者包括:①血流动力学不稳定或心源性休克;②顽固性心绞痛;③危及生命的心律失常或心脏停搏;④心肌梗死机械并发症;⑤急性心力衰竭伴难治性心绞痛和 ST 段改变;⑥再发心电图 ST-T 动态演变,尤其是伴有间歇性 ST 段抬高。

高危患者包括:①肌钙蛋白升高;②心电图 ST 段或 T 波动态演变(有或无症状);③GRACE 评分 > 140 分。

中危患者包括：①糖尿病；②肾功能不全，eGFR < 60ml/（min·1.73m^2）；③左心室功能下降（左室射血分数 LVEF < 40%）或慢性心力衰竭；④心肌梗死后早发心绞痛；⑤近期行 PCI 治疗；⑥既往行 CABG 治疗；⑦ 109 分 < GRACE 评分 < 140 分；⑧无创性负荷试验时再发心绞痛症状或出现缺血性心电图改变。

其他为低危缺血患者。

4. 治疗原则 NSTE-ACS 治疗主要有两个目的，包括即刻缓解缺血和预防严重不良反应后果（死亡或心肌梗死或再梗死）。

治疗包括抗缺血治疗、抗血栓治疗和根据危险度分层进行再灌注治疗（即 PCI 和 CABG）。

（1）一般治疗：休息、吸氧、给予小剂量的镇静剂和抗焦虑药物，约半数患者通过上述处理可减轻或缓解心绞痛。处理合并的可能引起心肌耗氧量增加的疾病和临床情况，如感染、发热、甲状腺功能亢进、贫血、低血压、心力衰竭、肺部感染及快速性和缓慢性心律失常。

（2）药物治疗

1）抗心肌缺血药物：减少心肌耗氧量，扩张冠状动脉，缓解心绞痛发作。包括硝酸酯类药物、β 受体拮抗剂、钙通道阻滞剂。常需要静脉使用上述药物。

2）抗血小板治疗：各种类型的 ACS 均需要联合应用包括阿司匹林和 P2Y$_{12}$ 受体拮抗剂（如替格瑞洛、氯吡格雷）等口服抗血小板药物，负荷剂量后给予维持剂量，有时需要血小板糖蛋白Ⅱb/Ⅲa（GPⅡb/Ⅲa）受体拮抗剂如替罗非班、依替巴肽等。

3）抗凝治疗：中危和高危的 UA/NSTEMI 患者常规抗凝治疗。常用的抗凝血药包括普通肝素、低分子量肝素、磺达肝癸钠(fondaparinux sodium)和比伐芦定(bivalirudin)等。

4)调脂治疗:他汀类药物包括阿托伐他汀、氟伐他汀、辛伐他汀、瑞舒伐他汀等,调节血脂,稳定斑块。

5)ACEI 或 ARB:控制血压,改善心功能,改善预后。

6)其他药物:可以使用硝酸酯类药物类似药尼可地尔。

7)冠状动脉血运重建:包括 PCI 和 CABG。PCI 围手术期需要配合阿司匹林和 $P2Y_{12}$ 受体拮抗剂、GPⅡb/Ⅲa 受体拮抗剂等抗血小板治疗以及抗凝治疗。

8)特殊类型的不稳定性心绞痛的治疗:变异型心绞痛也称血管痉挛性心绞痛,应首选钙通道阻滞剂,后者有解除冠状动脉痉挛的作用,如果心绞痛控制不满意时也可加硝酸酯类药物。常用药物有二氢吡啶类和非二氢吡啶类钙通道阻滞剂,如硝苯地平、氨氯地平、维拉帕米、地尔硫草等。此类心绞痛抗拴、调脂、控制危险因素等治疗同其他不稳定性心绞痛。

(3)二级预防:NSTE-ACS 长期的心血管事件发生率与 STEMI 接近,因此急性期后要坚持长期药物治疗,控制缺血症状,降低心肌梗死和死亡的发生,包括服用双联抗血小板药物至少 12 个月,其他药物包括 β 受体拮抗剂、他汀类药物和 ACEI/ARB;严格控制危险因素,进行有计划及适当的运动锻炼。

(二)急性 ST 段抬高型心肌梗死

STEMI 是指急性心肌缺血性坏死,通常原因为冠状动脉不稳定斑块破裂、糜烂的基础上继发血栓形成导致冠状动脉血管持续、完全闭塞,使相应的心肌严重而持久地急性缺血,导致心肌坏死。

1. **病因与发病机制** STEMI 的基本病因是冠状动脉粥样硬化,不稳定的粥样斑块溃破、出血和管腔内血栓形成,使管腔闭塞,造成一支或多支冠状动脉管腔狭窄,血流受阻,心肌血供不足,而侧支循环未充分建立。促使斑块破裂出血及血栓形成的诱因有交感神经活动增加，机体应激反应性增强，心肌收缩力、心率、血压增高，例如饱餐、重体力活动、情绪过分激动、血压剧升或用力大便时，休克、脱水、出血、外科手术或严重心律失常致心排血量骤降，冠状动脉灌注量锐减。

一旦心肌血供急剧减少或中断，严重而持久的缺血达20~30分钟以上，即可发生STEMI。偶为冠状动脉栓塞、持续痉挛、炎症、先天性畸形、夹层撕裂导致冠状动脉口阻塞所致。AMI后发生的严重心律失常、休克或心力衰竭均可使冠状动脉灌流量进一步降低，心肌坏死范围扩大。左前降支闭塞，引起左心室前壁、心尖部、下侧壁、前间隔和二尖瓣前乳头肌梗死；右冠状动脉闭塞，引起左心室膈面（右冠状动脉占优势时）、后间隔和右心室梗死；左回旋支闭塞，引起左心室高侧壁、膈面（左冠状动脉占优势时）和左心房梗死，可能累及房室结；左主干闭塞，引起左心室广泛梗死。

2. **临床表现**　症状与梗死的面积大小、部位及冠状动脉侧支循环情况密切相关。

（1）前驱症状：乏力、胸部不适、心悸、心绞痛变化等。

（2）胸痛：急性发病时胸痛常发生于静息状态，程度重，持续时间较长，可达数小时或更长时间，胸痛范围大，向下颌、颈部、左臂、背部广泛放射，休息和含用硝酸甘油多不能缓解。患者常烦躁不安、出汗、恐惧、胸闷或有濒死感。

（3）全身症状：少数患者一开始即表现为休克或急性心力衰竭，收缩压低于80mmHg，伴烦躁不安、面色苍白、皮肤湿冷、脉细而快、大汗淋漓、尿量减少（< 20ml/h）、神志迟钝，甚至晕厥。严重者可发生急性肺水肿，表现为急性憋喘、呼吸困难、泡沫痰。右心室MI者可出现右心衰竭的表现，伴血压下降。可伴有发热。

（4）胃肠道症状：如频繁的恶心、呕吐和上腹胀痛、呃逆。

（5）心律失常：心室颤动是AMI早期，特别是入院前主要的死因。前壁 AMI 以室性期前收缩多见,如室性期前收缩频发、多源成对出现或呈短阵室性心动过速,甚至心室颤动;下壁 AMI 以房室传导阻滞和束支传导阻滞较多见。

(6)并发症:包括乳头肌功能失调或断裂、心脏破裂、栓塞、室壁瘤、心肌梗死后综合征等,有急性左心衰竭、猝死、突然意识障碍、肢体活动不灵等相应的临床表现。

3. **诊断依据** 根据典型的临床表现、特征性的心电图改变以及实验室检查发现可作出诊断。短期内进行心电图、血清心肌坏死标志物测定等的动态观察,必须至少具备下列 3 条标准中的 2 条:缺血性胸痛的临床病史、特征性改变的心电图动态演变、心肌坏死的血清心肌标志物浓度的动态改变。

特征性的心电图表现特点为出现相应导联的 ST 段弓背向上抬高、宽而深的 Q 波(病理性 Q 波)、T 波倒置;在背向 MI 区的导联则出现相反的改变,即 R 波增高、ST 段压低和 T 波直立并增高,呈现动态改变。部分心肌梗死患者的心电图不表现为 ST 段抬高,常见于老年人及有心肌梗死病史的患者,因此胸痛症状、血清心肌标志物测定对诊断 AMI 有重要价值。

4. **治疗原则** STEMI 的治疗原则是尽快恢复心肌的血液灌注(到达医院后 30 分钟内开始溶栓或 90 分钟内开始介入治疗)以挽救濒死的心肌,防止梗死扩大或缩小心肌缺血范围,保护和维持心脏功能,及时处理严重心律失常、泵衰竭和各种并发症,防止猝死。

(1)监护和一般治疗:急性期卧床休息,镇静,解除焦虑,吸氧。在冠心病监护室进行心电图、血压和呼吸的监测,必要时进行血流动力学监护。建立静脉通道保持给药途径畅通。

(2)解除疼痛:药物或非药物方法开通梗死相关血管,恢复缺血心肌的供血是解除疼痛的最有效的方法。再灌注治疗前使用药物缓解胸痛,包括使用吗啡、硝酸酯类药物、β 受体拮抗剂等。

（3）抗血小板治疗：STEMI 患者的抗血小板药物选择和用法与 NSTE-ACS 相同，静脉应用 GPⅡb/Ⅲa 受体拮抗剂主要用于接受直接 PCI 的患者，PCI 术中也可冠状动脉内使用。

（4）抗凝治疗：凝血酶使纤维蛋白原转变为纤维蛋白是最终形成血栓的关键环节，因此抑制凝血酶非常重要。常用药物有普通肝素、低分子量肝素、磺达肝癸钠等。直接凝血酶抑制剂比伐芦定可用于行直接 PCI 时的术中抗凝，取代肝素和 GPⅡb/Ⅲa 受体拮抗剂。

（5）心肌再灌注治疗：在起病 3~6 小时最多 12 小时内进行再灌注治疗疗效最佳。再灌注治疗使闭塞的冠状动脉再通，心肌得到再灌注，濒临坏死的心肌可能得以存活或使坏死范围缩小，预后改善，是最积极有效的治疗措施。包括经皮冠状动脉介入术（PCI）、溶栓治疗和紧急冠状动脉旁路搭桥术介入。

1）PCI：入院 90 分钟内施行 PCI 最优（door to ballon）。如果没有实施 PCI 的条件或因患者就诊延误，若预计转运时间在 90 分钟之内，可以将患者转送到可施行介入治疗的医疗机构，避免错过再灌注时机。

2）溶栓治疗：如无溶栓禁忌证应立即（接诊患者后 30 分钟内）行溶栓治疗。发病 3 小时之内的 AMI 溶栓治疗的即刻疗效和直接 PCI 基本相似。如果发病 12~24 小时仍有进行性缺血性胸痛和至少 2 个导联 ST 段抬高 ≥ 0.1mV 或者血流动力学不稳定的患者，若无 PCI 指征，静脉溶栓也是合理的。

溶栓药物即纤维蛋白溶酶原激活剂，能激活血栓中的纤维蛋白溶酶原，使其转变为纤维蛋白溶酶而溶解冠状动脉内的血栓。常用药物有非选择性纤溶酶原激活剂，如尿激酶（UK）、链激酶（SK）或重组链激酶（rSK）和选择性纤溶酶原激活剂，后者激活血栓部位的纤溶酶原，常用药物有重组组织型纤维蛋白溶酶原激活剂（rt-PA）、替奈普酶、阿替普酶等。使用选择性纤溶酶原激活剂溶栓治疗的再通率高,出血并发症低。

3)外科 CABG 治疗:PCI 失败或溶栓治疗无效有手术指征者,争取 6~8 小时内施行紧急 CABG 术。

(6)其他药物治疗:ACEI 或 ARB 有助于改善恢复期心肌的重构,减少 AMI 的病死率和充血性心力衰竭的发生;他汀类药物可以稳定斑块。

(7)抗心律失常治疗:STEMI 患者发生室颤或持续多形性室性心动过速时,尽快采用非同步电除颤或同步电复律。室性期前收缩或室性心动过速使用胺碘酮、利多卡因;室上性快速性心律失常选用维拉帕米、地尔硫䓬、美托洛尔、洋地黄制剂或胺碘酮等药物治疗。严重室性心律失常不能控制或伴有血流动力学障碍时可用同步直流电复律。对严重缓慢性心律失常用阿托品等药物,严重的房室传导阻滞伴有血流动力学障碍者使用临时起搏器。

(8)抗体克治疗:根据心源性休克是否伴有周围血管舒缩障碍或血容量不足等因素分别处理。补充血容量使用右旋糖酐40 或生理盐水、5% 葡萄糖溶液静脉滴注。补充血容量后血压仍不升,而肺动脉楔压(PAWP)和心排血指数(CI)正常时,提示周围血管张力不足,可用多巴胺、去甲肾上腺素、多巴酚丁胺静脉滴注。经上述处理血压仍不升,而 PAWP 增高,CI 低或四肢厥冷、发绀等时,使用血管扩张剂硝普钠、硝酸甘油等。其他抗休克措施包括纠正酸中毒,必要时应用洋地黄制剂等。非药物治疗包括主动脉内球囊反搏术或左心心辅助装置,紧急施行 PCI 或 CABG 或可挽救部分患者的生命。

(9)心力衰竭的治疗:急性左心衰竭以应用吗啡和利尿药为主,亦可选用血管扩张剂,或用多巴胺、多巴酚丁胺静脉滴注等治疗。在梗死发生后 24 小时内尽量避免使用洋地黄制剂。有右心室梗死的患者应慎用利尿药。

(10)右心室心肌梗死的处理:与左心室梗死有不同,右心室心肌梗死引起右心衰竭伴低血压,而无左心衰竭的表现时宜扩张血容量。低血压仍未能纠正者可用正性肌力药,以多巴酚丁胺为优,不宜用利尿药。

(王晓军　谢新星)

第二节　高　血　压

　　原发性高血压是以体循环动脉压升高为主要临床表现的心血管综合征,通常简称为高血压。高血压是重要的心脑血管疾病的危险因素,常造成心、脑、肾、大动脉、外周动脉、眼底动脉等的结构和功能损害,最终导致这些器官的功能衰竭。继发性高血压是指由某些确定的疾病或病因引起的血压升高,约占所有高血压的 5%。有些继发性高血压如原发性醛固酮增多症、嗜铬细胞瘤、肾血管性高血压、肾素分泌瘤等可通过手术得到根治或改善。本节主要讨论原发性高血压。

　　正常血压和高血压的划分无明确的界线,高血压的标准是根据临床及流行病学资料界定的。目前,我国采用的血压分类和标准见表 2-2-1。高血压定义为未使用降压药物的情况下诊室收缩压 ≥ 140mmHg 和(或)舒张压 ≥ 90mmHg。根据血压升高水平,将高血压分为 1~3 级(表 2-2-1)。

表 2-2-1　血压水平分类和定义

分类	收缩压(mmHg)	舒张压(mmHg)
正常血压	< 120 和	< 80
正常高值	120~139 和(或)	80~89
高血压	≥ 140 和(或)	≥ 90
1 级高血压(轻度)	140~159 和(或)	90~99

续表

分类	收缩压(mmHg)	舒张压(mmHg)
2级高血压(中度)	160~179 和(或)	100~109
3级高血压(重度)	≥ 180 和(或)	≥ 110
单纯性收缩期高血压	≥ 140 和	< 90

注:当收缩压和舒张压分属不同的级别时,以较高的分级为准

一、病因与发病机制

1. 病因

(1)遗传因素:约半数高血压患者有家族史,目前认为是多基因遗传所致。

(2)精神和环境因素:长期的精神紧张、激动、焦虑等因素也会引起高血压。

(3)与增龄相关:高血压发病率有随着年龄增长而增高的趋势,40 岁以上者发病率高。

(4)不良生活习惯:吸烟、大量饮酒均为高血压的危险因素。摄入过多的钠盐、饱和脂肪酸均可使血压升高。

(5)药物影响:避孕药、激素、消炎止痛药等均可影响血压。

(6)疾病影响:肥胖、糖尿病、睡眠呼吸暂停低通气综合征、甲状腺疾病、肾动脉狭窄、肾脏实质损害、肾上腺占位性病变、嗜铬细胞瘤、其他神经内分泌肿瘤等。

2. 发病机制　高血压的发病机制目前仍不完全清楚,与交感神经系统活性亢进、肾性水钠潴留、肾素 - 血管紧张素 - 醛固酮系统(RASS)激活、细胞膜离子转运异常、胰岛素抵抗等有关。

二、临床表现

症状因人而异。早期可能无症状,仅在劳累、精神紧张、

情绪波动后发生血压升高,休息后常自行恢复正常。随着病程延长,血压明显持续升高,逐渐会出现各种症状,包括头痛、头晕、注意力不集中、记忆力减退、肢体麻木、夜尿增多、心悸、胸闷、乏力等。当血压突然升高到一定程度时甚至会出现剧烈头痛、呕吐、心悸、眩晕等症状,严重时会发生神志不清、抽搐,称为急进型高血压和高血压危重症,多会在短期内发生严重的心、脑、肾等器官的损害和病变,如卒中、急性心力衰竭、急性心肌梗死、肾衰竭等。症状与血压升高的水平并无一致的关系。

继发性高血压的临床表现主要是有关原发病的症状和体征,高血压仅是其症状之一。继发性高血压患者的血压升高可具有其自身特点,如主动脉缩窄所致的高血压可仅限于上肢,嗜铬细胞瘤引起的血压增高呈阵发性。

三、诊断依据

由于血压的波动性,应至少 2 次在非同日静息状态下测得血压升高时方可诊断为高血压。血压值应以连续测量 3 次的平均值计,须注意情绪激动、体力活动时会引起一时性的血压升高;被测者的手臂过粗,周径＞35cm 时及明显动脉粥样硬化者用气袖法测得的血压可高于实际血压。

对突然发生明显高血压(尤其是青年人),高血压时伴有心悸、多汗、乏力或其他一些高血压不常见的症状,上、下肢血压明显不一致,腹部、腰部有血管杂音的患者应考虑继发性高血压的可能性。

四、治疗原则

1. 药物降压治疗的基本原则 从小剂量开始,逐渐增加剂量或联合用药。对 2 级以上的高血压患者,起始可以用常规剂量;尽量用长效药,使用一天给药 1 次而药效能持续 24 小时的长效药物;若使用中效或短效药,每天须用药2~3次;采用两种或多种不同作用机制的降压药联合治疗;根据患者的具体情况选用更适合该患者的降压药,进行个体化治疗。

2. **常用降压药的种类** 当前常用于降压的药物主要有以下5类:钙通道阻滞剂(CCB)、ACEI、ARB、噻嗪类利尿药、β受体拮抗剂。以上5类降压药及固定低剂量复方制剂均可作为高血压初始或维持治疗的选择药物。如有必要,还可以选择α受体拮抗剂和其他降压药。根据国家基本药物制度,基层降压药的选择应考虑安全有效、使用方便、价格合理和可持续治疗的原则。降低高血压患者的血压水平比选择降压药的种类更重要。

3. **降压药物的选择** 医师应根据患者的具体情况选择初始治疗和维持治疗药物。首先要掌握药物治疗的禁忌证和强适应证,根据病情和患者的意愿选择适合该患者的药物;治疗中应定期随访患者,了解降压效果和不良反应。

4. **降压药联合治疗方案** 优先推荐以下6种联合治疗方案,包括二氢吡啶类CCB和ACEI、CCB和ARB、ACEI和小剂量噻嗪类利尿药、ARB和小剂量噻嗪类利尿药、CCB和小剂量噻嗪类利尿药、CCB和小剂量β受体拮抗剂。必要时也可用其他组合,包括α受体拮抗剂、中枢作用药(如中枢性α_2受体激动剂可乐定)、血管扩张剂组合。在一些病例中常需要联用3~4种药物。降压药组合是不同种类药物的组合,避免同种类降压药的组合,一般不主张ACEI加ARB联合使用治疗普通高血压。有时推荐3种药联合方案,例如CCB和ARB或ACEI加小剂量噻嗪类利尿药。采用固定配比复方制剂其优点是使用方便,有利于提高患者的治疗依从性。

5. **特殊人群高血压处理** 特殊人群高血压包括老年高血压,单纯性收缩期高血压,高血压合并脑血管病、冠心病、心力衰竭、慢性肾脏病、糖尿病、周围血管病,妊娠高血压,难治性高血压,高血压急症等。高血压特殊人群大多为心血管病发生的高危人群,应根据各自的特点,积极稳妥地采取相应的治疗措施。选用合适的降压药,平稳有效地控制血压,同时处理并存的相关情况,以预防心脑血管病的发生。

(1)老年(≥65岁)高血压:常伴有多种危险因素、靶器官损害或临床疾患;易发生直立性低血压。根据耐受性逐步降压达标,降压目标为若收缩压<150mmHg能耐受,可降至<140mmHg和(或)舒张压≥90mmHg;≥80岁的高龄老年人其血压目标收缩压<140mmHg。对老年单纯性收缩期高血压(ISH)应初始用小剂量利尿药或钙通道阻滞剂,舒张压<60mmHg、收缩压≥140mmHg可谨慎用小剂量降压药。

(2)心力衰竭:首选ACEI或ARB、利尿药(包括醛固酮拮抗剂)、β受体拮抗剂。

(3)糖尿病:首选ACEI和ARB,为达到目标血压,常需加CCB或小剂量噻嗪类利尿药或小剂量β受体拮抗剂,同时要平稳控制血糖。但应避免同时使用利尿药或β受体拮抗剂。

(4)脑血管病:降压治疗常用利尿药、CCB、ACEI、ARB。

(5)慢性肾脏病:首选ACEI和ARB,必要时加襻利尿药或长效CCB。

(6)难治性高血压:常用长效CCB、利尿药、ACEI和ARB、β受体拮抗剂等联合治疗,必要时联合螺内酯和(或)α受体拮抗剂。

(7)冠心病心绞痛:常用β受体拮抗剂或长效CCB;心肌梗死后首选β受体拮抗剂、ACEI,或加用醛固酮拮抗剂。对舒张压<60mmHg的冠心病患者应谨慎降压,避免引发心肌缺血。

(8)周围血管病:常用钙通道阻滞剂等。

(薛　梅　王晓军)

第三节 心力衰竭

心力衰竭是由不同病因引起的心脏收缩和(或)舒张功能障碍,以致在循环血量与血管舒缩功能正常时,心脏泵出的血液不能满足全身组织代谢的需要,形成具有血流动力学异常和神经体液激活两个方面的特征的临床综合征。心力衰竭早期心功能处于完全代偿阶段,此时可无明显的临床表现。但随病情发展,心脏功能趋于失代偿,出现呼吸困难、水肿、乏力等临床症状,这种伴有临床症状的心功能不全称之为心力衰竭。心力衰竭有多种分类标准,按其发展进程可分为急性心力衰竭和慢性心力衰竭;根据心脏功能特征,心力衰竭可分为收缩性心力衰竭和舒张性心力衰竭,前者的临床特点包括心脏扩大,收缩期末容积增大,射血分数降低,而后者虽有典型心力衰竭的症状和体征,但LVEF正常,左心室腔大小可以正常。

一、急性心力衰竭

急性心力衰竭是指由于急性心脏病变引起心排血量显著、急骤降低导致的组织器官灌注不足和急性淤血综合征。无论既往有或无心脏病病史均可发作急性心力衰竭,其中一部分患者为首次发作,但大部分为慢性心力衰竭失代偿所致。

(一)病因与发病机制

急性严重的心肌损伤、急性前后负荷增加及严重的快速性和缓慢性心律失常均可导致心脏解剖和功能的突发异常,使心脏排血量在短时间内急剧下降,甚至丧失排血功能,引起急性心力衰竭。

急性心力衰竭主要的病理生理基础为心脏收缩力突然减弱,或心脏前后负荷急性增加,导致心排血量急剧减少,左室舒张末压及肺静脉压迅速升高,肺毛细血管内液体渗入肺间质和肺泡内形成急性肺水肿。

(二)临床表现

急性左心衰竭是急性心力衰竭中最为常见的类型,主要表现为急性肺水肿,重者可以出现心源性休克的临床表现;单纯的急性右心衰竭不多见,病因主要为急性右室心肌梗死和大块肺栓塞,其临床表现以颈静脉怒张、肝大、低血压为主要特征。

1. 急性左心衰竭　根据心脏排血功能减退的程度、速度和持续时间的不同,以及代偿功能的差别,主要有下列几种不同的表现。

(1)急性肺水肿:为急性左心衰竭的主要表现。典型发作为突然出现严重的呼吸困难,呼吸频率常达 30~40 次,端坐呼吸,频繁咳嗽,同时伴有面色灰白、发绀、口唇青紫、大汗、烦躁,严重者可从口腔和鼻腔内涌出大量粉红色泡沫痰。听诊两肺可布满湿啰音和哮鸣音。心尖部第一心音减弱,同时有舒张早期第三心音而构成奔马律,肺动脉瓣第二心音亢进。

(2)晕厥:心脏本身的排血功能减退,心排血量减少引起脑部缺血缺氧时可发生短暂的意识丧失,称为心源性晕厥。

(3)休克:由于心脏排血功能低下导致心排血量不足而引起的休克称为心源性休克(cardiogenic shock)。

(4)心脏停搏:为急性心力衰竭最严重的表现。

2. 急性右心衰竭　急性右心衰竭不论为何种病因引起,心脏收缩和舒张功能不全常常同时存在,其临床表现取决于体静脉压力增高与右心室排血量降低的程度。通常以颈静脉怒张、肝大、低血压为主要特征。

3. 急性心力衰竭的严重程度评价　Killip 分级适用于急性心肌梗死时心力衰竭的分级,共分 I~IV 级。Killip I 级:没有心力衰竭;II 级:有心力衰竭,肺部 < 50% 的肺野湿啰音,心脏奔马律,胸部 X 线显示肺淤血;III 级:有严重的心力衰竭症

状,有明显的肺水肿,肺内＞50%的肺野湿啰音;Ⅳ级:心源性休克。

(三)诊断依据

急性心功能不全的诊断主要依据症状和临床表现,根据典型的症状与体征,同时辅以相应的实验室检查,一般不难作出诊断。常用的辅助检查方法包括胸部 X 线检查、胸部 CT、超声心动图、心电图检查、BNP 等。

(四)治疗原则

急性心力衰竭是临床急症,起病急、进展快、死亡率高,需要争分夺秒地进行抢救。急性心力衰竭时缺氧和严重的呼吸困难对于机体是致命的威胁,因此治疗目标是迅速改善症状,稳定血流动力学状况。

1. **一般治疗** 患者取坐位,双腿下垂,以减少静脉回流;对所有患者均应严密监护呼吸、血压、心电图、血氧饱和度及肝肾功能、电解质,重症者可考虑有创血流动力学监测;氧疗和通气支持为了保持组织的最大氧供,应根据患者的具体情况给予鼻导管、面罩吸氧甚至机械通气,将 SaO_2 维持在 95% 以上,以防止终端脏器功能障碍及多器官功能衰竭;同时,纠正心力衰竭加重的诱因如感染、肾功能不全及心律失常等。

2. **药物治疗** 静脉注射利尿药、镇静剂吗啡、支气管解痉剂、正性肌力药物(洋地黄类、多巴胺、多巴酚丁胺、米力农)、血管扩张剂(静脉应用硝酸酯类药物、硝普钠、乌拉地尔)是改善急性心力衰竭、稳定血流动力学的常用药物。重组人脑利钠肽、左西孟旦、托伐普坦等新药也逐渐广泛应用于临床。另外,重组人松弛素 -2、内皮素拮抗剂等目前尚在研究之中。

3. **非药物治疗** 对于药物治疗效果不佳,持续低血压、心源性休克的患者,可能需要接受器械治疗以挽救生命,如主动脉内气囊反搏(IABP)、机械通气(包括无创呼吸机辅助通气及气管插管人工机械通气)、血液净化治疗。

二、慢性心力衰竭

慢性心力衰竭是临床上最常见的心力衰竭类型,是大多数心血管疾病的最终归宿,也是最主要的死亡原因。

(一)病因与发病机制

1. 基本病因 引起慢性心力衰竭的原因有很多,几乎所有类型的心脏、大血管疾病均可引起慢性心力衰竭。心力衰竭时心排血量下降,早期心脏通过 Frank-Starling 机制、心肌肥厚及神经体液的代偿机制等起到一定程度的代偿作用,同时上述代偿机制也可带来一系列不良后果,促进心室重构,最终发生失代偿。

(1)原发性心肌损害:各种原因包括缺血、炎症、毒物及心肌代谢障碍等均是导致心肌损害的常见原因。

(2)心脏负荷过重:包括前负荷(瓣膜反流、部分先天性心脏病及贫血、甲状腺功能亢进等全身性疾病)及后负荷过度(高血压、瓣膜狭窄)。

2. 诱因 心力衰竭是一种进展性疾病。常见的心力衰竭诱因包括感染、心律失常、血容量增加、过度体力消耗或情绪激动、治疗不当及原有心脏病变加重或并存其他疾病。

(二)临床表现

临床上以左心衰竭最为常见,单纯的右心衰竭较少见。左心衰竭的进展可出现右心衰竭,称为全心衰竭。

1. 慢性左心衰竭的临床表现

(1)呼吸困难:不同程度的呼吸困难是左心衰竭早期出现的主要症状。根据严重程度可分别表现为劳力性呼吸困难、端坐呼吸、夜间阵发性呼吸困难和急性肺水肿。

(2)疲倦、乏力和虚弱:由心排血量下降,器官、组织灌注不足引起。

(3)夜尿增多、少尿及肾功能损害症状:早期心力衰竭由于血流再分配常出现夜尿增多;严重的心力衰竭时心排血量降低,肾脏血流明减少可出现少尿,血尿素氮、肌酐升高,并有肾功能不全的相应症状。

（4）体征:原有基础心脏病的相应体征,如心脏杂音。慢性心力衰竭患者一般都有心脏代偿性的扩大,以左心室扩大为主;可闻及第三心音奔马律及心尖部收缩期杂音(左室扩大导致相对性二尖瓣关闭不全)。肺部湿啰音是左心衰竭的主要体征,病情严重时湿啰音明显增多,并可出现哮鸣音。

2. 慢性右心衰竭的临床表现

（1）症状:由体循环淤血引起。如消化道淤血引起食欲缺乏、恶心、呕吐等;肾脏淤血引起尿量减少、夜尿多、蛋白尿和肾功能减退;肝淤血引起上腹饱胀、腹痛,长期肝淤血可引起黄疸、心源性肝硬化。严重的右心衰竭也可出现呼吸困难,但没有左心衰竭明显。

（2）体征:右心衰竭继发于左心衰竭,表现为全心扩大。单纯的右心衰竭患者可有右心室和(或)右心房肥大,体检可发现胸骨下部左缘及剑突下强而有力的心脏搏动。三尖瓣听诊区闻及收缩期杂音及右室奔马律。出现肝 - 颈静脉反流征、淤血性肝大,水肿首先发生在足、踝、胫前等肢体下垂部位,有晨轻暮重的特点,晚期可出现全身对称性凹陷性水肿。严重的右心衰竭可有心包积液、胸腔积液、腹水等。可有周围性发绀等。

（三）诊断依据

综合典型的症状(呼吸困难、乏力、踝部水肿)、体征(心动过速、呼吸急促、肺部啰音、颈静脉充盈、周围性水肿、肝大)、心脏结构和功能的客观证据(心脏扩大、超声检查心功能异常、血浆脑钠肽升高等),心力衰竭的诊断不难作出。完整的临床诊断应包括心脏病的病因、病理解剖、病理生理、心律及心功能分级等诊断。

美国纽约心脏病协会(NYHA)分级一般将心功能分为

4级。

Ⅰ级:体力活动不受限,日常活动不引起疲乏、心悸、呼吸困难,即心力衰竭的代偿期。

Ⅱ级:体力活动轻度受限,休息时无症状,日常活动即可出现疲乏、心悸、呼吸困难。

Ⅲ级:体力活动明显受限,休息时无症状,轻于日常的活动即可引起上述症状。

Ⅳ级:不能从事任何体力活动,休息状态下也可出现心力衰竭的症状,体力活动后加重。

(四)治疗原则

心力衰竭的治疗目标是缓解症状,改善生活质量,降低发病率和死亡率,改善患者的预后。治疗策略包括短期应用改善血流动力学的药物治疗,改善症状;长期应用延缓心室重构的药物治疗,改善衰竭心脏的生物学功能,减少住院和降低死亡率。治疗原则包括祛除心力衰竭的基本病因和诱因;调整代偿机制,防止和延缓心室重构;缓解症状,改善患者的心功能状态。

1. 基本病因的治疗 冠心病通过血运重建(经皮冠状动脉介入术或旁路手术)改善心肌缺血;心脏瓣膜病行瓣膜置换手术;先天性心脏病行矫正手术等。积极地控制血压、血糖及血脂异常等。

2. 消除诱因 针对常见的心力衰竭诱因如感染、心律失常、贫血和电解质紊乱的治疗。

3. 一般治疗 注意休息,适度运动。限水、限钠,出入量管理,考虑患者有体液潴留,应调整利尿药的用量。必要时氧气治疗。

4. 药物治疗

(1)利尿药的应用:通过减轻心力衰竭时的水钠潴留,迅速缓解心力衰竭症状,是唯一能最充分控制心力衰竭体液潴留的药物,合理规范的利尿药应用是治疗心力衰竭取得成功的关键因素之一。

(2)肾素-血管紧张素-醛固酮系统(RAAS)抑制剂:RAAS激活是心力衰竭发生和发展的中心环节之一。大量临床大规模循证医学研究证实血管紧张素转化酶抑制剂(ACEI)、血管紧张素受体拮抗剂(ARB)及醛固酮受体拮抗剂(ALD)均抑制循环和组织 RAAS,从而延缓心室重构,降低死亡率。目前心力衰竭治疗指南认为所有心力衰竭患者,除非有禁忌证或不能耐受,均应使用 ACEI。ARB 可用于不能耐受 ACEI 治疗的患者。ALD 也是慢性收缩性心力衰竭的标准治疗。

(3)β受体拮抗剂:大量随机对照试验证实长期应用β受体拮抗剂能降低死亡率和心力衰竭住院率,可降低猝死风险42%~44%。目前权威指南建议除非有禁忌,所有慢性收缩性心力衰竭 NYHA Ⅱ~Ⅲ级患者应尽早开始使用β受体拮抗剂。

(4)洋地黄类药物:代表药物为地高辛。主要适用于已应用 ACEI(或 ARB)、β受体拮抗剂、ALD 及利尿药治疗而仍持续有症状的慢性收缩性心力衰竭患者。地高辛是正性肌力药物中唯一的长期使用不增加死亡率的药物,并可以降低死亡和因心力衰竭恶化住院的复合危险。

(5)非洋地黄类正性肌力药物:包括β肾上腺素受体激动剂(如多巴胺、多巴酚丁胺)及磷酸二酯酶抑制剂(如氨力农、米力农),短期应用(3~5 天)可以增加心排血量,改善心力衰竭症状。钙增敏剂左西孟旦不影响心率及心肌耗氧量,在改善血流动力学或症状和减少死亡方面优于其他正性肌力药物。

(6)血管扩张剂:合并应用硝酸酯类可以缓解心绞痛或呼吸困难的症状,但对心力衰竭的治疗则缺乏证据,因此在慢性心力衰竭的治疗中无证据支持应用有直接作用的血管扩张剂或α受体拮抗剂。

(7)伊伐布雷定:是在我国心力衰竭指南中获推荐作为治

疗心力衰竭的基本药物。

5. 非药物治疗　心脏再同步化治疗（CRT）可使双心室及心室内部收缩不同步重新同步收缩，提高左室收缩效率，降低心力衰竭死亡率。心脏移植是终末期心力衰竭的一种治疗方式，适用于其他治疗方法无效的重度心力衰竭患者。

（谢新星　王晓军）

第四节　心律失常

心律失常（arrhythmia）是针对心脏电活动的起源部位、频率和节律以及冲动传导的任一异常而言。按临床发作时心率的快慢分为快速性和缓慢性心律失常两大类，前者见于过早搏动、心动过速、心房颤动和心室颤动等，后者以窦性缓慢性心律失常和各种传导阻滞为常见。

一、窦性心动过缓

1. 病因与发病机制　生理因素多见于迷走神经张力增强时，青少年与运动员较多见。老年人也常出现心动过缓。合并心肌炎、冠心病或心肌病累及窦房结，从而引起缓慢性心律失常。其他如代谢降低（低温、脑垂体功能低下、甲状腺功能减低症等）、药物所致（β 受体拮抗剂、洋地黄等）、电解质紊乱（高钾血症、尿毒症）等也可引起心动过缓。

2. 临床表现　多数窦性心动过缓，尤其是神经性因素（迷走神经张力增高）所致者心率在 40~60 次 /min，无明显的临床症状，也无重要的临床意义。有症状者多以心率缓慢所致的心、脑、肾等脏器血供不足的症状为主。轻者乏力、头晕、记忆力差、反应迟钝等，严重者可有黑矇、晕厥或阿 - 斯综合征发作。部分严重患者除可引起心悸外，还可加重原有的心脏病症状,引起心力衰竭或心绞痛。心排血量过低严重影响肾脏等脏器灌注,还可致少尿等。

3. **诊断依据** 根据心电图可进行诊断。

4. **治疗原则**

(1)原发病的治疗。

(2)窦性心动过缓如心率不低于每分钟 50 次,无症状者不需治疗。

(3)如心率低于每分钟 50 次,且出现症状者可用提高心率的药物(如阿托品、麻黄碱或异丙肾上腺素),或可考虑安装起搏器。

(4)显著的窦性心动过缓伴窦性停搏且出现晕厥者应安装人工心脏起搏器。

二、窦性停搏

1. **病因与发病机制** 原发性窦性停搏多见于由器质性心脏病如冠心病、急性心肌炎、心肌病、病窦综合征等窦房结本身的损害而引起。继发性窦性停搏可继发于各种快速性心律失常之后,常见于室上性心动过速、经刺激迷走神经以及药物治疗或食管调搏术超速抑制后、室上性心动过速被突然转复后而发生的窦性停搏,多为短暂发生。迷走神经张力增高或颈动脉窦过敏,高钾血症、低钾血症,抗心律失常药物过量或中毒也可致窦性停搏。

2. **临床表现** 临床症状轻重不一,轻者可无症状或偶尔出现心搏暂停,严重者窦房结活动长时间停顿,心脏活动依靠下级起搏点维持。如同时有下级起搏点起搏功能低下,则出现头晕、近乎晕厥、短暂晕厥,甚至阿 - 斯综合征发作,长时间窦性停搏不伴有逸搏者可致死。

3. **诊断依据** 主要根据心电图来进行诊断。

4. **治疗原则**

(1)积极寻找病因,主要是针对病因治疗。

（2）对于偶发的、一过性的窦性停搏（尤其是迷走神经张力增高所致）又无症状者，心率在 50 次/min 以上的常不需作对症治疗。

（3）对于频发、持续时间长的窦性停搏，有头昏或晕厥发作等明显症状者，可试用阿托品、异丙肾上腺素、麻黄碱等药物治疗。对严重病例可静脉注射阿托品、山莨菪碱或用异丙肾上腺素。

（4）对有反复晕厥、阿-斯综合征发作且药物治疗无效者，应考虑安置人工心脏起搏器。如无条件，可先行心脏临时起搏紧急处理，再送至有条件的医院安置人工心脏起搏器。

（5）对持久性或永久性窦性停搏者，应及早植入人工心脏起搏器。

三、窦房传导阻滞

1. **病因与发病机制** 健康人迷走神经张力增高或颈动脉窦过敏可出现窦房传导阻滞，但大多见于器质性心脏病患者，冠心病是最常见的病因，约占40%。窦房结缺血或梗死亦常见。此外，也见于高血压心脏病、风湿性心脏病、心肌病、先天性心脏病、慢性炎症或缺血所致的窦房结及其周围组织病变等。药物（如洋地黄、维拉帕米、胺碘酮等）中毒亦可引起，但多为暂时性的。

2. **临床表现** 窦房传导阻滞可暂时出现，也可持续存在或反复发作。窦房传导阻滞患者常无症状，也可有轻度心悸、乏力感以及"漏跳"，心脏听诊可发现心律不齐、心动过缓、"漏跳"（长间歇）。如果反复发作或长时间阻滞，可发生连续心搏漏跳，而且无逸搏出现，可出现头晕、黑矇、晕厥、阿-斯综合征等。

3. **诊断依据** 主要依靠心电图来诊断。

4. **治疗原则**

（1）治疗窦房传导阻滞时，主要治疗原发病。

（2）对暂时出现又无症状者可进行密切观察，不需要特殊治疗，患者多可恢复正常。

（3）对反复、持续发作或症状明显者或发生晕厥、阿 - 斯综合征并且药物治疗无效者的治疗同窦性停搏。

四、病窦综合征

1. 病因与发病机制 淀粉样变性、甲状腺功能减退、某些感染（布鲁菌病、伤寒）、纤维化与脂肪浸润、硬化与退行性变等均可损害窦房结，导致窦房结起搏与窦房传导功能障碍。窦房结周围神经和心房肌的病变、窦房结动脉供血减少亦是病窦综合征的病因。除窦房结及其邻近组织外，心脏传导系统的其余部分也可受累，引起多处潜在起搏和传导功能障碍。

2. 临床表现 轻重不一，可呈间歇发作性。多以心率缓慢所致的脑、心、肾等脏器血供不足，尤其是脑血供不足的症状为主。轻者乏力、头晕、眼花、失眠、记忆力差、反应迟钝或易激动等，严重者可有短暂黑矇、近乎晕厥或阿 - 斯综合征发作。部分患者合并短阵室上性快速性心律失常发作，又称心动过缓 - 心动过速综合征。心动过速突然终止后可有心脏暂停（伴或不伴晕厥）。严重心动过缓或心动过速除引起心悸外，还可加重原有的心脏病症状，引起心力衰竭或心绞痛。心排血量过低严重影响肾脏等脏器的灌注，还可致少尿、消化不良。心动过缓 - 心动过速综合征还可能导致动脉血管栓塞。

3. 诊断依据

（1）临床表现：患者出现与心动过缓有关的心、脑等脏器供血不足的症状，如发作性头晕、黑矇、乏力等，严重者可发生晕厥。如有心动过速发作，则可出现心悸、心绞痛等症状。

（2）心电图表现。

（3）阿托品试验（静脉注射阿托品 1~2mg）和异丙肾上腺素试验（静脉推注或滴注 1~2mg），即使结果阴性（即：注射后心率增快到 90 次 /min 或 90 次 /min 以上）也不能完全排除本征。

4. 治疗原则

（1）病因治疗：无症状者可定期随访，密切观察病情。

（2）药物治疗：心率缓慢显著或伴自觉症状者可试用心宝丸、山茛菪碱、阿托品等药物。病窦综合征患者禁用可能减慢心率的药物如降压药、抗心律失常药、强心药、β 受体拮抗剂及钙通道阻滞剂等。

（3）人工心脏起搏器：双结病变、心动过缓 - 心动过速综合征以及有明显的脑血供不足症状如近乎晕厥或晕厥的患者宜安置按需型人工心脏起搏器。合并快速性心律失常时，安装起搏器后再加用药物控制快速性心律失常发作。

五、房性期前收缩

1. 病因与发病机制 房性期前收缩在各年龄组的正常人群中均可发生，儿童少见，中老年人较多见。此外，任何器质性心脏病如冠心病、风湿性心脏病、肺源性心脏病、心肌炎、心肌病、高血压心脏病、心力衰竭、急性心肌梗死、二尖瓣脱垂等均可发生房性期前收缩。精神紧张、情绪激动、血压突然升高、疲劳、饮酒、吸烟、失眠、异常精神状态等可诱发房性期前收缩。

2. 临床症状 频发时自觉"心跳乱"。可有胸闷、心前区不适、头昏、乏力、脉搏间歇等，也可无症状。此外，期前收缩的症状与患者的精神状态有关，有时对期前收缩恐惧、焦虑等情绪导致症状明显。

3. 诊断依据 主要根据心电图进行诊断。

4. 治疗原则 房性期前收缩通常不需治疗。当有明显症状或因房性期前收缩触发室上性心动过速时，应给予治疗。吸烟、饮酒与咖啡均可诱发房性期前收缩，应劝导患者戒除或减量。药物治疗包括普罗帕酮或 β 受体拮抗剂等抗心律失常药物。

六、房性心动过速

1. 病因与发病机制　房性心动过速是一种由房性异位激动引起的快速性心律失常，通常分为自律性、折返性和紊乱性。与心房肌的电生理特性改变和（或）心房肌退化、变性，心房结构改变等有关。

自律性增高引起的房性心动过速常见于心肌梗死、慢性肺部疾病、大量饮酒以及各种代谢障碍、洋地黄中毒，特别在低钾血症时。折返性房性心动过速多发生在手术瘢痕或解剖缺陷的邻近部位。紊乱性房性心动过速即多源性房性心动过速，常发生于患慢性阻塞性肺疾病或充血性心力衰竭的老年人，易转变为心房颤动，随着导管消融技术的发展，为了便于标测和消融，将心房颤动分为局灶性和大折返性房速。

2. 临床表现　发病时通常表现为心慌，多呈短阵或阵发性，症状轻重取决于房性心动过速的频率、持续的时间和有无基础心脏病等。可持续数分钟至数日，也可呈反复或持续性发作。

3. 诊断依据　房性心动过速可以通过发作时的心电图诊断。对于某些无症状的患者或者症状持续较短的患者可以作24小时动态心电图来评估，可以根据电生理检查明确诊断。

4. 治疗原则　无症状的房性心动过速可不干预或对因治疗（包括上游治疗），β受体拮抗剂和维拉帕米对自律性和触发活动所致的房性心动过速可能有效；腺苷类对折返性和触发活动所致的房性心动过速常有效，对自律性房性心动过速无效；胺碘酮等Ⅲ类抗心律失常药物可终止房性心动过速发作，对顽固性病例可试用。长期服药预防房性心动过速复发的疗效并不满意。由于不良反应相对较少，β受体拮抗剂和钙通道阻滞剂作为一线药物；Ⅰa、Ⅰc类和Ⅲ类药物作为二线药物，Ⅰc类药物普罗帕酮、氟卡尼的疗效相对较高；Ⅲ类药物索他洛尔、胺碘酮的疗效优于 I 类药物,胺碘酮对自律性房性心动过速的疗效较好,但长期服用常因不良反应而停药。

食管调搏或直流电复律对折返性和触发活动所致的房性心动过速可能有效,对自律性房性心动过速无效。对于药物预防复发疗效较差,对房性心动过速频繁发作或持续,影响心功能或症状明显的患者可建议导管消融术治疗。

七、心房颤动

1. **病因与发病机制**　心房颤动可见于正常人,可在情绪激动、手术后、运动或大量饮酒时发生。心脏与肺部疾病患者发生急性缺氧、高碳酸血症、代谢或血流动力学紊乱时亦可出现心房颤动。心房颤动常发生于原有心血管疾病者,常见于风湿性心脏病、冠心病、高血压心脏病、甲状腺功能亢进、缩窄性心包炎、心肌病、感染性心内膜炎以及慢性肺源性心脏病。心房颤动发生无明显病因者称为孤立性心房颤动。老年心房颤动患者中部分是心动过缓 - 心动过速综合征的心动过速期表现。心房颤动时心房有效收缩消失,心排血量比窦性心律时减少达25%或更多。

2. **临床表现**　心房颤动症状的轻重受心室率快慢的影响。心室率超过 150 次 /min 时,患者可发生心绞痛与充血性心力衰竭;心室率不快时,患者可无症状。心房颤动并发体循环栓塞的危险性甚大。栓子来自于左心房,多在左心耳部,因血流淤滞、心房失去收缩力所致。据统计,非瓣膜性心脏病者合并心房颤动,发生脑卒中的机会较无心房颤动者高出 5~7 倍。二尖瓣狭窄或二尖瓣脱垂合并心房颤动时,脑栓塞的发生率更高。

3. **诊断依据**　心房颤动时多数患者会有心慌或胸闷等不适,常规体检非常重要,其中动态心电图有确诊价值。心脏超声对明确病因、了解预后有帮助。

4. 治疗原则

（1）尽量寻找引起心房颤动的基本病因加以治疗；消除易患因素。

（2）转复和维持窦性心律：可应用普罗帕酮、胺碘酮进行药物转复及窦律维持，也可进行心脏电复律。心房颤动射频消融是根治心房颤动的重要方法，近年心房颤动的标测定位技术及相关器械的性能均有了较大的进展，成功率明显提高。心房颤动消融的适应证有扩大的趋势，只有在患者抗凝治疗达标（INR值为 2.0~3.0）至少 3 周，心房扑动持续时间少于 48 小时或经食管超声未发现心房血栓时才考虑心律转复。若患者的心室率极快，导致血流动力学障碍或者急性左心衰竭、心绞痛等，药物控制不理想者需及时体外同步心脏电复律，此时可以静脉注射普通肝素迅速肝素化。

（3）控制心室率：常用 β 受体拮抗剂、非二氢吡啶钙通道阻滞剂和洋地黄类药物，单药治疗或联用。

（4）预防栓塞并发症：对于 CHA2DS2-VASc 评分（具体见本书第四章第三节的华法林部分）≥ 2 分者需服用口服抗凝血药物华法林或者新型口服抗凝血药物如阿哌沙班、达比加群与利伐沙班等；积分为 1 分者口服抗凝血药物或阿司匹林均可；无危险因素者可服用阿司匹林或不进行抗栓治疗，不抗栓治疗优先。

八、心房扑动

1. 病因与发病机制 心房扑动可发生于无器质性心脏病者，也可见于风湿性心脏病、冠心病、高血压心脏病、心肌病等心脏疾病。此外，肺栓塞、慢性充血性心力衰竭，二、三尖瓣狭窄与反流导致心房扩大亦可出现心房扑动。其他病因有甲状腺功能亢进、乙醇中毒、心包炎等。目前认为心房扑动系心房内环形折返机制所致，此外自律性增高、局灶性异位起搏点也可能是因素之一。

2. 临床表现 心房扑动发作时的症状主要与心房扑动的持续时间、发作时的心室率及是否合并有器质性心脏病有关。如阵发性或持续性心房扑动心室率不快时患者的症状多较轻，可无明显的不适或仅有心慌、胸闷、乏力等；若心房扑动发作时心室率较快或合并有器质性心脏病，则可表现出运动耐量下降、头晕、晕厥、心绞痛甚至是心功能不全表现。少数患者可因心房内血栓形成并脱落而发生脑栓塞。

3. 诊断依据 心电图可确定心房扑动的诊断，部分患者因症状短暂出现需行动态心电记录协助诊断。

4. 治疗原则

（1）病因治疗。

（2）药物治疗和电复律：心房扑动急性发作或持续发作心室率较快、症状明显者宜选择维拉帕米、地尔硫䓬或β受体拮抗剂控制心室率；心房扑动心室率得到有效控制后，可根据具体情况选用抗心律失常药物如伊布利特等转复窦性心律；若患者的心室率极快，药物控制不理想者需及时体外同步心脏电复律。

（3）射频消融治疗：对于反复发作的阵发性心房扑动和持续性心房扑动，药物治疗无效或不能耐受且症状明显者，可选择射频消融治疗。

（4）心房扑动与心房颤动一样需要预防血栓栓塞，有关心房颤动的抗栓治疗指南也适用于预防心房扑动的血栓栓塞。

九、交界性期前收缩

1. 病因与发病机制 房室交界性期前收缩的病因与房性期前收缩类似，既可见于正常的健康人，也可见于器质性心脏病患者。

2. 临床症状 房室交界性期前收缩患者主要表现为心悸、

心慌,有间歇。

3. 诊断依据　根据心电图表现进行诊断。

4. 治疗原则　房室交界性期前收缩的治疗方法与房性期前收缩相似。对于无器质性心脏病且单纯房室交界性期前收缩者,祛除诱发因素后一般不需治疗。症状明显者可考虑使用抗心律失常药(美托洛尔、普罗帕酮、维拉帕米等)。伴有缺血或心力衰竭的房室交界性期前收缩,随着原发性因素的控制往往能够好转,而不主张长期使用抗心律失常药物治疗。对于可诱发室上性心动过速者应给予治疗。

十、阵发性室上性心动过速

1. 病因与发病机制　室上性心动过速较多见于无器质性心脏病者,年轻人多于老年人,女性稍多于男性,大多与折返机制有关,可于情绪激动、过度疲劳、吸烟、饮酒时诱发。

2. 临床表现　心悸呈突发突止并有反复发作和发作渐频的倾向,发作时间长短不一,可能持续数秒、数小时甚至数日而突然终止,发作时心率可高达150~250次/min,心律规则,第一心音强度恒定。发作时可有心悸、胸闷、气短、乏力、头晕、心绞痛,严重者血压下降,甚至晕厥发作,也可发生心功能不全、休克等。

3. 诊断依据　主要通过心电图表现确诊,心电生理检查是确诊阵发性室上性心动过速的具体机制和病因的重要手段。

4. 治疗原则

(1)终止发作:急性发作期如患者的心功能与血压正常,可先尝试刺激迷走神经;初次尝试失败,在应用药物(腺苷、钙通道阻滞剂、β受体拮抗剂、普罗帕酮、胺碘酮)后再次施行仍可望成功;食管心房调搏术常能有效终止发作;当患者出现严重心绞痛、低血压、充血性心力衰竭的表现时应立即直流电复律或者在急性发作时、药物治疗无效时亦可电复律终止发作。其中,应用洋地黄者不应接受电复律治疗。

（2）预防复发：导管消融技术已十分成熟,其安全、有效且能根治心动过速,应优先考虑应用；发作频繁以及程度严重的情况下可选用洋地黄、钙通道阻滞剂、β受体拮抗剂等。

十一、预激综合征

预激综合征又称 Wolff-Parkinson-White 综合征(W-P-W 综合征),是指心电图呈预激表现,临床上有心动过速发作。

1. **病因与发病机制** 房室间除了正常的传导通路外,附加旁路的存在是预激综合征的病理解剖基础,常见的旁道有房室旁道、房束旁道、结室旁道。预激综合征患者由于房室之间存在两条或多条传导通路,容易发生折返性心动过速。多发生于无心脏异常者,少数患者可伴有先天性心脏病如 Ebstein 畸形、二尖瓣脱垂。

2. **临床表现** 心电图预激表现本身不引起症状,并发有基础心脏病者可有相关症状和体征。但预激综合征常常导致多种心律失常,其中房室折返性心动过速最为常见(约占 80%)。由于快速的心房颤动或心房扑动波可以经过旁道下传,因此预激综合征合并心房颤动或心房扑动时可以产生快速的心室激动,可恶化为低血压、充血性心力衰竭、心室颤动甚至猝死的风险。

3. **诊断依据** 有典型预激综合征心电图表现的患者诊断并无困难。对于间歇性预激综合征往往诊断困难,多次心电图检查、动态心电图、运动试验等有助于发现预激波,心内电生理检查可确诊该病。

4. **治疗原则**

（1）药物和导管消融术：若患者没有心动过速发作,或偶有发作但症状轻微者,不需治疗；如心动过速发作频繁伴有明显症状,应给予药物或经导管射频消融术治疗,后者是根治预激综合征室上性心动过速发作的首选治疗；治疗药物应选择延长房室旁路不应期的药物,如普鲁卡因胺或普罗帕酮。应当注意,静脉注射利多卡因、维拉帕米、洋地黄类药物会加速预激综合征合并心房颤动患者的心室率,如果此时心房颤动的心室率已很快,静脉注射维拉帕米、毛花苷 C 等药物甚至会诱发心室颤动。

（2）电复律：预激综合征患者发作心房扑动与颤动伴有晕厥或低血压时,应立即电复律。

（3）当尚无条件行消融治疗者,为了有效预防心动过速的复发,可选用 β 受体拮抗剂、普罗帕酮或胺碘酮。

十二、室性期前收缩

1. **病因与发病机制** 正常人与各种心脏病患者均可发生室性期前收缩。心肌炎、缺血缺氧、麻醉和心脏手术或心导管检查均可使心肌受到机械性、电、化学性刺激而发生室性期前收缩。洋地黄、奎尼丁、三环类抗抑郁药中毒发生严重心律失常之前常先有室性期前收缩出现。电解质紊乱、精神不安及过量烟、酒、咖啡亦能诱发。

2. **临床表现** 患者是否有症状或症状的轻重程度与期前收缩的频发程度不直接相关。可感到心悸,类似于电梯快速升降的失重感或代偿间歇后有力的心脏搏动,有时室性期前收缩瞬间伴刺激性干咳。也可以无任何症状。

3. **诊断依据** 临床根据心电图或动态心电图作出诊断。

4. **治疗原则** 应根据有无器质性心脏病、是否影响心排血量以及发展成为严重心律失常的可能性而决定治疗原则。

（1）病因治疗：室性期前收缩频繁发作、症状明显或伴有器质性心脏病者宜尽快找出期前收缩发作的病因和诱因,同时识别其潜在风险,积极治疗病因。例如心肌缺血导致时改善缺血,积极进行血运重建。

（2）药物治疗

1）无器质性心脏病基础的室性期前收缩大多不需特殊治疗。有症状者宜解除顾虑，由紧张过度、情绪激动或运动诱发的期前收缩可给予β受体受体拮抗剂治疗。

2）药物治疗：多选用Ⅰ和Ⅲ类抗心律失常药物。有潜在致命危险的室性期前收缩常需紧急静脉给药，以Ⅰb类为首选。心肌梗死急性期可选择注射利多卡因，心肌梗死后若无禁忌，则常用β受体拮抗剂或胺碘酮治疗。长Q-T间期综合征（LQTS）患者禁用Ⅰ类药，原发性LQTS者可选用β受体拮抗剂、苯妥英钠或卡马西平，继发性LQTS者一般采用祛除病因，宜用异丙肾上腺素或心房或心室起搏治疗。

十三、室性心动过速

1. 病因与发病机制 室性心动过速发生的机制包括局灶性室性心动过速和瘢痕相关性折返。自律性、触发活动或微折返为其发生基础。各种类型的器质性心脏病如冠心病、心肌病、二尖瓣脱垂、先天性心脏病、离子通道疾病等均可发生室性心动过速。电解质紊乱和酸碱平衡失调如低钾血症、高钾血症、低镁血症及酸中毒也可引起室性心动过速，若合并有器质性心脏病则更易发生。药物和毒物作用如洋地黄类药物、奎尼丁、拟交感胺药物、青霉素过敏等有时导致室性心动过速。个别健康的青壮年人群也可出现室性心动过速。

2. 临床表现 室性心动过速发作时的临床表现不一。患者可出现心慌、胸闷、胸痛、黑矇、晕厥，其临床特征是发病突然，经治疗或自限性突然消失。发作时患者突感心悸、心率加快、精神不安、恐惧、心前区不适、头或颈部发胀及跳动感。非持续性室性心动过速通常无症状，仅在体检或24小时动态心电图中发现。

3. 诊断依据 根据心电图、动态心电图或心电生理检查可确诊。

4. 治疗原则 室性心动过速大多发生在器质性心脏病患者中,可造成猝死等严重后果,需要采取积极治疗措施,立即终止室性心动过速的发作。治疗原则:①室性心动过速一旦发生,应立即终止发作。②消除诱因,注意低钾血症、是否使用洋地黄类药物。③无器质性心脏病者发生非持续性室性心动过速,如无症状或血流动力学影响,处理与室性期前收缩相同;有器质性心脏病或有明确诱因应首先给以针对性治疗,如纠正心力衰竭、心肌梗死后室壁瘤的治疗等。④持续性室性心动速发作,无论有无器质性心脏病,均应给予治疗。⑤在室性心动过速终止后,应使用药物或非药物措施预防复发。⑥防治猝死。

(1)药物治疗:终止单形性室性心动过速或 Q-T 间期正常的多形性室性心动过速首选的方法是立即静脉注射抗心律失常药物,包括利多卡因、胺碘酮、普罗帕酮等;多形性室性心动速的处理方法类似,但要仔细寻找可能存在的可逆性原因,例如药物不良反应和电解质紊乱,特别是尖端扭转型室性心动过速,多发生在 Q-T 间期延长时。治疗除针对病因外,可采用异丙肾上腺素、阿托品静脉注射,或快速人工心脏起搏,忌用Ⅲ类抗心律失常药物如胺碘酮等。静脉给予大剂量硫酸镁,对低镁血症及血镁正常的难治性室性心动过速和心室颤动、尖端扭转型室性心动过速、洋地黄中毒患者均有效。

(2)非药物治疗:包括直流电复律、射频消融术、植入埋藏式心脏复律除颤器。

十四、心室扑动及心室颤动

心室扑动与心室颤动是严重的异位心律,心室丧失有效的整体收缩能力,而是被各部心肌快而不协调的颤动所代替。两者的血流动力学的影响均相当于心室停搏。心室扑动常为心室颤动的前奏,也常是临终前的一种致命性心律失常。

1. **病因与发病机制**　常见于缺血性心脏病。此外,抗心律失常药物,特别是引起 Q-T 间期延长与尖端扭转的药物,严重缺氧、缺血、预激综合征合并心房颤动与极快的心室率、电击伤等亦可引起。其发病机制包括心室肌自律性增高和微折返激动。

2. **临床表现**　突然意识丧失,抽搐(阿 - 斯综合征发作),面色苍白或青紫,脉搏触不到,若抢救不及时,随之呼吸停顿甚至死亡,听诊心音消失,血压亦无法测到。伴随急性心肌梗死发生而不伴有泵衰竭或心源性休克的原发性心室颤动预后较好,抢救存活率较高,复发率很低;相反,非伴随急性心肌梗死的心室颤动的 1 年内复发率高达 20%~30%。

3. **诊断依据**　主要依靠心电图诊断。

4. **治疗原则**　心室扑动和心室颤动一旦发生即有效循环停止,应立即进行心肺脑复苏术。

十五、加速性室性自主心律

1. **病因与发病机制**　急性心肌梗死是最常见的原因,多见于下壁心肌梗死,并常发生在窦性心律不齐的心率缓慢期。其他原因例如洋地黄过量、心肌炎、高钾血症、外科手术(特别是心脏手术后)、完全性房室传导阻滞、室性逸搏、应用异丙肾上腺素后等。偶见于正常人。

2. **临床表现**　加速性室性自主心律虽称为心动过速,但其频率并不太快,故对血流动力学无明显影响,因此多数患者无明显的自觉症状。患者的主要症状、体征大多系原发病的症状、体征。

3. **诊断依据**　根据心电图检查特点可作出诊断。

4. **治疗原则**　对于短阵发作的加速性室性自主心律不需特殊处理,应积极纠治原发病。但是如果加速性室性自主心律的心室率 > 75 次 /min 及(或)节律不规则可能会转变成阵发性室性心动过速甚至心室颤动,应给予利多卡因静脉注射治疗;

而以逸搏开始、窦性心律＜60次/min的患者用山莨菪碱(654-2)、阿托品皮下或肌内注射或用利多卡因静脉推注。应用较大剂量的阿托品后，随窦性心律的增快，加速性室性自主心律可暂时性消失。加速性室性自主心律可伴发室性期前收缩，如发生频繁，则应消除室性期前收缩。

十六、器质性心脏病伴发室性心动过速

1. 非持续性室性心动过速 器质性心脏病患者发生非持续性室性心动过速可能是恶性室性心律失常的先兆，应该认真评价预后并积极寻找可能存在的诱因。心内电生理检查是评价预后的方法之一。如果电生理检查不能诱发持续性室性心动过速，治疗主要针对病因和诱因，即治疗器质性心脏病和纠正如心力衰竭、电解质紊乱、洋地黄中毒等诱因。在此基础上，应用β受体拮抗剂有助于改善症状和预后。对于治疗措施效果不佳且室性心动过速发作频繁、症状明显者的治疗同持续性室性心动过速。对于电生理检查能诱发持续性室性心动过速者，也应按持续性室性心动过速处理。如果患者左心功能不全或诱发出有血流动力学障碍的持续性室性心动过速或心室颤动，应该首选植入型心律转复除颤器。无条件植入ICD者按持续性室性心动过速进行药物治疗。

2. 持续性室性心动过速 发生于器质性心脏病患者的持续性室性心动过速多预后不良，容易导致心脏性猝死。除了治疗基础心脏病，认真寻找可能存在的诱发因素外，必须及时治疗室性心动过速本身。常见的诱发因素包括心功能不全、电解质紊乱、洋地黄中毒等。对室性心动过速的治疗包括终止发作和预防复发。

（1）电复律：有血流动力学障碍者立即同步电复律，情况紧急（如发生晕厥、多形性室性心动过速或恶化为心室颤动）也可非同步转复。

（2）药物复律：需静脉给药。利多卡因常用，但效果欠佳；胺碘酮静脉用药安全有效；心功能正常者也可以使用普鲁卡因胺或普罗帕酮；多形性室性心动过速而 Q-T 间期正常者先静脉给予 β 受体拮抗剂，室性心动过速终止后立即停止给药；β 受体拮抗剂无效者再使用利多卡因或胺碘酮。药物治疗无效应予电复律。

（3）临时起搏器治疗：频率在 200 次 /min 以下的血流动力学稳定的单形性室性心动过速可以放置右心室临时起搏电极，进行抗心动过速起搏终止发作。

（4）预防复发：如能排除可逆性或一过性因素所致的持续性室性心动过速（如急性心肌缺血、电解质紊乱或药物）就有 ICD 的明确适应证。ICD 可显著降低这类患者的总死亡率和猝死率，效果明显优于包括胺碘酮在内的抗心律失常药。无条件安置 ICD 的患者可给予胺碘酮治疗，单用胺碘酮无效或疗效不满意者可以合用 β 受体拮抗剂。心功能正常的患者也可选用索他洛尔或普罗帕酮。

十七、心律失常射频消融术后的药物管理

心律失常射频消融术后的药物管理对疗效维持和临床预后十分重要。

1. 抗心律失常药物

（1）对于特发性心动过速，如阵发性室上性心动过速、预激综合征、特发性室性期前收缩以及室性心动过速，消融后一般不需要应用任何种类的抗心律失常药物。

（2）阵发心房颤动患者消融术后一般不使用抗心律失常药物，除非出现相关症状或再发心律失常；持续性心房颤动患者建议消融术后常规应用抗心律失常药物（胺碘酮或普罗帕酮）3个月，有利于逆转心房重构和窦性心律的维持。心房颤动消融复发后不能或不愿意再次消融的患者是否停用抗心律失常药物没有研究依据，可根据临床情况决定。

（3）特发性室性心动过速消融后，大部分患者不用抗心律失常药物，部分患者可逐渐减少应用β受体拮抗剂。但在结构性心脏病合并室性心动过速患者，应用β受体拮抗剂治疗者，消融后通常应要续用这些药物；由于目前缺乏消融后胺碘酮治疗的相关临床研究，导管消融成功之后，胺碘酮可停服或低剂量维持，并在停用或减量后几周重新评估室性心动过速可诱发性和周长的变化。如果消融后加用或停服Ⅰ或Ⅲ类抗心律失常药物，程控ICD时应考虑这些药物对室性心动过速的频率和除颤阈值的潜在影响。

2. **抗栓药物**

（1）心房颤动消融术后早期是血栓形成的高危期。手术结束后，普通肝素或低分子量肝素抗凝可在止血4~6小时后开始，持续12~48小时或直到续用华法林INR达到目标值时。应在消融后当天或第2天应用华法林治疗，在INR达到2.0之前应用低分子量肝素或普通肝素过渡。对于心房颤动导管消融术前未服用抗凝血药物的患者，可直接应用新型口服抗凝血药（NOAC）：直接凝血酶抑制剂（达比加群）、直接Xa因子抑制剂（利伐沙班、阿哌沙班和艾多沙班），可即刻起效，可以将其作为华法林的替代治疗。

（2）华法林继续应用3个月，此后是否继续应用华法林视具体情况而定，一般认为CHADS2-VASc评分≥2的患者应继续应用华法林并保持INR 2.0~3.0的范围，消融术后3~6个月没有再发心房颤动者（包括无症状复发）可考虑停用华法林。停用华法林后，如果没有禁忌证，应给予阿司匹林75~325mg/d。CHADS2-VASc评分为1分者用阿司匹林或华法林均可。如经动脉途径消融的特发性心律失常，建议服用阿司匹林抗血小板1个月。

3. **原发性疾病的药物治疗** 有些心律失常原发性疾病，如冠心病、心脏瓣膜病、心肌病等，术后相关疾病的治疗药物依然需要继续服用。

十八、心肌梗死并发心律失常

对于急性心肌梗死（acute myocardial infarction, AMI）患者，心律失常十分常见，包括新发心房颤动、非持续性室性心动过速、高度房室传导阻滞、窦性心动过缓、窦性停搏、持续性室性心动过速或心室颤动。心律失常可增加心肌耗氧量，减少心排血量，降低冠状动脉血流，增加梗死面积，甚至诱发和加重泵衰竭，增加患者的死亡率。

1. 室性心律失常

（1）药物治疗原则：室性心律失常在 AMI 早期十分常见，但并非均需进行干预。I 类药物（钠通道阻滞剂）具有很好的心律失常抑制作用，但最终死亡率却较安慰剂组明显增高，显示了心律失常抑制与生存率降低的矛盾现象，其原因可能是由于这些药物的负性肌力及促心律失常等不利作用抵消并超过了心律失常抑制的有利作用本身，因此不宜把心律失常的抑制作为治疗的最终目标。而对于室性期前收缩、无明显血流动力学影响的非持续性室性心动过速及加速性室性自主心律等心律失常并不增加患者的死亡风险，不宜使用抗心律失常药物治疗。

（2）电复律、电除颤以及药物治疗：院外发生的心脏停搏主要是由于致死性心律失常如持续性室性心动过速和心室颤动引起的。持续缺血、血流动力学不稳定、电解质紊乱、折返及自主神经兴奋等因素均可参与急性心肌梗死患者室性心律失常的发生。对于发生室性心动过速的患者多以电复律为主；单形性室性心动过速、血流动力学稳定患者可静脉注射胺碘酮复律。对于发生心室颤动的患者，及时电除颤，除颤后可予以胺碘酮或 β 受体拮抗剂减少心室颤动的发作。

无证据说明利多卡因预防应用可降低 AMI 死亡率，因此不主张常规预防性应用利多卡因。在整体治疗的基础上，可适当选用抗心律失常药。III 类抗心律失常药物中胺碘酮可降低心律失常死亡率,促心律失常作用低,宜低剂量维持,以减少不良反应的发生;Ⅱ类抗心律失常药物也可降低死亡率。

（3）纠正诱因、治疗病因:纠正电解质紊乱及酸碱平衡失调,及早进行再灌注治疗,控制心力衰竭和休克是减少室性心动过速及心室颤动发生的重要手段。

（4）植入ICD:对于心肌梗死48小时后发生的持续性室性心动过速或心室颤动,因其与心功能恶化、预后不良有关,可植入ICD。

2. 室上性快速性心律失常　心房颤动、心房扑动及其他类型的室上性心动过速在急性心肌梗死患者亦较常见,其发生机制可能与过度交感兴奋或心功能不全导致心房受到牵拉、心房梗死、心包炎、电解质紊乱、低氧及潜在的肺部疾病有关。心房颤动为AMI时最常见的室上性心律失常,发生率为8%~22%,尤其在老龄合并心力衰竭及高血压患者中常见。心肌梗死后新发心房颤动常伴发心力衰竭、卒中,增加患者的死亡率。心房颤动的治疗包括尽快恢复窦性心律或控制心室率。心房颤动快速心室率伴血流动力学不稳定者应紧急同步电复律;使用β受体拮抗剂或钙通道阻滞剂有效地控制心室率,减少心肌耗氧量;对于心肌梗死面积大、心功能差的患者可以应用洋地黄类药物;心房颤动患者需要相应的抗凝治疗,此类患者行经皮冠状动脉介入术应该权衡药物洗脱支架后三联抗栓治疗的出血风险。

其他类型的室上性心动过速相对少见,并呈自限性。可通过刺激迷走神经得到有效控制,亦可使用腺苷或β受体拮抗剂,必要时电复律。不建议使用Ⅰc类抗心律失常药物治疗。

3. 心动过缓、房室传导阻滞及室内传导阻滞

（1）窦性心动过缓:在心肌梗死急性期常见,常见于下壁心肌梗死,与迷走张力增高有关,常呈自限性,一般不需特殊处理,必要时可使用阿托品或临时起搏器。

（2）房室传导阻滞和室内传导阻滞：与梗死范围相关，再灌注治疗的加强使传导异常发生率较前下降。一度房室传导阻滞不需特殊治疗。二度Ⅰ型房室房室传导阻滞对患者的长期预后无不良影响，不需特殊处理；二度Ⅱ型房室传导阻滞需要临时起搏器植入。若通过电生理检查确定阻滞位置在房室结以下，需要永久起搏器植入。对于下壁心肌梗死并发三度房室传导阻滞，如果血流动力学不稳定，需要临时起搏；而前壁心肌梗死一旦出现三度房室传导阻滞就应植入临时起搏器，无论是否合并血流动力学异常。若三度房室传导阻滞持续，应植入人工永久起搏器。当急性心肌梗死同时存在右束支传导阻滞时，需要识别是否在心肌梗死前已经存在阻滞，如果是梗死引起的则预后不佳。

总之，急性心肌梗死可并发多种心律失常，对预后影响不一，应根据心律失常的不同类型，结合目前的循证医学证据进行正确治疗，改善患者的预后。

十九、心力衰竭中的心律失常

1. **心力衰竭合并心房颤动** 临床上 10%~35% 的慢性心力衰竭患者伴有心房颤动，是充血性心力衰竭最常见的心律失常之一，随着心脏疾病严重程度和心功能恶化，心房颤动的发病率也不断增加。心力衰竭患者出现心房颤动是心力衰竭进展、恶化的标志。心房颤动和心力衰竭都可被共同的常见因素所诱发，如心肌缺血、高血压和高龄等。大多数心力衰竭 [射血分数（EF）降低或正常] 和心房颤动患者应根据 CHA2DS2-VASc 评分给予口服抗凝血药物（维生素 K 拮抗剂或新型口服抗凝药拮抗剂或新型口服抗凝药物）治疗，并考虑其出血风险（HAS-BLED 评分，具体见本书华法林药物使用精解章节）。

心力衰竭合并心房颤动时，心率控制是急性心力衰竭患者的首选治疗策略，使用 β 受体拮抗剂、地高辛或联合应用控制心室率。心力衰竭急性期过后,应重新评估节律控制的适应证。胺碘酮是节律控制的首选药物,需要定期监测药物不良反应。

药物治疗无效的症状性心房颤动,心房结构良好者可考虑行导管射频消融术。治疗有症状或心率未控制的难治性心房颤动患者,应考虑植入双心室起搏器后行房室结消融术。

2. 心力衰竭合并室上性心动过速 目前尚无慢性心力衰竭与室上性心动过速的流行病学资料。慢性心力衰竭患者的心房压力升高,心房增大,心肌重构、纤维化,心房内传导时间延长,心脏自主神经功能不平衡和房性期前收缩增多,是易发生房性心动过速和心房扑动的重要原因或诱因。心脏外科术后及心脏导管射频消融术后也可并发各种室上性心动过速,与心肌纤维化或瘢痕相关的非典型心房扑动发生率增高。慢性心力衰竭患者如果过量使用洋地黄,可产生触发活动,也会产生房性心动过速。

慢性心力衰竭合并心房扑动控制心室率同慢性心力衰竭合并心房颤动的治疗,如心室率较快,可引起血流动力学不稳定,应首选电复律迅速复律。慢性心力衰竭并典型心房扑动或阵发性室上性心动过速可行射频消融治疗。慢性心力衰竭仍可能增加心房扑动卒中风险,可参照心房颤动进行抗凝治疗。控制慢性心力衰竭患者的房性心动过速心室率治疗可选择β受体拮抗剂。对于药物无效或无休止房性心动过速可进行导管消融。存在慢性肺部疾病时慎用β受体拮抗剂,强调基础心脏病和肺部疾患治疗,纠正可能的诱因,如电解质紊乱等。

3. 心力衰竭合并缓慢性心律失常 慢性心力衰竭可合并缓慢性心律失常,包括病态窦房结综合征、房室传导阻滞、持续性心房颤动伴慢心室率、室内传导阻滞等,加重心力衰竭进程。目前国内尚无心力衰竭伴缓慢性心律失常患者的流行病学资料。慢性稳定性心力衰竭合并左束支传导阻滞是心力衰竭预后不良和猝死的独立预测因子。

由于β受体拮抗剂、洋地黄等药物广泛用于心力衰竭的治疗，对于冠心病患者，β受体拮抗剂是二级预防的基本用药，如果原先合并轻度或无症状性缓慢性心律失常，可能由于药物作用进一步降低窦房结自律性或（和）加重房室传导障碍，引起心力衰竭加重。对于慢性心力衰竭合并缓慢性心律失常患者，目前尚无有效的药物治疗方案。多数提高心率的药物不同程度地兴奋交感神经，仅限于抢救和临时应用。如急性可逆性缓慢性心律失常，应针对病因积极治疗。如必须使用β受体拮抗剂或洋地黄类药物，需要在起搏器保护下使用。针对慢性心力衰竭，在应用利尿药、血管活性药物、ACEI/ARB/醛固酮受体拮抗剂纠正心力衰竭治疗的同时，植入起搏器前应谨慎或避免使用β受体拮抗剂等负性变时药物。

目前由于针对慢性心力衰竭合并缓慢性心律失常缺乏有效的药物治疗方案，最合适的治疗是植入起搏器。慢性心力衰竭合并缓慢性心律失常治疗决策时，不仅要针对缓慢性心律失常治疗，同时应考虑药物或起搏器对心功能的影响，进行个体化治疗。

4. 心力衰竭合并室性心律失常 室性心律失常包括室性期前收缩、室性心动过速、心室扑动、心室颤动等，以室性期前收缩、持续性室性心动过速常见。我国流行病学研究显示心力衰竭的猝死发病率为13%，多死于恶性室性心律失常。

慢性心力衰竭合并室性心律失常如无禁忌证，β受体拮抗剂和ACEI依然是心力衰竭治疗的基石。如合并室内传导阻滞，应综合评估β受体拮抗剂对心率及心脏传导系统的影响后慎重使用。合理应用利尿药、血管活性药物改善心力衰竭。应尽可能寻找和纠正室性心律失常的诱因。心力衰竭患者的室性心律失常可能由心肌缺血引起，应对高危患者进行冠状动脉评价，酌情血运重建。β受体拮抗剂可拮抗交感神经，用于心力衰竭患者心脏性猝死的一和二级预防，明显减少心力衰竭患者室性心律失常的发生，纠正电风暴。尚未证明抗心律失常药抑制室性期前收缩和非持续性室性心动过速可改善生存率。对于无症状性非持续性室性心动过速，抗心律失常药物仅限于β受体拮抗剂。胺碘酮是唯一无负性肌力作用的抗心律失常药物，对生存终点呈中性作用，可用于心力衰竭伴症状性快速性室性心律失常及电复律无效且血流动力学改变显著的持续性室性心动过速。也可联合应用β受体拮抗剂和胺碘酮抗心律失常。对于植入 ICD 后反复出现心动过速、频繁放电，建议使用β受体拮抗剂和胺碘酮抗心律失常治疗，减少 ICD 放电，但应监测心率、血压，警惕胺碘酮的毒性作用。多数药物有负性肌力及致心律失常作用（尤多见于心力衰竭时），如 I a 类（奎尼丁、普鲁卡因胺）、I c 类（氟卡尼、恩卡尼）及某些Ⅲ类药物如索他洛尔，且对生存终点有不利影响，应避免使用。器械治疗方面，ICD、导管射频消融治疗是重要的治疗方法。

二十、房室传导阻滞

1. 病因与发病机制　各种器质性心脏病如冠心病、风湿性心脏病、心肌炎及心肌病均可引起房室传导阻滞，健康人多与迷走神经张力增高有关。其他如洋地黄和其他抗心律失常药物、电解质紊乱如高钾血症也可导致。

2. 临床症状　一度房室传导阻滞患者通常无症状；二度房室传导阻滞可引起心搏脱漏，可有心悸症状，也可无症状；三度房室传导阻滞的症状取决于心室率的快慢与伴随病变，症状包括疲倦、乏力、头晕、晕厥、心绞痛、心力衰竭。如合并室性心律失常，患者可感到心悸不适。当一、二度房室传导阻滞突然进展为完全性房室传导阻滞时，因心室率过慢导致脑缺血，患者可出现暂时性意识丧失，甚至抽搐，称为阿 - 斯综合征，严重者可猝死。

3. **诊断依据**　根据心电图可明确诊断。

4. **治疗原则**

（1）病因治疗：解除迷走神经过高的张力，停用有关药物，纠正电解质失调等。各种急性心肌炎、心脏直视手术损伤或急性心肌梗死引起的房室传导阻滞可试用肾上腺皮质激素治疗。

（2）药物治疗：异丙肾上腺素、阿托品等。

（3）人工起搏器植入：急性心肌炎、急性心肌梗死或心脏手术损伤时出现血流动力学异常的房室传导阻滞可行临时起搏器治疗；持续高度或三度房室传导阻滞伴有心、脑供血不足的症状，日常活动活动受限或有过阿 - 斯综合征发作者需要植入永久起搏器。

二十一、室内传导阻滞

1. **病因与发病机制**

（1）右束支传导阻滞：右束支传导阻滞较左束支传导阻滞常见，其最常见的病因为冠心病，也见于原发性高血压、风湿性心脏病、急性及慢性肺源性心脏病、心肌炎、心肌病、先天性心脏病、传导系统的退行性疾病、心脏外科手术后。很多右束支传导阻滞者无心脏病的证据，发生率随年龄而增加。

（2）左束支传导阻滞：常表示有弥漫性的心肌病变，最常见的病因为冠心病、高血压心脏病或两者并存，也见于风湿性心脏病、主动脉瓣钙化狭窄、原发性或继发性心肌病及梅毒性心脏病，极少见于健康人。

（3）左前分支传导阻滞和左后分支传导阻滞：左前分支较细，仅接受左前降支的血供，故易受损；而左后分支较粗，接受左冠前降支及右冠后降支的双重血液供应，不易发生传导阻滞，如出现多表示病变严重。主要病因为冠心病，亦可见于高血压、心肌病、主动脉瓣狭窄等。

2. **临床表现**　单、双支传导阻滞通常无临床症状，可听到第一、第二心音分裂。完全性三分支传导阻滞的临床表现与完全性房室传导阻滞相同,易导致阿-斯综合征发作。

3. 诊断依据　通过心电图可明确诊断。

4. 治疗原则　主要针对病因治疗,慢性单侧束支传导阻滞患者如无症状,不需接受治疗。双分支与不完全性三分支传导阻滞不必常规预防性起搏器治疗。若左、右束支同时发生传导阻滞,则将引起完全性房室传导阻滞,应及早安装人工心脏起搏器。

二十二、长 Q-T 间期综合征

长 Q-T 间期综合征(LQTS)又称为复极延迟综合征,是指心电图上的 Q-T 间期延长,伴有 T 波和(或)U 波形态异常,临床上表现为室性心律失常、晕厥和猝死的一组综合征。

1. 病因与发病机制

(1)目前认为先天性长 Q-T 间期综合征是由于调控心室肌细胞膜复极化离子通道的基因发生突变所致。

(2)获得性长 Q-T 间期综合征

1)药物作用:如抗心律失常药物、吩噻嗪类药及三环和四环类抗抑郁药等。

2)电解质代谢紊乱:低钾血症、低镁血症、低钙血症等都可引起。

3)缓慢性心律失常:是引起长 Q-T 间期综合征的常见原因,最常见的是高度房室传导阻滞或完全性房室传导阻滞。

4)中枢神经系统疾病:脑外伤、脑血管意外、脑肿瘤等均可引起。

5)其他原因:强直性肌营养不良、二尖瓣脱垂综合征、原发性心肌病、心肌炎均可发生。

2. 临床表现　常见反复晕厥和猝死,大多数患者的症状发生在运动、情绪紧张激动时,晕厥一般持续 1~2 分钟,一部分患者猝死发生在睡眠时。部分患者合并先天性耳聋。

3. 诊断依据 根据发作性晕厥和猝死者的病史及心电图上的 QTc 间期延长作出诊断。

4. 治疗原则

（1）间歇依赖性长 Q-T 间期综合征：停用一切能延长 Q-T 间期的药物，提高基础心率，人工心脏起搏，补充钾和硫酸镁，静脉注射异丙肾上腺素等。其他措施无效时可试用维拉帕米，不宜作为第一线用药。紧急时直流电复律。

（2）特发性长 Q-T 间期综合征：避免剧烈的体力活动及精神刺激。β 受体拮抗剂是首选药物，预防晕厥发作的有效率为75%~80%。接受全剂量的 β 受体拮抗剂后仍有晕厥发作，则可行左侧星状神经节切除术或左侧交感神经切除术。患者出现晕厥、尖端扭转型室性心动过速或心室颤动是植入 ICD 的绝对适应证。

二十三、Brugada 综合征

1. 病因与发病机制 本病是由于编码心肌离子通道的基因突变引起离子通道功能异常而导致的综合征。

2. 临床表现 患者多为青年男性，常有晕厥或心脏猝死家族史，多发生在夜间睡眠状态，发作前无先兆症状。发作间期可无任何症状，有时心脏病突发或晕厥，发作时心电监测几乎均为心室颤动。

3. 诊断依据 根据特异性的心电图表现（Ⅰ型 Brugada 波）和患者发生多形性室性心动过速或心室颤动、晕厥或夜间濒死样呼吸病史或者家族中有成员出现Ⅰ型 Brugada 波或早发猝死史中的 1 项即可诊断。

4. 治疗原则 迄今为止，奎尼丁是唯一证实可预防Brugada 综合征者心室颤动发作的药物，胺碘酮的效果不肯定。症状性 Brugada 综合征患者是 ICD 治疗的Ⅰ类适应证。经导管消融治疗的成功率不高。

（胡和生 陈 强 韩 毅）

第五节 心脏停搏与心源性猝死

心源性猝死（sudden cardiac death，SCD）是指在急性症状发生后 1 小时内，因心脏性原因导致的以骤然意识丧失为前驱表现的自然死亡。其发病具有突发性和不可预料性，是一自然的病理生理过程而非人为或外伤因素造成的。SCD 过程一般有 4 个组成部分，即前驱症状、终末事件的开始、心脏停搏与生物学死亡。前驱症状包括新发现的心血管症状或原有症状加重（如胸痛、心悸、呼吸困难、疲劳等），可发生在心脏停搏前数天至数月，但发生在心脏停搏前 24 小时内者更为特异；有的患者可没有前驱症状而在瞬间即进入心脏停搏。终末事件的开始即意味着临床状态突然改变，可发生心律失常、低血压、胸痛、呼吸困难、眩晕等，瞬间或持续 1 小时左右便进入心脏停搏。心脏停搏后有效循环突然中断，患者出现意识丧失和呼吸停止等一系列严重征象。如不及时进行心肺复苏和应用生命支持系统，患者通常在几分钟内进入生物学死亡阶段。SCD 和心脏停搏是不同的概念，前者是所有的生物学功能不可逆性的停止，而后者通过紧急治疗干预有逆转的可能性。

一、病因与发病机制

绝大多数心脏停搏与 SCD 患者有器质性心脏病，以冠心病最多见，其他病因有瓣膜病、先天性心血管病、肥厚型心肌病、致心律失常性右室心肌病、长或短 Q-T 间期综合征、Brugada 综合征、儿茶酚胺敏感性多形性室性心动过速等。还可见于心脏破裂、急性心脏压塞、人工心脏起搏器故障、抗心律失常药物及

59

洋地黄中毒等。其他系统疾病如肺炎、支气管哮喘、脑出血、蛛网膜下腔出血、脑炎和脑脊髓膜炎、消化道出血、腹膜炎、急性胰腺炎以及外伤、药物中毒或药物反应、暴发性感染(包括流行性脑膜炎菌血症)、羊水栓塞、脂肪栓塞、甲状腺功能减退、淀粉样变、白血病、内分泌腺功能障碍等。

心脏停搏与 SCD 的发病机制较为复杂,不论是否有无器质性或结构异常性心脏病,严重的快速性心律失常(室性心动过速 / 心室颤动)、缓慢性心律失常、心电 - 机械分离均是导致 SCD 的主要直接死因。临床研究指出,在心律失常性猝死中约 80% 由室性心动过速、心室颤动所致,而很少一部分是由于心跳极度缓慢、高度房室传导阻滞等而导致的心脏停搏及心电 - 机械分离所致。但大多数的严重心律失常常以多种并存或交替的形式出现,因而形成了所谓的紊乱性心室节律。

二、临床表现

SCD 发生前可无任何先兆或在睡眠中安静死去,部分患者在猝死前有精神刺激和(或)情绪波动,但不同患者的临床表现各异。在猝死前数天至数月可出现心绞痛、气促、疲乏、心悸加重等症状。但也可无前驱表现,瞬间发生心脏停搏。SCD 前往往有急性心血管病发作,通常不超过 1 小时。典型症状有严重胸痛、急性呼吸困难、突发心悸或头晕,甚至昏迷等。若心脏停搏瞬间发生,则事先无预兆。心电图通常为恶化的室性期前收缩、室性心动过速、心室颤动、心室停搏等。另有少部分患者以循环衰竭发病。心脏停搏时心音消失,脉搏及血压测不出。心脏停搏 4 秒后即可出现黑矇,5~10 秒出现晕厥,15~20 秒以上出现抽搐,即所谓的阿 - 斯综合征;停跳 20~30 秒时脑中尚存少量含氧的血液,可短暂刺激呼吸中枢,出现叹息样或短促痉挛性呼吸,随后呼吸停止。皮肤苍白或发绀、瞳孔散大多在心脏停搏后 30~60 秒内出现,由于尿道括约肌和肛门括约肌松弛,可出现二便失禁。4~6分钟脑细胞发生不可逆性损害。

三、诊断依据

SCD的发生通常没有预兆,非常突然,需要紧急救治,所以SCD更多的是一种事后推断。心脏停搏时,常出现喘息性呼吸或呼吸停止,但有时呼吸仍正常。在心脏停搏的过程中,如复苏迅速和有效,自动呼吸可以一直保持良好。心脏停搏时常出现皮肤和黏膜苍白和发绀,但在灯光下易忽略。在心脏停搏前如有严重的窒息或缺氧,则发绀常很明显。

四、治疗原则

1. 及早识别患者并启动应急反应系统 一旦发现患者没有反应,立即就近呼救,但在现实情况中,应继续同时检查呼吸和脉搏,然后再启动应急反应系统(或请求支援)。

2. 基础心肺复苏 一旦确立心脏停搏的诊断,应先开始胸外按压再进行人工呼吸(C-A-B而不是A-B-C),应以至少5cm的深度对普通成人实施胸部按压,同时避免胸部按压深度超过6cm。当可以立即取得自动体外除颤器(AED)时,对于有目击的成人心脏停搏,应尽快使用除颤器。为了尽量减少因通气而中断胸外按压,对于未建立人工气道的成人,按压-通气比率为30:2。如果具备AED自动电除颤仪,应该联合应用心肺复苏(cardiopulmonary resuscitation,CPR)CPR和AED,由于AED便于携带,容易操作,能自动识别心电图并提示进行除颤,非专业人员也可以操作。

3. 高级心肺复苏 应用辅助设备、特殊技术等建立更为有效的通气和血运循环,主要措施包括气管插管建立通气,除颤转复心律成为血流动力学稳定的心律,建立静脉通路并应用必要的药物维持已恢复的循环。

心脏停搏患者在进行心肺复苏时应尽早开通静脉通道,肾上腺素是复苏的首选药物,可用于电击无效的心室颤动及无脉性室性心动过速、心脏停搏或无脉性电生理活动。严重低血压可以给予去甲肾上腺素、多巴胺、多巴酚丁胺。心脏停搏或复苏时间过长者,或早已存在代谢性酸中毒、高钾血症的患者可适当补充碳酸氢钠。给予 2~3 次除颤加复苏及肾上腺素之后仍然是心室颤动 / 无脉性室性心动过速考虑给予抗心律失常药物,常用药物胺碘酮,也可考虑用利多卡因。对于一些难治性多形性室性心动过速、尖端扭转型室性心动过速、快速单形性室性心动过速或心室扑动(频率 > 260 次 /min)及难治性心室颤动,可试用静脉 β 受体拮抗剂。异丙肾上腺素或心室起搏可能有效终止心动过缓和药物诱导的尖端扭转型室性心动过速。心脏停搏或慢性无脉性电活动患者考虑使用阿托品。若有条件,缓慢性心律失常施行临时性人工心脏起搏。在治疗的同时应积极寻找可能存在的可逆性病因,如低血容量、低氧血症、心脏压塞、张力性气胸、药物过量、低体温及高钾血症等,并给予相应治疗。经过心肺复苏使心脏节律恢复后,应着重维持稳定的心电与血流动力学状态。儿茶酚胺不仅能较好地稳定心脏电活动,而且具有良好的正性肌力和外周血管作用。可选用肾上腺素、去甲肾上腺素、多巴胺或多巴酚丁胺等。

4. 复苏后处理　心肺复苏后的处理原则和措施包括维持有效的循环和呼吸功能,特别是脑灌注,预防再次心脏停搏,维持水、电解质和酸碱平衡,防治脑水肿、急性肾衰竭和继发感染等,其中重点是脑复苏,开始有关提高长期生存率和神经功能恢复的治疗。

为保证血压、心脏指数和全身灌注,输液,并使用血管活性药(如去甲肾上腺素)、正性肌力药(多巴酚丁胺)和增强心肌收缩力(米力农)等。脑复苏是防止和减轻脑水肿、降低大脑耗氧量和促进脑细胞功能恢复的措施。重点是防治脑水肿,主要包括脱水疗法、降温和肾上腺皮质激素应用等。心脏停搏时间较长或复苏后持续低血压,则易发生急性肾衰竭,原有肾脏病变的老年患者尤为多见。防治急性肾衰竭时应注意维持有效的心脏和循环功能,避免使用对肾脏有损害的药物。及时发现和纠正水、电解质紊乱和酸碱失衡,防治继发性感染。对于肠鸣音消失和机械通气伴有意识障碍的患者应该留置胃管,并尽早地应用胃肠道营养。

5. 心源性猝死的预防　对已发生的SCD患者应积极尽早进行有效的心肺复苏,稳定血流动力学,治疗原发性疾病,纠正危险因素,预防复发。消除病因及各种可变的危险因素是终止和预防SCD再发的基础。对冠心病有适应证的患者,给予经皮冠状动脉介入术或冠状动脉搭桥可防止SCD出现。及时纠正心力衰竭、电解质紊乱及酸碱失衡,祛除医源性致病因素等危险因素,常可使SCD易于纠正和预防再发。SCD的机制主要为心室颤动等恶性室性心律失常,因此对SCD的预防,关键就是对恶性室性心律失常的预防,一般为一和二级预防。一级预防指在有发生恶性室性心律失常的危险,但尚无临床恶性室性心律失常发生的人群,应预防恶性室性心律失常的发生。如无禁忌证,应用 β 受体拮抗剂。对慢性充血性心力衰竭患者,在充分使用血管紧张素转化酶抑制药(ACEI)、洋地黄和利尿药的基础上应用 β 受体拮抗剂。二级预防指临床上已有恶性室性心律失常的发生,又无明确原因(如急性心肌梗死早期,低钾血症、低镁血症,抗心律失常药物的致心律失常作用等)可纠正,预防恶性室性心律失常的复发。二级预防首选植入型心律转复除颤器(ICD)。如无条件应用ICD,则应使用胺碘酮或联合应用抗心律失常药物。

（胡和生　孟祥磊）

第六节 心 肌 病

心肌病是一组异质性疾病,指除高血压心脏病、冠心病、心脏瓣膜病、先天性心脏病和肺源性心脏病等以外的,以心肌结构和功能异常为主要表现的一组疾病。可分为原发性和继发性心肌病。我国心肌病诊断及治疗建议工作组 2007 年制定的《心肌病诊断及治疗建议》推荐将原发性心肌病分为扩张型、肥厚型、致心律失常性、限制型和未定型 5 类。

一、扩张型心肌病

扩张型心肌病(dilated cardiomyopathy, DCM)是最常见的类型,以单侧或双侧心室扩大、心室收缩功能减退为主要特征,通常伴心力衰竭和心律失常。我国的发病率为 13/10 万 ~84/10 万不等,男性多于女性,20~50 岁的年龄段高发,病死率高,预后差。

(一)病因与发病机制

多数病例的病因为特发性,病因不明。30%~50% 的患者有基因突变和家族遗传背景。病毒感染导致的心肌细胞损害和免疫介导的心肌损伤可能是扩张型心肌病重要的发病原因和机制。

(二)临床表现

起病隐匿,早期可无症状,但辅助检查可发现心脏结构改变。随病情进展患者出现充血性心力衰竭的表现,如不同程度的呼吸困难、运动耐力下降、疲劳、乏力及水肿等。顽固性心力衰竭见于疾病晚期,常合并各种心律失常、器官栓塞或猝死等严重的并发症,查体发现心脏明显增大、奔马律、肺循环及体循环淤血,超声心动图显示心脏显著扩大、LVEF 严重降低。

(三)诊断依据

临床有慢性心力衰竭表现者,如超声心动图检查有心腔扩大及心脏收缩功能减低,应考虑 DCM。但需排除导致心肌损害的其他疾病,如高血压、冠心病、心脏瓣膜病、先天性心脏病等。

(四)治疗原则

1. **病因治疗** 积极寻找病因,祛除心力衰竭发作的诱因。

2. **药物治疗** 在疾病早期,辅助检查已出现心脏扩大、收缩功能减低,即使患者无心力衰竭的临床表现,也应积极早期药物干预治疗,包括 β 受体拮抗剂、ACEI 或 ARB,可延缓心室重构及病变发展。如出现心力衰竭的表现,应按慢性心力衰竭治疗指南进行治疗。对于合并心房颤动或有附壁血栓形成或有血栓栓塞性疾病史者须长期华法林抗凝治疗预防栓塞事件。

3. **器械治疗** 慢性心力衰竭患者在充分药物治疗的基础上如存在心室收缩不同步的依据,可考虑安装三腔起搏器进行心脏再同步化治疗。在充分药物治疗的基础上,对猝死高风险人群可考虑植入 ICD。

4. **心脏移植** 对于常规内科或介入等方法治疗无效的难治性心力衰竭病例可考虑心脏移植,1 年生存率可达 85%以上。

二、肥厚型心肌病

肥厚型心肌病(hypertrophic cardiomyopathy, HCM)以左心室和(或)右心室肥厚(常为不对称肥厚)为特征,肥厚的心肌导致心室腔变小、左室充盈受阻及舒张期顺应性下降。本病常为青年猝死的原因。部分病例后期可出现心力衰竭。

(一)病因与发病机制

HCM 为常染色体显性遗传性疾病,由编码心肌的肌节蛋白基因突变所致。但仍有 50% 的患者致病机制仍不明确。

（二）临床表现

HCM 可分为梗阻性肥厚型心肌病、隐匿梗阻性肥厚型心肌病和非梗阻性肥厚型心肌病。不同类型之间的临床表现差异较大，部分患者可无自觉症状，呼吸困难是最为常见的临床症状，胸闷、心悸和胸痛也较为常见，重症者也可表现为恶性心律失常、心力衰竭甚至猝死。

非梗阻性肥厚型心肌病患者的体征不明显，而梗阻性肥厚型心肌病由于室间隔非对称性肥厚导致左室流出道狭窄，可于胸骨左缘中下段或心尖部闻及粗糙的收缩期喷射性杂音，伴震颤。心尖部常可闻及收缩期杂音。

（三）诊断依据

依据临床病史及体格检查，结合典型的超声心动图表现：室间隔显著肥厚 > 15mm，或与后壁厚度之比 ≥ 1.3，二尖瓣前叶收缩期前移贴近室间隔，左室流出道狭窄等，诊断不难作出。对患者的直系亲属行心动图和超声心动图检查，有助于肥厚型心肌病的早期发现。肥厚型心肌病的诊断需注意排除高血压、冠心病、心脏瓣膜病及运动员心脏肥厚。

（四）治疗原则

治疗目标是改善左心室舒张功能，减轻左心室流出道梗阻，缓解症状，预防猝死，提高长期存活率。

1. **减轻左心室流出道梗阻** 药物治疗是基础，常用药物包括 β 受体拮抗剂和非二氢吡啶类钙通道阻滞剂，可弛缓心肌，改善心室舒张功能。对于存在严重流出道梗阻（静息或运动时的流出道压力阶差 > 50mmHg）且药物治疗效果不佳的病例可考虑外科手术、乙醇室间隔消融术或双腔起搏治疗。

2. **治疗心力衰竭** 部分患者随年龄增长逐渐出现扩张型心肌病的表现，应按扩张型心肌病伴心力衰竭治疗。

3. **治疗心房颤动** 心房颤动是 HCM 最常见的心律失常，常用药物包括胺碘酮和 β 受体拮抗剂，除非有禁忌，一般需要口服抗凝治疗。

4. 预防猝死 既往心脏停搏病史、一级亲属中有一个或多个 HCM 猝死发生、左心室壁严重肥厚(≥ 30mm)、Holter 发现反复非持续性室性心动过速、运动时低血压、不明原因的晕厥等均为预测猝死发生的高危因素。植入 ICD 可有效预防猝死的发生。

三、限制型心肌病

限制型心肌病(restrictive cardiomyopathy,RCM)以心室腔容积正常或缩小、心室充盈受限、双心房扩大为特征。患者的心脏舒张功能降低,但收缩功能正常或接近正常,室壁不增厚或轻度增厚,病情进展可出现左室扩大并收缩功能减低。本病的预后较差。

(一)病因与发病机制

约一半的 RCM 病例与遗传因素相关,另一半病因清楚,最常见的为淀粉样变累及心脏。

(二)临床表现

心室充盈受限,心房压增加,可出现体循环及肺循环淤血的表现,如运动耐力下降、呼吸困难、乏力、水肿及胸腔积液、腹水等。体检可发现颈静脉充盈(怒张)、奔马律及肝大、外周性水肿。

(三)诊断依据

早期诊断较困难。如出现心力衰竭的表现,结合超声心动图双房大、室壁不厚、左室不大而充盈受限,应考虑本病。需注意同缩窄性心包炎相鉴别。同时应结合临床病史及辅助检查寻找限制型心肌病的可能病因。

(四)治疗原则

除部分继发性 RCM 外,本病目前尚无特异性的治疗手段,以对症治疗为主。避免劳累,防止感染。利尿药可有助于减轻肺循环及体循环淤血,改善症状。伴有心房颤动者可给予洋地黄类药物。伴附壁血栓或有栓塞病史者应使用抗凝血药。

(谢新星　王晓军)

第七节　心　肌　炎

心肌炎是指心肌局灶或弥漫性的炎症性疾病。按照病因可分为感染性和非感性,其中病毒性心肌炎是最常见的感染性心肌炎类型,本节重点阐述此类。本病多为自限性,但少数呈暴发性,危及患者的生命,或持续进展为扩张型心肌病。

一、病因与发病机制

柯萨奇 B 组病毒、孤儿病毒及脊髓灰质炎病毒等嗜心肌病毒是引起心肌炎的常见病毒类型,这些病毒不但可以在心肌细胞内增殖引起心脏损伤,也可与机体的免疫反应共同作用,导致持续性的心肌损害。

二、临床表现

一半以上的患者在发病前 1~3 周有上呼吸道或消化道病毒感染的前驱症状。临床表现的个体差异很大,轻者可无自觉症状或轻微胸痛,重者可出现严重心律失常、心力衰竭、心源性休克甚至猝死;也有部分患者病情隐匿,但持续进展,最终发展成为扩张型心肌病。

三、诊断依据

依据前驱感染史、相应的临床表现、心电图、心肌酶学、超声心动图及心脏磁共振检查显示的心肌损伤证据,可考虑临床诊断心肌炎。确诊需心内膜心肌活检。

四、治疗原则

病毒性心肌炎尚无特异性的治疗,急性期应注意休息,限制体力活动至少 6 个月;药物治疗(参考扩张型心肌病章节)或机械性心 - 肺辅助装置治疗心力衰竭;出现快速性心律失常者给予抗心律失常药物;缓慢性心律失常伴血流动力学不稳定者可考虑临时起搏器治疗;激素等免疫抑制治疗不主张常规应用,但在部分心肌炎合并严重并发症如完全性房室传导阻滞、心源性休克,或心内膜活检证实免疫反应致心肌损伤者可短期应用;此外,临床上还可应用三磷酸腺苷、辅酶 A 等药物促进心肌代谢。

(谢新星　王晓军)

第八节　心脏瓣膜病

心脏瓣膜病(valvular heart disease)是由于炎症、黏液样变性、退行性改变、先天性畸形、缺血性坏死、创伤等原因引起的单个或多个瓣膜结构(包括瓣叶、瓣环、腱索或乳头肌)的功能或结构异常,导致瓣口狭窄及(或)关闭不全。

一、二尖瓣狭窄

(一)病因与发病机制

二尖瓣狭窄(mitral stenosis)最常见的病因为风湿热。2/3的患者为女性,约半数患者无急性风湿热史,但多有反复链球菌扁桃体炎或咽峡炎史。急性风湿热后,至少需 2 年始形成明显的二尖瓣狭窄,多次发作急性风湿热较 1 次发作出现狭窄早。正常人的二尖瓣口面积为 $4\sim6cm^2$,当瓣口减小 $<1cm^2$ 为重度狭窄时,左房压升高致肺静脉压升高,肺顺应性减低,从而发生劳力性呼吸困难。

（二）临床表现

症状主要包括呼吸困难、咯血、咳嗽，少见声嘶；体征方面主要包括"二尖瓣面容"，双颧绀红，心尖区可闻第一心音亢进和开瓣音，心尖区有低调的隆隆样舒张中、晚期杂音。

（三）诊断依据

心尖区有隆隆样舒张期杂音伴 X 线或心电图示左心房增大，一般可诊断为二尖瓣狭窄，超声心动图检查可确诊。

（四）治疗原则

1. **一般治疗**　有风湿活动者应给予抗风湿治疗，一般应坚持至患者 40 岁甚至终身应用苄星青霉素（benzathine penicillin）120 万 U，每 4 周肌内注射 1 次；预防感染性心内膜炎（见第七章）；呼吸困难者应减少体力活动，限制钠盐摄入，口服利尿药如呋塞米、氢氯噻嗪等，避免和控制诱发急性肺水肿的因素如急性感染、贫血等。

2. **并发症的处理**

（1）大量咯血：应取坐位，用镇静剂（口服阿普唑仑、地西泮等），静脉注射利尿药，以降低肺静脉压。

（2）急性肺水肿：处理原则与急性左心衰竭所致的肺水肿相似。注意事项：①避免使用以扩张小动脉为主、减轻心脏后负荷的血管扩张药物，应选用以扩张静脉系统、减轻心脏前负荷为主的硝酸酯类药物；②正性肌力药物对二尖瓣狭窄的肺水肿无益，仅在心房颤动伴快速心室率时可静脉注射毛花苷 C，以减慢心室率。

（3）心房颤动：控制心室率，争取恢复和保持窦性心律，预防血栓栓塞。急性发作伴快速心室率，如血流动力学稳定，可先静脉注射毛花苷 C，该药起效较慢；如不能满意控制心室率，此时应联合经静脉使用 β 受体拮抗剂如艾司洛尔、地尔硫草、维拉帕米；如血流动力学不稳定，出现肺水肿、休克、心绞痛或晕厥时，应立即电复律，如复律失败，应尽快用药减慢心室率

（药物具体用法见心律失常章节）。

（4）预防栓塞：口服抗凝血药物华法林等。

（5）右心衰竭：限制钠盐摄入，应用利尿药等。

3. 介入和手术治疗 当二尖瓣口的有效面积 < 1.5cm^2，伴有症状，尤其症状进行性加重时，应用介入或手术方法扩大瓣口面积，减轻狭窄。包括经皮球囊二尖瓣成形术；外科闭式分离术、直视分离术；外科人工瓣膜置换术。

二、二尖瓣关闭不全

（一）病因与发病机制

收缩期二尖瓣关闭依赖二尖瓣装置（瓣叶、瓣环、腱索、乳头肌）和左心室结构和功能的完整性，其中任何部分的异常可致二尖瓣关闭不全（mitral incompetence）。

（二）临床表现

1. 急性 劳力性呼吸困难、急性左心衰竭、急性肺水肿、心源性休克。

2. 慢性 疲乏无力、肺淤血的症状如呼吸困难出现较晚。

（三）诊断依据

急性二尖瓣关闭不全者如突然发生呼吸困难，心尖区出现收缩期杂音，X线心影不大而肺淤血明显和有病因可寻者诊断不难；慢性者心尖区有典型杂音伴左心房、左心室增大，诊断可以成立，确诊有赖于超声心动图。

（四）治疗原则

1. 急性二尖瓣关闭不全 治疗目的是降低肺静脉压，增加心排血量和纠正病因。静脉滴注硝普钠通过扩张小动、静脉，降低心脏前后负荷，减轻肺淤血，减少反流，增加心排血量。静脉注射利尿药可降低前负荷。外科治疗为根本措施。

2. 慢性二尖瓣关闭不全

（1）风湿性心脏病伴风湿活动者需抗风湿治疗并预防风湿

热复发。

（2）预防感染性心内膜炎。

（3）无症状、心功能正常者不需特殊治疗，但应定期随访。

（4）心房颤动的处理同二尖瓣狭窄，但维持窦性心律不如在二尖瓣狭窄时重要。

（5）心力衰竭者应限制钠盐摄入，使用利尿药、血管紧张素转化酶抑制剂、β受体拮抗剂和洋地黄。

（6）外科治疗：手术方法有瓣膜修补术和人工瓣膜置换术2种。

三、主动脉瓣狭窄

（一）病因与发病机制

病因包括风湿性、先天性畸形、老年退行性钙化性主动脉瓣狭窄。

成人的主动脉瓣口 $\geqslant 3.0cm^2$，当瓣口面积 $\leqslant 1.0cm^2$ 时，左心室收缩压明显升高，跨瓣压差显著。对慢性主动脉瓣狭窄所致的压力负荷增加，左心室的主要代偿机制是通过进行性室壁向心性肥厚以平衡左心室收缩压升高，维持正常的收缩期室壁应力和左心室心排血量。左心室舒张末容量直至失代偿的病程晚期才增加，最终由于室壁应力增高、心肌缺血和纤维化等导致左心室功能衰竭。

（二）临床表现

1. 症状　呼吸困难、心绞痛和晕厥为典型主动脉瓣狭窄常见的三联征。

2. 体征　第一心音多正常，可闻及收缩期喷射性杂音，其他包括细迟脉等。

（三）诊断依据

有典型主动脉瓣狭窄杂音时较易诊断，确诊有赖于超声心动图。

（四）治疗原则

1. 内科治疗　主要目的是确定狭窄程度,观察狭窄进展情况,为有手术指征的患者选择合理的手术时间。治疗措施包括:①预防感染性心内膜炎。②无症状的轻度狭窄患者每2年复查1次,应包括超声心动图定量测定;中和重度狭窄的患者应避免剧烈的体力活动,每6~12个月复查1次。③抗心律失常药物治疗频发房性期前收缩,预防心房颤动。主动脉狭窄患者不能耐受心房颤动,一旦出现,应及时转复为窦性心律。其他可导致症状或血流动力学后果的心律失常也应积极治疗。④心绞痛可试用硝酸酯类药物。⑤心力衰竭者应限制钠盐摄入,可用洋地黄类药物和小心应用利尿药。过度利尿可因低血容量致左心室舒张末压降低和心排血量减少,发生直立性低血压。

2. 外科治疗　人工瓣膜置换术为治疗成人主动脉狭窄的主要方法。其他包括经皮球囊主动脉瓣成形术。

3. 经导管主动脉瓣置换术（TAVI）　目前已用于治疗高危无法进行外科手术的患者。

四、主动脉瓣关闭不全

（一）病因与发病机制

急性病因包括感染性心内膜炎、创伤、主动脉夹层及人工瓣撕裂;慢性病因包括风湿性、感染性心内膜炎,先天性畸形,主动脉瓣黏液样变性及强直性脊柱炎等。舒张期血流从主动脉反流入左心室,左心室同时接纳左心房的充盈血流,左心室的容量负荷急剧增加。如反流量大,左心室的急性代偿性扩张以适应容量过度负荷的能力有限,左心室舒张压急剧上升,导致左心房压增高和肺淤血,甚至肺水肿。

（二）临床表现

急性者可出现左心衰竭和低血压。慢性者表现为心悸、心前区不适、头部强烈搏动感等症状。晚期始出现左心室衰竭的表现。常有体位性头昏、晕厥。

（三）诊断依据

有典型主动脉瓣关闭不全的舒张期杂音伴周围血管征，可诊断为主动脉瓣关闭不全。超声心动图可助确诊。

（四）治疗原则

1. 急性主动脉瓣关闭不全 外科治疗（人工瓣膜置换术或主动脉瓣修复术）为根本措施，血流动力学不稳定者如严重肺水肿应立即手术。内科治疗一般仅为术前准备过渡措施，静脉滴注硝普钠对降低心脏前后负荷、改善肺淤血、减少反流量和增加排血量有益，也可酌情经静脉使用利尿药和正性肌力药物。活动性感染性心内膜炎患者争取在完成 7~10 天的强有力抗生素治疗后手术。创伤性或人工瓣膜功能障碍者根据病情采取紧急或择期手术。

2. 慢性主动脉瓣关闭不全 内科治疗主要是预防感染性心内膜炎，如有风湿活动应预防风湿热；梅毒性主动脉炎应予 1 个疗程的青霉素治疗；舒张压＞ 90mmHg 者应用降压药；无症状的轻或中度反流者应限制重体力活动，并每 1~2 年随访 1 次，应包括超声心动图检查。

左室收缩功能不全出现心力衰竭时应用血管紧张素转化酶抑制剂和利尿药，必要时可加用洋地黄类药物；心绞痛可用硝酸酯类药物；积极纠正心房颤动和治疗心律失常；如有感染应及早积极控制。人工瓣膜置换术为严重主动脉瓣关闭不全外科治疗的主要治疗方法。

五、三尖瓣和肺动脉瓣疾病

（一）三尖瓣狭窄

1. 病因与发病机制 最常见的病因为风湿性心脏病。血流动力学异常主要为右心室心排血量减少。

2. 临床表现 疲乏、腹胀，可并发心房颤动和肺栓塞。

3. **诊断依据** 具典型听诊表现和体循环静脉淤血而不伴肺淤血可诊断为三尖瓣狭窄。经超声心动图确诊。

4. **治疗原则**

（1）内科治疗：限制钠盐摄入，应用利尿药，控制心房颤动的心室率。

（2）外科治疗：瓣膜交界分离术或人工瓣膜置换术。

（3）经皮球囊三尖瓣成形术。

（二）三尖瓣关闭不全

1. **病因与发病机制** 三尖瓣关闭不全（tricuspid incompetence）远较狭窄多见，主要见于风湿性二尖瓣病、先天性心血管病（肺动脉瓣狭窄、艾森门格综合征）和肺源性心脏病等；少见于三尖瓣下移畸形（Ebstein 畸形）、风湿性心脏病、三尖瓣脱垂、感染性心内膜炎、冠心病、类癌综合征、心内膜心肌纤维化等。

2. **临床表现** 疲乏、腹胀等右心室衰竭的症状，并发症有心房颤动和肺栓塞。

3. **诊断依据** 典型者诊断不难。

4. **治疗原则**

（1）内科治疗：无肺动脉高压的三尖瓣关闭不全不需手术治疗。右心衰竭者限制钠盐摄入，用利尿药、洋地黄类药物和血管扩张药，控制心房颤动的心室率。

（2）外科治疗：一般可行瓣环成形术，重者行瓣环成形术或人工瓣膜置换术。

（三）肺动脉瓣狭窄

肺动脉瓣狭窄（pulmonary stenosis）最常见的病因为先天性畸形。风湿性极少见，且极少有严重者，总是合并其他瓣膜损害，临床表现为后者掩盖。类癌综合征为罕见病因。

（四）肺动脉瓣关闭不全

1. **病因与发病机制** 最常见的病因为继发于肺动脉高压

的肺动脉干根部扩张,引起瓣环扩大,见于风湿性二尖瓣疾病、艾森门格综合征等情况。

2. 临床表现 多数病例因原发病的临床表现突出,肺动脉瓣关闭不全的表现被掩盖,仅偶然于听诊时发现。

3. 诊断依据 Graham-Steell 杂音有时难以与主动脉关闭不全的舒张早期杂音相鉴别,有赖于超声心动图确诊。

4. 治疗原则 以治疗导致肺动脉高压的原发性疾病为主,如缓解二尖瓣狭窄。仅在严重的肺动脉瓣反流导致难治性右心衰竭时,方考虑对该瓣膜进行手术治疗。

（赵学强　薛　梅）

第九节　心包疾病及心脏压塞

心包疾病疾病谱广泛,可以是孤立性疾病,也可以是全身性疾病的一部分,主要包括心包炎、心包积液、心脏压塞、缩窄性心包炎和心包肿瘤等。心包疾病最简单的病因分类可分为感染性和非感染性2类。

一、急性心包炎

急性心包炎(acute pericarditis)是指伴或不伴心包积液的心包脏层和壁层的急性炎症性心包综合征。可以单独存在,也可以是某种全身性疾病累及心包的表现。

（一）病因与发病机制

最常见的病因为病毒、细菌感染,其中发达国家和地区的感染性心包疾病以病毒感染为主,发展中国家和欠发达地区仍以结核分枝杆菌感染为主,患者大多伴有人类免疫缺陷病毒(HIV)感染。有些患者经检查仍无法明确病因,称为特发性急性心包炎或急性非特异性心包炎。非感染性心包疾病的常见病因包括自身免疫性疾病、肿瘤、胸壁外伤及心脏手术后、主动脉夹层及心力衰竭等多种因素。约 1/4 的患者可复发,少数甚至反复发作。

(二)临床表现

病毒感染者多于感染症状出现 10~12 天后有胸痛等症状,部分患者可伴有肺炎和胸膜炎的临床表现。

1. **症状** 尖锐与呼吸运动相关的胸骨后、心前区疼痛为急性心包炎的特征,纤维蛋白渗出期明显。常因咳嗽、深呼吸、变换体位或吞咽而加重,部分患者可因心脏压塞出现呼吸困难、水肿等症状。感染性心包炎可伴发热。

2. **体征** 急性心包炎最具诊断价值的体征为心包摩擦音,呈抓刮样粗糙的高频音。多位于心前区,以胸骨左缘第 3、第 4 肋间最为明显。心包摩擦音可持续数小时、数天甚至数周。当积液增多将 2 层心包分开时,摩擦音即消失。

(三)诊断依据

急性心包炎的诊断标准满足心包炎胸痛、心包摩擦音、心电图新发广泛的 ST 段增高或 PR 段压低、心包积液(新发或恶化)4 项中的 2 项者即可确诊为急性心包炎。对可疑急性心包炎患者进行心电图、超声心动图、胸片、炎症标记物 [C 反应蛋白(CRP)、红细胞沉降率及白细胞] 和心肌损伤标记物(肌酸激酶同工酶及心肌肌钙蛋白)等检查。

(四)治疗原则

急性心包炎的一般治疗是严格限制活动,直至症状完全缓解,CRP、心电图和超声心动图检查结果完全恢复正常;对于运动员患者,除需要达到上述标准外,还要求至少休息 3 个月。内科治疗包括病因治疗、解除心脏压塞及对症支持治疗。秋水仙碱、阿司匹林、布洛芬、吲哚美辛等非甾体抗炎药物(NSAIDs)均为急性心包炎的一线治疗用药。糖皮质激素不能作为一线用药,但对于无法使用 NSAIDs 和秋水仙碱或治疗无效的急性心包炎患者,在排除感染或存在自身免疫性疾病等特殊病症后,应考虑使用低剂量的糖皮质激素。

二、心包积液及心脏压塞

心包疾患或其他病因累及心包可以造成心包渗出和心包积液(pericardial effusion),当积液迅速或积液量达到一定程度时,可造成心排血量和回心血量明显下降而产生临床症状,即心脏压塞(cardiac tamponade)。

(一)病因与发病机制

各种病因的心包炎均可能伴有心包积液。发达国家和地区的心包积液患者约 50% 为特发性,其他常见病因包括肿瘤、感染、医源性损伤以及结缔组织病。而发展中国家和欠发达地区,尤其是结核病流行地区,逾 60% 的心包积液患者病因为结核病,另外特发性心包炎和肾衰竭也常见。迅速或大量心包积液可引起心脏压塞。

(二)临床表现

1. **症状**　心包积液的症状差异较大,由积液产生的速度决定,如在创伤或医源性损伤的情况下,即使极少量的心包积液也可在数分钟内因心包内压急剧升高导致心脏压塞。

呼吸困难是心包积液时最突出的症状,严重时患者可呈端坐呼吸、呼吸浅速、干咳、声嘶及吞咽困难。还可出现上腹部饱胀、疼痛,重症患者可出现休克。

2. **体征**　心尖冲动减弱,心音低而遥远,心脏叩诊浊音界向两侧增大。大量心包积液可使脉压变小、脉搏减弱或出现奇脉,出现体循环淤血的表现。心脏压塞的临床特征为 Beck 三联征,即低血压、心音低弱、颈静脉怒张。

(三)诊断依据

对于呼吸困难的患者,如查体发现颈静脉怒张、奇脉、心浊音界扩大、心音遥远等典型体征,应考虑此诊断,超声心动图见心包积液可确诊。心包积液的病因诊断可根据临床表现、实验室检查、心包穿刺液检查以及是否存在其他疾病进一步明确。

（四）治疗原则

对所有血流动力学不稳定的急性心脏压塞，均应紧急行心包穿刺或外科心包开窗引流；对伴休克的患者，需扩容治疗，给予生理盐水或羟乙基淀粉等液体，可增加右心房及左心室舒张末期压力；对病情稳定者，应设法明确病因，治疗原发病。

三、缩窄性心包炎

缩窄性心包炎（constrictive pericarditis）是指心脏被致密增厚的纤维化或钙化心包所包围，使心室舒张期充盈受限而产生一系列循环障碍的疾病，多为慢性。

（一）病因与发病机制

缩窄性心包炎几乎可伴生于任何心包疾病，其中急性心包炎的细菌性（我国以结核性最常见），特别是化脓性心包炎最易进展为缩窄性心包炎，其次是免疫介导的心包炎和肿瘤相关性心包炎，病毒性和特发性心包炎的危险性较低。

（二）临床表现

1. **症状** 劳力性呼吸困难、活动耐量下降、疲乏等以及肝大、腹水、胸腔积液和周围性水肿等。

2. **体征** 心尖冲动减弱或消失，心浊音界可不增大或稍增大，心音轻而遥远，可闻及心包叩击音，心率常较快。可见颈静脉怒张、肝大、腹水、下肢水肿等体循环淤血的表现。

（三）诊断依据

典型的缩窄性心包炎多可根据典型的临床表现及实验室检查结果诊断。

（四）治疗原则

缩窄性心包炎最主要的治疗手段是外科手术。以下3种情况下药物治疗具有一定价值：①针对原发性病因治疗，如抗结核治疗可显著降低缩窄性心包炎的发生和进展，足量、足疗程的抗结核治疗十分重要，严格执行标准抗结核治疗 6 个月，如经 4~8 周的抗结核治疗病情无好转者外科心包切除；②一过性心包缩窄综合征患者接受 2~3 个月的抗感染治疗，部分患者的心包缩窄可消失；③充血症状进展或有手术禁忌的患者应接受辅助药物治疗。

（王晓军　韩　毅）

第十节　感染性心内膜炎

感染性心内膜炎（infective endocarditis，IE）是病原微生物经血行途径直接侵袭心内膜、心瓣膜或邻近大动脉内膜引起的炎症性疾病，常伴有赘生物形成，是一种致死性疾病。IE 的发病率虽不高，为 0.3%~0.5%，但一旦患病，后果严重，住院患者的死亡率高达 15%~30%。本节主要讲述常见的自体瓣膜心内膜炎。

一、病因与发病机制

链球菌和葡萄球菌分别占自体瓣膜心内膜炎（native valve endocarditis，NVE）病原微生物的 65% 和 25%。真菌、立克次体和衣原体为自体瓣膜心内膜炎的少见致病微生物。

1. **亚急性**　各种原因导致内膜的内皮受损暴露其下结缔组织的胶原纤维时，血小板在该处聚集，形成血小板微血栓和纤维蛋白沉着，成为结节样无菌性赘生物。各种感染或细菌寄居的皮肤黏膜的创伤（如手术、器械操作等）常导致暂时性菌血症时，细菌感染无菌性赘生物，迅速繁殖，促使血小板进一步聚集和纤维蛋白沉积，感染性赘生物增大。

2. **急性**　发病机制尚不清楚，主要累及正常的心瓣膜。

二、临床表现

主要表现为发热、新发心脏杂音等。周围体征多为非特异性的,包括瘀点、指和趾甲下线状出血、Roth 斑、Osler 结节、Janeway 损害等。另外可见动脉栓塞、脾大和贫血等。

三、诊断依据

符合表 2-10-1 中的 2 项主要标准或符合 1 项主要标准和 3 项次要标准或符合 5 项次要标准的患者可明确诊断为 IE,符合 1 项主要标准和 1 项次要标准或符合 3 项次要标准的患者可能为 IE。

四、治疗原则

IE 应坚持早诊断、早期应用抗菌药物及早期手术相结合的治疗思路,注意高危人群在进行高危操作时预防性应用抗菌药物。抗菌药物治疗是最重要的治疗措施。

1. 用药原则

(1)早期应用,在连续送 3~5 次血培养后即可开始治疗。

(2)充分应用杀菌性抗微生物药物,大剂量和长疗程,旨在完全消灭藏于赘生物内的致病菌。

(3)以静脉用药为主,保持高而稳定的血药浓度。

(4)病原微生物不明时,急性者选用针对金黄色葡萄球菌、链球菌和革兰氏阴性杆菌均有效的广谱抗生素,亚急性者选用针对大多数链球菌(包括肠球菌)的抗生素。

(5)已分离出病原微生物时,应根据致病微生物对药物的敏感程度选择抗微生物药物。

表 2-10-1 IE 诊断标准

诊断标准

主要标准

1. IE 血培养阳性

（1）2 次独立取样的血培养结果显示存在典型微生物感染符合 IE 诊断：草绿色链球菌、解没食子酸链球菌（牛链球菌）、HACEK 细菌组 [备注：HACEK 是一组革兰氏阴性菌：嗜血杆菌属（H）、放线菌属（A）、人心杆菌属（C）、啮蚀艾肯菌属（E）、金氏杆菌属（K）的英文缩写，该组微生物都是口咽部正常菌群的一部分]、金黄色葡萄球菌；或社区获得性肠球菌，未发现原发性感染灶

（2）连续血培养阳性发现的微生物感染符合 IE 诊断：相隔＞ 12 小时取样的 ≥ 2 次血培养结果阳性；或所有 3 次血培养或 ≥ 4 次独立取样血培养（首次和末次取样间隔时间 ≥ 1 小时）结果中多数阳性

（3）单次血培养发现伯纳特立克次体阳性或Ⅰ期 IgG 抗体滴度＞ 1∶800

2. 成像技术提示 IE

（1）超声心动图提示 IE：赘生物；脓肿、假动脉瘤或心内瘘；瓣膜穿孔或动脉瘤；人工瓣膜新发部分裂隙

（2）经 18F-FDG PET/CT（仅当假体植入超过 3 个月时）或放射性标记白细胞 SPECT/CT 发现植入部位附近存在异常活动

（3）经心脏 CT 确定发现瓣膜周围病变

次要标准

1. 诱发心脏病倾向或静脉注射药物诱使发病

2. 发热体温＞ 38℃

3. 血管征象（仅包括通过成像技术发现的血管事件） 大动脉栓塞、化脓性肺梗死、真菌感染性动脉瘤、颅内出血、结膜出血及 Janeway 损害

4. 免疫征象 肾小球肾炎、Osler 结节、Roth 点和类风湿因子

5. 微生物学证据 血培养阳性但是不满足上述有关微生物证据的主要标准，或符合 IE 诊断的微生物活动性感染的血清学证据

2. 外科治疗　有严重心内并发症或抗生素治疗无效的患者应及时考虑手术治疗。以下情况应行急诊外科手术：①因主动脉或冠状动脉自体瓣感染性心内膜炎（NVE）或人工瓣膜心内膜炎（PVE）伴有反流、梗阻或动脉瘘而导致的心力衰竭或超声证实的血流动力学紊乱者；②存在局部未控制的感染如脓肿、假性动脉瘤、瘘管及赘生物增大者；③真菌/多重耐药菌感染者；④自体或植入主动脉瓣或二尖瓣的 NVE 或 PVE 患者，接受合理的抗感染治疗后，仍持续存在赘生物＞ 10mm 及 ≥ 1 次栓塞事件者。

（赵学强　陈　强　韩　毅）

第十一节　肺血栓栓塞症

肺血栓栓塞症（pulmonary thromboembolism, PTE）是由来自于静脉或右心系统的血栓阻塞肺动脉或其分支，导致以肺循环和呼吸功能障碍为主要临床和病理生理特征的疾病。PTE 是肺栓塞（pulmonary embolism, PE）最常见的类型，其发病率较高、死亡率高和复发率高。

一、病因与发病机制

PTE 的发病机制极其复杂，常有诸多因素的综合参与，包括原发性和继发性因素。Virchow 提出血栓形成的 3 个基本危险因素，即血流淤滞、静脉系统内皮损伤和高凝状态至今仍是解释血栓形成的最根本的机制。引起 PTE 的血栓大部分来源于下肢深静脉，也可以来源于上腔静脉径路或右心腔，脱落后导致多部位或双侧性的肺血栓栓塞。

原发性危险因素与遗传变异相关，患者表现为反复静脉血栓形成和栓塞，或发病呈家族聚集倾向；继发性危险因素是指后天获得的易发生深静脉血栓栓塞症 DVT 和 PTE 的多种病理和病理生理改变。随着增龄,PTE 的发病率也增高。

肺动脉反复发生血栓机化、肺血管管腔狭窄甚至闭塞,导致肺血管阻力增加、肺动脉压力进行性增高、右心室肥厚甚至右心衰竭称为慢性血栓栓塞性肺动脉高压(chronic thromboembolic pulmonary hypertension, CTEPH)。

二、临床表现

1. **症状**　PTE 的症状缺乏特异性,可以从无症状到血流动力学不稳定甚至发生猝死。典型的"三联征"是呼吸困难、胸痛及咯血。常见症状有不明原因的呼吸困难及气促,多在活动时突出,为 PTE 最多见的症状;胸痛,包括胸膜炎性胸痛或心绞痛样疼痛;晕厥可为该病的唯一或首发症状。可以出现烦躁不安、惊恐甚至濒死感,有时咯血,常为小量咯血,大咯血少见。刺激性咳嗽多见,体位变化时明显,伴心悸。

2. **体征**　呼吸系统体征有呼吸急促,口唇或末梢发绀,肺部哮鸣音和(或)细小湿啰音,或胸腔积液体征;循环系统体征包括心率快,血压下降甚至休克,颈静脉充盈或搏动,肺动脉瓣区第二音(P_2)亢进或分裂,三尖瓣区收缩期杂音;可伴发热,多为低热。静脉血栓栓塞症(VTE)的症状与体征主要表现为患肢肿胀、周径增粗、疼痛或压痛、皮肤色素沉着,行走后患肢易疲劳或肿胀加重,但半数以上的下肢 DVT 患者无自觉症状和体征。

三、诊断依据

当面临不明原因的呼吸困难,尤其是有 DVT 危险因素的患者,要提高诊断意识。根据临床症状、体征,特别是出现不明原因的呼吸困难、胸痛、晕厥、休克,或伴有单侧或双侧不对称性下肢肿胀、疼痛等,结合血浆 D-二聚体、动脉血气分析、心电图、胸片、超声心动图等作出诊断。确诊性的检查手段包括肺动脉螺旋 CT 或肺动脉造影。

四、治疗原则

急性肺栓塞的处理原则是早诊断、早干预,根据患者的危险度分层选择合适的治疗方案。

1. **一般处理与呼吸循环支持治疗**　严密监护生命体征、心电图及血气的变化。卧床休息,适当镇静、止痛、镇咳等对症治疗。吸氧,以纠正低氧血症。出现心功能不全并低血压者可应用多巴酚丁胺、多巴胺、去甲肾上腺素等。

2. **抗凝治疗**　为 PTE 和 DVT 的基本治疗方法,临床疑诊 PTE 时如无禁忌证,即应开始抗凝治疗,可以有效地防止血栓再形成和复发。抗凝血药物主要有普通肝素(unfractionated heparin, UFH)、低分子量肝素(low molecular weight heparins, LMWH)、磺达肝癸钠(fondaparinux sodium)和华法林(warfarin)等。

抗血小板药物的抗栓作用不能满足 PTE 或 DVT 的抗凝要求。

3. **溶栓治疗**　主要适用于高危(大面积)PTE 病例。对于部分中危(次大面积)PTE,若无禁忌证也可考虑溶栓。对于血压和右心室运动功能均正常的低危病例,不宜溶栓。溶栓的时间窗一般定为 14 天以内,但若近期有新发 PTE 征象可适当延长。常用的溶栓药物有尿激酶(UK)、链激酶(SK)和重组组织型纤维蛋白溶酶原激活剂(rt-PA)。

4. **肺动脉导管碎解和抽吸血栓**　对于肺动脉主干或主要分支的高危(大面积)PTE,如果溶栓治疗禁忌或经溶栓或积极的内科治疗无效或在溶栓起效前(在数小时内)很可能会发生致死性休克,可采用经皮导管碎解和抽吸肺动脉内的巨大血栓,一般局部小剂量溶栓药和机械碎栓联合应用。抗凝是溶栓治疗的基础。

5. **肺动脉血栓摘除术**　仅适用于经积极的内科治疗或导管介入治疗无效的紧急情况,如致命性肺动脉主干或主要分支堵塞的高危(大面积)PTE,有溶栓禁忌证或在溶栓起效前(在数小时内)很可能会发生致死性休克者。抗凝是基础治疗。

6. 放置腔静脉滤器　对于急性 PTE,为防止下肢深静脉大块血栓再次脱落阻塞肺动脉,可考虑放置下腔静脉滤器。需要常规抗凝治疗。

7. 慢性血栓栓塞性肺动脉高压(CTEPH)的治疗　治疗方法有肺动脉内膜剥脱术、肺动脉内球囊扩张和(或)支架植入术、肺动脉高压靶向药物治疗(如西地那非、伐地那非、他达拉非、利奥西呱、依前列醇、贝前列素、波生坦、安立生坦等)、肺/心移植及基础抗凝治疗等。

8. 存在发生 DVT-PTE 危险因素者,早期进行预防是关键　除了机械预防措施包括梯度加压弹力袜、间歇充气压缩泵和静脉足泵等外,主要是药物预防,包括低分子量肝素、磺达肝癸钠、低剂量普通肝素、华法林等药物。

(王晓军　孟祥磊)

第十二节　血脂异常和脂蛋白异常血症

血脂异常(dyslipidemia)通常指血浆中的胆固醇和(或)甘油三酯(TG)升高,也包括高密度脂蛋白胆固醇降低。在血浆中脂质与蛋白质结合以脂蛋白的形式存在,血脂异常实际上表现为脂蛋白异常血症(dyslipoproteinemia)。

血清总胆固醇(TC)或低密度脂蛋白胆固醇(LDL-C)升高是冠心病和缺血性脑卒中的独立危险因素之一,因此防治血脂异常对降低心脑血管病的发病率和死亡率具有重要意义。近30余年来,我国居民中血脂异常的流行趋势严重,18~79岁的居民中血脂异常的患病率达50.5%,这种现状是动脉粥样硬化性心血管疾病(ASCVD)防治的严峻挑战。

一、病因与发病机制

凡引起脂质来源,脂蛋白合成、代谢过程关键酶异常或降解过程受体通路障碍等均可能导致血脂异常。

1. **原发性血脂异常** 大多数原发性血脂异常的原因不明,认为是由多个基因与环境因素相互作用的结果。家族性脂蛋白异常血症是由于基因缺陷所致。有关的环境因素包括不良的饮食习惯、体力活动不足、肥胖、年龄增加以及吸烟、酗酒等。临床上血脂异常常与肥胖症、高血压、糖耐量异常或糖尿病等疾病相伴发生,与胰岛素抵抗有关,称为代谢综合征。

2. **继发性血脂异常** 全身系统性疾病如糖尿病、甲状腺功能减退症、肝肾疾病、系统性红斑狼疮、骨髓瘤、过量饮酒等引起血脂异常。药物如噻嗪类利尿药等、长期大量使用糖皮质激素可促进脂肪分解。

二、临床表现

多数血脂异常患者无任何症状和异常体征,而于常规血液生化检查时被发现。临床上一般将血脂异常分为高胆固醇血症、高甘油三酯血症、低高密度脂蛋白血症(HDL-C)和混合性高脂血症 4 种类型,其中低密度脂蛋白胆固醇(LDL-C)增高是 ASCVD 最重要的危险因素。血脂异常的临床表现如下:

1. **黄色瘤、早发性角膜环和高脂血症眼底改变**

2. **动脉粥样硬化** 脂质在血管内皮下沉积引起动脉粥样硬化,引起心脑血管和周围血管病变,导致相应的器官缺血甚至坏死。某些家族性血脂异常可于青春期前发生冠心病,甚至心肌梗死。严重的高甘油三酯血症(尤其超过 10mmo/L)可引起急性膜腺炎。

三、诊断依据

根据病史、个人饮食和生活习惯、引起继发性血脂异常的相关疾病、引起血脂异常的药物应用史以及家族史,结合有无黄色瘤、角膜环和高脂血症眼底改变等体格检查的阳性表现,以及血脂检查结果异常可作出诊断。具体血脂异常的分层标准见表2-12-1。

建议20岁以上的成年人至少每5年检测1次空腹血脂,包括血清TC、LDL-C、HDL-C和TG的测定。对于缺血性心血管病及其高危人群,则应每3~6个月检测1次血脂。对于因缺血性心血管病住院治疗的患者应在入院时或24小时内检测血脂。40岁以上的男性和绝经期后的女性也建议每年进行血脂检查。

表2-12-1 中国血脂水平分层标准[mmol/L(mg/dl)]

	TC	LDL-C	HDL-C	TG
合适范围	<5.18(200)	<3.37(130)	>1.04(40)	<1.76(150)
边缘升高	5.18~6.18 (200~239)	3.37~4.13 (130~159)		1.76~2.26 (150~199)
升高	≥6.19(240)	≥4.14(160)	≥1.55(60)	≥2.27(200)
降低			<1.04(40)	

四、治疗原则

治疗血脂异常最主要的目的在于防治缺血性心血管疾病。基本和首要的治疗措施是综合性的生活方式干预,包括增加体力运动,维持理想体重,控制饮食中胆固醇的摄入。根据危险分层和合并的疾病确定治疗目标,必要时考虑血浆净化疗法或外科治疗等。

药物治疗需严格掌握适应证,目前我国临床常用的调脂药物主要包括他汀类、贝特类、烟酸类以及胆固醇吸收抑制剂等。在上述各类药物中,他汀类药物具有最充分的随机化临床研究(RCT)证据,是可以显著改善患者预后的调脂药物。继发性血脂异常应以治疗原发病为主。血脂异常患者开始调脂治疗的TC和LDL-C值及其目标值见表2-12-2。ASCVD一级与二级预防降胆固醇治疗的目标值见表2-12-3。

表2-12-2　血脂异常患者开始调脂治疗的TC和LDL-C值及其目标值

危险等级	TLC开始	药物治疗开始	治疗目标值
低危:10年危险性<5%	TC ≥ 6.22mmol/L（240mg/dl）	TC ≥ 6.99mmol/L（270mg/dl）	TC < 6.22mmol/L（240mg/dl）
	LDL-C ≥ 4.14mmol/L（160mg/dl）	LDL-C ≥ 4.92mmol/L（190mg/dl）	LDL-C < 4.14mmol/L（160mg/dl）
中危:10年危险性为5%~10%	TC ≥ 5.18mmol/L（200mg/dl）	TC ≥ 6.22mmol/L（240mg/dl）	TC < 5.18mmol/L（200mg/dl）
	LDL-C ≥ 3.37mmol/L（130mg/dl）	LDL-C ≥ 4.14mmol/L（160mg/dl）	LDL-C < 3.37mmol/L（130mg/dl）
高危:CHD或CHD等危症,或10年危险性为10%~15%	TC ≥ 4.14mmol/L（160mg/dl）	TC ≥ 4.14mmol/L（160mg/dl）	TC < 4.14mmol/L（160mg/dl）
	LDL-C ≥ 2.59mmol/L（100mg/dl）	LDL-C ≥ 2.59mmol/L（100mg/dl）	LDL-C < 2.59mmol/L（100mg/dl）
极高危:ACS或缺血性心血管病合并DM	TC≥3.11mmol/L（120mg/dl）	TC≥4.14mmol/L（160mg/dl）	TC < 3.11mmol/L（120mg/dl）
	LDL-C ≥ 2.07mmol/L（80mg/dl）	LDL-C ≥ 2.07mmol/L（80mg/dl）	LDL-C < 2.07mmol/L（80mg/dl）

注:血清TG的理想水平为1.70mmol/L（150mg/dl）,HDL-C ≥ 1.04mmol/L（40mg/dl）;TLC:治疗性生活方式改善;DM:糖尿病

表 2-12-3 ASCVD 一级与二级预防降胆固醇治疗的目标值

临床疾患和(或)危险因素	目标LDL-C(mmol/L)
ASCVD	< 1.8
糖尿病 + 高血压或其他危险因素 [a]	< 1.8
糖尿病	< 2.6
慢性肾病(3 或 4 期)	< 2.6
高血压 +1 项其他危险因素 [a]	< 2.6
高血压或 3 项其他危险因素 [a]	< 3.4

注:ASCVD:动脉粥样硬化性心血管疾病,LDL-C:低密度脂蛋白胆固醇;[a] 其他危险因素包括年龄(男 ≥ 45 岁、女 ≥ 55 岁),吸烟,高密度脂蛋白胆固醇 < 1.04mmol/L,体重指数 ≥ 28kg/m^2,早发缺血性心血管病家族史

（王晓军 韩 毅）

参 考 文 献

[1] 葛均波,徐永健. 内科学. 第 8 版. 北京:人民卫生出版社,2013

[2] 陈灏珠,林果为. 实用内科学. 第 14 版. 北京:人民卫生出版社,2013

[3] 中华医学会心血管病学分会,中华心血管病杂志编辑委员会. 非 ST 段抬高急性冠状动脉综合征诊断和治疗指南. 中华心血管病杂志,2012,40(5):353-367

[4] 中华医学会心血管病学分会,中华心血管病杂志编辑委员会. 急性 ST 段抬高型心肌梗死诊断和治疗指南. 中华心血管病杂志,2015,43(5):380-393

[5] 中国高血压防治指南修订委员会. 中国高血压防治指南 2010. 中华心血管病杂志,2011,39(6):579-616

[6] 陈新. 临床心律失常学. 第 2 版. 北京:人民卫生出版社,2009

[7] 张澍. 实用心律失常学. 北京:人民卫生出版社,2010

[8] Ziad F. Lssa, John M. Miller, Douglas P. Zipes. 临床心律失常与电生理学. 吴永全,杨新春译. 北京:北京大学医学出版社,2011

[9] 闫素华. 心律失常基础与临床. 济南:山东大学出版社,2008

[10] Neumar RW, Shuster M, Callaway CW, et al. Executive Summary: 2015 American Heart Association Guidelines Update for Cardiopulmonary Resuscitation and Emergency Cardiovascular Care. Circulation, 2015, 132(18 Suppl 2): S315-S367

[11] Lancellotti P, Rosenhek R, Pibarot P, et al. ESC Working Group on valvular heart disease position paper-heart valve clinics: organization, structure, and experiences. Eur Heart J, 2013, 34(21): 1597-1606

[12] Adler Y, Charron P, Imazio M, et al. 2015 ESC guidelines for the diagnosis and management of pericardial diseases. Eur Heart J, 2015, 36 (42): 2921-2964

[13] 中华医学会心血管病学分会, 中华心血管病杂志编辑委员会. 成人感染性心内膜炎预防、诊断和治疗专家共识. 中华心血管病杂志, 2014, 42(10): 806-816

[14] Habib G, Lancellotti P, Antunes MJ, et al. 2015 ESC guidelines for the management of infective endocarditis. Rev Esp Cardiol(Engl Ed), 2016, 69(1): 2285-2286

[15] 中华医学会心血管病学分会肺血管病学组. 急性肺栓塞诊断与治疗中国专家共识(2015). 中华心血管病杂志, 2016, 44(3): 197-211

第三章　高血压治疗用药

　　高血压是一全身系统性疾病，可导致心脏、血管、脑、肾脏及眼等器官损害。研究表明，血压水平与脑卒中、冠心病事件的风险呈连续、独立、直接的正相关关系。高血压可分为原发性高血压和继发性高血压，临床以原发性高血压多见（约占90%）。继发性高血压治疗以控制原发性疾病为主。原发性高血压的治疗包括非药物治疗与药物治疗，非药物治疗主要为危险因素控制，如戒烟、控制血脂、控制血糖、减肥、合理运动、低盐饮食、平衡心情等。在非药物治疗不能控制高血压时，及时启用药物降压治疗。降压目标一般为140/90mmHg以下，高风险患者为130/80mmHg以下，老年人的收缩压为150mmHg以下。药物降压的目的为通过降低血压，减少心、脑血管事件发生，保护靶器官，所以降压药物应选用具有靶器官保护、改善预后证据的药物。

　　我国高血压指南推荐的降压药物一般有钙通道阻滞剂（CCB）、血管紧张素转化酶抑制剂（ACEI）、血管紧张素受体拮抗剂（ARB）、利尿药、β受体拮抗剂（β-RB）5类。β受体拮抗剂在欧美指南中，作为单纯降压药物的地位有所下降。研究表明，5类降压药物均有良好的降压作用，具有保护靶器官及改善预后的作用。一般来讲，5类药物中的任何一种均可作为初始降压药物开始治疗，但具体选择降压药物时，应充分考虑患者的危险因素、靶器官损害及合并临床疾病情况，结合不同降压药物的作用特点进行选择。常用降压药物选择见表3-0-1。

表 3-0-1　常用降压药物选择

药物	作用部位	宜选适应证	绝对禁忌证
二氢吡啶类 CCB	血管	老年单纯性收缩期高血压、心绞痛、左室肥厚、颈动脉 / 冠状动脉粥样硬化症、妊娠高血压	
非二氢吡啶类 CCB	血管	心绞痛、颈动脉粥样硬化症、室上性心动过速	二、三度房室传导阻滞
ACEI	血管、肾	心力衰竭、左室功能障碍、心肌梗死后、糖尿病肾病、肾病、左室肥厚、颈动脉粥样硬化、蛋白尿、心房颤动、代谢综合征	妊娠、高钾血症、双侧肾动脉狭窄
ARB	血管、肾	糖尿病肾病、蛋白尿、心力衰竭、左室功能障碍、左室肥厚、心房颤动、ACEI 不耐受、代谢综合征	
β 受体拮抗剂	心、脑	心绞痛、心肌梗死后、快速性心律失常、妊娠高血压、伴青光眼、稳定性心力衰竭	二、三度房室传导阻滞，哮喘
袢利尿药	肾	终末期肾病、心力衰竭	
噻嗪类利尿药	肾	老年单纯性收缩期高血压、心力衰竭	对磺胺类药物过敏、痛风
螺内酯	肾	心力衰竭、心肌梗死后	高钾血症、肾衰竭

降压药物应用的基本原则为从小剂量开始,优选长效制剂,联合应用,个体化用药。高压药物的联合使用具有机制互补、协同降压、减少用药剂量以及抵消或减轻药物不良反应等优势。2 种药物联合最为常用,优先推荐有 ACEI 或 ARB 联合噻嗪类利尿药、ACEI 或 ARB 联合 CCB、CCB 联合噻嗪类利尿药、CCB 联合 β-RB。3 种药物联合常用有 CCB 联合噻嗪类利尿药联合 ACEI 或 ARB。4 种药物联合用于难治性高血压的治疗,方案中一般保证有利尿药,在 CCB 和 ACEI 或 ARB 的基础上加用第 4 种药物,如 β-RB、α 受体拮抗剂、螺内酯、可乐定等。单片固定复方制剂在此基础发展而来,使用方便,改善依从性。

除上述 5 类药物外,降压药物还有 α 受体拮抗剂、血管扩张剂、中枢性降压药物、中成药等,但因缺乏靶器官保护及改善预后的证据,不作为推荐用药,只在特殊情况下使用,如 α 受体拮抗剂适用于高血压合并前列腺增生的患者,以及作为难治性高血压治疗的联合用药。中成药以及我国传统复方制剂尚有争议,但在基层社区仍有应用。

高血压危象包括高血压急症和高血压亚急症。一般高血压急症应在 1~3 小时将血压降至目标值,高血压亚急症在 24~48 小时内逐渐降压。高血压急症治疗可选用硝普钠、硝酸甘油、尼卡地平、拉贝洛尔、艾司洛尔、酚妥拉明、乌拉地尔等,高血压亚急症可自以上 5 类降压药物中选择。

第一节　钙通道阻滞剂

一、药物治疗概论

1. **分类、药理学和药代动力学特征**　钙通道阻滞剂(CCB)具有明确的降压、解除冠状动脉痉挛、扩张冠状动脉、抑制动脉硬化、抑制心肌肥厚等作用,且对糖脂代谢、电解质无影响,用药安全性高,为高血压、心绞痛等多种诊疗指南所推荐的用药。CCB类药物尤其适用于老年高血压、单纯性收缩期高血压,伴有稳定型心绞痛、动脉粥样硬化及周围血管病的患者。

CCB类药物主要通过选择性地阻滞血管平滑肌细胞上的膜电压依赖性钙通道的钙离子内流,降低细胞内的钙离子浓度而发挥作用。根据化学结构可分为二氢吡啶类(硝苯地平)、非二氢吡啶类(地尔硫䓬)及其他类药物。非二氢吡啶类多用于心律失常、心绞痛等的治疗;二氢吡啶类多用于降压治疗,且可以与其他类的降压药物联合使用,具有协同降压作用,可显著降低脑卒中风险。

二氢吡啶类CCB的安全性好,没有绝对禁忌证,心动过速及心力衰竭患者谨慎使用,不推荐使用短效硝苯地平制剂,推荐选用长效药物或缓释、控释剂型药物。该类药物的常见不良反应为反射性交感神经激活导致心跳加快、面部潮红、脚踝部水肿、牙龈增生等。非二氢吡啶类CCB具有负性肌力及负性传导作用,二至三度房室传导阻滞、心力衰竭患者禁止使用,且注意避免同其他具有负性肌力及负性传导作用的药物合用。

CCB类药物根据其上市时间及作用时限长短等可进行划代分类,其划代数越高,标示其有上市时间晚,作用时间长等特点。常用CCB类药物的分类及作用特点见表3-1-1。

2. CCB类药物常见不良反应及处理 少数患者可有头痛、踝部水肿、牙龈增生等不良反应。

(1)头痛:停药后可明显缓解和改善。

(2)踝部水肿:CCB引起的踝部水肿应用利尿药不能缓解,合用ACEI和ARB类可减少此不良反应的发生。

(3)牙龈增生:服用硝苯地平最常发生,其他CCB如氨氯地平也可见。因为炎症介质可能激活牙龈成纤维细胞,使其对药物的反应性增强。因此对长期使用钙通道阻滞剂的患者,提示其保持口腔卫生,可能会减少或延迟牙龈增生的发生。停药后可明显缓解和改善。

表 3-1-1 常用 CCB 类药物的分类及作用特点

药品	分类				血管扩张		心肌抑制	心率
	结构	药理	划代	作用特点	周围血管	冠状动脉		
硝苯地平	二氢吡啶类	1a	一代	起效快,时间短,降压不平稳,反射性心率加快	+++	+++	+-	+
非洛地平			二代	血管选择性强,时间长,反射性心率加快弱	+++	+++	0	+-
尼群地平			二代		+++	++	0	+-
氨氯地平			三代	维持时间＞24小时,降压平稳,不引起反射性心率加快,不良反应少	+++	+++	0	0
地尔硫䓬	苯硫氮䓬类	1b	一代	冠状动脉选择性强,具有负性肌力、负性传导作用	+	+++	-	-
维拉帕米	苯烷胺类	1c	一代	负性肌力、负性传导作用明显	++	++	--	--

注:(1)+ 表示增强;- 表示减弱;0 表示无作用。
　(2)药理分类为依据国际药理学联合会分类法分类,1 类代表作用于 L 型钙离子通道,再依据其结构不同分为 a/b/c 三类。

3. **CCB 在治疗高血压中的应用** 二氢吡啶类 CCB 无绝对禁忌证,降压作用强,对糖脂代谢无不良影响。我国抗高血压临床试验的证据较多,均证实其可显著减少脑卒中发生率。二氢吡啶类 CCB 适用于大多数类型的高血压,尤其对老年高血压、单纯性收缩期高血压、稳定型心绞痛、冠状动脉或颈动脉粥样硬化、合并脑血管疾病以及周围血管病的患者适用,可单药或与其他 4 类药联合使用。对伴有心力衰竭或心动过速者应慎用二氢吡啶类 CCB。

4. **CCB 在治疗 ST 段抬高型心肌梗死(STEMI)中的应用** 不推荐 STEMI 患者使用短效二氢吡啶类 CCB;对无左心室收缩功能不全或房室传导阻滞的患者为缓解缺血、控制心房颤动或心房扑动的快速心室率,如果 β 受体拮抗剂无效或禁忌使用(如急性支气管哮喘),则可应用非二氢吡啶类钙通道阻滞剂。STEMI 后合并难以控制的心绞痛,在使用 β 受体拮抗剂的基础上可应用地尔硫䓬。STEMI 合并难以控制的高血压患者,可在 ACEI 或 ARB 和 β 受体拮抗剂的基础上应用长效二氢吡啶类钙通道阻滞剂。

5. **CCB 在治疗非 ST 段抬高型急性冠脉综合征(NSTE-ACS)中的应用** NSTE-ACS 时,CCB 用于治疗的主要目的是缓解心绞痛症状或控制血压,目前尚无证据显示 CCB 可以改善 NSTE-ACS 的长期预后。在应用 β 受体拮抗剂和硝酸酯类药物后患者仍然存在心绞痛症状或难以控制的高血压,可加用长效二氢吡啶类 CCB;如患者不能耐受 β 受体拮抗剂,应将非二氢吡啶类 CCB(维拉帕米或地尔硫䓬)与硝酸酯类合用。

由于短效 CCB 易引起血压波动和交感神经激活,因此禁用于 NSTE-ACS 患者。非二氢吡啶类 CCB 对血管的亲和力高,对心脏收缩和传导功能有明显的抑制作用,因此应尽量避免与 β 受体拮抗剂合用。非二氢吡啶类 CCB 不宜用于左心室收缩功能不良的 NSTE-ACS 患者。

6. **CCB 在治疗冠状动脉痉挛综合征(CASS)中的应用** 对于 CASS 急性期部分顽固性心绞痛患者使用硝酸甘油无效,或可能因反复或连续使用而产生耐药性,可以改用短效 CCB 或两者联合应用,特别顽固的患者可持续静脉输注或冠状动脉内注射地尔硫草。此外,CCB 是疗效最肯定且应用最广泛的防治稳定期冠状动脉痉挛综合征的药物。

7. **部分 CCB 在治疗心力衰竭中的应用** 慢性收缩性心力衰竭患者应避免使用大多数 CCB,尤其是短效二氢吡啶类 CCB 以及具有负性肌力作用的非二氢吡啶类,因为其不能改善患者的症状或提高运动耐量,短期治疗可导致肺水肿和心源性休克,长期应用使心功能恶化,死亡危险增加。但心力衰竭患者如伴有严重的高血压或心绞痛,其他药物不能控制而必须应用 CCB,可选择氨氯地平或非洛地平,两者长期使用的安全性较好,虽不能提高生存率,但对预后并无不良影响。

8. **非二氢吡啶类 CCB 在治疗心律失常中的应用** 非二氢吡啶类钙通道阻滞剂(维拉帕米或地尔硫草)可以用来控制心房颤动或心房扑动时的心室率,其中维拉帕米静脉注射用于终止阵发性室上性心动过速和某些特殊类型的室性心动过速。

9. **CCB 在治疗肺动脉高压中的应用** 特发性、先天性和药物使用相关性肺动脉高压患者如果急性血管反应试验阳性,可使用高剂量的 CCB 治疗。因为 CCB 为非选择性的血管扩张剂,如果体循环阻力下降远大于肺血管阻力下降,有可能导致严重不良反应的发生,甚至危及生命。因此不能仅凭经验盲目使用 CCB,在开始长期治疗前均需进行急性血管反应试验,未行血管反应试验或试验无反应的患者不建议使用高剂量的 CCB 治疗。

10. **CCB 与其他降压药物的联合应用**

(1)与 RAAS 系统阻滞剂合用:肾素 - 血管紧张素转化酶抑制剂(ACEI)或肾素血管紧张素受体拮抗剂(ARB)与钙通道

阻滞剂(CCB)是目前最佳的联合治疗方案,两者的药理作用不同,作用可互补,CCB能阻滞钙通道,从而扩张心、脑、肾等血管,并兴奋肾素 - 血管紧张素 - 醛固酮系统、交感神经系统,引起心悸、心慌、心率过快、颜面潮红,甚至头痛等;而 ACEI 及 ARB 可抑制该系统,减弱上述不良反应;两者合用可以削弱各自的不良反应,协同降压作用明显。CCB 扩张动脉的作用强于静脉,使毛细血管静水压力升高,引起踝部水肿;而 ACEI 及 ARB 扩张静脉的作用强于动脉,故可平衡毛细血管静压,消除踝部水肿;两者合用可逆转左心室肥厚状态,消除蛋白尿,抑制血管平滑肌增生,保护心、脑、肾等脏器的功能。钙通道阻滞剂联合 ACEI 尤适用于高血压合并下列疾病的患者:冠心病、糖尿病、慢性肾脏疾病、蛋白尿、左心室肥厚、老年、脑卒中、肥胖、代谢综合征、外周血管疾病等。单片复方制剂可改善治疗依从性,提高血压达标率,实现早期达标。钙通道阻滞剂 /ACEI 单片复方制剂的降压疗效确切,对心、脑、肾的保护作用明确,推荐为高血压患者合理选用。

（2）与 β 受体拮抗剂合用:该联合降压作用明显,不良反应少,可减少心脑血管意外事件;CCB 直接扩张血管而降低血压,但可反射性引起心悸、心率加快、面部潮红,激活肾素 - 血管紧张素系统,而 β 受体拮抗剂可阻断心脏的 β 受体,减慢心率,减少心脏做功,并反射性减低外周血管阻力,使血压下降,同时抑制肾素 - 血管紧张素系统,故两者合用是有益的;氨氯地平、硝苯地平和非洛地平均可与 β 受体拮抗剂联合。

二、药物使用精解

硝苯地平 Nifedipine

【其他名称】
心痛定、拜新同、尼福达。

【药物特征】

硝苯地平为 1,4- 二氢吡啶类钙通道阻滞剂。钙通道阻滞剂降低钙通道的开放频率,减少钙离子向细胞内流动。对心肌产生负性肌力、负性频率和负性传导作用;对血管平滑肌产生舒张作用,以动脉为主,特别是冠状动脉;对支气管平滑肌也具有舒张作用。此外,钙通道阻滞剂还具有抗动脉粥样硬化、抗血小板聚集以及增加肾血流量等作用。二氢吡啶类钙通道阻滞剂主要选择性地作用于动脉,对心肌的影响较小,可扩冠状动脉及周围动脉,可解除自发的或麦角新碱诱发的血管痉挛。硝苯地平因扩张血管作用强,会反射性地加快心率。

口服有首关效应,生物利用度为 45%~56%,血浆蛋白结合率为 92%~98%。主要在肝脏经 CYP3A4 以及肠壁氧化成无活性的代谢物,终末半衰期为 1.7~3.4 小时,主要经尿排泄,少量(10%~20%)经胆汁排泄。平片对血压波动影响较大,故目前临床较少使用;缓释片和控释片可控制药物释放速度,达到长效平稳的降压作用,临床常用。

【适应证】

高血压、冠心病、心绞痛。

【剂型与特征】

见表 3-1-2。

表 3-1-2　硝苯地平剂型与特征

剂型	生物利用度	起效时间	作用维持时间
普通片剂	45%~56%	15 分钟(舌下 2 分钟)	4~8 小时
缓释片剂	45%~56%	1.6~4 小时血药浓度达峰值	12 小时
控释片剂	45%~56%	4~6 小时血药浓度达峰值	24 小时

【用法和用量】

见表 3-1-3。

表 3-1-3　硝苯地平用法和用量

剂型	规格	用法	用量	备注
普通片剂	5mg、10mg	口服/舌下含化	一次10~20mg，3~4次/d	小剂量开始服用，大剂量使用时需监护血流动力学
缓释片剂	20mg、10mg	口服	10~20mg，bid/qd	整片服用，或按凹线掰开
控释片剂	30mg	口服	30~60mg，qd	整片服用。外壳不可吸收，会排出体外

【不良反应】

常见外周性水肿，特别是足部、踝部水肿，头痛，还可出现面部潮红、头晕、恶心、腹痛、消化不良、低血压、心动过速、便秘。少见变态反应、焦虑、睡眠异常、呼吸困难、贫血。罕见胸痛、晕厥、胆石症、过敏性肝炎、皮疹、牙龈增生等。

【禁忌证】

过敏者、心源性休克、怀孕 20 周内的孕妇和哺乳期妇女禁用。

【药物相互作用】

硝苯地平通过 CYP3A4 系统代谢，所以对肝药酶有影响的药物均可对其产生相互作用。肝药酶诱导剂利福平、苯妥英钠、卡马西平、苯巴比妥等可降低硝苯地平的有效浓度，禁止与利福平合用；CYP3A4 抑制剂西咪替丁、大环内酯类等可升高硝苯地平的浓度。与其他抗心绞痛药物如硝酸酯类或 β 受体拮抗剂合用有较好的耐受性和疗效。硝苯地平与其他降压药合用增加降压作用。硝苯地平可增加地高辛的浓度。葡萄柚汁可抑制 CYP3A4 系统，从而增加硝苯地平的浓度。

【注意事项】

1. 严重主动脉瓣狭窄及心力衰竭患者应十分慎用。

2. 肝损害患者应监测肝功能指标, 肝损害加重应减小剂量, 严重肝功能不全时减小剂量。

3. 可影响驾车和机械操作的能力。

【FDA 妊娠 / 哺乳分级】

C 级 /L2 级。怀孕 20 周内的孕妇禁用。可分泌入乳汁中, 用药期间应暂停授乳。

【用药实践】

1. 硝苯地平的常见不良反应及处理 初始应用时应注意患者有无硝苯地平药物过敏史及既往有无应用时不能耐受或不良反应等情况, 有无面红、心慌、低血压等情况。如无禁忌证, 硝苯地平从小剂量开始服用, 根据患者对药物的反应决定再次给药。用药期间均需监测血压情况。首次使用时避免低血容量、空腹等情况下使用, 防止低血压。其他请参考本节 CCB 类药物常见不良反应及处理部分。

2. 不同剂型的硝苯地平在治疗高血压中的应用 硝苯地平对于以收缩压升高为主的老年高血压患者可作为一线用药, 其最大的优点为不良反应轻微, 长期服用无耐药性。硝苯地平缓释片或控释片的降压作用稳定、持久, 疗效显著, 有利于心、肾、脑等器官的保护, 可以明显降低心脑血管疾病的发生率。对糖尿病肾病患者, 该药与血管紧张素转化酶抑制剂联合应用具有更好的肾脏保护作用。但需注意高血压急症时慎用或不用舌下含服硝苯地平普通片, 硝苯地平普通片也不推荐用于高血压急症合并急性冠脉综合征或心力衰竭者。另外硝苯地平有增加交感神经兴奋性的作用, 使患者的心跳增快, 因此对于窦性心动过缓的高血压病患者可选择。

3. 硝苯地平缓释片或控释片在治疗冠心病中的应用 硝苯地平缓释片或控释片可用于变异型心绞痛、冠心病合并高血压和多数劳力性心绞痛患者, 尤其适用于合并心动过缓和高血压的冠状动脉痉挛患者。硝苯地平控释片还具有延缓动脉粥样硬化进展的作用。

4. 硝苯地平缓释片或控释片在心力衰竭患者中不推荐应用　钙通道阻滞剂不作为心力衰竭合并高血压患者控制血压的首选降压药物，但是在应用其他降压药物仍不能有效降压的患者中可以考虑应用钙通道阻滞剂。但循证医学证据最多的是氨氯地平、非洛地平，而硝苯地平缓释片、控释片在心力衰竭患者中不推荐应用。

氨氯地平 Amlodipine

【其他名称】

阿洛地平、络活喜。

【药物特征】

氨氯地平为第三代二氢吡啶类钙通道阻滞剂，其作用机制及药理作用与硝苯地平基本相同。其半衰期较长，达药效最大效应慢，降压作用维持时间长，> 24 小时，降压平稳，不引起反射性心率加快。降压程度与血药浓度有关；降压程度与未用药时的血压升高程度有关，对中度高血压的降压程度强于轻度高血压。对肾功能正常患者可扩张肾血管，增加肾血流量及肾小球滤过率，不影响滤过分数及蛋白尿。

口服 6~12 小时血药浓度达峰值。生物利用度不受饮食影响，为 64%~90%。血浆蛋白结合率约为 93%。体内通过肝脏（约 90%）代谢为无活性的代谢产物，经尿液排出，终末消除半衰期为 35~50 小时。连续用药 7~8 天血药浓度达到稳态。药代动力学不受肾功能损害的影响。

【适应证】

高血压、冠心病、稳定型心绞痛和血管痉挛性心绞痛。

【剂型与特征】

有口服普通片剂、胶囊剂两种剂型，规格为 5mg，药动学无差异。

【用法和用量】

口服：一次 5mg，一日 1 次；最大剂量为一次 10mg，一日 1 次。对于体轻、虚弱、老年或肝功能不全患者的初始剂量可减为 2.5mg。

【不良反应】

氨氯地平在正常剂量（每日 < 10mg）内具有较好的耐受性。常见因血管扩张导致的头痛和水肿，以及头晕、潮红、低血压。少见心悸、恶心及其他胃肠不适、嗜睡、精神抑郁。少见心绞痛、心律失常（心动过速、心动过缓）、直立性低血压。过敏反应可见药疹、发热、肝功能异常。

【禁忌证】

对二氢吡啶类药物或本品中的任何成分过敏者禁用。

【药物相互作用】

氨氯地平不影响地高辛、苯妥英钠、华法林或吲哚美辛与血浆蛋白结合。西咪替丁、葡萄柚汁、抗酸剂（铝镁制剂）、西地那非不影响氨氯地平的药动学。氨氯地平对阿托伐他汀、地高辛、乙醇、华法林无明显的药动学影响。氨氯地平与其他降压药有协同作用，与硝酸酯类、非甾体抗炎药、抗生素及口服降血糖药合用安全。

【注意事项】

1. 在极少数伴有严重冠状动脉阻塞性疾病的患者，使用或加量钙通道阻滞剂时可增加心绞痛发作频率，甚至增加心肌梗死发生。

2. 氨氯地平起效缓慢平稳，不易引起急性低血压，但合并有严重主动脉狭窄的患者同时使用其他降压药物时应引起注意低血压的发生。

3. 肝功能不全时半衰期延长，应慎用。肾功能损害可采用正常剂量。不能被透析清除。

4. 心力衰竭患者慎用。

【FDA 妊娠 / 哺乳分级】

C 级 /L2 级。妊娠期当获益大于风险时才能使用。不清楚是否分泌入乳汁中，用药期间应暂停授乳。

【用药实践】

1. 不良反应及处理　参见硝苯地平用药实践。

2. 氨氯地平在治疗高血压中的应用　由于该药为长效 CCB，半衰期长达 35 小时，降压平稳持久，对于血压波动大的高血压患者、晨峰高血压尤其是收缩压升高明显的患者适用。但由于本药起效缓慢，服用 2~4 周后方可达到最大降压效果，因此需要紧急降压的情况不适用。

3. 本药在治疗心力衰竭中的应用　氨氯地平由于血管选择性较高，可安全用于血压控制不理想的高血压同时合并心力衰竭的患者，循证医学证据最多。

4. 苯磺酸氨氯地平片与苯磺酸左氨氯地平的区别　苯磺酸氨氯地平为左旋和右旋氨氯地平的混合物。左旋氨氯地平的降压作用更强，而右旋氨氯地平具有更易引起水肿的不良反应，但心血管保护作用更强。

非洛地平 Felodipine

【其他名称】

波依定。

【药物特征】

非洛地平为第二代二氢吡啶类钙通道阻滞剂，其作用机制及药理作用与硝苯地平基本相同，主要扩张外周血管而发挥降压作用，作用与剂量呈正相关；还具有扩张冠状动脉及缓解冠状动脉痉挛的作用。可致心率反射性增加，未见明确的负性肌力作用。因扩张外周血管，可降低肾血管阻力，用于初期会有轻度利尿、轻微增加钠钾排泄的作用，但不影响电解质。

　　口服有广泛的首关效应,生物利用度约为20%,可受饮食影响,高脂及碳水化合物饮食可增加生物利用度,葡萄柚汁可增加生物利用度约2倍。口服后2.5~5小时血药浓度达峰值。蛋白结合率高,约99%。经肝脏CYP3A4代谢,消除半衰期约16小时,主要(70%)经肾脏排泄,少量经粪便排泄,老年人的半衰期可延长至36小时。

【适应证】

高血压、稳定型心绞痛。

【剂型与特征】

见表3-1-4。

表3-1-4　非洛地平剂型与特征

剂型	生物利用度	起效时间	作用维持时间
普通片剂	20%	2小时血药浓度达峰值	约12小时
缓释片剂	20%	2.5~5小时血药浓度达峰值	约24小时

【用法和用量】

见表3-1-5。

表3-1-5　非洛地平用法和用量

剂型	规格	用法	用量	备注
普通片剂	2.5mg、5mg	口服	一次2.5~10mg,2次/d	老年人及肝功能受损者从2.5mg起始,余从5mg起始
缓释制剂	2.5mg、5mg、10mg	口服	一次2.5~10mg,1次/d	早晨空腹、整片服用。剂量调整间隔>2周。肾功能损害者不需调整剂量

【不良反应】

基本同硝苯地平,最常见轻微至中度的足踝部水肿,以及面部潮红、头痛、头晕、心悸和疲劳等。

【禁忌证】

过敏患者以及失代偿性心力衰竭、急性心肌梗死、不稳定型心绞痛和孕妇禁用。

【药物相互作用】

体内经肝药酶 CYP3A4 代谢,相互作用基本同硝苯地平。与肝药酶诱导剂利福平、苯妥英钠、卡马西平、苯巴比妥等合用可降低非洛地平的有效浓度;与肝药酶抑制剂西咪替丁、大环内酯类等合用可升高非洛地平的浓度。与其他降压药有协同作用。

【注意事项】

主动脉瓣狭窄、肝脏损害、严重肾功能损害(GFR < 30ml/min)、急性心肌梗死后心力衰竭患者慎用;肝功能不全时减小起始剂量,并注意监测血压。非洛地平缓释片(波依定)含有乳糖,对于半乳糖不耐受症、乳糖酶缺乏症、葡萄糖 - 半乳糖吸收不良等患者禁忌使用。

【FDA 妊娠 / 哺乳分级】

C 级 /L3 级。动物中观察到致畸,孕妇禁用。可分泌入乳汁中,用药期间应暂停授乳。

【用药实践】

1. 非洛地平缓释片在降压方面的优势 非洛地平缓释片的半衰期比氨氯地平短,降压比较迅速,属于中等强度的降压药,对糖脂代谢无不良影响,有肾脏保护作用,对于单纯性收缩期高血压老年患者,尤其是合并糖尿病、慢性肾病的患者尤其适用。

2. 非洛地平在合并心力衰竭患者中的应用 由于非洛地平具有高度的血管选择性,在心力衰竭合并血压控制不理想的高血压患者中可选择。

贝尼地平 Benidipine

【其他名称】

可力洛、元治。

【药物特征】

作用机制及药理作用与硝苯地平基本相同。具有降压、抗心绞痛以及增加肾血流量、维持肾功能的作用,对于患有高血压伴有肾功能不全的患者可提高肌酐清除率和尿素氮清除率。贝尼地平还可通过激活内皮 NO 合酶和增加 NO 产生以及抑制 NO 灭活,扩大 NO 的生物活性,从而保护血管内皮,抑制血管重塑。贝尼地平每日 1 次给药后,降压作用可维持 24 小时,且不影响血压正常波动。

口服后 1 小时血药浓度达峰值,半衰期为 1~2 小时,体内血浆蛋白结合率约 75%。体内经肝脏代谢,代谢产物经尿及粪便排泄,尿中排泄约为 35%,粪中排泄约为 36%。

【适应证】

原发性高血压。

【剂型与特征】

只有口服普通片剂,规格为 2mg。

【用法和用量】

早餐后口服:一次 2~4mg,一日 1 次;重症高血压患者可增至一次 8mg,一日 1 次;高龄患者的初始剂量为一次 2mg,一日 1 次。

【不良反应】

与硝苯地平基本相同,主要有心悸、颜面潮红、头痛等。可出现的严重不良反应有肝功能损害、黄疸。少见白细胞减少、嗜酸性粒细胞增多;BUN、肌酐上升;直立性低血压;便秘;皮疹等。

【禁忌证】

心源性休克患者、孕妇、哺乳期妇女禁用。

【药物相互作用】

与硝苯地平基本相同。

【注意事项】

血压过低者、严重肝功能不全、高龄患者慎用。停用贝尼地平时应逐渐减量停用,不可突然停用。可致血压过度降低,引起一过性意识消失、眩晕等,此时应停药并处理。

【FDA 妊娠 / 哺乳分级】

C 级 /L3 级。动物中观察到致畸,孕妇禁用。可分泌入乳汁中,用药期间应暂停授乳。

【用药实践】

参见硝苯地平用药实践。

尼群地平 Nitrendipine

【其他名称】

无。

【药物特征】

尼群地平为第二代二氢吡啶类钙通道阻滞剂,其作用机制及药理作用与硝苯地平基本相同,主要扩张外周血管、冠状动脉、肾小动脉发挥降压作用。

口服吸收良好,有明显的首关效应。蛋白结合率为 98%。约 1.5 小时血药浓度达峰值。$t_{1/2}$ 为 10~22 小时。口服后 30 分钟收缩压开始下降,60 分钟后舒张压开始下降,降压作用在 1~2 小时最大,持续 6~8 小时。在肝内广泛代谢,其代谢产物 70% 经肾排泄、8% 随粪便排出。肝病患者的血药浓度和消除半衰期增加。

【适应证】

高血压。

【剂型与特征】

只有口服普通片剂,规格为 10mg。

【用法和用量】

口服：初始剂量为一次 10mg，一日 1 次；以后可调整为一次 20mg，一日 2 次。

【不良反应】

与硝苯地平基本相同，少见头痛、面部潮红。过敏者可出现过敏性肝炎、皮疹、剥脱性皮炎等。

【禁忌证】

过敏、严重主动脉瓣狭窄患者禁用。

【药物相互作用】

与硝苯地平基本相同。

【注意事项】

少数患者可出现血碱性磷酸酶增高。肝功能不全时慎用；肾功能不全对本药的影响较小，也应慎用。少数接受 β 受体拮抗剂者加用此药后出现心力衰竭，有主动脉瓣狭窄的患者危险性更大；少数严重冠状动脉狭窄患者使用后心绞痛或心肌梗死的发生率增加；在用药期间须定期测量血压、心电图。

【FDA 妊娠 / 哺乳分级】

C 级 /L2 级。孕妇权衡利弊使用。用药期间应暂停授乳。

【用药实践】

尼群地平临床应用的优势和缺点：与硝苯地平类似，本药不推荐应用于心功能不全患者。在降低舒张压方面优于其他钙通道阻滞剂，降压特点是安全、温和、持久，因此适用于各种类型的高血压。与地尔硫䓬、维拉帕米不同，尼群地平对窦房结或房室结的传导无影响，可以用于高血压合并窦性心动过缓或心脏传导阻滞患者。胶囊制剂对于无法吞服药物的患者尤其是脑血管病需要鼻饲的患者，可以将内容物溶于温水中注入胃管，更为方便。

拉西地平 Lacidipine

【其他名称】

乐息平、司乐平。

【药物特征】

拉西地平为第三代二氢吡啶类钙通道阻滞剂,对血管平滑肌有高度选择性。具有扩张外周小动脉、降低血压以及抗动脉粥样硬化作用。

口服后吸收迅速,存在首关效应,绝对生物利用度平均约为10%,口服后30~150分钟可达到血浆峰浓度。体内经肝脏CYP3A4代谢为无活性的产物。平均终末半衰期为13~19小时。代谢物70%从粪便排泄,其余从尿排泄。

【适应证】

高血压。

【剂型与特征】

只有口服普通片剂,规格为4mg。

【用法和用量】

口服:初始剂量为一次2mg,一日1次,每日清晨服用;根据患者反应可调整剂量,最大剂量为一日6mg。调整剂量间隔为3~4周。

【不良反应】

正常剂量时拉西地平具有良好的耐受性,可出现头痛、头晕、心悸、皮肤潮红、胃肠道不适、皮疹、多尿、乏力、水肿、可逆性碱性磷酸酶增高等。

【禁忌证】

过敏、严重主动脉瓣狭窄患者禁用。

【药物相互作用】

与硝苯地平基本相同。与地高辛、华法林、甲苯磺丁脲无特殊相互作用。

【注意事项】

对患有窦房结和房室结功能异常、新发心肌梗死、不稳定型心绞痛、心脏储备力差、Q-T 间期延长者、肝功能不全患者应谨慎使用拉西地平。

【FDA 妊娠 / 哺乳分级】

C 级 /L3 级。缺乏孕妇使用的安全性数据，动物实验无致畸性和对生长有损害，权衡利弊使用。可分泌入乳汁中，哺乳期应暂停授乳。

【用药实践】

拉西地平临床应用的优势和缺点：本药不推荐应用于心功能不全患者。临床应用对血糖、血脂代谢的影响小。与其他降压药物联合应用可取得良好的降压效果，且不良反应明显降低，与 ACEI 或 ARB 联合是目前最佳的联合治疗方案。与 β 受体拮抗剂合用降压作用明显，不良反应减少。

地尔硫䓬 Diltiazem

【其他名称】

硫氮䓬酮、合心爽、恬尔心。

【药物特征】

地尔硫䓬为苯并噻氮䓬类钙通道阻滞剂，通过抑制钙离子内流而发挥作用，具有扩张冠状动脉、缓解冠状动脉痉挛、减慢心率、扩张外周血管等作用。其可扩张心外膜和心内膜下的冠状动脉，缓解自发性心绞痛和由麦角碱诱发的冠状动脉痉挛所致的心绞痛；通过减慢心率、降低血压而减少心肌需氧量，增加运动耐量并缓解劳力性心绞痛。扩张血管平滑肌，降低周围血管阻力，使血压下降，对血压正常者也可有轻度降低。减慢窦房结和房室结的传导，具有负性肌力作用。

口服吸收较完全（80%~90%），有明显的首关效应，有效生物利用度约 40%。单次给予 2~3 小时血压浓度达峰值，血浆蛋白结合率为 70%~80%。体内经肝脏代谢完全,消除半衰期为 3~7 小时,经胆汁和肾脏排出,少量(2%~4%)原药经尿液排出。

【适应证】

口服制剂:冠状动脉痉挛引起的心绞痛和劳力性心绞痛、高血压、肥厚型心肌病;注射制剂:室上性心动过速、手术时异常高血压的急救处置、高血压急症、不稳定型心绞痛。

【剂型与特征】

见表 3-1-6。

表 3-1-6 地尔硫草剂型与特征

剂型	生物利用度	起效时间	半衰期
普通片剂	40%	2~3 小时血药浓度达峰值	3.5 小时
缓释片剂	40%	6~11 小时血药浓度达峰值	5~7 小时
注射剂	100%		1.9 小时

【用法和用量】

见表 3-1-7。

表 3-1-7 地尔硫草用法和用量

剂型	规格	用法	用量	备注
普通片剂	30mg	口服	一次 30~60mg,3~4 次 /d	餐前或睡前给药,每日最大剂量为 360mg
缓释制剂	90mg	口服	一次 90~180mg,1~2 次 /d	每日最大剂量为 360mg

剂型	规格	用法	用量	备注
注射剂	10mg、50mg	静脉注射/静脉滴注	室上性心动过速：10mg，3分钟缓慢 i.v.。手术时降压：10mg，1分钟缓慢 i.v；5~15μg/（kg·min）i.v.gtt。高血压急症：5~15μg/（kg·min）i.v.gtt。不稳定型心绞痛：1~5μg/（kg·min）i.v.gtt	血压达到目标值后根据血压调整滴速。推荐使用生理盐水、5%葡萄糖溶液为溶媒。pH超过8会析出

【不良反应】

常见水肿、头痛、恶心、眩晕、皮疹、乏力。其他极少见房室传导阻滞、心动过缓、束支传导阻滞、充血性心力衰竭、心绞痛、低血压、心律失常、感觉异常、抑郁、失眠、嗜睡、食欲缺乏、呕吐、腹泻、便秘、肝功能轻度异常、光敏感、荨麻疹、剥脱性皮炎、弱视、高尿酸血症、呼吸困难、肌酸激酶升高、鼻充血、高血糖、高尿酸血症、阳痿、痉挛、多尿、耳鸣、骨关节痛、脱发、锥体外系综合征、齿龈增生、溶血性贫血、白细胞减少、紫癜、视网膜病变、血小板减少。

【禁忌证】

对本药中的任一成分过敏者；病态窦房结综合征（未安起搏器者）；二或三度房室传导阻滞（未安起搏器者）；严重低血压或心源性休克，血压低于90mmHg，心率低于50次/min；严重充血性心力衰竭患者禁用。注射剂还禁用于严重心肌病患者、孕妇。

【药物相互作用】

与β受体拮抗剂合用的耐受性良好，但可增加对传导抑制,可出现心动过缓、传导阻滞、负性肌力增强等,可增加普萘洛尔的生物利用度 50%。经肝药酶代谢,与经同一途径代谢的药物有相互作用,西咪替丁增加本药的血药浓度,利福平降低本药的血药浓度。本药增高地高辛的血药浓度。与麻醉药及其他降压药物有协同作用。

【注意事项】

1. 本药可延长房室结不应期、不明显延长窦房结恢复时间(病态窦房结综合征除外),可减慢心率或致二或三度房室传导阻滞。具有负性肌力作用,心室功能受损患者谨慎使用。

2. 下列情况慎用　急性心肌梗死或肺充血、严重心肌病、心房扑动或心房颤动合并房室旁路通道、室性心动过速、充血性心力衰竭、心动过缓、一度房室传导阻滞、低血压、正使用 β 受体拮抗剂者。

3. 本药经肝脏代谢,肝、肾功能不全时需减量慎用,长期给药应定期监测肝、肾功能。

4. 静脉使用时注意引起直立性低血压。

【FDA 妊娠 / 哺乳分级】

C 级 /L3 级。动物实验对胎儿有毒性,孕妇应充分权衡利弊,注射剂孕妇禁用。可分泌入乳汁中,哺乳期应暂停授乳。

【用药实践】

1. 地尔硫䓬在高血压急症治疗中的应用　理想的高血压急症用药应起效迅速,方便调节降压幅度同时不减少组织灌注,保护靶器官功能,并且不良反应少。地尔硫䓬符合该特点,它在有效降压的同时,对心、脑及外周血管均有保护作用。地尔硫䓬注射剂 10mg 静脉注射或 5~15μg/(kg·min)静脉滴注,应用于治疗高血压危象、高血压脑病或主动脉夹层等高血压急症,大多在 1 小时内有效、平稳地降低患者的血压和心率,症状明显改善,耐受性好,不良反应少。

2. 地尔硫䓬在室性心动过速治疗中的应用　在宽 QRS 心

动过速（QRS ≥ 0.12 秒）使用非二氢吡啶类 CCB 可能会出现血流动力学恶化和心室颤动。静脉注射地尔硫䓬前，鉴别宽 QRS 复合波为室上性或室性是非常重要的，血流动力学恶化的室上性心动过速患者静脉给予地尔硫䓬应谨慎。地尔硫䓬可延长房室结传导和不应期而引起窦性心律者出现二或三度房室传导阻滞。地尔硫䓬与能影响心脏传导的其他药物合并使用具有加和作用，应注意。若患者在窦性心律时出现高度房室传导阻滞，则应立即停药并采取支持治疗。

3. 地尔硫䓬在心房颤动伴快速心室率治疗中的应用　对于不伴低血压及收缩功能不全的心房颤动患者，急性期心室率控制可首选地尔硫䓬。地尔硫䓬并无心房颤动复律作用，但对心室率的控制有效，较洋地黄类和美托洛尔起效更快。地尔硫䓬 15~25mg（0.25mg/kg）缓慢静脉注射 2 分钟，随后 5~15mg/h 静脉滴注。可根据病情同时开始口服控制心室率的药物，一旦口服药物起效，可停用静脉地尔硫䓬。

4. 地尔硫䓬在稳定性冠心病治疗中的应用　地尔硫䓬可提高冠心病患者的运动耐量，减少心绞痛发作次数和硝酸甘油片的消耗量。2012 年美国心脏基金会和美国心脏病学会（ACCF/AHA）稳定性冠心病指南推荐，在稳定性冠心病患者有理由采用长效地尔硫䓬代替 β 受体拮抗剂作为初始治疗，缓解心绞痛症状。2013 欧洲心脏病协会（ESC）稳定性冠心病治疗指南推荐，对于缓解心绞痛症状，一线治疗可采用 β 受体拮抗剂和（或）非二氢吡啶类 CCB（包括地尔硫䓬）控制心率和心绞痛症状。

5. 地尔硫䓬在急性冠脉综合征（ACS）治疗中的应用　ACS 患者在不能使用 β 受体拮抗剂且无左心室收缩功能异常时推荐使用地尔硫䓬。静脉地尔硫䓬初始应用 1~10mg/h 静脉泵入，10 分钟心绞痛症状不缓解则可增加剂量，直至心绞痛得到控制。剂量调整主要依据缺血症状和体征的改善以及是否达到血压效应,即血压下降但不低于90/60mmHg。

6. 地尔硫䓬在冠状动脉痉挛综合征(CASS)治疗中的应用 本品优先应用于CASS症状发作期。对CASS的长期预防,推荐地尔硫䓬180~360mg/d。

7. 地尔硫䓬在冠状动脉慢血流或无复流治疗中的应用 大量研究发现地尔硫䓬可明显改善无复流、慢血流患者的心肌梗死溶栓后血流(TIMI),减少主要心脏不良事件(如术后死亡、靶血管重建、心肌再梗死、严重心力衰竭、再发心绞痛)的发生率,且较硝酸甘油有优势。地尔硫䓬推荐应用于不伴有房室传导阻滞和心力衰竭患者直接PCI术后无复流、冠状动脉慢血流,也包括与冠状动脉慢血流相关的微血管性心绞痛。冠状动脉内注射地尔硫䓬单次剂量400μg,最大剂量为2000μg。冠状动脉慢血流相关的微血管性心绞痛可口服地尔硫䓬缓释胶囊90~180mg/d,分1~2次口服。本品尤其适用于合并支气管痉挛或慢性阻塞性肺疾病不宜应用β受体拮抗剂的患者。

8. 地尔硫䓬静脉应用的不良反应及处理 静脉应用本药有时可能出现血压下降、完全性房室传导阻滞、严重心动过缓,甚至心脏停搏,应用本品时要连续监测心电图和血压。使用时应仅限于治疗上必需的最小用量或静脉滴注时必需的最短用药时间,用药时需作好处理上述不良反应的准备,并及时处置。

9. 药物过量的治疗 本品可导致心动过缓、低血压、心脏传导阻滞和心力衰竭。口服过量时通过胃肠道清除本品。如发生心动过缓,给予阿托品0.5~1mg,如无效可谨慎地使用异丙肾上腺素。高度房室传导阻滞前述治疗效果不满意,可考虑临时起搏器治疗。心力衰竭时可应用正性肌力药物如异丙肾上腺素、多巴胺、多巴酚丁胺以及利尿药。低血压时应用多巴胺或去甲肾上腺素等升压药维持血压。

维拉帕米 Verapamil

【其他名称】

异搏定、异搏停。

【药物特征】

维拉帕米为苯烷胺类钙通道阻滞剂,通过减少钙离子内流而发挥作用。作用于心肌传导细胞、心肌细胞和动脉血管平滑肌细胞,具有扩张心脏正常部位和缺血部位的冠状动脉主干和小动脉,解除和预防冠状动脉痉挛的作用;维拉帕米减少总外周阻力,降低心肌耗氧量。降低体循环血管阻力,起到降压作用,一般不引起直立性低血压和反身性心动过速;抑制心肌收缩,减轻后负荷,可改善左室舒张功能;延长房室结的有效不应期,减慢传导,降低慢性心房颤动和心房扑动的心室率,减少阵发性室上性心动过速发作的频率。一般不影响正常的窦性心律,但可导致病态窦房结综合征患者窦性停搏或窦房传导阻滞;不改变正常心房的动作电位或室内传导时间,降低已经被抑制的心房纤维去极化的振幅、速度及传导速度,能缩短附加旁路通道的前向有效不应期,加速房室旁路合并心房扑动或心房颤动患者的心室率,甚至会诱发心室颤动。维拉帕米有一定的局部麻醉作用。

口服 90% 以上被小肠吸收,有首关效应,生物利用度为20%~35%,单剂口服 1~2 小时内达峰浓度,血浆蛋白结合率约为 90%。经肝脏代谢为弱活性的产物,平均半衰期为 2.8~7.4小时,代谢物主要由尿中排泄,16% 或更多由粪便清除,3%~4% 以原形由尿排出。肝功能不全患者的代谢延迟,清除半衰期延长至 14~16 小时。

【适应证】

心绞痛、室上性心律失常、原发性高血压;注射剂用于快速阵发性室上性心动过速的转复、心房扑动或心房颤动心室率的暂时控制。

【剂型与特征】

见表 3-1-8。

表 3-1-8　维拉帕米剂型与特征

剂型	生物利用度	起效时间	维持时间
普通片剂	20%~35%	1~2 小时血药浓度达峰值	6~8 小时
缓释片剂	20%~35%	5.21 小时血药浓度达峰值	24 小时
注射剂	100%	1~5 分钟起效	2 小时

【用法和用量】

见表 3-1-9。

表 3-1-9　维拉帕米用法和用量

剂型	规格	用法	用量	备注
普通片剂	40mg	口服	心绞痛：一次 80~120mg，3 次/d；老年人及肝功能不全者 1 片/次。心房颤动服用洋地黄的患者：240~320mg/d，3~4 次/d。预防阵发性室上性心动过速，未服用洋地黄者：一日 240~480mg，分 3~4 次。原发性高血压：一次 40~80mg，一日 3 次	剂量个体化，每日最大剂量为 480mg
缓释制剂	120mg、240mg	口服	一次 120~480mg，1~2 次/d	剂量个体化，早餐后整片服用，每日最大剂量为 480mg。普通片换为缓释片总剂量不变

剂型	规格	用法	用量	备注
注射剂	5mg：2ml	静脉注射/静脉滴注	起始剂量为 5~10mg i.v（或 0.075~0.15mg/kg）；首剂 15~30 分钟后可再给一次 5~10mg 或 0.15mg/kg i.v. 也可加入氯化钠注射液或 5% 葡萄糖注射液中静脉滴注，每小时 5~10mg，一日总量不超过 50~100mg	剂量个体化。必须在持续心电监测和血压监测下静脉注射至少 2 分钟

【不良反应】

静脉给药可出现症状性低血压、心动过缓、眩晕、头痛、皮疹、心动过速。口服常见恶心、腹胀、便秘，还可出现传导阻滞、心动过缓、窦性停搏、心脏停搏等，偶见导致心力衰竭、心悸、心动过速、过敏、耳鸣、周围性水肿、转氨酶上升、糖耐量异常、阳痿等。

【禁忌证】

过敏者，心源性休克，急性心肌梗死并发心动过缓、低血压、左心衰竭，病态窦房结综合征，严重的心脏传导功能障碍（如窦房传导阻滞、二或三度房室传导阻滞），预激综合征并发心房扑动或心房纤颤，充血性心力衰竭患者禁用。

【药物相互作用】

禁与葡萄柚汁同服。

【注意事项】

1. 下列情况慎用并需进行严密的医疗监护：一度房室传导阻滞；低血压；心动过缓；严重肝功能损害；伴有 QRS 增宽（＞0.12 秒）的室性心动过速；进行性肌营养不良；急性心肌梗死 7 天内不应使用；与肾上腺素 β 受体拮抗剂合用。

2. 肝功能不全患者慎用,肾功能不全患者慎用,血液透析不能清除维拉帕米。

3. 肥厚型心肌病、神经肌肉传导减弱者应减量使用。

4. 用药期间应定期检查血压。

5. 可能影响驾车和操作机器的能力。

【FDA 妊娠/哺乳分级】

C 级/L2 级。动物实验对胎儿有毒性,孕妇应充分权衡利弊。可分泌入乳汁中,哺乳期应暂停授乳。

【用药实践】

1. 维拉帕米与其他抗心律失常药物合用的特别注意事项 β 受体拮抗剂使用后数小时内禁忌使用维拉帕米注射剂,尤其是左室收缩功能异常的患者,可导致急性血流动力学紊乱。洋地黄中毒绝对禁用本品注射,以免导致致命性房室传导阻滞。

2. 维拉帕米的不良反应及处理 用药前后及用药时应当监测心电图、血压;因其可引起肝细胞损害,长期治疗时须定期测定肝功能。本品的血药浓度< 30ng/ml 时心电图 P-R 间期无变化,血药浓度> 30ng/ml 时 P-R 间期延长,延长程度与血药浓度成正比,QRS 间期、Q-T 间期无变化。

不良反应发生多与剂量有关,常发生于剂量调整不当时。一般反应可以减量或停用;严重不良反应须紧急治疗,心动过缓、传导阻滞或心脏停搏可静脉给阿托品、异丙肾上腺素、去甲肾上腺素或人工心脏起搏器,心动过速发生在预激或 L-G-L 综合征者可以直流电转复心律,静脉注射利多卡因或普鲁卡因胺,低血压可以静脉给异丙肾上腺素、间羟胺或去甲肾上腺素。本品的半衰期短,漏服本品不建议加服。

(孟祥磊 陈 强 韩 毅)

第二节 血管紧张素转化酶抑制剂

一、药物治疗概论

1. 分类、药理学和药代动力学特征 血管紧张素是一种寡肽类激素,是肾素 - 血管紧张素系统的组成部分。机体因失血引起循环血量减少或肾疾病导致肾血流量减少时,可促进肾小球旁器的球旁细胞分泌肾素,进入血液后,使血中由肝生成的血管紧张素原水解为血管紧张素Ⅰ(Ang Ⅰ),它随血液流经肺循环时,经血管紧张素转化酶(ACE)水解为血管紧张素Ⅱ(AngⅡ),部分 AngⅡ经血浆和组织液中的血管紧张素酶 A 水解为血管紧张素Ⅲ(AngⅢ)。

AngⅠ能刺激肾上腺素分泌,直接收缩血管的作用不明显;AngⅡ是血管紧张素中最重要的组成部分,与血管紧张素受体结合,发挥收缩血管、刺激醛固酮释放、增加血容量、升高血压、促心血管肥大增生等主要作用;AngⅢ的收缩血管作用较弱,只有 AngⅡ的 1/5,但促进醛固酮分泌的作用却强于 AngⅡ。

血管紧张素转化酶抑制剂(ACEI)通过抑制 ACE 减少AngⅡ产生,发挥降压、抑制心肌重构、抗心力衰竭、抗动脉粥样硬化等作用。此外,ACEI 还可抑制缓激肽的降解,从而扩张外周血管,增加胰岛素敏感性,抗心血管细胞增殖和重构,但也易引起干咳。ACEI 对糖脂代谢无不良影响。限盐或加用利尿药可增加 ACEI 的降压效应。尤其适用于伴慢性心力衰竭、心肌梗死后伴心功能不全、糖尿病肾病、非糖尿病肾病、代谢综合征、蛋白尿或微量白蛋白尿患者。ACEI 类药物对于高血压患者具有良好的靶器官保护和心血管终点事件预防作用。ACEI 类药物也是循证医学证据积累最多、能降低心力衰竭患者病死率的第一类药物,是公认的治疗心力衰竭的基石和首选药物。

　　大部分 ACEI 药物为前体药物,需经肝脏水解为活性成分,卡托普利与赖诺普利除外,不同 ACEI 类药物之间的药理作用相似,药动学参数有差异(表 3-2-1)。ACEI 最常见的不良反应为持续性干咳,有 5%~10% 的发生率。咳嗽的发生与剂量的关系不密切,多发生于用药 1 周或更长时间,夜间多发,停药后可消失。不同品种的咳嗽发生率为雷米普利>依那普利>赖诺普利>卡托普利>福辛普利>喹那普利>贝那普利。症状较轻者可坚持服药,不能耐受者可改用 ARB。其他不良反应有低血压、皮疹,偶见血管神经性水肿及味觉障碍。长期应用有可能导致血钾升高,应定期监测血钾和血肌酐水平。禁忌证为双侧肾动脉狭窄、高钾血症及孕妇。

表 3-2-1　常见 ACEI 类药物的药动学参数

名称	脂溶性	代谢	排泄	半衰期(小时)	作用时间(小时)
卡托普利	+	肝	肾	< 3	6~12
贝那普利	+	肝	肾	11	> 24
依那普利	++	肝	肾	11	12~24
赖诺普利	−	不代谢	肾	12.6	24~36
培哚普利	+	肾	肾	24	40
雷米普利	+	肾	肾	13~17	> 24
福辛普利	+++	肝	肝+肾	12	> 24

2. ACEI 常见不良反应及处理

　　(1)咳嗽:是 ACEI 较为常见的不良反应,国外临床试验中 5%~10% 的患者发生干咳,国内患者咳嗽的发生率可能更高一些,但常与肺部充血或伴随的疾病如呼吸道疾病难以区别。有研究发现福辛普利引起干咳的比例较其他 ACEI 低。

引起咳嗽的可能机制为缓激肽分解代谢降低，并在血液中堆积，作用于支气管，通过迷走神经反射致支气管收缩、痉挛，黏膜充血水肿，分泌物增加而出现顽固性咳嗽；也可能影响了某些炎症介质如组胺，使其浓度增高而积聚于肺内，可刺激咳嗽感受器引起咳嗽。

ACEI 引起的咳嗽有如下特点：发生隐匿，通常发生在用药 1 周至数月之内，程度不一，夜间较为多见，干咳、无痰；发生于对 ACEI 降压治疗敏感的患者；咳嗽并非剂量依赖性，经停药后很快缓解，但再服用咳嗽仍会复发；有哮喘史者服用该药时更易发生咳嗽，且多误认为哮喘病情加重而被忽略，应加以识别。

处理步骤：①首先判断慢性咳嗽是否由 ACEI 导致，如果并非由 ACEI 导致，继续 ACEI 治疗；②如果不停用 ACEI，建议针对咳嗽给予对症药物治疗，如色甘酸钠、茶碱、舒林酸、吲哚美辛等；③暂停 ACEI 治疗后，观察咳嗽是否缓解，ACEI 导致的咳嗽一般停药后 1~4 周内可缓解，部分患者停药 3 个月缓解；④如果暂停 ACEI 治疗后咳嗽没有缓解，需排查其他病因；⑤对于 ACEI 诱发的持续性或不耐受性咳嗽，可将 ACEI 更换为 ARB 类药物；⑥如果患者有应用 ACEI 的迫切需求，可再次尝试换用咳嗽发生率较低的 ACEI 如福辛普利等。

（2）低血压：本类药物引起低血压常见，多数无症状。少数患者有症状，特别是在首剂给药或加量之后。低血压最常见于使用大剂量利尿药后、低钠状态、血浆肾素活性高的患者。一些患者在给予初始 ACEI 治疗后出现血压迅速下降，这种效应被称为"首剂低血压"，多见于慢性心力衰竭患者。

处理：①服药时发生低血压（收缩压 < 90mmHg），若患者无症状仍可继续使用；②有低血压症状的患者可先尝试减少合并使用的其他有降压作用的药物，如硝酸酯类、钙通道阻滞剂

等；③心力衰竭患者如无体液潴留，可考虑利尿药减量或暂时停用，低钠血症患者（血钠＜130mmol/L）可酌情增加食盐摄入；④减量或暂停。

（3）血管神经性水肿：血管神经性水肿罕见，但有致命危险。症状不一，从轻度胃肠功能紊乱到发生喉头水肿致呼吸困难而死亡，多发生在治疗的第1个月内。一旦发生血管神经性水肿，应立即停药，并给予皮下注射肾上腺素等处理。患者应终身禁用ACEI和ARB类药物。

（4）ACEI引起急性肾损伤：ACEI用药的最初2个月血尿素氮或肌酐水平可升高，升幅＜30%为预期反应，可继续治疗；升幅＞30%~50%为异常反应，提示肾缺血，应停药，寻找缺血病因并设法排除，待肌酐正常后再用。对于血肌酐≥3mg/dl（265μmol/L）的患者应禁用ACEI类药物。

肾功能异常患者使用ACEI宜选择经肝、肾双通道排泄的ACEI为好：如使用福辛普利在肝肾功能不全、老年患者中不需调整剂量。急性肾衰竭多发生于心力衰竭患者过度利尿、血容量低下、低钠血症、双侧肾动脉狭窄、孤立肾、移植肾等情况下。老年心力衰竭患者以及原有肾脏损害的患者特别需要加强监测，及时作减量或停药处理。

（5）ACEI引起高钾血症：ACEI抑制醛固酮分泌，可使血钾浓度升高，较常见于慢性心力衰竭、老年、肾功能受损、糖尿病、应用保钾利尿药或非甾体抗炎药的患者。

高钾血症的处理：轻度高钾血症（≤6.0mmol/L）可继续治疗，但应加强监测；当血钾＞6.0mmol/L时，停用ACEI以及一切可能升高血钾的药物。2012年KDIGO肾病管理指南中指出，若合并慢性肾病（CKD）的患者使用主要经肾脏排泄的ACEI治疗出现高钾血症，可换用经肝、肾双通道排泄的ACEI如福辛普利、群多普利，或应用排钾利尿药。

一旦出现严重高钾血症，紧急措施为立即静脉推注10%葡萄糖酸钙 10ml，于 5~10 分钟内注完；如果需要，可在 1~2 分钟后再静脉注射 1 次，可迅速消除室性心律不齐。因钙的作用维持时间短，故在静脉推注后，接着应持续静脉滴注，可在生理盐水 500ml 或 5% 葡萄糖溶液中加入 10% 葡萄糖酸钙 20~40ml 静脉滴注；将血浆与细胞外钾暂时移入细胞内，可静脉滴注高渗葡萄糖及胰岛素。如遇心力衰竭或肾衰竭患者，输注速度宜慢。如果要限制入水量，可将葡萄糖溶液的浓度调高至 25%~50%。在滴注过程中密切监测血钾变化。亦可静脉推注 5% 碳酸氢钠溶液并静脉滴注 150~250ml。此方法对有代谢性酸中毒的患者更为适宜，既可使细胞外钾移入细胞内，又可纠正代谢性酸中毒；对用透析维持生命的终末期肾衰竭患者效果则不理想，此时可用血液透析移除体内的钾。

3. **ACEI 在高血压中的应用**　ACEI 类药物的降压作用明确，保护靶器官的证据较多，对糖脂代谢无不良影响。适用于 1~2 级高血压，尤对高血压合并慢性心力衰竭、心肌梗死后、心功能不全、心房颤动预防、糖尿病肾病、非糖尿病肾病、代谢综合征、蛋白尿 / 微量白蛋白尿患者有益。可与小剂量噻嗪类利尿药或二氢吡啶类 CCB 合用。

4. **ACEI 在 ST 段抬高型心肌梗死（STEMI）中的应用**　ACEI 主要通过影响心肌重构、减轻心室过度扩张而减少慢性心力衰竭的发生，降低死亡率。早期使用 ACEI 能降低死亡率，高危患者临床获益明显。STEMI 发病 24 小时内，在无禁忌证的情况下，建议早期应用 ACEI。

临床应用注意点：①早期：AMI 早期口服 ACEI 可降低死亡率，ACEI 应在发病 24 小时内开始应用。②长期：所有 AMI 后的患者都需要长期使用 ACEI，AMI 早期因各种原因未使用的患者应该尽早开始并长期使用。③获益：合并心力衰竭、心房颤动或前壁大面积心肌梗死等高危患者的获益更大。④给药方法和剂量：ACEI 治疗应从小剂量开始，逐渐增加剂量。早期干预方案通常在 24~48 小时内用到足量。如卡托普利的用法为首剂 6.25mg，能耐受者 2 小时后给 12.5mg，10~12 小时后 25mg，然后增至 50mg 每日 2 次；福辛普利的初始剂量为 5mg，24 小时后重复 1 次，如收缩压仍＞ 100mmHg 且无低血压表现，逐步倍增至 20mg 每日 1 次的目标剂量。⑤可耐受 ACEI 的患者不推荐常规用 ARB 替代 ACEI。

5. ACEI 在非 ST 段抬高型急性冠脉综合征（NSTE-ACS）中的应用　除非不能耐受，所有 NSTE-ACS 患者均应接受 ACEI 治疗。对于不能耐受 ACEI 的患者，可考虑应用血管紧张素受体拮抗剂（ARB）。

ACEI 不具有直接发挥抑制心肌缺血的作用，但通过阻断肾素 - 血管紧张素系统（RAS）发挥心血管保护作用。ACEI 显著降低冠心病高危患者的心血管死亡、非致命性心肌梗死和卒中的联合终点，并使全因死亡率降低。

6. ACEI 在稳定性冠心病中的应用　对于有心肌梗死病史或冠状动脉血运重建病史等高危因素的稳定性冠心病患者，应该长期应用 ACEI 进行二级预防。对于低危的稳定性冠心病患者，ACEI 长期治疗也能获益。

临床应用注意点：①强调长期使用：ACEI 治疗的长期目标为改善生存和预后。ACEI 类药物作为改善预后的药物，尤其需要重视长期使用的问题。②正确的使用方法和剂量：同样采用剂量逐渐递增的方法，从小剂量开始逐渐递增直至达到目标剂量。对可能存在肾动脉粥样硬化的老年人更应如此，以免剂量激增带来降压过度，加重肾功能损害。一般每隔 1~2 周剂量倍增 1 次，有低血压、糖尿病、慢性肾病以及服用保钾利尿药者递增速度宜慢。③改善长期治疗的依从性：ACEI 长期应用是获益的关键。临床实践证实，绝大多数患者是可以耐受 ACEI 并长期依从的。应该针对患者的具体情况给出可行性的建议，如加强用药指导，告知长期治疗的重要性，选择不良反应小、依从性好的药物。

7. ACEI 在心力衰竭中的应用　给予 ACEI 治疗可以控制心力衰竭,预防心肌梗死复发和降低心力衰竭再住院率,该类药物是被证实能降低心力衰竭患者病死率的第一类药物,也是循证医学证据最多的药物,是公认的治疗心力衰竭的基石和首选药物。2014 版《中国心力衰竭诊断和治疗指南》推荐,所有 LVEF 下降的心力衰竭患者必须且终身使用,除非有禁忌证或不能耐受,心力衰竭高发危险人群(阶段 A)用 ACEI 预防心力衰竭。

应用方法:从小剂量开始,逐渐递增,直至达到目标剂量,一般每隔 1~2 周剂量倍增 1 次。滴定剂量及过程需个体化,调整到合适剂量应终身维持使用,避免突然撤药。应监测血压、血钾和肾功能。

8. ACEI 与 ARB 比较　ACEI 更能为冠心病及合并心力衰竭、高血压、糖尿病、慢性肾病的患者带来短期和长期获益,显著降低心血管事件的发生率,改善临床预后。故建议冠心病及合并心力衰竭、高血压、糖尿病、慢性肾病的患者应首选 ACEI 治疗,如确实不能耐受 ACEI,再考虑更换为 ARB 治疗。不推荐 ACEI 与 ARB 联合应用。

二、药物使用精解

卡托普利 Captopril

【其他名称】
甲巯丙脯酸、巯甲丙脯酸、开博通。

【药物特征】
含有巯基,竞争性地与血管紧张素转化酶(ACE)结合,抑制 ACE 的活性,抑制 ACE 将血管紧张素 I 降解为血管紧张素 II,从而抑制血管紧张素 II 收缩血管、刺激醛固酮释放、增加血容量、升高血压、促心血管肥大增生的作用。抑制缓激肽的降解，从而扩张外周血管，增加胰岛素敏感性，抗心血管细胞增殖和重构，但也易引起干咳。对心力衰竭患者，可降低肺毛细血管楔压及肺血管阻力，增加心排血量及运动耐受时间。

口服吸收率为 75% 以上。口服后 15 分钟起效，1~1.5 小时达血药峰浓度，作用持续 6~12 小时。25%~30% 与蛋白结合。半衰期短于 3 小时，肾功能损害时会产生药物潴留。约数周达最大降压作用。肝内代谢，肾脏排泄，40%~50% 以原形排出，血液透析可清除。不能通过血脑屏障。

【适应证】

高血压、心力衰竭。

【剂型与特征】

只有口服普通片剂，规格为 25mg。

【用法和用量】

给予剂量应个体化，按疗效予以调整。餐前 1 小时服药。

1. 成人

（1）高血压：初始剂量为一次 12.5mg，一日 2~3 次；按需要 1~2 周内增至一次 50mg，一日 2~3 次。

（2）心力衰竭：初始剂量为一次 12.5mg，一日 2~3 次；根据耐受情况逐渐增至一次 50mg，一日 2~3 次；近期大量服用利尿药者初始剂量为一次 6.25mg，一日 3 次。若需加量，应观察疗效 2 周后再调整。

2. 儿童　降压与治疗心力衰竭的初始剂量为按体重一次 0.3mg/kg，一日 3 次；必要时每 8~24 小时增加 0.3mg/kg，使用最低有效量。

【不良反应】

较常见皮疹、心悸、心动过速、胸痛、咳嗽、味觉迟钝；较少见蛋白尿、眩晕、头痛、晕厥、血管神经性水肿、心率快而不齐、面部潮红或苍白;少见白细胞与粒细胞减少,有发热、寒战,与剂量相关。

【禁忌证】

对本药及其他血管紧张素转化酶抑制剂过敏者禁用。

【药物相互作用】

与利尿药、降压药或其他扩血管药同用使降压作用增强。与其他扩血管药物有协同作用,可导致低血压。与潴钾药物如螺内酯、氨苯蝶啶、阿米洛利同用可能引起血钾过高。与内源性前列腺素合成抑制剂如吲哚美辛同用时降压作用减弱。与锂剂联合可能使血清锂水平升高而出现毒性。

【注意事项】

1. 可使血尿素氮、肌酐浓度增高,偶有血清转氨酶增高,多为暂时性的。增高血钾,与保钾利尿药合用时尤应注意检查血钾。

2. 下列情况慎用 自身免疫性疾病如严重的系统性红斑狼疮、骨髓抑制、脑动脉或冠状动脉供血不足、血钾过高、肾功能不全、主动脉瓣狭窄、严格饮食限制钠盐或进行透析者。

3. 监测白细胞计数和分类,每周 2 次,过低则暂停。监测蛋白尿,每月 1 次,蛋白尿逐渐增多则暂停或减量。

4. 出现血管神经性水肿时停用,迅速皮下注射 1:1000 肾上腺素 0.3~0.5ml。

5. 可引起尿丙酮假阳性。

【FDA 妊娠 / 哺乳分级】

C、D 级 /L2 级。可通过胎盘,危害胎儿,孕妇禁用。可排入乳汁中,哺乳期妇女应权衡利弊使用。

【用药实践】

卡托普利在高血压治疗中的应用:由于卡托普利起效快,口服后 15 分钟即可发挥作用,1 小时即达血药峰浓度,因此可以用于血压波动大的患者、有血压晨峰现象的高血压患者的血压控制，在长效降压药物的基础上加用本品有利于血压控制并避免低血压。也可用于高血压亚急症患者的血压控制。

依那普利 Enalapril

【其他名称】

恩那普利、益压利、悦宁定、依苏。

【药物特征】

依那普利含有羧基，为前体药物，需经肝脏水解成依那普利拉发挥作用，抑制血管紧张素转化酶，其药理作用与卡托普利相同。

口服 68% 被吸收，食物不影响其吸收。3.5~4.5 小时依那普利拉的血浆浓度达峰值，半衰期为 11 小时。每日 2 次用药，2 天后与血管紧张素转化酶结合达到稳态，最终半衰期为 30~35 小时。主要由肾脏排泄，血液透析可清除。

【适应证】

原发性高血压、肾性高血压、各级心力衰竭。

【剂型与特征】

见表 3-2-2。

表 3-2-2 依那普利剂型与特征

剂型	生物利用度	起效时间	作用维持时间
普通片剂	68%	4 小时血药浓度达峰值	12~24 小时
注射剂	100%	15 分钟	12~24 小时

【用法和用量】

见表 3-2-3。

表 3-2-3 依那普利用法和用量

剂型	规格	用法	用量	备注
普通片剂	5mg、10mg	口服	一次 10~20mg，1 次 /d；维持剂量为 20mg/d，最大剂量为 40mg/d	心力衰竭及重度肾功能不全者的起始剂量为 2.5mg
注射剂	1.25mg：1ml	静脉注射	1.25mg 加入 20ml 氯化钠溶液或 5% 葡萄糖溶液中 i.v	推注时间不少于 5 分钟，可每 6 小时重复 1 次。每日最大剂量为 10mg(8 支)

【不良反应】

大多数不良反应轻微且短暂。常见眩晕、头痛、疲乏和虚弱。其他有咳嗽、低血压、晕厥、恶心、腹泻、肌肉痉挛、皮疹。罕见肾功能障碍、肾衰竭、少尿、血管神经性水肿。

【禁忌证】

对本药中的任何成分过敏者、有血管神经性水肿史的患者禁用。

【药物相互作用】

与其他降压药物有协同作用。与下列药物相互作用没有临床意义：氢氯噻嗪、呋塞米、地高辛、噻吗洛尔、甲基多巴、华法林、吲哚美辛、西咪替丁、普萘洛尔、舒林酸。依那普利可减轻排钾利尿药引起的低钾血症。与补钾剂、保钾利尿药和含钾食品合用可引起血钾升高。可增加胰岛素或降血糖药的降糖作用。降低锂的清除率。非甾体抗炎药可减弱本药的降压作用。

【注意事项】

1. 下列情况慎用 双侧肾动脉狭窄、主动脉瓣狭窄、肥厚型心肌病、哺乳期妇女。

2. 在用高流量透析膜（如 AN69）进行血液透析时类过敏反

应发生率较高,应考虑更换降压药物。

3. 定期监测白细胞计数、肾功能及血钾。

【FDA 妊娠/哺乳分级】

C、D 级/L2 级。可通过胎盘,危害胎儿,孕妇禁用。可排入乳汁中,哺乳期妇女应权衡利弊使用。

【用药实践】

依那普利与他汀类药物合用:依那普利与辛伐他汀联用除可使 NO 合酶水平上调,增加 NO 的合成与释放,还可增强 ACEI 控制血压的作用。两药联用能有效降低高血压合并高脂血症患者的血脂水平,在降压治疗的同时,还能控制心脑血管疾病的危险因素,而且绝大多数患者无明显的不良反应。

贝那普利 Benazepril

【其他名称】

苯那普利,洛丁新。

【药物特征】

贝那普利含有羧基,为前体药物,需经肝脏水解成贝那普利拉发挥作用,抑制血管紧张素转化酶,其药理作用与卡托普利相同。

口服 37% 被吸收,贝那普利拉的绝对生物利用度约 28%,饮食延缓其吸收。60~90 分钟贝那普利拉的血浆浓度达峰值,累积半衰期为 10~11 小时,2~3 天后达稳态。血清蛋白结合率约 95%,经肝脏代谢,贝那普利拉的终末消除半衰期约为 22 小时,主要经肾和胆汁消除。单次口服后 1 小时发挥降压作用,2~4 小时降压作用达峰值,可持续 24 小时。

【适应证】

高血压、充血性心力衰竭。

【剂型与特征】

只有口服普通片剂,规格有 5mg、10mg。

【用法和用量】

清晨口服。

1．高血压　未服用利尿药的患者初始剂量为一次 10mg，一日 1 次。疗效欠佳可加至一日 20mg，最大剂量为一日 40mg，一日 1 次或 2 次服用，剂量调整应间隔 1~2 周。一直服用利尿药的患者，在使用贝那普利新治疗前 2~3 天停用利尿药。如无法停用，可减小初始剂量至一次 5mg，一日 1 次。

2．心力衰竭　初始剂量为一次 2.5mg，一日 1 次，并严密监测反应，预防首剂低血压。根据耐受情况逐渐加量至一次 5~20mg，一日 1 次，每隔 2~4 周调整剂量。

【不良反应】

耐受性良好，常见头痛、眩晕、心悸、直立不耐受、潮红、胃肠道反应、皮疹、瘙痒、光敏感、尿频、疲劳、咳嗽。罕见引起高钾血症、血管神经性水肿、肝功能受损、粒细胞减少等。

【禁忌证】

对任一成分过敏者、有血管神经性水肿病史者、孕妇禁用。

【药物相互作用】

使用利尿药或体液不足者使用初期可导致血压过低。与补钾剂、保钾利尿药和含钾食品合用可引起血钾升高。可增加胰岛素或降血糖药物的降糖作用。降低锂的清除率。非甾体抗炎药可减弱本药的降压作用。

【注意事项】

1．可导致血管神经性水肿，发生在面部、唇部、舌头、声门和喉头。如出现，应立即停用。

2．对于严重充血性心力衰竭患者，可导致血压过低，有可能引发少尿或进行性氮质血症及肾衰竭。

3．下列情况慎用　双侧肾动脉狭窄、主动脉瓣狭窄、肥厚型心肌病、哺乳期妇女。

4．在用高流量透析膜进行血液透析时有较高的类过敏反应发生率,应考虑更换降压药物。

5. 定期监测白细胞计数、肾功能及血钾。

【FDA 妊娠/哺乳分级】

C、D 级/L2 级。可通过胎盘,危害胎儿,孕妇禁用。可排入乳汁中,哺乳期妇女应权衡利弊使用。

【用药实践】

1. 贝那普利的不良反应及处理

(1)本品可引起中性粒细胞减少症(低于 $1.5 \times 10^9/L$),但无临床症状,也不需中断治疗。

(2)严重低钠和血容量不足者用本品治疗时可能产生低血压,例如接受大量利尿药(如严重心力衰竭)或透析治疗者。开始用贝那普利治疗前数天停用利尿药或采取其他措施补充体液,可减少低血压的危险。对有发生严重血压降低可能的患者(如心力衰竭患者)在服用贝那普利首剂后应严密监护,直至血压稳定。如果确实发生低血压,患者应取卧位,必要时静脉注射生理盐水。一过性低血压反应不是进一步治疗的禁忌证。经扩容血压回升后,一般认为可继续治疗。

2. 贝那普利在慢性肾脏病方面的治疗优势 贝那普利对多种慢性肾衰竭(包括肾小球肾炎、间质性肾炎、肾血管硬化、糖尿病肾病)有治疗作用,但对多发性肾囊肿的肾功能损害无效。

培哚普利 Perindopril

【其他名称】

哌林多普利、雅施达。

【药物特征】

培哚普利含有羧基,为前体药物,需经肝脏水解成培哚普利拉发挥作用,抑制血管紧张素转化酶,其药理作用与卡托普利相同,作用更强、更久,降压作用也更为缓和,极少引起突然性血压过低。

口服吸收迅速,65%~70% 被吸收。培哚普利拉的血药浓度达峰时间为 3~4 小时。血浆蛋白结合率少于 30%。每日 1 次用药,平均达到稳态血药浓度的时间为 4 天。累积半衰期约为 24 小时。单次口服后,4~6 小时出现最大降压作用,持续 24 小时以上。

【适应证】

高血压、充血性心力衰竭。

【剂型与特征】

只有口服普通片剂,规格为 4mg。

【用法和用量】

必须餐前服用,每天早晨服用。

1. 原发性高血压　一般患者一次 4mg,一日 1 次。根据疗效,酌情在 3~4 周内逐渐增量,最大剂量为一次 8mg,一日 1 次。一直使用利尿药的患者,开始使用前应停用利尿药 3 天;如有必要,以后可继续使用利尿药。如不能停用利尿药,培哚普利的初始剂量改为一次 2mg。

2. 肾性高血压　初始剂量为:肌酐清除率 $Ccr \geqslant 60ml/min$ 者,不需调整;$Ccr < 60ml/min$ 者,2mg/d;$Ccr < 30ml/min$ 者,隔日 2mg,以后根据病情调整剂量。

3. 充血性心力衰竭、起始低血压、肾衰竭、低钠血症　应从小剂量开始。初始剂量为一次 2mg,一日 1 次;必要时加量至常规剂量,一次 2~4mg,一日 1 次。严重心力衰竭、接受高剂量利尿药的患者初始剂量为一次 1mg,一日 1 次。

【不良反应】

常见头痛、眩晕、疲倦、情绪或睡眠紊乱、痛性痉挛、低血压、胃肠道反应、干咳。极少见血管神经性水肿。可影响实验室指标:血尿素和肌酐升高、高钾血症、贫血、蛋白尿。

【禁忌证】

过敏、有血管神经性水肿史、妊娠 4~9 个月的孕妇、哺乳期妇女、双侧或单侧肾动脉狭窄患者禁用;高钾血症、妊娠初期3个月不推荐使用。

【药物相互作用】

禁止与保钾利尿药、钾盐、锂盐、雌莫司汀合用。与补钾剂、保钾利尿药和含钾食品合用可引起血钾升高。本品可降低锂的清除率。非甾体抗炎药可减弱本药的降压作用。雌莫司汀可增加发生血管神经性水肿的危险性。本品可增加胰岛素或降血糖药物的降糖作用,但在抗糖尿病药物需要量下极少引起低血糖。已有水钠丢失的患者合用噻嗪类利尿药时可出现突发性低血压或急性肾衰竭。三环类抗抑郁药物或精神安定药可增加降压作用。

【注意事项】

1. 本药含有乳糖,故禁用于先天性半乳糖血症、葡萄糖或半乳糖吸收障碍综合征、缺乏乳糖酶的患者。

2. 免疫抑制患者或可引起粒细胞减少。

3. 可导致血管神经性水肿,发生在面部、唇部、舌头、声门和喉头。如出现,应立即停用。

4. 罕见情况下,ACEI可引起胆汁淤积性黄疸,可进展为突发性肝坏死。

5. 下列情况慎用　严重水钠丢失者、双侧肾动脉狭窄、治疗前低血压、严重充血性心力衰竭患者、肝硬化合并水肿或腹水。

6. 在用高流量透析膜进行血液透析时有较高的类过敏反应发生率,应考虑更换降压药物。

7. 定期监测白细胞计数、肾功能及血钾。

【FDA 妊娠 / 哺乳分级】

D 级 /L3 级。可通过胎盘,危害胎儿,孕妇禁用。可排入乳汁中,哺乳期妇女应权衡利弊使用。

【用药实践】

1. 培哚普利药物过量的处理　静脉输注 0.9% 生理盐水。

如果发生低血压,患者应保持在休克的体位。如有可能,可输注血管紧张素Ⅱ和(或)考虑静脉内注入儿茶酚胺治疗。培哚普利可以通过血液透析从体循环中排出。发生心动过缓的患者若药物治疗无效需临时起搏器治疗。应持续监测生命体征、血清电解质及肌酐浓度。

2. 培哚普利在心力衰竭治疗中的应用　培哚普利是临床用于心力衰竭循证医学证据最多的 ACEI,且使用方便,对于心力衰竭合并血压偏低的患者从小剂量 2mg/d 开始,根据血压逐渐增量,增加到患者的最大耐受剂量为止,此时患者获益最大。对缺血性心肌病、扩张型心肌病合并心功能不全均改善长期预后,有大量的循证医学证据。临床最大用量为 8mg qd,耐受性及获益性良好。长期服用药物 2 年以上,心脏扩大有减轻趋势。

赖诺普利 Lisinopril

【其他名称】

捷赐瑞。

【药物特征】

赖诺普利为含有羧基的肽类二肽酶抑制剂,抑制血管紧张素转化酶,其药理作用与卡托普利基本相同。

口服后生物利用度约 25%,不受食物影响。7 小时血浆浓度达峰值,体内不与血浆蛋白结合,体内不代谢,原形经尿排出体外,累积有效半衰期为 12.6 小时,可通过透析清除。

【适应证】

高血压、充血性心力衰竭、急性心肌梗死(心肌梗死后 24 小时内血流动力学稳定的患者)。

【剂型与特征】

只有口服普通片剂,规格为 10mg。

【用法和用量】

推荐每日清晨口服。

1. 原发性高血压　初始剂量为一次 10mg，一日 1 次；维持剂量为一次 20~40mg，一日 1 次；最大剂量为一次 80mg，一日 1 次。肾血管性高血压、低盐或低血容量状态、心功能失代偿、严重高血压患者的初次剂量为 2.5~5mg。服用利尿药时提前 2~3 天停用利尿药或减小初始剂量至一次 5mg，一日 1 次。

2. 心力衰竭　初始剂量为一次 2.5mg，一日 1 次；根据耐受性增加至患者最大耐受剂量，最大剂量不超过 35mg/d。剂量调整间隔＞2 周，调整幅度＜10mg。

3. 急性心肌梗死　收缩压高于 100mmHg 时应用，首剂 5mg，24 小时及 48 小时后再分别予 5mg 和 10mg，此后一次 10mg，一日 1 次；收缩压＜120mmHg 或心肌梗死后 3 天内给予较低量一次 2.5mg，一日 1 次。维持剂量为 10mg/d，用药应持续 6 周，出现心力衰竭症状时应继续使用。

【不良反应】

常见头痛、眩晕、疲倦、情绪或睡眠紊乱、痛性痉挛、低血压、胃肠道反应、干咳。极少见血管神经性水肿。可影响实验室指标：血尿素和肌酐升高、高钾血症、贫血、蛋白尿。

【禁忌证】

过敏、有血管神经性水肿史、妊娠中期或末期 3 个月的孕妇、哺乳期妇女禁用。

【药物相互作用】

与卡托普利基本相同。

【注意事项】

1. 症状性低血压　在无并发症的高血压病人中很少见到。如存在低血容量的情况，例如：利尿剂治疗、低盐饮食、透析、腹泻及呕吐时易发生。一旦发生低血压情况，患者应仰卧，如需要应静脉输注生理盐水。一次短暂低血压反应不应成为继续用药的禁忌，一旦扩容后血压上升，再用药通常是可行的。主动脉硬化或肥大性心肌病患者使用本品治疗应谨慎。

2. 急性心肌梗死时的低血压　在心梗发生后的三天内，若收缩压为 120mmHg 或更低，应该减少用量。若收缩压为 100mmHg 或更低，维持量应减至 5mg 或临时减少至 2.5mg。若低血压持续存在（收缩压低于 90mmHg 持续一小时以上）应该停止使用本品。

3. 肾功能损害　明确伴有肾功能不全的急性心肌梗死病人不宜开始本品治疗。肾功能低下的定义为血清肌酐浓度超过 177mmol/L 和（或）尿蛋白超过 500mg/24h。如果在用本品治疗期间出现肾功能不全（血清肌酐浓度超过 265mmol/L 或治疗前的两倍），医生应该考虑停止使用本品。

4. 外科/麻醉　对接受大手术或使用可产生低血压的麻醉剂的患者，本品可抑制继发于代偿性肾素释放的血管紧张素Ⅱ的形成。如果认为所发生的低血压是由此机制引起的，可通过扩容纠正。

5. 对驾驶和机械操作能力无特殊影响。

【FDA 妊娠/哺乳分级】

D 级 /L3 级。孕妇禁用。可排入乳汁中，哺乳期妇女应权衡利弊使用。

【用药实践】

参见本节 ACEI 药物治疗概论部分。

雷米普利 Ramipril

【其他名称】

瑞泰。

【药物特征】

雷米普利含有羧基，为前体药物，需经肝脏水解成雷米普利拉发挥作用，抑制血管紧张素转化酶，其药理作用与卡托普利相同，具有强效、长效的特点。

雷米普利口服后迅速吸收，1 小时即可达血药浓度峰值，雷米普利拉的血浆浓度 2~4 小时达峰值,有效半衰期为 13~17 小时;每日 1 次给药,约 4 天后达稳态血浆浓度。体内完全代谢,代谢产物 60% 从尿中排泄、40% 从粪便排泄。

【适应证】

原发性高血压、急性心肌梗死(2~9 天)后出现的轻到中度心力衰竭(NYHA Ⅱ和Ⅲ级)、非糖尿病肾病尤其伴有动脉高血压。

【剂型与特征】

只有口服普通片剂,规格有 2.5mg、5mg。

【用法和用量】

推荐清晨口服。

1. 高血压　初始剂量为一次 2.5mg,一日 1 次;根据需要 3 周后增加剂量,维持剂量为一次 2.5~5mg,一日 1 次;最大剂量为一日 10mg。服用利尿药时应提前 2~3 天停用或减少利尿药并减小初始剂量。

2. 急性心肌梗死(2~9 天)后轻到中度心力衰竭　初始剂量为一日 1.25~2.5mg,分早、晚服用。间隔 1~2 日剂量可加倍,最大剂量为一日 5mg,分早、晚服用。建议使用至少 15 个月。

3. 非糖尿病肾病　初始剂量为一次 1.25mg,一日 1 次,2~3 周后剂量加倍,维持剂量为一日 5mg;肌酐清除率 < 60ml/min 时最大剂量为一日 5mg。

4. 心脑血管疾病的二级预防　初始剂量为一次 2.5mg,一日 1 次,1 周后剂量加倍,3 周后维持剂量为一日 10mg。

【不良反应】

与利尿药合用可出现血压过度降低,偶见发生肾损害,罕见蛋白尿,常见干咳。罕见血管神经性水肿,出现时应立即停药,并给予肾上腺素等处理。偶见胃肠道反应。罕见严重皮肤反应。少见头痛或疲劳。血红蛋白浓度、血细胞比容、白细胞或血小板计数可能下降。偶见胆红素或转氨酶浓度增加。

【禁忌证】

过敏；有血管神经性水肿史；肾动脉狭窄；肾移植后；主动脉或二尖瓣狭窄；肥厚型心肌病；原发性醛固酮增多症；孕妇、哺乳期妇女及儿童禁用。

急性心肌梗死后轻到中度心力衰竭有下列额外的禁忌证：持续的低血压、直立性低血压、严重心力衰竭、不稳定型心绞痛、致命的室性心律失常、肺源性心脏病。

不能用于下列情况：正接受甾体类、非甾体抗炎药物，免疫调节剂和（或）细胞毒性化合物治疗的肾病；透析；原发性肝脏疾病或肝功能损害；未经治疗的失代偿性心力衰竭。

【药物相互作用】

与补钾剂、保钾利尿药和含钾食品合用可引起血钾升高。抗高血压药物尤其利尿药，以及三环类抗抑郁药物或精神安定药可增加降压作用。别嘌醇、普鲁卡因胺、细胞生长抑制剂、免疫抑制剂、全身作用的皮质醇类可增加白细胞减少的可能性。降低锂的清除率，增加血清锂浓度。可增加胰岛素或降血糖药的降糖作用，但在抗糖尿病药物需要量下极少引起低血糖。非甾体抗炎药可减弱本药的降压作用，还可增加肾损害和血清钾浓度。

【注意事项】

1. 下列情况慎用　电解质紊乱、免疫反应紊乱或结缔组织病、全身应用免疫抑制药物。

2. 在高肾素 - 血管紧张素系统活性患者可能出现突然明显的血压下降或肾损害。

3. 使用前应监测肾功能。

4. 在用高流量透析膜（如 AN69）进行血液透析时有较高的类过敏反应发生率。

【FDA 妊娠 / 哺乳分级】

C、D 级 /L3 级。怀孕未 6 个月可导致胎儿损伤甚至死亡，孕妇禁用。可排入乳汁中,哺乳期妇女应禁用。

【用药实践】

1.雷米普利在临床应用中的优缺点 雷米普利治疗初期,尤其是伴有盐和(或)体液流失患者(如呕吐/腹泻、利尿治疗)、心力衰竭患者(尤其是心肌梗死后)或严重高血压患者可能会发生低血压。如果可能,开始用雷米普利治疗前应纠正盐和(或)体液流失,减少或停止现正使用的利尿药至少 2~3 天(但在心力衰竭患者必须权衡容量负荷过重的风险)。

2.雷米普利在肾功能损害患者中的用药方法 肾功能损害患者[肌酐清除率< 60ml/min 或血清肌酐浓度> 106μmol/L(1.2mg/dl)]的起始口服剂量为 1.25mg,维持剂量通常为每日 2.5mg,每日的最大剂量不能超过 5mg。

福辛普利 Fosinopril

【其他名称】

蒙诺。

【药物特征】

含有磷酸基,在胃肠黏膜和肝脏水解为福辛普利拉,抑制血管紧张素转化酶而发挥作用,药理作用与卡托普利基本相同。

口服吸收 36%,不受食物影响。福辛普利大约在 3 小时达血药浓度峰值,福辛普利拉的有效累积半衰期平均为 11.5 小时。可通过肝、肾 2 种途径消除,肾或肝功能不全患者可通过替代途径代偿性排泄。

【适应证】

高血压、心力衰竭。

【剂型与特征】

只有口服普通片剂,规格为 10mg。

【用法和用量】

推荐清晨口服。

1. 高血压　未服用利尿药的患者初始剂量为一次 10mg，一日 1 次，4 周后根据需要调整剂量，维持剂量为一日 10~40mg，剂量超过 40mg/d 不增加降压作用。同时服用利尿药时提前 2~3 天停用利尿药或在给予本品后监测几小时直至血压稳定。

2. 心力衰竭　初始剂量为一次 10mg，一日 1 次，并严密监测反应。根据耐受情况逐渐加量至一日 40mg。

老年人及肝、肾功能减退患者不需调整剂量。

【不良反应】

常见头晕、咳嗽、上呼吸道症状、恶心或呕吐、腹泻和腹痛、心悸或胸痛、皮疹或瘙痒、骨骼肌疼痛或感觉异常、疲劳和味觉障碍。还可引起低血压，偶见胰腺炎、轻度暂时性血红蛋白和红细胞减少、尿素氮轻度升高。

【禁忌证】

过敏者、孕妇及哺乳期妇女禁用。

【药物相互作用】

与补钾剂、保钾利尿药和含钾食品合用可引起血钾升高。抗酸药可影响本药的吸收，服用应间隔 2 小时。非甾体抗炎药可减弱本药的降压作用。降低锂的清除率，增加血清锂浓度。抗高血压药物可增加降压作用。

【注意事项】

注意低血压的可能性。充血性心力衰竭、肾性高血压（特别是肾动脉狭窄）、水或盐耗竭患者使用时增加肾损害风险。在用高流量透析膜（如 AN69）进行血液透析时有较高的类过敏反应发生率。可导致胆汁淤积性黄疸和肝细胞损伤。治疗前应监测肾功能。

【FDA 妊娠 / 哺乳分级】

C、D 级 /L3 级。孕妇、哺乳期妇女禁用。

【用药实践】

1. 福辛普利在降压治疗中的优势　"谷 / 峰"比值是临床

上近年来评价降压药物的重要指标,谷/峰比值越高的药物其降压作用越平稳,对防止靶器官损伤越有利。优秀降压药物的谷/峰比值应在 50% 以上,福辛普利的谷/峰比值在 83%,降压作用维持时间长。

2. 福辛普利肝、肾功能不全时的服药剂量　福辛普利是唯一经肝、肾双通道排泄的 ACEI。与其他 ACE 抑制剂不同,肾或肝功能不全患者可通过替代途径代偿性排泄。对于有肝脏功能或肾脏功能不全的患者仍可应用,因此肝或肾功能减退患者不需降低剂量。

3. 福辛普利在心力衰竭治疗中的应用　推荐的初始剂量为 10mg,每日 1 次,并进行严密的医学监护;如果患者能很好耐受,则可逐渐增量至 40mg,每日 1 次。即使在初始剂量后出现轻度低血压,也可继续谨慎增加剂量,并有效地处理低血压。

(王晓军　孟祥磊　陈　强)

第三节　血管紧张素受体拮抗剂

一、药物治疗概论

1. **分类、药理学和药代动力学特征**　血管紧张素 II 受体(AT_1 受体)是血管紧张素的作用靶点,阻断 AngII 与 AT_1 受体结合,从而阻断了任何来源或任何途径合成的血管紧张素 II 所产生的生理作用。血管紧张素受体拮抗剂(ARB)正是通过这一机制发挥扩张血管、降低血压、抑制心血管细胞重构、降低心脏后负荷、治疗心力衰竭等作用的。ARB 类药物不影响缓激肽降解,其水肿、干咳的发生率明显低于 ACEI 类药物。ARB 类药物可降低高血压患者的心血管事件危险,降低糖尿病或肾病患者的蛋白尿及微量白蛋白尿。尤其适用于伴左室肥厚、心力衰竭、心房颤动预防、糖尿病肾病、代谢综合征、微量白蛋白尿或蛋白尿患者,以及不能耐受 ACEI 类药物的患者。在心力衰竭治疗指南中推荐地位弱于 ACEI 类药物,多用于不能耐受 ACEI 类药物的患者的替代治疗。

ARB 类药物不是前体药物,不需代谢,直接发挥作用。其药理作用相似,药动学存在差异(表 3-3-1)。ARB 类药物与 AT_1 受体的亲和性也存在差异,目前认为与 AT_1 的亲和力由强到弱为替米沙坦>奥美沙坦>坎地沙坦>缬沙坦>氯沙坦。ARB 类药物的不良反应少见,偶有腹泻,长期应用可升高血钾,应注意监测血钾及肌酐水平变化。双侧肾动脉狭窄、孕妇、高钾血症者禁用。

表 3-3-1 ARB 类药物的药动学比较

名称	生物利用度	蛋白结合率	达峰时间(小时)	半衰期(小时)	达稳态血药浓度时间	排泄(尿%/粪%)
氯沙坦	33%	>99%	3~4	6~9		35/58
缬沙坦	23%	96%	4~6	6~7	3天	30/70
厄贝沙坦	60%~80%	96%	1.5~2	11~15	3天	20/80
坎地沙坦	42%	99.6%	4~6	9~11		33/67
替米沙坦	42%~57%	>99.5%	0.5~1	>20		2/98
奥美沙坦	26%	99%	2	13	3~5天	50/50

2. ARB 常见不良反应及处理　ARB 与 ACEI 相似,可能引起低血压、肾功能不全和高钾血症等。但此类药物与 ACEI 相比不良反应(如干咳)少,极少数患者也会发生血管神经性水肿。开始应用及改变剂量的 1~2 周内,应监测血压(包括不同体位时的血压)、肾功能和血钾。

(1)血管神经性水肿:参见 ACEI 药物治疗概论相关内容。

(2)肌酐升高:ARB 类药物与 ACEI 类相似,扩张肾小球入球小动脉的能力明显低于对出球小动脉的扩张能力,使肾小球囊内压下降,造成肾脏灌注不足,血清肌酐上升。若患者使用 ARB 类药物,血肌酐升高 30% 以上应停药或减量。对于血肌酐 ≥ 3mg/dl(265μmol/L)的患者应禁止使用 ARB 类药物。

(3)血钾升高:对于肾功能正常的患者,ARB 较少引起高钾血症;但是对于慢性肾脏病患者,尤其是血肌酐 ≥ 3mg/dl(265μmol/L)的患者,ARB 类易导致高钾血症。当血钾高于 5.0mmol/L 时应慎用 ARB 类,当血钾高于 5.6mmol/L 应禁用 ARB 类,其他处理见 ACEI 类相关内容。

3. ARB 类药物在高血压中的应用　降压作用明确,保护靶器官证据较多,对糖脂代谢无不良影响。适用于 1~2 级高血压,尤对高血压合并慢性心力衰竭、心肌梗死后、心功能不全、心房颤动预防、糖尿病肾病、非糖尿病肾病、代谢综合征、蛋白尿/微量白蛋白尿患者有益。可与小剂量噻嗪类利尿药或二氢吡啶类 CCB 合用。

4. ARB 类药物在冠心病中的应用　对于不能耐受 ACEI 的患者可考虑应用 ARB。

5. ARB 类药物在心力衰竭(HF)中的应用　2013ACCF/AHA 心力衰竭管理指南推荐对于当前或既往有 HF 症状、对 ACEI 不耐受的 EF 降低的 HF(HF-REF)患者,如果无禁忌证,推荐用 ARB 以降低发病率和死亡率;对于 HF-REF 患者,特别是因其他适应证已经在服用 ARB 的患者,如果无禁忌证,作为一线治疗的 ACEI 的替代选择。对于已经在用一种 ACEI 和一种 β 受体拮抗剂治疗，仍持续有症状，而醛固酮拮抗剂不是适应证或不耐受的患者，可以考虑加用一种 ARB；常规联用 ACEI、ARB 和醛固酮拮抗剂对 HF-REF 患者可有害。

ARB 的使用方法和原则与 ACEI 相似，从小剂量起用，逐步将剂量增至目标推荐剂量或可耐受的最大剂量，应监测血压、血钾和肾功能。

慢性收缩性心力衰竭时常用的 ARB 及剂量见表 3-3-2。

表 3-3-2　慢性收缩性心力衰竭时常用的 ARB 及剂量

药物	起始剂量	目标剂量
坎地沙坦	4mg，1 次 /d	32mg，1 次 /d
缬沙坦	20~40mg，1 次 /d	80~160mg，2 次 /d
氯沙坦	25mg，1 次 /d	100~150mg，1 次 /d
厄贝沙坦	75mg，1 次 /d	300mg，1 次 /d
替米沙坦	40mg，1 次 /d	80mg，1 次 /d
奥美沙坦	10mg，1 次 /d	20~40mg，1 次 /d

6. ARB 类药物过量时的处理　首先应纠正低血压，及时补充液体扩充血容量，部分药物过量时可用透析法将部分药物除去。

二、药物使用精解

氯沙坦 Losartan

【其他名称】
科索亚、洛沙坦。

【药物特征】

氯沙坦选择性地与血管紧张素Ⅱ受体（AT$_1$受体）结合，阻断任何来源或任何途径合成的血管紧张素Ⅱ所产生的血管收缩、醛固酮释放、心血管细胞增殖肥大、心血管重构等生理作用，从而发挥扩张血管、降低血压、抑制心血管细胞重构、降低心脏后负荷、治疗心力衰竭等作用。AT$_1$受体拮抗剂不抑制血管紧张素转化酶活性，不影响血管紧张素Ⅱ和缓激肽的降解，所以其缓激肽介导的效应如水肿、咳嗽等不易发生。氯沙坦对肾脏血流动力学的影响与ACEI类药物类似，可扩张入球小动脉和出球小动脉。对高血压、糖尿病合并肾功能不全者具有保护作用，还具有促进尿酸排泄的作用。氯沙坦不影响体内的糖脂代谢。

口服吸收良好，在肝脏首关代谢为羧酸型活性代谢物EXP3174及其他无活性代谢物，生物利用度约为33%。氯沙坦及EXP3174的血药浓度分别在1小时及3~4小时达到峰值，食物不影响氯沙坦的血浆浓度。氯沙坦及EXP3174的血浆蛋白结合率≥99%，几乎不能透过血脑屏障。氯沙坦及EXP3174的终末半衰期分别为2小时和6~9小时。35%由尿排泄，58%由粪便排泄。

【适应证】

原发性高血压。

【剂型与特征】

只有口服普通片剂，规格有50mg、100mg。

【用法和用量】

推荐清晨口服：一次50mg，一日1次，3~6周可达最大降压作用。部分患者增加到一次100mg，一日1次，可进一步增加降压作用。血管容量不足的患者减少初始剂量，为一次25mg，一日1次。老年人及肾功能不全患者不需调整剂量，肝功能不全患者降低剂量。

【不良反应】

常规使用的耐受性良好。常见头晕。少见乏力、胸痛、水肿、心悸、心动过速、腹痛、腹泻、消化不良、恶心、食欲缺乏、背痛、肌肉痉挛、头晕、头痛、失眠、咳嗽、鼻充血。偶有面部水肿、发热、直立性低血压、晕厥、心绞痛、二度房室传导阻滞、心肌梗死、心律不齐、焦虑、共济失调、脱发、皮炎、光敏感、瘙痒、皮疹、荨麻疹、视力模糊、阳痿、血管神经性水肿。大剂量应用可引起高钾血症。

【禁忌证】

对本品中的任何成分过敏者禁用。

【药物相互作用】

1. 已确认和氢氯噻嗪、地高辛、华法林、西咪替丁、苯巴比妥和红霉素不具有临床意义上的药物相互作用。利福平和氟康唑可降低 EXP3174 的水平。

2. 与保钾利尿药、补钾剂或含钾的盐代用品合用时可导致血钾升高。

3. 锂的排泄可能会减少。

4. 非甾体抗炎药物（NSAIDs）可能降低利尿药和其他抗高血压药的作用。使用 NSAIDs 治疗的有肾功能损害的患者，同时服用 ARB/ACEI 可能导致进一步的肾功能损害。

5. 与其他降压药物合用具有协同作用。

【注意事项】

1. 应注意本药也可发生血管神经性水肿。

2. 以下情况慎用　血管容量不足的患者（如大剂量使用利尿药的患者），使用可发生症状性低血压。

3. 肾功能不全伴有或不伴有糖尿病的患者易发生电解质失衡。

4. 肝硬化患者氯沙坦的血浆浓度明显增加；对肝功能不全患者应该考虑使用较低剂量。

5. 依赖于肾素 - 血管紧张素 - 醛固酮系统活性的患者(如严重的充血性心力衰竭患者)可引起少尿或进行性氮质血症及急性肾衰竭或死亡。

6. 双侧肾动脉狭窄或只有单侧肾脏而肾动脉狭窄的患者可增加其血尿素和肌酐含量。

【FDA 妊娠 / 哺乳分级 】

C、D 级 /L3 级。孕妇禁用。哺乳期妇女应停止用药或停止授乳。

【用药实践 】

1. 氯沙坦药物过量的处理 关于本品人类用药过量的资料很少。用药过量最可能的表现是低血压和心动过速。如果发生症状性低血压,应该给予补充血容量、升压等治疗。氯沙坦及其活性代谢产物都不能通过血液透析而清除。

2. 氯沙坦在特殊人群中的应用

(1)对于双侧肾动脉狭窄或只有单侧肾脏而肾动脉狭窄的患者,影响肾素 - 血管紧张素系统的药物可增加其血尿素和肌酐含量,使用本品也有类似结果。停止治疗后,肾功能可以恢复。

(2)不同种族对氯沙坦治疗的反应不同。基于 LIFE 研究,尽管两个治疗组均有效降低黑人患者的血压,但与阿替洛尔相比,氯沙坦在降低心血管患病率和死亡率方面的益处不适用于黑人高血压伴左心室肥厚患者。

(3)氯沙坦在合并尿酸升高的高血压患者的应用中发现可明显减低血尿酸,对此类患者选择氯沙坦有优势。

缬沙坦 Valsartan

【其他名称 】

代文、大乐。

【药物特征 】

缬沙坦不需代谢,直接与 AT_1 受体选择性结合,抑制血管紧张素Ⅱ的生理作用,发挥其降压、抗心力衰竭等作用。对ACE没有影响,不引起缓激肽或P物质潴留。对体内的糖脂代谢、尿酸水平没有明显影响。单剂口服2小时内产生降压作用,4~6小时达到作用高峰,降压效果可维持24小时以上;多次给药,2~4周达到最大降压疗效。突然停用时不引起"反跳现象"。

口服吸收量差异很大,平均绝对生物利用度为23%,缬沙坦94%~97%与血清蛋白结合。体内不经生物转化,主要以原形排泄,70%从粪便排出,30%从尿排出。

【适应证】

轻、中度原发性高血压。

【剂型与特征】

只有口服普通片剂,规格有80mg、160mg。

【用法和用量】

推荐清晨口服:一次80mg,一日1次。降压效果不佳者可增量至160mg/d,或加用利尿药。肾功能不全或非胆源性、无淤胆的肝功能不全不需调整剂量。

【不良反应】

不良反应发生率低,主要有头痛、头晕、腹泻等。常见病毒感染、中性粒细胞减少。少见直立性血压改变。偶见轻度头痛、头晕、疲乏、腹痛、干咳、性欲减退、血钾增高、转氨酶增高。不常见鼻炎、咽炎、关节痛、恶心等。

【禁忌证】

过敏者、孕妇禁用。

【药物相互作用】

缬沙坦在体内几乎不经过代谢,未发现明显的药物相互作用。与保钾利尿药、补钾或使用含钾制剂可导致血钾浓度升高和引起心力衰竭患者的血清肌酐升高。

【注意事项】

1. 低钠及血容量不足的患者(如大剂量使用利尿药)使用

初期可出现症状性低血压。

2. 单侧肾动脉狭窄的肾性高血压患者短期使用没有引起肾血流动力学、肌酐、尿素氮的明显变化。由于其他作用于RAAS 的药物可能使单侧或双侧肾动脉狭窄患者的尿素氮或肌酐升高,应监测。

3. 肝功能不全时不需要调整剂量,胆道梗阻患者因排泄减少使用时应小心。

4. 肾功能不全时不需要调整剂量,但肌酐清除率< 10ml/min 时需要注意。

【FDA 妊娠 / 哺乳分级】

C、D 级 /L3 级。孕妇禁用。不宜用于哺乳期。

【用药实践】

1. 缬沙坦药物过量的处理　虽然临床处理本药过量服用的经验较少,但其可能出现的主要症状是严重低血压。如果是在服药后不久发生,可采用催吐治疗,否则可按常规采用静脉滴注生理盐水。本品与血浆蛋白的结合率高,故不能经透析被清除。

2. 缬沙坦在特殊人群中的应用　临床循证医学证据证实,糖尿病合并尿蛋白增加患者的治疗中,缬沙坦存在降压以外的独特作用。研究发现高剂量(160~320mg/d)的缬沙坦减少白蛋白尿的疗效优于常用剂量且明显与降低血压无关。虽然美国糖尿病协会(ADA)和美国国家肾脏基金会(NKF)已经推荐使用ARB 如缬沙坦作为出现微量白蛋白尿现象的高血压合并 2 型糖尿病患者的首选药物,以获得最佳的组织保护,但目前在我国缬沙坦用于降低蛋白尿仍为超说明书用药。

厄贝沙坦 Irbesartan

【其他名称】

安博维、贝沙、科苏。

【药物特征】

厄贝沙坦的活性不需代谢激活,直接作用于 AT_1 受体,拮抗血管紧张素Ⅱ的作用。不影响 ACE 的活性。

口服吸收良好,绝对生物利用度为 60%~80%,不受进食影响。口服后 1.5~2 小时可达血浆峰浓度,血浆蛋白结合率为96%。体内在肝脏与葡糖醛酸结合而被代谢,代谢产物主要为葡糖醛酸结合型厄贝沙坦。终末清除半衰期为 11~15 小时,每日 1 次给药,3 天内达到血浆稳态浓度。厄贝沙坦及其代谢产物由胆道和肾脏排泄。轻度肝、肾功能损害对其药动学无明显影响。

【适应证】

原发性高血压、合并高血压的 2 型糖尿病肾病。

【剂型与特征】

只有口服普通片剂,规格有 150mg、300mg。

【用法和用量】

推荐清晨口服:推荐初始剂量和维持剂量为一次 150mg,一日 1 次。效果欠佳时,根据病情可增至一次 300mg,一日1 次;或联用利尿药等。进行血液透析和年龄超过 75 岁的患者初始剂量为一次 75mg,一日 1 次。患有 2 型糖尿病的患者初始剂量为 150mg/d,并逐渐增量至 300mg/d,长期维持。

【不良反应】

常见眩晕、恶心、呕吐、疲劳、血浆肌酸激酶升高、高钾血症。不常见心动过速、潮红、腹泻、消化不良、性功能障碍、胸痛、直立性低血压、皮疹、血管神经性水肿。

【禁忌证】

过敏者、妊娠第 4~9 个月、哺乳期妇女禁用。

【药物相互作用】

1. 与其他降压药物和利尿药具有协同降压作用。

2. 与保钾利尿药、补钾剂或含钾的盐代用品合用时可导致血钾升高。

3. 锂的排泄可能会减少。

4. 非甾体抗炎药物（NSAIDs）可能降低抗高血压药的作用。

5. 与华法林、甲苯磺丁脲（CYP2C9 底物）和尼非地平（CYP2C9 抑制剂）合用可观察到相互作用，但没有观察到有意义的药动学和药效学的相互影响。

【注意事项】

1. 血管容量不足的患者（如大剂量使用利尿药的患者）使用可发生症状性低血压。

2. 双侧肾动脉狭窄或单侧肾脏而肾动脉狭窄的患者使用影响 RAAS 系统的药物增加发生严重低血压和肾功能不全的风险。肾功能损害患者使用时应监测血钾和肌酐。

3. 以下情况慎用　血容量不足的患者、主动脉和二尖瓣狭窄、梗阻性肥厚型心肌病。不推荐原发性醛固酮增多症患者使用本品。

4. 依赖于肾素 - 血管紧张素 - 醛固酮系统活性的患者（如严重的充血性心力衰竭患者）可引起急性低血压、少尿或进行性氮质血症及急性肾衰竭或死亡。

【FDA 妊娠 / 哺乳分级】

C、D 级 /L3 级。妊娠前 3 个月最好不用，第 4~9 个月禁用。哺乳期妇女禁用。

【用药实践】

1. 厄贝沙坦药物过量的处理　厄贝沙坦过量最可能的表现为低血压和心动过速，也会发生心动过缓。本品过量的治疗无相关的特殊资料。应对患者严密监测，给予对症和支持性治疗，紧急措施包括催吐和（或）洗胃，口服药用炭对药物过量的治疗有用。血液透析不能清除厄贝沙坦。

2. 厄贝沙坦在特殊人群中的应用　厄贝沙坦治疗伴有肾

脏病变的高血压和 2 型糖尿病患者的糖尿病肾病试验（IDNT）显示，本品可减慢慢性肾功能不全和有明显蛋白尿患者的肾功能损害进展，但没有观察到本品对所有原因所致的死亡率有作用，可观察到对终末期肾脏疾病有减少趋势和血清肌酐加倍明显减少。

坎地沙坦 Candesartan

【其他名称】

必洛斯、伲利安。

【药物特征】

临床使用其前体药物坎地沙坦酯，在体内迅速水解为坎地沙坦，与 AT_1 受体结合，拮抗血管紧张素 II 的作用。

坎地沙坦的绝对生物利用度约 42%，达峰时间为 4~6 小时。蛋白结合率＞99%，极少通过血脑屏障，主要以原形经尿（33%）、粪排泄（67%），排泄半衰期为 9~11 小时。

【适应证】

原发性高血压。

【剂型与特征】

只有口服普通片剂，规格有 4mg、8mg。

【用法和用量】

推荐清晨口服：一次 4~8mg，一日 1 次；必要时可增加剂量至一次 12mg，一日 1 次。

【不良反应】

可见头晕、蹒跚、胃肠道反应、皮疹、心悸、转氨酶升高、乏力等。可能出现的严重不良反应有血管神经性水肿、晕厥和意识丧失、急性肾衰竭、高钾血症、肝功能恶化或黄疸、粒细胞缺乏、横纹肌溶解、间质性肺炎。

【禁忌证】

过敏者、孕妇禁用。

【药物相互作用】

1. 与其他降压药物和利尿药具有协同降压作用。

2. 与保钾利尿药、补钾剂或含钾的盐代用品合用时可导致血钾升高。

【注意事项】

1. 下列情况谨慎使用　单侧或双侧肾动脉狭窄患者、高钾血症、肝功能障碍患者、严重肾功能障碍患者、老年患者、血液透析患者、严格进行限盐疗法的患者、服用利尿药的患者。

2. 手术前 24 小时最好停用。

3. 用药期间避免高空作业、驾驶等操作。

【FDA 妊娠 / 哺乳分级】

C、D 级 /L3 级。孕妇禁用。哺乳期妇女应禁用或停止授乳。

【用药实践】

1. 坎地沙坦的不良反应及处理　降压过程中如观察到畏寒、呕吐、晕厥等,应立即进行适当处理。使用本药治疗应从较低的剂量开始服用。如有必要增加剂量,应密切观察患者的情况,缓慢进行,特别是正进行血液透析的患者、严格进行限盐疗法的患者、服用利尿药的患者、伴有心力衰竭的患者。

2. 坎地沙坦药物过量的处理　药物过量的主要表现可能为症状性低血压和头晕。据个例报道,服用剂量达 672mg 坎地沙坦酯的患者能正常康复。如果发生症状性低血压,应进行对症治疗和监控生命体征。患者应仰卧的同时抬高下肢,若效果不显著,应输液(如等渗盐水)以增加血浆容量。若以上方法效果均不显著,可以使用多巴胺等拟交感神经药物。坎地沙坦不能通过血液透析清除。

3. 坎地沙坦在特殊人群中的应用　拟进行手术的患者,术前 24 小时最好停止服用。由于对 RASS 系统的抑制作用,服用 ARB 的患者,在麻醉及手术时会产生血压急剧下降。

替米沙坦 Telmisartan

【其他名称】

美卡索、帮坦。

【药物特征】

替米沙坦直接与 AT_1 结合,拮抗血管紧张素Ⅱ的生理作用。

口服吸收迅速,绝对生物利用度约为 50%,饮食影响吸收速率,但不影响吸收总量。血浆浓度存在性别差异,女性高于男性。血浆蛋白结合率 > 99.5%,体内与葡萄糖醛酸结合后进行代谢,结合产物无药理学活性。几乎完全以原形经粪便排泄,终末清除半衰期超过 20 小时。血液透析不能清除。肝功能损害患者的生物利用度升高,可达 100%。

【适应证】

原发性高血压。

【剂型与特征】

只有口服普通片剂和胶囊剂,药动学无差异,规格有 40mg、80mg。

【用法和用量】

推荐清晨口服,剂量个体化。常规初始剂量为一次 40mg,一日 1 次。维持剂量可在 20~80mg,根据血压调整具体剂量。最大剂量为一次 80mg,一日 1 次。轻、中度肾功能不全患者不需调整剂量;轻、中度肝功能不全患者的每日剂量不超过40mg。

【不良反应】

常见感染症状(上呼吸道感染、泌尿道感染、咽炎、鼻窦炎等)、腹泻、腹痛、消化不良、湿疹样皮肤病变、关节炎、背痛、腿部抽筋或腿痛、肌痛、胸痛、流感样症状。少见焦虑、视力异常、眩晕、口干、胀气、多汗、肌腱炎等。还可发生红斑、瘙痒、心动过缓、心动过速、肝功能异常、肾功能受损、高钾血症、呼吸困难、贫血、粒细胞增多、血小板减少、血管神经性水肿、荨麻疹等。

【禁忌证】

过敏者，中、晚期妊娠（妊娠的中间 3 个月和最后 3 个月期间）及哺乳期妇女，胆道梗阻性疾病，严重肝功能损害患者禁用。

【药物相互作用】

1. 与其他降压药物和利尿药具有协同降压作用。

2. 与保钾利尿药、补钾剂或含钾的盐代用品合用时可导致血钾升高。

3. 锂的排泄可能会减少。

4. 非甾体抗炎药物（NSAIDs）可能降低抗高血压药的作用。

【注意事项】

替米沙坦经胆汁排泄，不应用于胆汁淤积、胆道梗阻或严重肝功能不全患者。慎用于轻、中度肝功能损害者。双侧肾动脉狭窄或单侧肾动脉狭窄患者增加严重低血压及肾功能不全的危险。肾功能损害患者使用应监测血钾及肌酐水平。原发性醛固酮增多症患者不建议使用。

【FDA 妊娠/哺乳分级】

C、D 级/L4 级。孕妇禁用。哺乳期妇女应禁用或停止授乳。

【用药实践】

1. 替米沙坦常见不良反应及处理　在 ARB 类降压药物中，替米沙坦的降压作用相对较强，并且降压效果优于部分 ACEI 如依那普利、赖诺普利，咳嗽的发生率替米沙坦明显低于上述药物。同阿替洛尔比较降压效果相当，不良反应（阳痿和疲劳）的发生率低。同氨氯地平比较替米沙坦组在服药后的 4 小时内显著性地降低心率。

2. 替米沙坦药物过量的处理　尚无任何过量使用的病例

报告,替米沙坦过量最可能的表现是低血压。替米沙坦不能经血液透析消除。一旦发生过量,应对患者作密切观察,治疗应根据服药时间和症状的严重性。推荐的措施包括催吐和(或)洗胃。药用炭治疗过量可能有效。应密切监测血电解质和肌酐。若发生直立性低血压,患者应平卧,并尽快补充生理盐水和扩容。

3. 替米沙坦在特殊人群中的应用 在临床心力衰竭患者中,如合并肾功能不全,且患者同时服用保钾利尿药如螺内酯、氯化钾缓释片及其他补钾药物,应该严密监测血钾水平,避免高钾血症出现。一旦出现严重的高钾血症,应紧急处理。具体处理措施参见 ACEI 药物治疗概论。

奥美沙坦 Olmesartan

【其他名称】

傲坦。

【药物特征】

临床使用其前体药物奥美沙坦酯,在体内迅速水解为奥美沙坦,与 AT_1 受体结合,拮抗血管紧张素Ⅱ的作用。

单次或多次口服呈线性药代动力学特性,3~5 天之内可以达到稳态血药浓度。口服吸收迅速,完全水解为奥美沙坦,绝对生物利用度约为 26%,1~2 小时之后即达血药峰值浓度。进食不影响生物利用度。血浆蛋白结合率高达 99%,不易通过血脑屏障。水解为奥美沙坦后不再代谢,以双相方式被消除,最终消除半衰期约为 13 小时,有 35%~50% 的吸收的药物从尿液中排出,其余经胆汁从粪便中排出。

【适应证】

高血压。

【剂型与特征】

只有口服普通片剂,规格为 20mg。

【用法和用量】

推荐清晨口服：通常起始剂量为一次 20mg，一日 1 次；2 周治疗后仍需进一步降低血压的患者，剂量可增至一次 40mg，一日 1 次。血容量不足的患者可降低初始剂量。

【不良反应】

常见背痛、支气管炎、肌酸激酶升高、腹泻、头痛、血尿、高血糖、高甘油三酯血症、流感样症状、咽炎、鼻炎、鼻窦炎等。还可发生外周性水肿、关节疼痛、皮疹等。

【禁忌证】

过敏者禁用。

【药物相互作用】

奥美沙坦不通过细胞色素 P450 代谢，不会出现相关的药物相互作用。与地高辛或华法林使用无明显的相互作用。

【注意事项】

单侧或双侧肾动脉狭窄患者可导致血肌酐或尿素氮升高。肾功能损害患者可出现少尿或氮质血症、急性肾衰竭或死亡等。血容量不足或低钠血症患者首次使用可出现症状性低血压。轻、中度肝、肾功能不全患者不需调整剂量。

【FDA 妊娠 / 哺乳分级】

C、D 级 /L3 级。孕妇禁用。哺乳期妇女应禁用或停止授乳。

【用药实践】

1. 奥美沙坦药物过量的处理　关于本药人体药物过量的资料有限。奥美沙坦是否可以通过血液透析清除尚不清楚。

2. 本药在降压治疗中的优势　与其他 ARB 降压药物相比，单药治疗轻、中度高血压，奥美沙坦酯的降压作用更强。

（孟祥磊　王晓军　陈　强）

第四节　β受体拮抗剂

一、药物治疗概论

1. 分类、药理学和药代动力学特征　β受体拮抗剂（β-RB）具有多重药理作用，是心肌梗死、心绞痛、心律失常、心力衰竭的基础用药。β受体拮抗剂也是基础降压药物，但其在最近欧美颁布的高血压指南中推荐地位有所下降。我国的高血压指南（2010版）中β受体拮抗剂仍是5类基础降压用药之一，推荐级别未变化。

β受体拮抗剂的主要药理作用包括阻断心脏和肾脏的肾上腺素 β_1 受体，抑制交感神经系统兴奋和儿茶酚胺的作用，减慢心率，降低心肌收缩力和心排血量，抑制肾素分泌，导致 AngⅡ 降低；透过血脑屏障进入中枢，阻断中枢β受体，使外周交感神经活性降低；阻断外周去甲肾上腺素能神经末梢突出前膜 β_2 受体，抑制正反馈调节，减少去甲肾上腺素的释放；促进前列环素生成等。β-RB 因阻断β受体，还可产生收缩支气管平滑肌、影响糖脂代谢、抑制甲状腺素 T_4 转化、降低眼压等作用，部分β-RB 还具有内在拟交感活性或膜稳定作用。β受体拮抗剂具有明确的循证医学证据，其具有靶器官保护，降低心律失常、心肌梗死、心力衰竭等心血管事件死亡率，改善心血管疾病患者的长期预后等作用。

β受体拮抗剂的常见不良反应有疲乏、肢体冷感、激动不安、胃肠不适等，还可能影响糖脂代谢。高度心脏传导阻滞、哮喘患者为禁忌证。慢性阻塞性肺疾病、运动员、周围血管病或糖耐量异常者慎用。长期应用者突然停药可发生反跳现象，故患者应在可耐受的情况下坚持长期使用。如需停用，应逐渐减量停用，停用时间约2周。对于心力衰竭患者，应从小剂量开始使用,逐渐增加剂量至最大耐受剂量,以获得最好的疗效。

根据 β 受体拮抗剂对 β 受体的选择性不同,可分为非选择性、选择性 β 受体拮抗剂。选择性 β$_1$ 受体拮抗剂如美托洛尔、比索洛尔等对心脏的选择性强,对支气管平滑肌的影响小,可谨慎用于慢性阻塞性肺疾病、周围血管病或糖耐量异常者,且在治疗冠心病、心力衰竭等方面具有更多的证据。亲脂性 β-RB 能较好地透过细胞膜及血脑屏障,发挥更好的 β 受体拮抗作用,在抗心力衰竭等方面亲脂性 β-RB 的疗效优于亲水性 β-RB。不同 β 受体拮抗剂的药动学存在差异,见表3-4-1。

表 3-4-1　β 受体拮抗剂的药动学差异

药物	脂溶性 HLB	生物利用度(%)	首关消除(%)	蛋白结合率(%)	半衰期(小时)	消除器官	血药浓度的个体差异(倍)
普萘洛尔	5.93	30	60~70	93	2~3	肝	20
噻吗洛尔	0.3~1.16	75	25~30	75	2~5	肝、肾	2~7
吲哚洛尔	1.75	90	10~20	57	2~5	肝	4
美托洛尔	2.15	40~50	25~60	12	3~5	肝	5~20
阿替洛尔	0.23	50	0~10	6~16	6~7	肾	4
比索洛尔		>90	0~10	30	10~12	肝、肾	
艾司洛尔				55	0.15	红细胞	
醋丁洛尔	1.9	40	30	11~26	3~4	肝、肾	6~24

续表

药物	脂溶性 HLB	生物利用度（%）	首关消除（%）	蛋白结合率（%）	半衰期（小时）	消除器官	血药浓度的个体差异（倍）
拉贝洛尔	11.5	20~40	60	50	5.5/i.v 4.5	肝	0
卡维地洛		25	60~75	98	6~10	肝、肾	

注：HLB值越大，亲脂性越强

2. β受体拮抗剂常见不良反应及处理

（1）低血压：一般出现于首剂或加量的24~48小时内，通常无症状，可自动消失。首先考虑停用可影响血压的药物如血管扩张剂，如无充血证据，减少利尿药的剂量，也可考虑暂时将ACEI减量，或两药在不同时间段服用。如低血压伴有低灌注的症状，则应将β受体拮抗剂减量或停用，并重新评定患者的临床情况。

（2）心力衰竭症状加重或心力衰竭恶化：在β受体拮抗剂起初应用的2~3周主要产生的药理作用使心力衰竭可能加重甚至恶化，左室射血分数也可能降低，应注意鉴别是否与β受体拮抗剂的应用有关。如病情加重确系由于β受体拮抗剂所致或至少无法排除，应减量或退回至前一个剂量，甚至停药；如无证据表明与β受体拮抗剂有相关性，不必减量或停药，但需加强其他抗心力衰竭治疗措施，如增加利尿药的剂量，静脉给予血管活性药物等。若增加利尿药的剂量未获有益反应，应寻找病情恶化的原因和诱因，如感染（呼吸道感染最常见）、心律失常（如伴快速心室率的心房颤动）、应用加重心脏负荷或损害心肌的药物、盐摄入过多致容量超负荷等，并进行相应处理；症状较重的患者若不能排除与β受体拮抗剂增加剂量有关，可适当减量或退回至增量前的剂量，但仍以维持使用β受体拮抗剂为宜,急性失代偿性心力衰竭患者停用β受体拮抗剂可能增加死亡率和再入院风险。病情稳定后再逐步滴定加量,直至达到目标剂量或最大耐受剂量。

一般持续应用β受体拮抗剂超过2~3个月,心力衰竭症状可缓解或减轻,左室射血分数可上升;至4~6个月,由于发挥"生物学效应",心肌重构的发展可被延缓或逆转,降低临床终点事件发生率和改善预后的有益作用方显示出来。

(3)心动过缓和房室传导阻滞:服用β受体拮抗剂的过程中出现缓慢性心律失常,首先评估是否有症状和症状的严重程度及其与心动过缓的关系。其次行心电图和动态心电图检查以了解是否合并有各种类型的心脏传导阻滞、窦性停搏或长间歇等。如存在窦房结、其他部位的心脏传导系统病变或持续性窦性心动过缓伴有症状,应停用β受体拮抗剂或可改用伊伐布雷定。不主张为了应用β受体拮抗剂而植入永久性心脏起搏器。检查是否合用其他降低心率影响传导的药物,如地高辛、胺碘酮、非二氢吡啶类钙通道阻滞剂(如维拉帕米、地尔硫草)等,若使用这些药物,可考虑减量或暂时停用。具有内在拟交感活性的β受体拮抗剂则很少引起心动过缓。

(4)对糖脂代谢的影响:该类影响主要来自于β_2受体拮抗。新型的β受体拮抗剂都将这类副作用减到最低,如高选择性β_1受体拮抗剂酒石酸美托洛尔或琥珀酸美托洛尔、比索洛尔或兼有α受体拮抗作用的卡维地洛等,均不同于传统的非选择性β受体拮抗剂,它们对糖脂代谢的影响以及对外周血管的不良影响相对较小,可以相对安全有效地应用于糖尿病患者。

对老年人、肥胖和糖代谢异常的人群,若临床存在交感激活以及心率≥75次/min(合并严重肥胖的代谢综合征或糖尿病)的高血压患者或患者具有心肌梗死、心力衰竭等β受体拮抗剂的强适应证,需评估后使用β受体拮抗剂,并监测血糖、血脂的变化。

（5）男性勃起功能障碍：此类药物可能会对性活跃的男性有影响，对男性患者处方此药应加以说明。有研究显示奈必洛尔可能改善性行为评分，避免勃起功能障碍。

3. β受体拮抗剂用药达标的判断　静息心率是评估β受体拮抗剂的用量是否达标的主要依据。目前认为，清晨起床前的心率可代表静息心率或基础心率。静息心率为 55~60 次 /min，治疗后进行中等量活动时，心率应较静息增加少于 20 次 /min。严重心绞痛患者如无心动过缓症状，可降至 50 次 /min。以上心率目标提示β受体拮抗剂的用量足以充分阻断心脏 β_1 受体，即达到目标剂量或最大耐受剂量。

4. β受体拮抗剂在急性 ST 段抬高型心肌梗死（STEMI）中的应用　无禁忌证的 STEMI 患者应在发病后的 24 小时内常规口服β受体拮抗剂。建议口服美托洛尔，从低剂量开始，逐渐加量。若患者的耐受性良好，2~3 天后换用相应剂量的长效控释制剂；发病早期有β受体拮抗剂使用禁忌证的患者应在 24 小时后重新评价并尽早使用；STEMI 合并顽固性多形性室性心动过速，同时伴交感兴奋电风暴表现者可选择静脉β受体拮抗剂治疗。

5. β受体拮抗剂在非 ST 段抬高型急性冠脉综合征（NSTE-ACS）中的应用　若无明确的禁忌证（例如急性收缩性心力衰竭）或对β受体拮抗剂不能耐受，NSTE-ACS 患者应常规使用β受体拮抗剂。对心绞痛基本缓解、血流动力学稳定的患者，发病后的 24 小时内开始β受体拮抗剂治疗。治疗时宜从小剂量开始，逐渐增加剂量，并观察心率、血压和心功能状况。常用药物包括阿替洛尔、美托洛尔、比索洛尔、卡维地洛。对心绞痛发作频繁、心动过速、血压较高的患者可采用静脉β受体拮抗剂（美托洛尔、艾司洛尔等），以尽快控制血压心率，缓解心绞痛发作。静脉艾司洛尔的用法为 0.5mg/（kg·min），约 1 分钟，随后以 0.05mg/（kg·min）维持；如疗效不佳，4 分钟后可重复给予负荷剂量并将维持剂量以 0.05mg/（kg·min）的幅度递增，最大剂量为 0.2mg/（kg·min）。静脉美托洛尔的用法为首剂 2.5~5mg（溶于生理盐水后缓慢静脉注射至少 5 分钟），30 分钟后可根据患者的心率、血压和心绞痛症状缓解情况酌情重复给药，总量不超过 10mg；病情稳定后改为口服药物治疗。

6. β 受体拮抗剂在慢性稳定型心绞痛中的应用　心肌梗死后的稳定性冠心病患者若左心室射血分数正常，持续使用 β 受体拮抗剂 3 年，根据病情可以停用；左室射血分数 < 40% 的慢性稳定性冠心病患者应长期使用 β 受体拮抗剂。推荐应用美托洛尔、比索洛尔和卡维地洛，将患者清醒时的静息心率控制在 55~60 次 /min。

7. β 受体拮抗剂在部分冠状动脉痉挛综合征（CASS）中的应用　对于合并冠状动脉器质性狭窄或严重心肌桥的 CASS，且临床主要表现为劳力性心绞痛者，或 CCB 和硝酸酯类疗效不佳时可以慎重联合使用高选择性的 β 受体拮抗剂。对于冠状动脉无显著狭窄的 CASS 患者禁忌单独使用 β 受体拮抗剂。

8. β 受体拮抗剂在心力衰竭中的应用　有充分的临床证据表明，新一代 β 受体拮抗剂美托洛尔、比索洛尔和卡维地洛可改善慢性心力衰竭患者的预后，临床疗效和不良反应发生率与普萘洛尔、阿替洛尔等第一代产品明显不同，应予选用。奈必洛尔尚无心力衰竭适应证，其他 β 受体拮抗剂也因缺乏获益证据而不推荐应用。

（1）急性心力衰竭：一般不选用 β 受体拮抗剂减慢心室率，但二尖瓣狭窄快速心房颤动导致急性肺水肿者可以使用短效静脉 β 受体拮抗剂如艾司洛尔。

（2）慢性心力衰竭

1）左室射血分数减低的心力衰竭（HF-REF）：结构性心脏病伴 LVEF 下降的无症状心力衰竭患者，无论有无心肌梗死，均可应用 β 受体拮抗剂；有症状或曾经有症状的 NYHA Ⅱ~Ⅲ

级、LVEF下降、病情稳定的慢性心力衰竭患者必须终身应用，除非有禁忌证或不能耐受；NYHA Ⅳ a 级的心力衰竭患者在严密监护和专科医师指导下也可应用。慢性心力衰竭合并心房颤动、慢性心力衰竭伴心绞痛者首选 β 受体拮抗剂控制症状。

2）左室射血分数保留的心力衰竭（HF-PEF）：高血压易导致左室肥厚和心房颤动以及心肌舒张功能不全，对于此类患者，β 受体拮抗剂具有减慢心率以改善左室充盈（尤其是运动时的左室充盈）、降低心肌耗氧量和逆转左室肥厚的作用，虽然 β 受体拮抗剂等并不能改善 HF-PEF 患者的临床预后。各国心力衰竭指南仍推荐 β 受体拮抗剂可作为 HF-PEF 伴心室率增快患者的优选药物。

（3）治疗慢性心力衰竭时 β 受体拮抗剂的把握：应从极小剂量起始，滴定加量，直到最大耐受剂量。如比索洛尔 1.25mg，每日 1 次；美托洛尔缓释片 12.5mg，每日 1 次；美托洛尔平片 6.25mg，每日 2~3 次；卡维地洛 3.125mg，每日 2 次。如患者能耐受，每隔 2~4 周将剂量加倍，直至达到心力衰竭治疗所需要的目标剂量或最大耐受剂量。β 受体拮抗剂临床试验的最大日剂量为比索洛尔 10mg、美托洛尔缓释片 200mg、美托洛尔平片 150mg、卡维地洛 50mg，但需依据患者的耐受状况而定。

9. β 受体拮抗剂在高血压中的应用 β 受体拮抗剂的降压作用明确，可单用或与其他降压药物联用以控制血压。联合方案是 β 受体拮抗剂与利尿药或长效二氢吡啶类 CCB 合用，后者具有扩张血管和轻度增加心率的作用，抵消 β 受体拮抗剂收缩血管及减慢心率的作用。对使用常规剂量的 β 受体拮抗剂血压未达标，而心率仍 ≥ 75 次 /min 的单纯高血压患者可加大 β 受体拮抗剂的剂量，有利于血压和心率双达标。治疗过程中应常规进行血压和心率评估。单纯高血压患者如能耐受心率管理在 60~75 次 /min，与治疗心力衰竭的目标心率不同。单纯高血压患者使用 β 受体拮抗剂后如心率已降至 55 次 /min（静息状态）

以下血压仍未达标者可联合二氢吡啶类 CCB,血压已达标者可适当缓慢减少 β 受体拮抗剂的剂量。

（1）适合选择 β 受体拮抗剂的高血压人群:高血压伴交感活性增高及心率偏快（静息心率 ≥ 75 次 /min）的中青年患者、高血压伴冠心病心绞痛或心力衰竭、高血压合并心房颤动（心室率快者）优先推荐使用 β 受体拮抗剂。

（2）不适宜首选 β 受体拮抗剂的高血压人群:包括老年人、肥胖者、糖代谢异常者、脑卒中、间歇性跛行、严重慢性阻塞性肺疾病患者。对不适宜的人群,但临床存在交感激活以及心率 ≥ 75 次 /min（合并严重肥胖的代谢综合征或糖尿病）的高血压患者,需评估后使用 β 受体拮抗剂,并监测血糖、血脂的变化。使用可以比索洛尔、卡维地洛、阿罗洛尔或奈必洛尔。

10. β 受体拮抗剂在心肌病中的应用

（1）扩张型心肌病:所有病情稳定、LVEF < 40% 的患者应使用 β 受体拮抗剂（卡维地洛、美托洛尔、比索洛尔）,需从小剂量开始,患者能耐受则每 2~4 周将剂量加倍,以达到静息心率不小于 55 次 /min 为目标剂量或最大耐受剂量。

（2）肥厚型心肌病:对于无症状的 HCM 患者建议服用 β 受体拮抗剂或非二氢吡啶类钙通道阻滞剂,小到中等剂量,如普萘洛尔、美托洛尔等 25~50mg/d。

（3）致心律失常的右室心肌病:也常使用 β 受体拮抗剂抑制交感神经兴奋,控制心律失常。

11. β 受体拮抗剂在心律失常中的应用

（1）心房颤动

1）控制心房颤动患者的心室率:常用艾司洛尔、普萘洛尔、美托洛尔。心房颤动急性发作时静脉给药更有效。β 受体拮抗剂与其他药物包括洋地黄类联用可达到协同效果,但联用时需缓慢逐渐加大剂量,以避免显著的心动过缓。

2）维持心房颤动患者的心室率:对阵发性或持续性心房颤

动,不论是否合并器质性心脏病,β受体拮抗剂均有预防心房颤动复发的作用。

（2）室性心律失常:各种原因的室性期前收缩均可选择β受体拮抗剂治疗。心肌梗死有非持续性室性心动过速的患者需应用β受体拮抗剂并需要进行危险分层,并决定他们是否应当植入ICD。

二、药物使用精解

普萘洛尔 Propranolol

【其他名称】

心得安。

【药物特征】

普萘洛尔非选择性地竞争性抑制β受体,无内在拟交感活性,阻断β_1、β_2受体。拮抗交感神经兴奋和儿茶酚胺的作用,降低心脏的收缩力与收缩速度,同时抑制血管平肌收缩,降低心肌耗氧量,恢复心肌耗氧、供氧平衡,治疗心绞痛。抑制心脏起搏点电位的肾上腺素能兴奋,治疗心律失常。通过中枢、肾上腺素能神经元阻滞,抑制肾素释放以及心排血量降低等作用治疗高血压。竞争性拮抗异丙肾上腺素和去甲肾上腺素的作用,阻断β_2受体,降低血浆肾素活性,可致支气管痉挛。抑制胰岛素分泌,使血糖升高,掩盖低血糖症状,延迟低血糖恢复。还具有膜稳定作用及抑制血小板膜Ca^{2+}转运起到抗血小板聚集作用。

脂溶性高,吸收较完全,广泛经肝内代谢,生物利用度约30%。给药后1~1.5小时达血药浓度峰值,消除半衰期为2~3小时,血浆蛋白结合率为90%~95%,易透过血脑屏障。个体血药浓度存在明显差异。经肾脏排泄,主要为代谢产物。不能经透析排出。

【适应证】

1．心肌梗死二级预防，降低死亡率。

2．高血压。

3．劳力性心绞痛。

4．室上性快速性心律失常、室性心律失常，特别是与儿茶酚胺或洋地黄有关的心律失常。可用于洋地黄疗效不佳的心房扑动、心房颤动心室率控制，也可用于顽固性期前收缩，改善患者的症状。

5．减低肥厚型心肌病流出道压差，减轻心绞痛、心悸与晕厥等症状。

6．合用 α 受体拮抗剂治疗嗜铬细胞瘤患者以控制心动过速。

7．控制甲状腺功能亢进症的心率过快、甲状腺危象。

【剂型与特征】

见表 3-4-2。

表 3-4-2　普萘洛尔剂型与特征

剂型	规格	生物利用度	血药浓度达峰时间	作用维持时间
普通片剂	10mg	30%	1~1.5 小时	半衰期为 2~3 小时
缓释片剂	40mg	30%	1~1.5 小时	约 24 小时

【用法和用量】

1．普通片　可空腹或与食物同服。

（1）高血压：初始剂量为一次 10mg，一日 3~4 次，可单独使用或与利尿药合用；剂量应逐渐增加，一日最大剂量为 200mg。

（2）心绞痛：初始剂量为一次 5~10mg，一日 3~4 次；每 3 日可增加 10~20mg，可渐增至一日 200mg，一日 3~4 次服用。

（3）心律失常：一次 10~30mg，一日 3~4 次，餐前、睡前服用。

（4）心肌梗死：一日 30~240mg，分 2~3 次。

（5）肥厚型心肌病：一次 10~20mg，一日 3~4 次。按需要及耐受程度调整剂量。

（6）嗜铬细胞瘤：一次 10~20mg，一日 3~4 次。术前用 3 天一般应先用 α 受体拮抗剂，待药效稳定后加用本品。

2．缓释片

（1）高血压：一日 1 片（40mg），早晨或晚上服用，必要时可增加至 2 片（80mg）。

（2）心绞痛：一日 1 片（40mg），早晨或晚上服用。

（3）心肌梗死后：按医嘱。

【不良反应】

可出现眩晕、神志模糊（尤见于老年人）、精神抑郁、反应迟钝等中枢神经系统不良反应；头昏（低血压相关）；心率过缓。较少见支气管痉挛及呼吸困难、充血性心力衰竭。更少见发热和咽痛（粒细胞缺乏）、皮疹（过敏）、出血倾向（血小板减少）。不良反应持续时，须格外警惕雷诺病样四肢冰冷、腹泻、倦怠、眼口或皮肤干燥、恶心、指趾麻木、异常疲乏等。

【禁忌证】

支气管哮喘、心源性休克、二及三度房室传导阻滞、重度心力衰竭、窦性心动过缓患者禁用。

【药物相互作用】

1．增加其他药物的作用 与抗高血压药物合用增强降压作用，与利血平合用可致直立性低血压、心动过缓、头晕、晕厥。与单胺氧化酶抑制剂合用可致极度低血压。可影响血糖水平，故与降血糖药同用时需调整后者的剂量。

2．减弱其他药物的作用 与异丙肾上腺素或黄嘌呤合用可使后者的疗效减弱。

3. 合用增加不良反应　与洋地黄合用可发生房室传导阻滞而使心率减慢。与钙通道阻滞剂特别是维拉帕米合用增加对心肌和传导系统的抑制。与肾上腺素、去氧肾上腺素或拟交感胺类合用可引起显著的高血压、心率过慢，也可出现房室传导阻滞。与氟哌啶醇合用可导致低血压及心脏停搏。

4. 增加本药的作用　与氯丙嗪合用可增加两者的血药浓度。与安替比林、茶碱类和利多卡因合用可降低本品的清除率。与西咪替丁合用可降低本品的肝代谢，增加本品的血药浓度。

5. 减弱本药的作用　氢氧化铝凝胶可降低本品的肠吸收。乙醇可减缓本品的吸收速率。与苯妥英、苯巴比妥和利福平合用可加速本品的清除。

6. 与甲状腺素合用导致 T_3 浓度降低。

【注意事项】

1. β受体拮抗剂的耐受剂量个体差异大，用量必须个体化。首次使用本品时需从小剂量开始，逐渐增加剂量并密切观察反应以免发生意外。本药的血药浓度不能完全预示药理效应，应根据心率及血压等临床征象个体化用药。

2. 用药期间不宜骤停，否则冠心病患者可出现心绞痛、心肌梗死或室性心动过速等反跳现象，甲状腺功能亢进（简称甲亢）患者出现甲亢症状加重。长期用药撤药时应逐渐减量，至少3天，一般为2周。

3. 长期应用本品可在少数患者出现心力衰竭，倘若出现，可用洋地黄苷类和（或）利尿药纠正，并逐渐递减剂量，最后停用。

4. 对糖尿病患者可引起血糖过低，对非糖尿病患者无降糖作用，故糖尿病患者应定期检查血糖。

5. 用药期间应定期检查血常规、血压、心功能、肝肾功能等。

6. 以下情况慎用　过敏史、充血性心力衰竭、糖尿病、肺气肿、肝功能不全、甲状腺功能减退、雷诺综合征或其他周围血管疾病、肾功能衰退等。

7. 对诊断的干扰 有可能升高尿素氮、脂蛋白、肌酐、钾、甘油三酯、尿酸等;降低血糖。干扰肾功能不全患者测定血清胆红素的重氮化反应,可出现假阳性。

【FDA妊娠/哺乳分级】

C级/L2级。可透过胎盘,导致胎儿发育迟缓,分娩无力致难产,新生儿低血压、低血糖、呼吸抑制、心率减慢等,孕妇谨慎使用。少量经乳汁分泌,哺乳期妇女慎用。

【用药实践】

1. 普萘洛尔相关指南推荐

(1)该药非选择性地竞争性抑制β受体,无内在拟交感活性,同时阻断β_1、β_2受体,目前相关指南不推荐用于治疗心肌缺血、慢性心力衰竭、高血压等疾病。

(2)2011版美国甲状腺协会、美国临床内分泌医师学会甲亢和其他病因甲状腺毒症诊治指南推荐诊断明确或高度怀疑甲状腺功能亢进症时,可以使用普萘洛尔、阿替洛尔、美托洛尔或其他β受体拮抗剂,减缓心率,降低收缩压,缓解肌无力和震颤,改善易怒、情绪不稳和运动耐量。

2. 普萘洛尔可使肝血流量下降20%~25%、肾血流量下降40%~50%,临床用于控制门静脉高压。

阿替洛尔 Atenolol

【其他名称】

氨酰心安。

【药物特征】

为选择性β_1肾上腺素受体拮抗剂,不具有膜稳定作用和内源性拟交感活性,不抑制异丙肾上腺素的支气管扩张作用。其降血压和减少心肌耗氧量的机制与普萘洛尔相同。治疗剂量对心肌收缩力无明显抑制,可减少心肌梗死 0~7 天的死亡率。

水溶性高,口服吸收差,约 50%,首关效应低。于 2~4 小时达峰浓度,持续时间可达 24 小时,小量可通过血脑屏障。血浆半衰期为 6~7 小时,主要以原形自尿排出,肾功能受损时半衰期延长,可在体内蓄积,血液透析可予清除。脂溶性低,对脑部组织的渗透很低,血浆蛋白结合率为 6%~16%。

【适应证】

主要用于高血压、心绞痛、心肌梗死,也可用于心律失常、甲状腺功能亢进症、嗜铬细胞瘤。

【剂型与特征】

临床多用普通片剂,规格为 25mg。

【用法和用量】

口服,饮食影响小。成人初始剂量为一次 6.25~12.5mg,一日 2 次;按需要及耐受剂量渐增至 50~200mg。肾功能损害时,肌酐清除率< 15ml/($min \cdot 1.73m^2$)者一日 25mg,15~35ml/($min \cdot 1.73m^2$)者一日最多 50mg。

儿童初始剂量为按体重一次 0.25~0.5mg/kg,一日 2 次。

【不良反应】

在心肌梗死患者中,最常见的不良反应为低血压和心动过缓;其他反应可有头晕、四肢冰冷、疲劳、乏力、肠胃不适、精神抑郁、脱发、血小板减少症、银屑病样皮肤反应、银屑病恶化、皮疹及眼干燥症等。罕见引起敏感患者的心脏传导阻滞。

【禁忌证】

二至三度房室传导阻滞、心源性休克、病态窦房结综合征及严重窦性心动过缓患者禁用。

【药物相互作用】

与其他抗高血压药物及利尿药合用具有协同作用,能加强其降压效果。与Ⅰ类抗心律失常药、维拉帕米、麻醉剂合用要特别谨慎。β受体拮抗剂会加剧停用可乐定引起的高血压反跳,如两药联合使用,本药应在停用可乐定前几天停用;如果用本药取代可乐定,应在停止服用可乐定数天后才开始β受体拮抗剂的疗程。

【注意事项】

1. 本药的药效与血药浓度不完全平行,故临床应根据患者的临床表现个体化使用。肾功能减退者应减少剂量。心力衰竭患者使用时应从小剂量开始。

2. 不可突然停用,停用过程至少3天,一般为2周。

3. 本药可掩盖低血糖引起的心动过速。可使末梢动脉血液循环失调,患者可能对用于治疗过敏反应的常规剂量的肾上腺素无反应。

4. 慢性阻塞性肺疾病患者谨慎使用。

【FDA妊娠/哺乳分级】

D级/L3级。可透过胎盘,缺少妊娠初期3个月的研究,长时间服用可致胎儿宫内生长迟缓,孕妇谨慎使用。在乳汁中有明显的聚集作用,哺乳期妇女慎用。

【用药实践】

1. 注意阿替洛尔可能增加脑血管事件　2014版美国高血压预防监测评估和治疗委员会发布的成人高血压管理指南(JNC8)认为阿替洛尔用于高血压会引起脑血管事件增加。

2. 阿替洛尔可用于甲亢导致的窦性心动过速　2011版美国甲状腺协会、美国临床内分泌医师学会甲亢和其他病因甲状腺毒症诊治指南推荐诊断明确或高度怀疑甲状腺功能亢进症时,可以使用阿替洛尔改善心悸、震颤、易怒、情绪不稳等症状。

美托洛尔 Metoprolol

【其他名称】

倍他乐克。

【药物特征】

为选择性 β_1 受体拮抗剂,对 β_1 受体的选择性略弱于阿替洛尔,对心脏 β_1 受体所产生作用的剂量低于其对外周血管和支气管上的 β_2 受体产生作用所需的剂量。剂量增加,对 β_1 的选择性可降低。无内在拟交感活性,无膜稳定作用。可减弱儿茶酚胺的作用,抑制起搏细胞自律性,延长室上传导时间,降低心率;降低血压及心排血量。对高血压患者,可明显降低直立位、卧位及运动时的血压,作用持续 24 小时以上。快速缓解甲状腺毒症,高剂量可降低 T_3 值。减少心源性死亡威胁。

脂溶性高,口服易吸收,存在首关代谢,生物利用度为40%~50%,易透过血脑屏障。1~2 小时达到最大的 β 受体拮抗作用。每日 100mg 使用,可抑制心率 > 12 小时。在肝脏由CYP2D6 代谢,代谢物无活性。血浆半衰期为 3~5 小时,约 5%的美托洛尔以原形由肾排泄,其余均被代谢。

琥珀酸美托洛尔缓释片由微囊化颗粒组成,药物释放不受pH 影响,几乎恒定速度释放约 20 小时以上。

【适应证】

片剂用于治疗高血压、心绞痛、心肌梗死、肥厚型心肌病、主动脉夹层、心律失常、甲状腺功能亢进、心脏神经官能症等。近年来尚用于心力衰竭的治疗。

注射剂用于室上性快速性心律失常,预防和治疗急性心肌梗死患者的心肌缺血、怀疑或确诊的急性心肌梗死伴快速性心律失常和胸痛。

【剂型与特征】

见表 3-4-3。

表 3-4-3　美托洛尔剂型与特征

剂型	生物利用度	达峰时间	作用维持时间
普通片剂	40%~50%	1~2 小时	抑制心率＞12 小时，降压可维持 24 小时
缓释片剂	30%~40%	1~2 小时	超过 24 小时
注射剂	100%		5~8 小时

【用法和用量】

见表 3-4-4。

表 3-4-4　美托洛尔用法和用量

剂型	规格	用法	用量	备注
普通片剂	25mg、50mg、100mg	口服	高血压：一次 100~200mg，一日 2 次。急性冠脉综合征：先静脉给药，之后 15 分钟开始口服，一次 25~50mg，每 6~12 小时 1 次，共 24~48 小时；以后 50~100mg，一日 2 次。心肌梗死后长期应用：一次 50~100mg，一日 2 次。心绞痛、心律失常、肥厚型心肌病、甲亢：一次 25~50mg，一日 2~3 次；或一次 100mg，一日 2 次。心力衰竭：初始剂量为一次 6.25mg，一日 2~3 次；以后视临床情况每 2~4 周可增加剂量，一次 6.25~12.5mg，一日 2~3 次。最大剂量可用至一次 50~100mg，一日 2 次	空腹给药，剂量应个体化。治疗心力衰竭时应在使用洋地黄和（或）利尿药、ACEI 等抗心力衰竭治疗的基础上使用

剂型	规格	用法	用量	备注
缓释片剂	47.5mg、95mg	口服	高血压：一次 47.5~95mg，一日 1 次。 心绞痛：一次 95~190mg，一日 1 次。 心功能为Ⅱ级的稳定性心力衰竭患者：治疗起始的 2 周内，一次 23.75mg，一日 1 次。心功能为Ⅲ~Ⅳ级的稳定性心力衰竭患者：起始剂量为一次 11.875mg，一日 1 次；以后每 2 周剂量可加倍。长期治疗的目标用量为一次 190mg，一日 1 次	可掰开服用，但不能咀嚼或压碎。余同普通片
注射剂	2mg：2ml、5mg：5ml	静脉	预防和治疗心肌缺血、怀疑或确诊的急性心肌梗死伴快速性心律失常和胸痛：立即静脉给药 5mg，2 分钟后可重复给予，直到最大剂量一次 15mg。 室上性快速性心律失常：初始以 1~2mg/min 的速度静脉给药，用量可达一次 5mg；如病情需要，可间隔 5 分钟重复注射，总剂量为 10~15mg，最大剂量为 20mg。 诱导麻醉或麻醉期间治疗心律失常：缓慢静脉注射，成人 2mg，可以重复注射 2mg，必要时最大总量为 10mg	应在心电监测下谨慎使用，并备有复苏抢救设备。下列情况患者不能立即静脉给药，包括心率 < 70 次 /min、收缩压 < 110mmHg、一度房室传导阻滞

【不良反应】

发生率约 10%，与剂量相关。常见疲劳、头痛、头晕；循环系统：肢端发冷、心动过缓、心悸；胃肠系统：腹痛、恶心、呕吐、腹泻和便秘。少见胸痛、体重增加、心力衰竭暂时恶化；睡眠障碍、感觉异常；气急、支气管哮喘或有气喘症状者可发生支气管痉挛。罕见多汗、脱发、味觉改变、可逆性性功能异常、血小板减少、房室传导时间延长、心律失常、水肿、晕厥、梦魇、抑郁、记忆力损害、精神错乱、神经质、焦虑、幻觉、皮肤过敏反应、银屑病加重、光过敏、转氨酶升高、视觉损害、眼干和（或）眼刺激、耳鸣。偶有关节痛、肝炎、肌肉疼痛性痉挛、口干、结膜炎样症状、鼻炎和注意力损害以及在伴有血管疾病的患者中出现坏疽的病例报道。

【禁忌证】

心源性休克；病态窦房结综合征；二、三度房室传导阻滞；不稳定的、失代偿性心力衰竭患者（肺水肿、低灌注或低血压）、持续地或间歇地接受 β 受体激动剂正变力性治疗的患者；有症状的心动过缓或低血压；心率 < 45 次 /min、P-Q 间期 > 0.24 秒或收缩压 < 100mmHg 的怀疑急性心肌梗死的患者；伴有坏疽危险的严重外周血管疾病患者；对任何成分或其他 β 受体拮抗剂过敏者禁用。

【药物相互作用】

美托洛尔为 CYP2D6 作用底物。

1. 增加本药的浓度　抑制 CYP2D6 的药物如奎尼丁、特比萘芬、帕罗西汀、氟西汀、舍曲林、塞来昔布、普罗帕酮和苯海拉明可增加本药的浓度。

2. 维拉帕米与 β 受体拮抗剂合用时（已有与阿替洛尔、普萘洛尔和吲哚洛尔合用的报道）有可能引起心动过缓和血压下降。维拉帕米、地尔硫草和 β 受体拮抗剂对于房室传导和窦房结功能有相加的抑制作用。

3. 巴比妥类、利福平通过酶诱导作用使美托洛尔的代谢增加。

4. 合用胺碘酮可发生明显的窦性心动过缓。

5. Ⅰ类抗心律失常药物与 β 受体拮抗剂有相加的负性肌力作用,故在左心室功能受损的患者中有可能引起严重的血流动力学不良反应。病态窦房结综合征和病理性房室传导阻滞患者也应避免联合使用。

6. NSAIDs 可抵消 β 受体拮抗剂的抗高血压作用。

7. β 受体拮抗剂有可能加重可乐定突然停用时所发生的反跳性高血压。如欲终止与可乐定的联合治疗,应在停用可乐定前数日停用 β 受体拮抗剂。

8. 接受 β 受体拮抗剂治疗的患者应重新调整口服降血糖药的剂量。在接受 β 受体拮抗剂治疗的患者,吸入麻醉会增加心脏抑制作用。

【注意事项】

1. 肾功能损害患者不需调整剂量。

2. 通常肝硬化患者所用美托洛尔的剂量与肝功能正常者相同,仅在肝功能非常严重损害(如旁路手术患者)时才需考虑减少剂量。

3. 接受 β 受体拮抗剂治疗的患者不可静脉给予维拉帕米。

4. 下列情况谨慎使用　美托洛尔可能使外周血管循环障碍疾病的症状如间歇性跛行加重。对严重的肾功能损害、伴代谢性酸中毒的严重急症及合用洋地黄时必须慎重。在没有伴随治疗的情况下,本品不可用于潜在的或有症状的心功能不全患者。患变异型心绞痛的患者,在使用 β 受体拮抗剂后可能会由于 α 受体介导的冠状血管收缩而导致心绞痛发作的频度和程度加重,因此非选择性 β 受体拮抗剂不能用于此类患者。选择性 $β_1$ 受体拮抗剂在使用时也必须慎重,原有的中度房室传导异常可能加重(可能导致房室传导阻滞)。

5. 对支气管哮喘或其他慢性阻塞性肺疾病患者,应同时给予足够的扩支气管治疗,β_2 受体激动剂的剂量可能需要增加。嗜铬细胞瘤患者若使用本品,应考虑合并使用 α 受体拮抗剂。

6. 美托洛尔治疗对糖代谢的影响或掩盖低血糖的危险低于非选择性 β 受体拮抗剂。

7. β 受体拮抗剂可能会妨碍对过敏反应的治疗,常规剂量的肾上腺素治疗并不总能得到预期的疗效。

8. 不可突然停用,撤药过程至少用 2 周的时间,剂量逐渐减低,直至最后减至 25mg(50mg 片的半片)。在此期间,特别是对于已知伴有缺血性心脏病的患者应进行密切监测。在撤除 β 受体拮抗剂期间,可能会使冠状动脉事件包括心脏猝死的危险增加。

9. 在手术前应告知麻醉医师患者正在服用本品。对接受手术的患者,不推荐停用 β 受体拮抗剂。

10. 在用本品治疗的过程中可能会发生眩晕和疲劳,因此在需要集中注意力如驾驶和操作机械时应慎用。运动员慎用。

【FDA 妊娠 / 哺乳分级】

C 级 /L3 级。可透过胎盘,可导致胎儿或新生儿心动过缓,孕妇谨慎使用。经乳汁分泌,哺乳期妇女慎用。

【用药实践】

1. 基因多态性所致的用药剂量个体差异 美托洛尔没有内在拟交感活性(ISA),口服后几乎被完全吸收,大部分在肝脏代谢,70% 由肝药酶 CYP2D6 介导,CYP2D6 的基因多态性是决定美托洛尔药代动力学参数的关键因素,引起药物代谢有显著的个体和种族差异,其个体间血药浓度、临床疗效和不良反应差异较大。在中国人群中,CYP2D6 有较高的突变率,导致代谢酶的活性降低,故临床应用达标剂量的个体差异大。

2. 不同剂型的美托洛尔的应用特点 美托洛尔的半衰期短,平片常以 2~3 次 /d 的方式服用。临床上常用的美托洛尔缓释片具有较明显的药理学优势,除了有较高的选择性外,采用控释剂型,口服后以零级速率释放药物至少 20 小时,因此服药后血药浓度稳定,峰谷波动微小,分割药片使用也不影响疗效,增加了剂量的灵活性。

比索洛尔 Bisoprolol

【其他名称】

康欣。

【药物特征】

为高选择性的 $β_1$ 受体拮抗剂,无内在拟交感活性和膜稳定作用。对 $β_1$ 受体的选择性为 $β_2$ 受体的 11~34 倍,通常不会影响呼吸道阻力和 $β_2$ 受体调节的效应。比索洛尔在超出治疗剂量时仍有 $β_1$ 受体选择性。作用时间较长,可持续 24 小时以上。比索洛尔每日 10mg 其效应与阿替洛尔 100mg、美托洛尔 100mg、普萘洛尔 160mg 相当。比索洛尔无明显的负性肌力作用。

口服几乎全部吸收,肝脏首关效应很小,生物利用度 > 90%。血浆蛋白结合率约为 30%,血浆半衰期为 10~12 小时,在血浆中可维持 24 小时。通过双途径体内排出,50% 通过肝脏代谢为无活性的代谢产物从肾脏排出,50% 以原形药从肾脏排出。轻、中度肝、肾功能不全不需调整剂量。口服 3~4 小时达最大药物效应,2 周后达最大降压作用。

【适应证】

高血压、冠心病(心绞痛)、伴有左心室收缩功能减退(射血分数 ≤ 35%)的慢性稳定性心力衰竭。使用本品时需遵医嘱接受 ACE 抑制剂、利尿药和选择性使用强心苷类药物治疗。

【剂型与特征】

本药的半衰期较长,且口服生物利用度 > 90%,普通片剂即可维持超过 24 小时的疗效,临床应用只有普通片剂和胶囊剂,药动学无差异。规格为 2.5mg、5mg。

【用法和用量】

清晨口服,不可咀嚼。高血压或心绞痛:一次 5mg,一日 1次;轻度高血压患者可以从 2.5mg 开始治疗,可增至一次 10mg,一日 1 次。慢性稳定性心力衰竭:一次 1.25mg,一日 1 次;每隔 1 周逐渐加量至 5mg,然后每隔 4 周逐渐加量至 10mg 维持治疗,一日最大剂量为 10mg。

【不良反应】

常见头晕、头痛,心动过缓,既有的心力衰竭恶化,肢端发冷或麻木,低血压,胃肠道病症如恶心、呕吐、腹泻、便秘,衰弱、疲劳。偶见房室传导障碍,易患支气管痉挛的患者中(例如支气管哮喘)出现呼吸短促(呼吸困难),肌无力、肌肉抽筋,抑郁、睡眠障碍。罕见甘油三酯升高、转氨酶升高、泪液分泌较少、听力障碍、结膜炎、晕厥、变应性鼻炎、过敏反应、脱发、性功能障碍、梦魇、幻觉。

【禁忌证】

急性心力衰竭或处于心力衰竭失代偿期需用静脉注射正性肌力药物治疗的患者;心源性休克者;二或三度房室传导阻滞者(未安装心脏起搏器);病态窦房结综合征患者;窦房传导阻滞者;引起症状的心动过缓者(有症状的心动过缓);有症状的低血压;严重支气管哮喘或严重慢性阻塞性肺疾病患者;严重的外周动脉闭塞疾病和雷诺综合征患者;未经治疗的嗜铬细胞瘤患者;代谢性酸中毒患者;已知对比索洛尔及其衍生物或本品中的任何成分过敏的患者禁用。

【药物相互作用】

1. 不推荐合用　Ⅰ类抗心律失常药物、钙通道阻滞剂如维拉帕米和地尔硫䓬、中枢性降压药物(例如可乐定、甲基多巴、莫索尼定、利美尼定)可能会由于中枢交感神经紧张性降低而导致心率和心排血量降低以及血管舒张。

2. 谨慎合用　钙通道阻滞剂如二氢吡啶类衍生物(如硝

苯地平）、Ⅲ类抗心律失常药物（如胺碘酮）、拟副交感神经药物（包括他克林）、其他β受体拮抗剂（包括滴眼剂）、胰岛素和口服抗糖尿病药物。麻醉剂可能会增加本品心脏抑制作用的风险，引起低血压。洋地黄毒苷可减慢心率，延长房室传导时间。NSAIDs可能会减弱本品的降血压作用。同时激活β和α肾上腺素受体的肾上腺素激动药（如去甲肾上腺素、肾上腺素）与本品合用可能加剧这些药物的α肾上腺素受体介导的血管收缩作用，从而引起血压升高。抗高血压药物及其他有降压作用的药物（如三环类抗抑郁药、巴比妥类、吩噻嗪）可能会增强本品的降血压作用。甲氟喹可能会增加心动过缓的发生风险。单胺氧化酶抑制剂（MAO-B抑制剂除外）可以增加β受体拮抗剂的降血压效应，同时也增加高血压危险的可能性。

【注意事项】

与美托洛尔基本相同。

【FDA妊娠/哺乳分级】

C级/L3级。可透过胎盘，可导致胎儿或新生儿低血糖和心动过缓，孕妇谨慎使用。不建议哺乳期妇女使用。

【用药实践】

1. 比索洛尔控制血压平稳　比索洛尔是目前国内上市的β受体拮抗剂中对β_1受体选择性最高的药物，半衰期长，谷峰比值为78%，每日给药1次，可有效控制24小时的血压，尤其是清晨的血压高峰。

2. 比索洛尔用药的个体差异小　由肝药酶介导的药物相互作用和基因多态性对比索洛尔的影响较小，个体间血药浓度差异较小，有效剂量的个体差异小。

卡维地洛 Carvedilol

【其他名称】

达利全、金络、枢衡、凯洛。

【药物特征】

具有非选择性的 β、α 受体阻断和抗氧化特性。通过选择性地阻断 α_1 肾上腺素受体而扩张血管，减少外周阻力。非选择性地阻断 β_1 和 β_2 肾上腺素受体起到抑制肾素 - 血管紧张素 - 醛固酮系统的作用。血浆肾素活性降低并很少发生体液潴留。卡维地洛没有内在拟交感活性，与普萘洛尔相似，它具有膜稳定特性。卡维地洛是一种强的抗氧化物和氧自由基清除剂，体内外动物实验及体外多种人体细胞试验证实卡维地洛及其代谢物均具有抗氧化特性。

卡维地洛片口服后很快被吸收，大约 1 小时可达到最大血清浓度，有明显的首关效应，绝对生物利用度约为 25%。与食物一起服用时其吸收减慢，但对生物利用度没有明显影响，且可减少引起立位低血压的危险性。卡维地洛是一种亲脂性的化合物，98%~99% 的卡维地洛与血浆蛋白结合，分布容积大约为 2L/kg，肝硬化患者的分布容积增加。卡维地洛被广泛分解为各种代谢产物，其中 4- 羟基酚代谢物的 β 受体阻断作用约比卡维地洛强 13 倍。卡维地洛的消除半衰期为 6~10 小时，血浆清除率约 590ml/min，消除主要通过胆道，由粪便排出，少部分以代谢产物的形式经肾脏排出。肝功能损害患者由于首关效应降低，卡维地洛的生物利用度对提高到 80%。

【适应证】

原发性高血压、有症状的充血性心力衰竭。卡维地洛用于治疗有症状的充血性心力衰竭可降低死亡率和心血管事件的住院率，改善患者的一般情况并减慢疾病进展，卡维地洛可作为标准治疗的附加治疗，也可用于不耐受 ACEI 或没有使用洋地黄、肼屈嗪、硝酸盐类药物治疗的患者。

【剂型与特征】

只有普通片剂，规格为 6.25mg、12.5mg。

【用法和用量】

1. 原发性高血压 推荐一日 1 次用药。

（1）成人：推荐开始 2 天的剂量为一次 12.5mg，一日 1 次；以后一次 25mg，一日 1 次。如病情需要可在 2 周后将剂量增加到最大推荐用量一日 50mg，一日 1 或 2 次服用。

（2）老年人：初始剂量为一次 12.5mg，一日 1 次，即可在某些患者中取得满意的疗效；若效果不好，可在间隔至少 2 周后将剂量增加到推荐最大用量一日 50mg，一日 1 次或分 2 次服用。

2. 治疗有症状的充血性心力衰竭 剂量必须个体化，增加剂量期间医师需密切观察。接受地高辛、利尿药、ACEI 治疗的患者必须先使用这些药物治疗稳定后再使用卡维地洛。

推荐开始 2 周的剂量为一次 3.125mg，一日 2 次；若耐受性良好，可间隔至少 2 周后将剂量增加 1 次，到一次 6.25mg，一日 2 次；然后一次 12.5mg，一日 2 次；再到一次 25mg，一日 2 次。剂量必须增加到患者能耐受的最高限度。体重 ≤ 85kg 者最大推荐剂量为一次 25mg，一日 2 次；体重 > 85kg 者最大推荐剂量为一次 50mg，一日 2 次。

每次剂量增加前，医师需评估患者有无心力衰竭加重或血管扩张的症状。心力衰竭加重或水钠潴留，须用增加利尿剂的剂量处理，有时减少卡维地洛的剂量或暂时终止卡维地洛治疗。

卡维地洛停药超过 2 周时，再次用药应从一次 3.125mg，一日 2 次开始，然后以上述推荐方法增加剂量。血管扩张的症状开始可通过降低利尿药的剂量处理，若症状持续，需降低 ACEI（如使用）的剂量，然后再根据需要降低卡维地洛的剂量。在严重心力衰竭或血管扩张的症状稳定以前，不能增加卡维地洛的剂量。

尚无 18 岁以下的患者使用的安全性及疗效研究资料。

疗程：卡维地洛治疗一般需长期使用。治疗不能骤停，必须逐渐减量,这对合并冠心病的患者特别重要。

给药方法:服药时间与用餐无关,但对充血性心力衰竭患者必须餐中服用卡维地洛,以减缓吸收,降低直立性低血压的发生。

【不良反应】

1. 中枢神经系统　偶尔发生轻度头晕、头痛、乏力,特别是在治疗早期;抑郁、睡眠紊乱、感觉异常罕见。

2. 心血管系统　治疗早期偶有心动过缓、直立性低血压,很少有晕厥。外周循环障碍(四肢发凉)不常见,可使原有的间歇性跛行或有雷诺现象的患者症状加重。水肿、心绞痛不常见。个别患者出现房室传导阻滞和心力衰竭加重,心力衰竭患者可有头晕,偶尔出现不同部位的不同程度的水肿;极少数患者出现完全性房室传导阻滞或进展性心力衰竭,特别是在剂量增加时。

3. 呼吸系统　有哮喘或呼吸困难倾向的患者偶尔发病,鼻塞罕见。

4. 消化系统　胃肠不适(如腹痛、腹泻、恶心等)偶见,便秘和呕吐不常见。

5. 皮肤和附件　可出现皮肤反应,如变态反应性皮疹少见,个别患者可出现荨麻疹、瘙痒、扁平苔藓样皮肤反应,可能会发生银屑病样皮肤损害或使原有的病情加重。

6. 生化和血液系统　偶见血清氨基转移酶改变,血小板、白细胞减少等。

7. 代谢　由于本药具有 β 受体拮抗剂的特性,可使隐性糖尿病患者出现临床症状,或使原有糖尿病患者的病情加重,并抑制反向葡萄糖调节机制。心力衰竭患者偶见体重增加及高胆固醇血症。

8. 其他　四肢疼痛偶见。口干、排尿障碍、性功能减退、视觉障碍及眼部刺激感罕见,可有眼干症状。有心力衰竭和弥漫性心血管病变和(或)肾功能不全的患者可能会进一步加重肾功能损害,个别病例可出现肾衰竭。

【禁忌证】

对本品中的任何成分过敏者;纽约心脏病协会分级为Ⅳ级的失代偿性心力衰竭;需使用静脉正性肌力药物;哮喘;伴有支气管痉挛的慢性阻塞性肺疾病(COPD)、变应性鼻炎;肝功能异常;二至三度房室传导阻滞;严重心动过缓(心率 < 50 次/min);病态窦房结综合征(包括窦房传导阻滞);心源性休克;严重低血压(收缩压 < 85mmHg);手术前 48 小时内禁用。

【药物相互作用】

1. 增加其他药物的作用　增强其他联合使用的抗高血压药物的作用,或产生低血压。与地尔硫䓬联合口服时,个别患者出现心脏传导障碍(对血流动力学的影响罕见)。与维拉帕米及地尔硫䓬等钙通道阻滞剂或Ⅰ类抗心律失常药合用时,应严密监视患者的心电图和血压情况,并严禁静脉联合使用此类药物。在高血压患者,卡维地洛与地高辛联合用药时,可使地高辛的稳态谷浓度增加 16%,故在开始给药、调整剂量及停用卡维地洛时均应加强对地高辛血药浓度的监测。卡维地洛可能会增强胰岛素或口服降血糖药的作用,而低血糖的症状和体征尤其是心动过速可能被掩盖或减弱而不易被发现,因此建议定期监测血糖水平。卡维地洛与强心苷联合使用可能延长房室传导时间。

2. 其他药物影响本药的作用　卡维地洛用于接受利福平等混合功能氧化酶诱导剂治疗的患者时,卡维地洛的血药浓度可能会降低;而用于接受西咪替丁等混合功能氧化酶抑制剂治疗的患者时,卡维地洛的血药浓度可能会增高,故应引起注意。麻醉期间患者使用卡维地洛时,应密切观察卡维地洛与麻醉药协同导致的负性肌力作用及低血压等。在终止卡维地洛与可乐定联合用药时,应先停用卡维地洛几天后再将可乐定逐渐减量。

【注意事项】

1. 由于卡维地洛与洋地黄类药物均能减慢房室传导速度，故对已用洋地黄、利尿药及血管紧张素转化酶抑制剂控制病情的充血性心力衰竭患者使用卡维地洛时应谨慎小心。

2. 由于卡维地洛可能会掩盖或减弱急性低血糖的早期症状和体征，故对糖尿病患者使用卡维地洛时应谨慎。伴有糖尿病的充血性心力衰竭患者使用卡维地洛时可能会使血糖难以控制，故在使用本药的开始阶段应定期监测血糖并相应调整降血糖药的用量。

3. 卡维地洛治疗伴有低血压（收缩压 < 100mmHg）、缺血性心脏病、弥漫性血管病和（或）肾功能不全的充血性心力衰竭患者时，可引起可逆性肾功能障碍，此类患者在增加卡维地洛的剂量时应密切监测肾功能，如发生肾功能减退时，则应减少卡维地洛的用量或停药。

4. 充血性心力衰竭患者在增加卡维地洛的药物剂量期间，可能使心力衰竭和水钠潴留加重，此时应增加利尿药的用量，并在以上情况恢复前不再增加卡维地洛的用量，极个别情况下可能需要减少卡维地洛的用量或暂时停药，以上情况通常不会影响以后增加卡维地洛的剂量。

5. 除非治疗后利大于弊，否则卡维地洛只能用于不需口服或吸入性支气管解痉剂治疗的慢性阻塞性肺疾病患者，有支气管痉挛倾向的患者可能会发生呼吸道阻力增加，从而导致呼吸窘迫，因此在使用卡维地洛的开始阶段及增加剂量期间应严密观察患者的呼吸情况，在治疗中如发现任何支气管痉挛的证据均应及时减少卡维地洛的用量。

6. 戴隐形眼镜者应注意该药可能会引起眼睛干燥。

7. 停止卡维地洛治疗时不能突然停药，伴有缺血性心脏病者尤其应该注意，此类患者应逐渐减少用量然后停药（1~2 周）。

8. 和其他 β 受体拮抗剂一样,卡维地洛可能掩盖甲状腺功能亢进的症状。

9. 由于 β 受体拮抗剂可能会增加患者过敏的机会或导致过敏反应加重,因此有严重过敏史的和正在接受脱敏治疗的患者应小心使用卡维地洛。

10. 对患有与 β 受体拮抗剂相关的银屑病的患者在应用卡维地洛前应考虑利弊关系。

11. 嗜咯细胞瘤患者使用卡维地洛前应先使用 β 受体拮抗剂。尽管卡维地洛有 α 和 β 受体拮抗的药理作用,但尚无在这类患者中使用的临床经验,因此怀疑嗜咯细胞瘤的患者应小心使用。

12. 变异型心绞痛患者使用非选择性 β 受体拮抗剂时可能引发胸痛,虽然卡维地洛的 β 受体拮抗作用可能会预防心绞痛的发生,但目前尚无在这类患者中使用的临床经验,故对怀疑有变异型心绞痛的患者应小心应用。

13. 有外周血管疾病的患者使用卡维地洛应小心,因为 β 受体拮抗剂可加重动脉供血不足。

14. 外周血管失调的患者(如雷诺现象)应用卡维地洛可能会加重病情。

15. 手术患者使用卡维地洛要小心,因为卡维地洛与麻醉药有协同负性肌力作用及导致低血压等。

16. 卡维地洛可诱发心动过缓,如心率 < 55 次 /min,卡维地洛须减量。

17. 卡维地洛与维拉帕米及地尔硫䓬等钙通道阻滞剂合用时,需严密监视患者的心电图和血压情况。

18. 由于缺少临床经验,不稳定或继发性高血压患者请小心应用。

19. 运动员慎用。卡维地洛降低警觉性(如驾驶车辆和操作机器的能力),这种影响因人而异,在用药开始、剂量改变和合并饮酒时更为明显。

【FDA 妊娠 / 哺乳分级】

C 级 /L2 级。动物生殖实验未发现卡维地洛有致畸作用。β 受体拮抗降低胎盘灌注,这可能会导致胎死宫内、流产和早产。对胎儿和新生儿也会发生副作用,特别是低血糖和心动过缓,还会增加新生儿发生心肺并发症的危险性。所以孕妇或有可能怀孕的妇女禁用卡维地洛。可分泌入乳汁中,哺乳期妇女应禁用或停止授乳。

【用药实践】

1. 卡维地洛临床应用的优势 卡维地洛是 β 受体非选择性的药物,但它同时阻断 α_1 受体,产生周围血管扩张作用,抵消阻断 β 受体对血糖、血脂的影响及冠状动脉痉挛的不良反应。本药的降压作用较强,常用于血压难以控制的慢性肾脏病患者。大量临床试验证明本药在心力衰竭的治疗方面安全有效。

2. 卡维地洛的个体间药物浓度差异较大 因存在肝代谢酶基因多态性问题,个体间药物浓度差异较大。

3. 气道痉挛不良反应及处理 因本药对 β 受体作用的非选择性,有支气管痉挛倾向者使用时可能会增加呼吸道阻力,诱发呼吸窘迫。因此开始用药及增加剂量期间应严密观察患者的呼吸状况,在治疗中如发现支气管痉挛表现者应及时减少药物的用量或者停药。

艾司洛尔 Esmolol

【其他名称】

爱络。

【药物特征】

为快速起效、作用时间短的选择性 β_1 肾上腺素受体拮抗剂。作用于心肌 β_1 受体,大剂量对气管和血管平滑肌 β_2 受体有阻断作用。无内在拟交感活性和膜稳定作用。

静脉注射后在体内代谢迅速,主要受红细胞胞质中的酯酶作用,使其酯键水解而代谢。代谢不受代谢组织血流量的影响。分布半衰期约 2 分钟,消除半衰期约 9 分钟,5 分钟内即可达到稳态血药浓度。73%~88% 的药物以酸性代谢产物的形式由尿排出,仅 2% 以原形由尿排出。55% 与血浆蛋白结合,其酸性代谢产物 10% 与血浆蛋白结合。

【适应证】

心房颤动、心房扑动时控制心室率,围手术期高血压,窦性心动过速。

【剂型与特征】

只有注射剂,规格为 10ml∶0.1g、2ml∶0.2g、1ml∶0.1g。

【用法和用量】

静脉注射或滴注。

1. 心房颤动、心房扑动时控制心室率　成人负荷剂量按体重每分钟 0.5mg/kg,静脉注射约 1 分钟;维持剂量按体重每分钟 0.05mg/kg,静脉滴注,4 分钟后若疗效理想则继续维持,若疗效不佳可重复给予负荷剂量并将维持剂量按每分钟 0.05mg/kg 的幅度递增,维持剂量最大可加至每分钟 0.3mg/kg,但每分钟 0.2mg/kg 以上的剂量并未带来明显的好处。

2. 围手术期高血压或心动过速　初始剂量为按体重 1mg/kg,30 秒内静脉注射,继续以每分钟 0.15mg/kg 的速度静脉滴注,最大维持剂量为每分钟 0.3mg/kg,逐渐控制剂量,同室上性心动过速的治疗。治疗高血压的用量通常大于治疗心律失常的剂量。

【不良反应】

大多数不良反应为轻度、一过性的。最重要的不良反应是低血压。有报道使用艾司洛尔单纯控制心室率发生死亡。

1. 发生率＞ 1% 的不良反应　注射时低血压、停止用药后持续低血压、无症状性低血压、症状性低血压(出汗、眩晕)、出汗伴低血压、注射部位反应包括炎症和不耐受、恶心、眩晕、嗜睡。

2. 发生率为 1% 的不良反应　外周缺血、神志不清、头痛、易激惹、乏力、呕吐。

3. 发生率＜1% 的不良反应　偏瘫,无力,抑郁,思维异常,焦虑,食欲缺乏,轻度头痛,癫痫发作,气管痉挛,打鼾,呼吸困难,鼻充血,干啰音,湿啰音,消化不良,便秘,口干,腹部不适,味觉倒错,注射部位水肿、红斑、皮肤褪色、烧灼感、血栓性静脉炎和外渗性皮肤坏死,尿潴留,语言障碍,视觉异常,肩胛中部疼痛,寒战,发热。

【禁忌证】

支气管哮喘或有支气管哮喘病史、严重慢性阻塞性肺疾病、窦性心动过缓、二至三度房室传导阻滞、难治性心功能不全、心源性休克、过敏者禁用。

【药物相互作用】

与交感神经节阻滞剂合用会有协同作用,应防止发生低血压、心动过缓、晕厥。与地高辛合用时,地高辛的血药浓度可升高 10%~20%。与吗啡合用时,本品的稳态血药浓度会升高46%。与琥珀胆碱合用可延长琥珀胆碱的神经肌肉阻滞作用5~8 分钟。降低肾上腺素的药效。与维拉帕米合用于心功能不良患者会导致心脏停搏。

【注意事项】

1. 高浓度给药(＞10mg/ml)会造成严重的静脉反应,包括血栓性静脉炎;20mg/ml 的浓度在血管外可造成严重的局部反应,甚至坏死,故应尽量经大静脉给药。

2. 酸性代谢产物经肾消除,半衰期约 3.7 小时,肾病患者则约为正常人的 10 倍,故肾衰竭患者使用本品需注意监测。

3. 糖尿病患者应用时应小心,因可掩盖低血糖反应。

4. 用药期间应定期监测血压、心率、心功能变化。

5. 支气管哮喘患者应慎用。运动员慎用。

【FDA 妊娠 / 哺乳分级】

C 级 /L3 级。大剂量可致鼠、兔胎死亡，孕妇谨慎使用。哺乳期妇女慎用。

【用药实践】

1. 艾司洛尔在高血压急症中的应用　艾司洛尔为极短效的选择性 $β_1$ 受体拮抗剂，大剂量时选择性逐渐消失。能阻断 $β_1$ 受体降低心排血量，抑制肾素释放，并阻断中枢 β 受体降低外周交感神经活性，从而发挥降压作用。本药静脉注射后即刻产生 β 受体拮抗作用，5 分钟后可发挥最大效应，单次注射持续时间为 10~30 分钟。适用于除合并心力衰竭肺水肿以外的大多数类型的高血压急症，尤其是围手术期包括手术麻醉过程中的血压控制。

2. 艾司洛尔对肝、肾功能的影响小　该药主要通过红细胞胞质中的酯酶代谢，不影响肝、肾功能，是治疗危重患者的理想药物。

（胡和生　王晓军　韩　毅）

第五节　利　尿　药

一、药物治疗概论

利尿药在心血管疾病中主要用于心力衰竭和高血压。在心力衰竭诊疗指南（中国，2014 版）推荐中，对于慢性心力衰竭和急性心力衰竭均为 I 类推荐，可迅速缓解心力衰竭症状，消除心力衰竭时的水钠潴留，降低颈静脉压，减轻肺淤血、腹水、外周性水肿和体重，改善心功能和活动耐量，为心力衰竭治疗的基础用药之一。在治疗高血压时，一般与其他降压药物联合使用,起到协同降压及减少不良反应等作用。利尿药是难治性高血压的基础用药之一。

治疗心血管疾病主要利用利尿药的消除水钠潴留、降低高血容量负荷、扩张肺部静脉、增加其他降压药物的降压强度等作用,尤其适用于老年和高龄老年高血压、单纯性收缩期高血压、心力衰竭患者。

利尿药可根据作用部位、化学结构、作用机制等进行分类,常可分为袢利尿药、噻嗪类及类噻嗪类利尿药、保钾利尿药、碳酸酐酶抑制剂等,具体见表3-5-1。

表3-5-1 常用利尿药物分类

分类	利尿效果	主要作用部位	代表药	滤过钠量的%	Na⁺	Cl⁻	K⁺	HCO₃⁻
碳酸酐酶抑制剂	低效	近曲小管	乙酰唑胺	4	+	0	++	+++
保钾利尿药	低效	远曲小管和集合管	螺内酯、氨苯蝶啶	2	+	+	–	
噻嗪类及类似药	中效	远曲小管近端和髓袢升支皮质部	氢氯噻嗪、吲达帕胺	8	++	++	+	+
袢利尿药	强效	髓袢升支粗段	呋塞米、托拉塞米	23	+++	++++	+	0
血管加压素受体拮抗剂	强效	远曲小管和集合管	托伐普坦	0	--	--		

注:+表示增加其排泄;–表示减少其排泄,增高其血药浓度

碳酸酐酶抑制剂主要用于眼科疾病（青光眼）的治疗。中效利尿药多用于高血压的治疗，吲达帕胺可作为降压药单独使用；强效利尿药多用于水肿性疾病、心力衰竭的治疗。利尿药的作用与其剂量呈正相关，噻嗪类利尿药存在"天花板效应"，即当到达一定剂量后（如氢氯噻嗪 100mg/d），其利尿等作用不再随剂量增加而增加。

利尿药的不良反应也与其剂量相关，建议从小剂量开始使用利尿药。不良反应多与利尿药对电解质、糖脂代谢、尿酸等的影响有关，利尿药自身具有并可加重其他药物的耳毒性，可加重其他肾毒性药物的毒性。使用时应注意不同类别的利尿药的禁忌证。

心力衰竭患者易出现利尿药抵抗，利尿药抵抗目前尚无明确的定义，较为认可的定义为足够剂量或增加剂量也无法解除水肿、充血症状。临床上使用但尚未被统一认可的判断条件有：①每天使用呋塞米 80mg 以上仍然持续性水肿；②钠排出量占负荷的比例＜ 0.2%；③口服 160mg 呋塞米，每天 2 次，排钠量少于 90mmol。三者满足其一即可。利尿药抵抗的可能机制较多，如疾病自身导致、低蛋白血症、酸性内环境等。利尿药抵抗的处理方法主要有：①联合用药：在袢利尿药的基础上加用其他利尿药，如噻嗪类、螺内酯；②改变给药途径：口服改为静脉给药或静脉给药改为持续静脉滴注；③更换药物品种：呋塞米抵抗时可更换托拉塞米、布美他尼、托伐普坦等，或使用重组人脑利钠肽；④联合小剂量的多巴胺：尤其适用于伴有低血压的左室收缩功能降低的心力衰竭患者；⑤提高血浆渗透压：如输注血浆或白蛋白提高胶体渗透压、输注高渗盐水提高晶体渗透压等；⑥降低腹压；⑦超滤。

二、药物使用精解

呋塞米 Furosemide

【其他名称】

速尿。

【药物特征】

为磺胺类袢利尿药,属强效利尿药,主要作用于肾小管髓袢升支粗段。特异性地与 Cl^- 结合位点结合而抑制 Na^+-K^+-$2Cl^-$ 共转运系统,从而抑制对 NaCl 的重吸收,降低肾的稀释与浓缩功能,增加水、Na^+、K^+、Ca^{2+}、Mg^{2+}、Cl^- 排泄。呋塞米还可抑制近端小管对 Na^+、Cl^- 的重吸收,促进远端小管分泌 K^+。大剂量时可增加 HCO_3^- 的排泄。短期使用可增加尿酸排泄,长期使用则可引起高尿酸血症。利尿效果与剂量成正比。呋塞米可抑制前列腺素分解酶活性,从而增加前列腺素 E_2 的含量,发挥扩血管作用。可扩张肾血管,增加肾血流量,尤其是肾皮质深部血流量,可用于治疗急性肾衰竭。在增加肾小管流量的同时肾小球滤过率不下降。呋塞米扩张肺部静脉,降低肺毛细血管通透性,减少回心血量,可治疗急性左心衰竭和成人呼吸窘迫。

口服吸收率为 60%~70%,进食减慢吸收。充血性心力衰竭和肾病综合征患者的口服吸收率下降。分布于细胞外液中,血浆蛋白结合率为 91%~97%,可透过胎盘屏障及分泌入乳汁中。口服和静脉用药后作用开始时间分别为 30~60 分钟和 5 分钟,达峰时间分别为 1~2 小时和 0.33~1 小时,作用持续时间分别为 6~8 小时和 2 小时。$t_{1/2\beta}$ 正常人为 30~60 分钟,无尿患者延长至 75~155 分钟,肝、肾功能同时严重受损者延长至 11~20 小时,新生儿为 4~8 小时。88% 以原形经肾脏排泄,12% 经肝脏代谢由胆汁排泄。肾功能受损者经肝脏代谢增多。不被透析清除。

【适应证】

1. 水肿性疾病 包括充血性心力衰竭、肝硬化、肾脏疾病引起的水肿，可与其他药物合用治疗急性肺水肿和急性脑水肿等。

2. 高血压 适用于噻嗪类药物疗效差、伴有肾功能不全或出现高血压危象时。

3. 预防急性肾衰竭。

4. 高钾血症、高钙血症。

5. 稀释性低钠血症，尤其当血钠浓度低于 120mmol/L 时。

6. 抗利尿激素分泌过多症。

7. 急性药物及毒物中毒。

【剂型与特征】

见表 3-5-2。

表 3-5-2 呋塞米剂型与特征

剂型	生物利用度	起效时间	作用达峰时间	作用维持时间
普通片剂	60%~70%	30~60 分钟	1~2 小时	6~8 小时
注射剂	100%	5 分钟	0.3~1 小时	2 小时

【用法和用量】

见表 3-5-3。

表 3-5-3 呋塞米用法和用量

剂型	规格	用法	用量	备注
普通片剂	20mg	口服	水肿性疾病：起始 20~40mg，qd，必要时 6~8 小时后追加 20~40mg。最大剂量虽可达一日 600mg，但一般应控制在 100mg 以内，分 2~3 次服	治疗小儿水肿性疾病时，起始剂量为 2mg/kg，必要时每 4~6 小时追加 1~2mg/kg

剂型	规格	用法	用量	备注
			长期维持剂量可减少至 20~40mg，qod，或 1 周中连续服药 2~4 日。高血压：起始一日 40~80mg，分 2 次服用，并酌情调整剂量。高钙血症：一日 80~120mg，分 1~3 次服	
注射剂	20mg	静脉注射或滴注	水肿性疾病：20~40mg i.v，必要时每 2 小时追加剂量，至达到满意的疗效。急性左心衰竭：起始 40mg i.v，必要时每小时追加 80mg。急性肾衰竭：200~400mg 加入 100ml 氯化钠注射液内 i.v.gtt，滴注速度不超过 4mg/min。高血压危象：起始 40~80mg i.v，酌情增加剂量。高钙血症：一次 20~80mg i.v	肾衰竭患者使用时，有效者可原剂量或调整剂量重复，一日总剂量不超过 1g。慢性肾衰竭一般每日剂量 40~120mg。如利尿效果差则不应再增加剂量，避免肾毒性。小儿起始剂量为 1mg/kg，必要时每 2 小时追加 1mg/kg，日最大剂量为 6mg/kg。新生儿延长给药间隔

【不良反应】

1. 常见因水、电解质紊乱导致的反应，特别在长期或大剂量使用时，如直立性低血压、休克、低钾血症、低钠血症、低氯性碱中毒、低氯血症、低钙血症以及口渴、乏力、肌肉酸痛、心律失常。

2. 少见过敏反应(如皮疹)、间质性肾炎、心脏停搏、视觉模糊、黄视、光敏感、头晕、头痛、食欲减退、恶心、呕吐、腹泻、腹痛、胰腺炎、肌肉强直等;骨髓抑制导致血细胞减少,肝功能损害,指感觉异常;高钙血症时可引起肾结石。糖脂代谢异常:高血糖、尿糖、原有糖尿加重、高尿酸血症。耳毒性:耳鸣、听力障碍,多见于大剂量静脉注射时。尚有报道可加重特发性水肿。

【禁忌证】

不明确。

【药物相互作用】

1. 降低本药的利尿作用 肾上腺皮质激素、促皮质素及雌激素降低本药的利尿作用,增加电解质紊乱。非甾体抗炎药降低利尿作用,并增加肾损害风险。拟交感神经药物及抗惊厥药物合用降低利尿作用。

2. 增强本药的利尿作用 多巴胺增加本药的利尿作用。乙醇和降压药物增强利尿和降压作用。与巴比妥类、麻醉药合用易引起直立性低血压。

3. 降低其他药物的疗效 降低降血糖药、抗凝血药物和抗纤溶药物的疗效。

4. 增强其他药物的疗效 增强非去极化肌松药的作用。同氯贝丁酯合用,两药的作用均增加,可出现肌肉疼痛、强直。

5. 增加下列药物的耳毒性,如抗组胺药物、两性霉素 B、头孢菌素、氨基糖苷类等;增加下列药物的肾毒性,如非甾体抗炎药、锂、两性霉素 B、头孢菌素、氨基糖苷类等。

6. 合用水合氯醛可致出汗、面色潮红和血压升高。

7. 与碳酸氢钠合用易发生低氯性碱中毒。

【注意事项】

1. 注意交叉过敏 与磺胺类药物和噻嗪类药物有交叉

过敏。

2. 干扰诊断 升高血糖、尿糖阳性、升高尿酸、升高尿素氮；降低电解质浓度。

3. 下列情况慎用 无尿或严重肾功能损害者慎用，后者因需加大剂量，故用药间隔时间应延长，以免出现耳毒性等不良反应；糖尿病；高尿酸血症或痛风；严重肝功能损害；急性心肌梗死；胰腺炎或有此病史者；有低钾血症倾向者（尤其是应用洋地黄类药物或有室性心律失常者）；红斑狼疮；前列腺肥大。

4. 在用药期间应定期检查血电解质、血压、肾功能、血糖、血尿酸、酸碱平衡情况、听力。

5. 低钾血症或有低钾血症倾向时注意补充钾盐。

6. 与降压药物合用应调整降压药物的剂量。

7. 少尿或无尿患者应用最大剂量后 24 小时仍无效时应停药。

8. 肠道外用药宜静脉给药，不主张肌内注射。静脉注射时用氯化钠注射液稀释。

9. 运动员慎用。

【FDA 妊娠 / 哺乳分级】

C 级 /L3 级。可透过胎盘屏障，妊娠前 3 个月避免使用。对妊娠高血压无预防作用。可经乳汁分泌，哺乳期妇女慎用。

【用药实践】

1. 心力衰竭时呋塞米应用的具体方法和技巧 对所有具有容量负荷症状、体征的急性心力衰竭患者静脉使用呋塞米等袢利尿药。如无体液潴留的证据，不应使用利尿药。

（1）首先应评估患者的容量状况，存在体液潴留（如外周性水肿、肺底湿啰音、颈静脉怒张等）是应用利尿药的指征，推荐采用间歇弹丸式推注或者持续静脉泵入的方式给药，剂量和持续时间根据患者的症状和临床状态调整。对于新发急性心力衰竭或未使用利尿药的慢性失代偿心力衰竭患者，呋塞米的起始推荐剂量为 20~40mg；对于长期使用利尿药的患者，静脉起始推荐剂量至少等于口服剂量。

（2）静脉使用药物期间推荐常规监测症状、尿量、肾功能和电解质，注意动态评估患者的容量状况，做到及时调整药物剂量。

（3）对于顽固性水肿或者单一使用袢利尿药如呋塞米症状改善不明显的患者，可考虑联用噻嗪类利尿药或螺内酯。长期使用呋塞米等袢利尿药物可激活肾素 - 血管紧张素 - 醛固酮系统及交感神经系统活性，加重心力衰竭进展，因此应适时联合应用 ACEI 及 β 受体拮抗剂，以改善长期预后。

2. 呋塞米在高血压急症治疗中的应用　高血压急症时不常规选择该药，仅在急性出血性脑卒中或者急性心力衰竭伴有血压明显升高时可静脉注射呋塞米降压。

3. 呋塞米在急性肾损伤（AKI）治疗中的应用以及相关指南推荐　体液潴留是急性肾损伤的主要症状之一，因此常需使用静脉利尿药来管理患者的容量。有些利尿药具有延缓 AKI 进展的作用并可以促进肾功能的恢复，但是利尿药有可能会使有效容量过度减少并引起肾前性损伤，从而加重已有的 AKI。已有研究证明心脏介入治疗后应用呋塞米预防 AKI 是无效且有害的，且会增加对比剂肾病的发生。2012 年美国肾脏病基金会急性肾损伤指南不建议应用利尿药预防 AKI；当患者出现体液潴留时可使用利尿药，但当患者无容量负荷时不应使用利尿药治疗 AKI。

4. 呋塞米常见不良反应及处理

（1）过度利尿致低血容量：使用利尿药的患者如持续出量＞入量 1000ml（＞3 天），患者出现口干、低血压、头昏、肾功能恶化等表现，常提示利尿过度导致容量不足，应注意减停药物并适当补充液体。应准确记录出入量或定期测量体重，根据上述指标逐步加大利尿药的使用量，确保每日出入量负平衡

500~1000ml。

（2）电解质紊乱：密切监测，每 1~2 日监测 1 次血清电解质，避免出现低钾血症、低镁血症及低氯血症等电解质紊乱，及时口服或静脉补充。呋塞米等袢利尿药联合保钾利尿药可减少发生低钾血症的概率。

5. 呋塞米利尿药抵抗及处理　如使用足量呋塞米（一般使用呋塞米 80mg 或其他等效的药物）后仍有充血症状、水肿持续存在，或者钠排泄率＜负荷剂量的 0.2%，或者一日口服 160mg 呋塞米，仍不能在 72 小时内排出 90mmol 钠，考虑患者存在利尿药抵抗。可用以下方法改善利尿药抵抗：

（1）增加药物剂量。

（2）变换给药方式，如由口服改为静脉推注，或由静脉推注改为持续静脉滴入或泵入。

（3）注意同时纠正低氧、酸中毒、低钠和低钾等，尤其注意避免和纠正低血容量状态来改善患者对利尿药的反应性。

（4）2 种或 2 种以上作用机制不同的利尿药物联合或交替应用，如袢利尿药联合使用噻嗪类利尿药或保钾利尿药。

（5）短期联合静脉应用小剂量多巴胺增加肾脏灌注。

（6）联合应用白蛋白、高渗生理盐水等药品，提高血浆渗透压，增加有效循环血量。

（7）短期联合应用重组人脑利钠肽。

（8）改用或联合应用新型加压素 V_2 受体拮抗剂托伐普坦。

（9）对上述方法没有效果的患者应当进行肾脏替代治疗如超滤。

6. 呋塞米与对比剂肾病　在呋塞米等利尿药造成脱水的情况下（特别是大剂量应用时），增加碘造影剂急性肾损伤的风险。在给予碘对比剂之前，必须先进行补液水化治疗，以期减少或避免对比剂肾病。

7. 呋塞米导致的短暂性血清肌酐升高现象　大剂量呋塞

米等袢利尿药引起水钠丢失而造成低血容量,使肾小球滤过率减小,可能导致血中的尿素和肌酐增加。这种短暂的功能性肾功能不全对以往肾功能正常者没有持续影响,但对于原有肾功能不全者可使肾功能进一步恶化。

布美他尼 Bumetanide

【其他名称】

丁胺速尿、丁尿胺、利了。

【药物特征】

为磺胺类袢利尿药,药理作用基本同呋塞米,利尿作用为呋塞米的 20~60 倍。但对远端肾小管无作用,故排钾作用小于呋塞米。

口服吸收迅速,比呋塞米更完全,几乎全部吸收。心力衰竭或肾病综合征患者的吸收率下降。血浆蛋白结合率为94%~96%,口服和静脉注射的作用开始时间分别为 30~60 分钟和数分钟,作用达峰时间分别为 1~2 小时和 15~30 分钟,作用持续时间分别为约 4 小时和 3.5~4 小时。$t_{1/2\beta}$ 为 60~90 分钟,肝、肾功能受损时延长。77%~85% 经尿排泄,其中 45% 为原形,15%~23% 由胆汁和粪便排泄。经肝脏代谢者较少。不被透析清除。

【适应证】

与呋塞米相同,对某些呋塞米无效的病例仍可能有效。

【剂型与特征】

见表 3-5-4。

表 3-5-4　布美他尼剂型与特征

剂型	生物利用度	起效时间	作用达峰时间	作用维持时间
普通片剂	几乎全吸收	30~60 分钟	1~2 小时	4 小时
注射剂	100%	数分钟	15~30 分钟	3.5~4 小时

【用法和用量】

见表3-5-5。

表3-5-5 布美他尼用法和用量

剂型	规格	用法	用量	备注
普通片剂	1mg	p.o	水肿性疾病或高血压：起始剂量为 0.5~2mg，必要时每 4~5 小时重复，最大剂量为每日 10~20mg。可间隔给药，隔1~2日用药1日	小儿按体重一次 0.01~0.02mg/kg p.o，必要时每 4~6 小时 1 次
注射剂	1mg	i.v/ i.m/ i.v.gtt	水肿性疾病或高血压：起始一次 0.5~1mg i.v/i.m，必要时每隔 2~3 小时重复，最大剂量为一日 10mg。 急性肺水肿：起始一次 1~2mg i.v，必要时每隔 20 分钟重复；也可一次 2~5mg，加入 0.9%氯化钠注射液 500ml 中稀释后 i.v.gtt，滴注时间不短于 30~60 分钟	用量同上

【不良反应】

与呋塞米基本相同。偶见未婚男性遗精和阴茎勃起困难。大剂量时可发生肌肉酸痛、胸痛、男性乳腺发育。对糖代谢的影响可能小于呋塞米。

【禁忌】

尚不明确。

【药物相互作用】

与呋塞米基本相同。

【注意事项】

与呋塞米基本相同。

【FDA 妊娠 / 哺乳分级】

C 级 /L3 级。可透过胎盘屏障，妊娠前 3 个月避免使用。对妊娠高血压无预防作用。可经乳汁分泌，哺乳期妇女慎用。

【用药实践】

本品的血浆清除半衰期短，因此为达到良好的利尿效果，多需要一天内多次或静脉持续给药。其余参照呋塞米及托拉塞米用药实践部分。

托拉塞米 Torasemide

【其他名称】

特苏平、维达通。

【药物特征】

为磺酰脲吡啶类袢利尿药，作用机制及药理作用与呋塞米基本相同。利尿强度为呋塞米的 1~2 倍，而且托拉塞米对肾小球滤过率、肾血浆流量或体内的酸碱平衡无显著影响。托拉塞米具有抑制醛固酮受体的作用，其排钾作用轻，对糖脂代谢及尿酸的影响均小于呋塞米。

口服生物利用度约 80%，个体差异小，首关代谢影响小。口服 1 小时后血药浓度达峰，饮食可减缓达峰时间 30 分钟左右。血浆蛋白结合率＞ 99%。体内 80% 在肝脏代谢，主要经细胞色素 P450 同工酶 CYP2C9 代谢，代谢产物无活性，20% 的原形经肾脏排泄。主要通过近球小管主动分泌入肾小管。消除半衰期为 3.5 小时。

【适应证】

水肿性疾病、原发性高血压。

【剂型与特征】

见表 3-5-6。

表 3-5-6　托拉塞米剂型与特征

剂型	生物利用度	作用达峰时间	作用维持时间
普通片剂	80%	1 小时	5~8 小时
注射剂	100%	15~20 分钟	5~8 小时

【用法和用量】

见表 3-5-7。

表 3-5-7　托拉塞米用法和用量

剂型	规格	用法	用量	备注
普通片剂	10mg	p.o	起始剂量为一次 10mg，一日 1 次；根据需要可增量至一次 20mg，一日 1 次	用于原发性高血压治疗时可减量为 2.5~5.5mg/d
注射剂	10mg、20mg	i.v/ i.v.gtt	充血性心力衰竭所致的水肿、肝硬化腹水：起始一次 5~10mg i.v，一日 1 次；疗效不佳可加量至 20mg，一日 1 次。最大剂量为一日 40mg，疗程不超过 1 周。肾病所致的水肿：起始一次 20mg i.v，一日 1 次；可根据需要逐渐增加剂量至最大剂量一日 100mg，疗程不超过 1 周	也可使用 5% 葡萄糖溶液或生理盐水稀释后静脉滴注

【不良反应】

常见头晕、头痛、恶心、虚弱、呕吐、高血糖、排尿过度、低钾、严重口干、低血容量、阳痿、食管出血、消化不良。

【禁忌证】

对本品或磺酰脲类药过敏的患者，肾衰竭无尿患者，肝性脑病前期或肝性脑病患者,低血压、低血容量、低钾或低钠血症患者,严重排尿困难者禁用。

【药物相互作用】

1. 增强其他药物的作用 增强降压药物的降压作用;加强盐皮质激素和糖皮质激素及轻泻剂的排钾作用;加强箭毒样肌松药和茶碱类药物的作用。

2. 降低其他药物的作用 降低降血糖药物的作用;降低去甲肾上腺素和肾上腺素的作用。

3. 增加其他药物的不良反应 增加氨基糖苷类药物、顺铂、头孢菌素类药物的耳、肾毒性;加重强心苷类药物的不良反应;增加水杨酸盐类药物的毒性。

4. 其他药物影响本药 非甾体抗炎药物和丙磺舒降低本药的利尿和降压作用。

【注意事项】

1. 体液、电解质紊乱可导致肝性脑病,肝硬化和肝病腹水患者慎用。

2. 注射剂快速注射可引起耳毒性,使用时必须缓慢静脉注射,时间在2分钟以上,单次剂量不能超过200mg。

3. 口服可长期用药,静脉给药的疗程限于1周。

4. 其余与呋塞米基本相同。

【FDA妊娠/哺乳分级】

B级/L3级。孕妇不推荐使用。不推荐哺乳期妇女使用。

【用药实践】

1. 托拉塞米与呋塞米比较

(1)托拉塞米的作用机制融合了呋塞米和螺内酯这两个经典药物的机制,因此其具有双重排钠的利尿作用,利尿作用是呋塞米的2倍。由于其具有拮抗醛固酮的作用,因此在一定程度上避免了长期使用呋塞米等利尿药导致的肾素-血管紧张素-醛固酮系统的激活,具有较好的心、肾保护作用。

（2）与呋塞米相比，托拉塞米的肝、肾双通道代谢使临床应用更安全，减少了大量使用呋塞米导致的肾脏毒性作用。

（3）与呋塞米相比，对钾等电解质的排泄量明显减少，减少了低钾血症的发生。对镁、尿酸、血糖和脂代谢物无明显影响，长期应用不易产生利尿药抵抗，患者的耐受性良好。

2. 配伍禁忌　有研究显示托拉塞米注射液与多巴酚丁胺注射液、甲磺酸帕珠沙星注射液、盐酸氨溴索注射液、红花黄色素注射液及长春西汀注射液存在配伍禁忌。

氢氯噻嗪 Hydrochlorothiazide

【其他名称】

双克、双氢克尿噻。

【药物特征】

为噻嗪类中效利尿药，作用于远端小管前段和近端小管（作用较轻）。抑制 Na^+-Cl^- 共转运系统，从而抑制对 NaCl 的重吸收，增加水、Na^+、K^+、Mg^{2+}、Cl^-、P^{3-} 排泄，减少 Ca^{2+} 排泄。有弱的抑制碳酸酐酶的活性，增加 HCO_3^- 排泄。具有抗利尿作用，可明显减少尿崩症患者的尿量及口渴症状。噻嗪类具有降压作用，除利尿作用外，还具有肾外机制参与降压。可导致肾血流量和肾小球滤过率降低，所以利尿作用比袢利尿药弱，且存在剂量"天花板效应"，当氢氯噻嗪的每日剂量＞100mg后利尿作用不再随剂量增加而增加。

口服吸收迅速但不完全，饮食可增加吸收量。部分与血浆蛋白结合，另部分进入红细胞内。口服 2 小时起作用，达峰时间为 4 小时，作用持续时间为 6~12 小时。$t_{1/2}$ 为 15 小时，肾功能受损者延长。主要以原形由尿排泄。

【适应证】

用于水肿性疾病：充血性心力衰竭，肝硬化腹水，肾病综合征，急、慢性肾炎水肿，慢性肾衰竭早期，肾上腺皮质激素和雌激素治疗所致的水钠潴留；原发性高血压；中枢性或肾性尿崩症；肾石症（预防含钙盐成分形成的结石）。

【剂型与特征】

只有普通口服片剂，规格为 25mg。

【用法和用量】

口服。

1. 成人　水肿性疾病一次 25~50mg，一日 1~2 次，或隔日治疗，或 1 周连服 3~5 日；高血压一日 25~100mg，分 1~2 次服用，并按降压效果调整剂量。

2. 儿童　按体重一日 1~2mg/kg 或按体表面积一日 30~60mg/m^2，分 1~2 次服，并按疗效调整剂量；< 6 个月的婴儿剂量可达一日 3mg/kg。

【不良反应】

大多数不良反应与剂量相关。常见水、电解质紊乱导致的不良反应，如口干、烦渴、肌肉痉挛、恶心、呕吐和极度疲乏无力；高血糖症、高尿酸血症。少见过敏反应、血白细胞减少或缺乏症、血小板减少性紫癜。罕见胆囊炎、胰腺炎、性功能减退、光敏感、色觉障碍。

【禁忌证】

不明确。

【药物相互作用】

1. 降低本药的作用　肾上腺皮质激素、促皮质素、雌激素、两性霉素 B、非甾体抗炎药、拟交感胺类药物降低本药的利尿作用，增加低钾血症风险。

2. 与降压药物有协同作用。

3. 增强本药的作用　多巴胺增加其利尿作用。合用降压药，利尿和降压作用均增强。增加非去极化肌松药的作用。

4. 降低其他药物的作用　降低抗痛风药物、降血糖药、抗凝血药物、乌洛托品的作用。

5. 增强其他药物的不良反应　与碳酸氢钠合用,增加低氯性碱中毒的机会。与洋地黄、胺碘酮合用,可因低钾增加不良反应。减少锂的排泄,增加其肾毒性。

【注意事项】

1. 与磺胺类药物、碳酸酐酶抑制剂等有交叉过敏反应。

2. 干扰诊断　致糖耐量降低,血糖、尿糖、胆红素、血钙、血尿酸、血脂指标升高,血镁、钾、钠及尿钙降低。

3. 以下情况慎用　无尿或严重肾功能减退患者、糖尿病、高尿酸血症或痛风、高钙血症、低钠血症、红斑狼疮、胰腺炎、交感神经切除者、婴儿黄疸、哺乳期妇女。

4. 在用药期间应定期检查血电解质、血糖、血尿酸、血肌酶、尿素氮和血压。

5. 从最小有效剂量开始用药。

6. 运动员慎用。

【FDA 妊娠 / 哺乳分级】

B 级 /L2 级。可透过胎盘屏障,对妊娠高血压无预防作用,不推荐妊娠期使用。不推荐哺乳期妇女使用。

【用药实践】

1. 氢氯噻嗪在高血压治疗中的应用　噻嗪类利尿药是一类优秀的降压药物,适合于多数没有禁忌证的高血压患者的初始及维持治疗。尤其是在老年高血压或单纯性收缩期高血压患者、合并充血性心力衰竭的高血压患者和难治性高血压以及有卒中史的患者,噻嗪类利尿药更具显著优势。

2. 氢氯噻嗪在心力衰竭治疗中的应用　伴有充血性心力衰竭症状或体征的患者,推荐包括氢氯噻嗪在内的利尿药治疗,以改善症状与运动耐量。

3. 氢氯噻嗪与呋塞米对血钾影响的比较　与呋塞米相比,氢氯噻嗪等噻嗪类利尿药引起低钾血症的程度更为明显,可能是由于呋塞米的作用时间比噻嗪类利尿药短从而使每次服药间期钾的恢复程度高所致。通常氢氯噻嗪 12.5mg/d 可使血钾降低 0.4mmol/L，低钾血症的发生率约为 5%；25mg/d 可使血钾降低 0.5~0.8mmol/L，低钾血症的发生率约为 10%。

4. 低血钾不良反应预防和处理

（1）对于肾功能正常的患者建议联合使用保钾利尿药或 RAAS 系统抑制剂，若有低钾血症应立即口服或静脉补钾进行纠正。对于肾功能异常患者可单用该类药物，但需注意监测电解质。

（2）在某些高危人群中，例如老年冠心病和心力衰竭患者、长 Q-T 间期（无论是原发性还是继发性）患者、衰弱和（或）使用多种药物治疗者，必须预防低钾血症的发生，因为低钾血症可以增加洋地黄类药物对心脏的毒性，增加心律失常的危险（尤其是致命的尖端扭转型室性心动过速）。在所有上述情况，必须更多地进行血钾监测。在治疗开始后的 3 天内，应进行首次血钾测定。

5. 氢氯噻嗪与代谢异常　大量研究证实，高剂量（≥ 25mg/d）的噻嗪类利尿药可升高血糖、血胆固醇及尿酸水平，因此不建议高剂量长期应用噻嗪类利尿药。低剂量（12.5mg/d）或与其他降压药物（如 RAAS 抑制剂）联合应用可大大减少其对代谢的不良影响。

6. 氢氯噻嗪对肾小球滤过率低的患者无效　一般认为当患者的肾小球滤过率 < 30~40ml/min 时，氢氯噻嗪等噻嗪类利尿药几乎无作用，这类患者不选择氢氯噻嗪利尿或降压。

吲达帕胺 Indapamide

【其他名称】

钠催离、寿比山、长效降压片。

【药物特征】

为类噻嗪类磺胺类利尿药，抑制远端肾小管肾皮质稀释段对水、钠的重吸收达到利尿效果，对钾、镁的影响相对小。此外，吲达帕胺还具有调节血管平滑肌细胞的钙内流；刺激前列腺素 PGE_2 和前列环素 PGI_2 的合成；减低血管对血管加压素的超敏感性，从而抑制血管收缩等作用。改善动脉顺应性，降低小动脉和外周循环阻力。可逆转高血压引起的左心室肥厚。降压时对心排血量、心率及心律影响小或无。不影响血脂及碳水化合物的代谢。

口服吸收快而完全，生物利用度为 93%，不受食物影响。血浆蛋白结合率为 71%~79%。口服平片与缓释片分别于 1~2 小时和 12 小时后血药浓度达高峰。口服单剂 12 小时降压作用达峰值，作用维持 24 小时；多次给药 8~12 周达高峰作用，作用维持 8 周。半衰期为 14~18 小时。在肝内代谢，约 70% 经肾排泄，其中 7% 为原形，23% 经胃肠道排出。肾衰竭者的药代动力学参数没有改变。

【适应证】

原发性高血压。

【剂型与特征】

见表 3-5-8。

表 3-5-8　吲达帕胺剂型与特征

剂型	生物利用度	作用达峰时间	作用维持时间
普通片剂	93%	多次给药 8~12 周	多次给药 8 周
缓释片剂	93%	单次给药 12 小时	单次给药 24 小时

【用法和用量】

见表 3-5-9。

表 3-5-9 吲达帕胺用法和用量

剂型	规格	用法	用量	备注
普通片剂	2.5mg	口服	一次 2.5mg，一日 1 次	清晨服用
缓释片剂	1.5mg	口服	每 24 小时口服 1 片	整片清晨服用。增加剂量只增加利尿作用，不增加降压作用

【不良反应】

不良反应轻且短暂，与剂量相关。较少见腹泻、头痛、食欲缺乏、失眠、反胃、直立性低血压。少见皮疹、瘙痒等过敏反应，低钠血症，低钾血症，低氯性碱中毒。罕见血细胞减少、心律失常、低血压、胰腺炎、肝功能异常。

【禁忌证】

对磺胺过敏者、严重肾功能不全、肝性脑病或严重肝功能不全、低钾血症患者禁用。

【药物相互作用】

1. 减弱本药的利尿作用 与皮质激素、非甾体抗炎药合用，利尿作用减弱；与拟交感药合用，降压作用减弱。

2. 增强其他药物的不良反应 与胺碘酮合用易出现心律失常；与二甲双胍合用易出现乳酸酸中毒；与锂剂合用增加血锂浓度，增加其肾毒性；与大剂量水杨酸盐合用，脱水患者可发生急性肾衰竭。

3. 减弱其他药物的作用 与口服抗凝血药合用，抗凝作用减弱。

4. 增加本药的作用 与其他降压药物具有协同作用；多巴胺增加本药的利尿作用。

【注意事项】

使用较小有效量，监测血钾、血钠、血钙、血糖、尿酸等。

无尿或严重肾功能不全者可致氮质血症。肝功能不全者可促发肝性脑病。缓释片含有乳糖,禁用于先天性半乳糖血症、葡萄糖和半乳糖吸收障碍症或乳糖酶缺乏患者。运动员慎用。

【FDA 妊娠 / 哺乳分级】

B 级 /L3 级。孕妇避免使用,绝不能用于妊娠期生理性水肿。可经乳汁分泌,哺乳期妇女慎用。

【用药实践】

1. 吲达帕胺与氢氯噻嗪比较 吲达帕胺与氢氯噻嗪虽然在药物化学结构上同样含有磺酰胺基,但前者有一个特殊的二氢吲哚结构,故其亲脂性更强,更易与血管壁内皮细胞结合,血管扩张作用更强,半衰期更长,因此其总体降压疗效优于氢氯噻嗪,且降压更平稳。本药在每日给予 2.5mg 的基础上,继续增加剂量不增加疗效,而不良反应增加。如果治疗无效,不应增加药物剂量。

2. 其余参照氢氯噻嗪用药实践。

螺内酯 Spironolactone

【其他名称】

安体舒通、螺旋内酯。

【药物特征】

为低效保钾利尿药,作用于远曲小管和集合管。结构与醛固酮相似,竞争性地抑制醛固酮受体。阻断 Na^+-K^+ 和 Na^+-H^+ 交换,增加 Na^+、Cl^- 和水排泄,减少 K^+、Mg^{2+} 和 H^+ 排泄,对 Ca^{2+} 和 PO_4^{3-} 的作用不定。对肾小管以外的醛固酮靶器官也有作用。对切除肾上腺的动物无利尿作用。

口服吸收良好,生物利用度 > 90%,血浆蛋白结合率在90% 以上,80% 由肝脏迅速代谢为有活性的坎利酮。口服 1 日左右起效,2~3 日达高峰,停药后作用仍可维持 2~3 日。每日用药 1~2 次时的平均 $t_{1/2}$ 为 19 小时,每日用药 4 次时的平均 $t_{1/2}$ 为

12.5 小时。代谢物从肾脏和胆道排泄,约 10% 的原形药物经肾脏排泄。

【适应证】

1. 水肿性疾病　与其他利尿药合用,治疗充血性心力衰竭、肝硬化腹水、肾性水肿等。可用于特发性水肿。

2. 高血压　辅助用药。

3. 原发性醛固酮增多症的诊断和治疗。

4. 低钾血症的预防。

【剂型与特征】

只有口服普通片剂,规格为 20mg。

【用法和用量】

口服,建议餐时或餐后服用。

1. 成人

(1)水肿性疾病:一日 40~120mg,分 2~4 次服,至少连服 5 日,以后酌情调整剂量。

(2)高血压:开始一日 40~80mg,分 2~4 次服,至少 2 周,以后酌情调整剂量。不宜与 ACEI 或 ARB 类药物合用。

(3)原发性醛固酮增多症:手术前患者一日 100~400mg,分 2~4 次服用。不宜手术的患者则选用较小剂量维持。

(4)诊断原发性醛固酮增多症:长期试验一日 400mg,分 2~4 次服,连续 3~4 周;短期试验一日 400mg,分 2~4 次服,连续 4 日。老年人的开始用量宜偏小。

2. 儿童　水肿性疾病开始按体重一日 1~3mg/kg 或按体表面积一日 30~90mg/m^2,单次或分 2~4 次服,连服 5 日后酌情调整剂量,最大剂量为一日 3~9mg/kg 或 90~270mg/m^2。

【不良反应】

1. 常见高钾血症,尤其是单独用药、进食高钾饮食、与钾剂或含钾药物如青霉素钾等合用以及存在肾功能损害、少尿、无尿时,以心律失常为首发表现。胃肠道反应,如恶心、呕吐、胃痉挛和腹泻、消化性溃疡等。

2. 少见低钠血症,与其他强效利尿药合用时可发生。抗雄激素样作用或对其他内分泌系统的影响导致长期服用本药在男性可致乳房发育、阳痿、性功能低下,在女性可致乳房胀痛、声音变粗、毛发增多、月经失调、性功能下降。长期或大剂量服用本药可发生行走不协调、头痛等中枢神经系统表现。

3. 罕见的有过敏反应,暂时性血浆肌酐、尿素氮升高,轻度高氯性酸中毒,肿瘤。

【禁忌证】

高钾血症患者禁用。

【药物相互作用】

1. 降低本药的作用 肾上腺皮质激素、促皮质素减弱本药的利尿作用,而拮抗本药的潴钾作用。雌激素减弱利尿作用。非甾体抗炎药降低降压作用,增加肾毒性。拟交感神经药物降低降压作用。甘珀酸钠、甘草类制剂降低利尿作用。

2. 增加本药的作用 多巴胺增加本药的利尿作用。与其他降压药物合用,利尿和降压作用均增加。

3. 增加其他药物的不良反应 与 ACEI/ARB 类药物、含钾药物、库存血、环孢素合用增加高钾血症发生率。与葡萄糖胰岛素液、碱剂、钠型降钾交换树脂合用降低高钾血症发生率。与氯化铵合用易发生代谢性酸中毒。增加肾毒性药物的毒性。

4. 本药延长地高辛的半衰期。

【注意事项】

1. 下列情况慎用 肝功能不全者,可诱发肝性脑病;肾功能不全者;无尿、低钠血症、酸中毒、乳房增大或月经失调者。

2. 给药应个体化,从最小有效剂量开始使用,早晨服药,减少电解质紊乱和起夜次数。

3. 用药期间监测患者的血钾浓度,注意特殊情况如酸中毒。

4. 本药起效缓慢，维持时间较长，首剂量可增加至 2~3 倍，后酌情减量。与其他利尿药合用，可先于其他利尿药 2~3 天给药，停用亦然。

5. 可干扰诊断 使血浆皮质醇浓度升高；血浆肌酐和尿素氮、血浆肾素升高，血清镁、钾、尿钙排泄增多，尿钠减少。

【FDA 妊娠/哺乳分级】

C 级/L3 级。孕妇谨慎使用。可经乳汁分泌，哺乳期妇女慎用。

【用药实践】

1. 螺内酯在心力衰竭中的应用 2014 版《中国心力衰竭诊断和治疗指南》将 ACEI、β 受体拮抗剂和醛固酮拮抗剂称为心力衰竭治疗的"金三角"，列为慢性心力衰竭的标准和基本治疗方案，要求在无禁忌证的情况下早期、长期应用，以改善心力衰竭患者的长期预后。治疗过程中密切观察可能的药物不良反应如高钾血症、氮质血症、男性乳房发育、多毛等。有研究发现与安慰剂相比，12.5mg/d 的剂量不能改善患者病情，25mg/d 的螺内酯治疗可以使慢性心力衰竭患者的病死率和猝死率大大下降，每天 50mg 或 50mg 以上不良反应的发生率大大增加，因此 25mg/d 是平衡疗效和不良反应的最佳作用剂量。考虑到国内螺内酯的药物剂型，建议 20mg/d 口服。目前无证据证实螺内酯可改善舒张性心力衰竭患者的临床预后。

2. 螺内酯在顽固性高血压中的应用 顽固性高血压或难治性高血压是指尽管使用了 3 种以上的适当剂量的降压药（其中包括利尿药），血压仍未达到目标水平，目前机制仍不明确。对于顽固性高血压患者哪个是最好的四线治疗药物还没有达成共识，新近有研究表明添加螺内酯比添加其他降压药物效果更好，是辅助治疗顽固性高血压的第一选择，尤其是对高醛固酮/肾素比值水平的顽固性高血压患者效果更好，仅加用小剂量螺内酯（12.5~50mg/d）就可获得意想不到的降压效果和靶器官保护作用。

3. 螺内酯不良反应及处理　高钾血症和肾功能恶化是醛固酮拮抗剂使用中明确的不良反应，且与药物使用剂量呈正相关。螺内酯高钾血症（≥ 5.5mmol/L）的发生率约为 13%，发生高钾血症相关的危险因素包括肾功能不全、糖尿病、进行性心力衰竭、高龄及联合药物治疗（如 ACEI、ARB 及补钾制剂）。

治疗的第 3 天和 1 周应监测血钾浓度，1 个月后再评估，然后每 3 个月评估 1 次，使血清钾维持在 4~5mmol/L。当 ACEI 或 ARB 加量时，应重新按上述方法开始检测。若血钾超过 5.5mmol/L 应停止加量或减小螺内酯的剂量；如果患者在服用补钾制剂，应首先停服补钾制剂，然后根据情况调整螺内酯的剂量。若发生肾功能恶化，应重新评价治疗方案并考虑停止使用螺内酯。严重肾功能不全（GFR < 30~40ml/min）的患者禁用该药物。应告知患者在发生呕吐、腹泻或停用袢利尿药时停用螺内酯。

氨苯蝶啶 Triamterene

【其他名称】

三氨蝶呤、氨苯蝶呤。

【药物特征】

为低效保钾利尿药，作用于远曲小管和集合管。直接抑制远曲小管和集合管的 Na^+-K^+ 交换，增加 Na^+、Cl^- 和水排泄，减少 K^+ 排泄，其留钾作用弱于螺内酯。

口服吸收良好，生物利用度 > 30%~70%，血浆蛋白结合率在 40%~70% 以上。单剂口服后 2~4 小时起效，6 小时作用达高峰，$t_{1/2}$ 为 1.5~2 小时，无尿者每日可延长至 10 小时；每日给药 4 次时延长至 9~16 小时。经肝脏代谢，经肾脏排泄，少量经胆道排泄。

【适应证】

1. 水肿性疾病　治疗充血性心力衰竭、肝硬化腹水、肾病综合征等。

2. 肾上腺糖皮质激素治疗过程发生的水钠潴留。

【剂型与特征】

只有口服普通片剂,规格为 25mg。

【用法和用量】

口服,进食时或餐后服用。

1. 成人　初始剂量为 25~100mg,分 2 次服用。与其他利尿药合用时应减量。维持阶段可改为隔日给药。每天最大剂量为 300mg。

2. 儿童　水肿性疾病开始按体重一日 2~4mg/kg 或按体表面积一日 120mg/m^2,分 2 次服,每日或隔日给药,以后酌情减量。最大剂量为一日 6mg/kg 或 300mg/m^2。

【不良反应】

常见高钾血症。少见胃肠道反应,如恶心、呕吐、胃痉挛和腹泻等;低钠血症;头晕、头痛;光敏感。罕见过敏,如皮疹、呼吸困难,血液系统损害,肾结石。

【禁忌证】

高钾血症患者禁用。

【药物相互作用】

1. 降低本药的作用　肾上腺皮质激素、促皮质素减弱本药的利尿作用,而拮抗本药的潴钾作用。雌激素减弱利尿作用。非甾体抗炎药降低降压作用,增加肾毒性。拟交感神经药物降低降压作用。甘珀酸钠、甘草类制剂降低利尿作用。

2. 增加本药的作用　多巴胺增加本药的利尿作用。与其他降压药物合用,利尿和降压作用均增加。

3. 增加其他药物的不良反应　与 ACEI/ARB 类药物、含钾药物、库存血、环孢素合用增加高钾血症发生率。与葡萄糖胰岛素液、碱剂、钠型降钾交换树脂合用降低高钾血症发生率。与氯化铵合用易发生代谢性酸中毒。增加肾毒性药物的毒性。

4. 降低降血糖药物的作用。

【注意事项】

1. 下列情况慎用　无尿、肾功能不全者、糖尿病、肝功能不全者、低钠血症、酸中毒、高尿酸血症或有痛风病史者、肾结石或有此病史者。

2. 可干扰诊断　干扰血奎尼丁测定；升高血糖、血浆肌酐和尿素氮、血浆肾素、血清镁和钾、血尿酸及尿酸排泄量；血钠下降。

3. 给药应个体化，从最小有效剂量开始使用，早晨服药，减少电解质紊乱和起夜次数。

4. 用药期间监测患者的血钾浓度，注意特殊情况如酸中毒。发生高钾血症应立即停用，并处理。

【FDA 妊娠 / 哺乳分级】

C 级 /L3 级。孕妇谨慎使用。可分泌入乳汁中，哺乳期妇女慎用。

【用药实践】

1. 氨苯蝶啶与复方降压制剂　氨苯蝶啶是多种降血压复方制剂的组成成分，如北京降压 0 号、复方利血平氨苯蝶啶片。与其他利尿药如氢氯噻嗪组成复方制剂不但起到控制血压的良好协同作用，而且可减少低钾血症的发生。

2. 氨苯蝶啶不良反应及处理参见螺内酯用药实践。

托伐普坦 Tolvaptan

【其他名称】

苏麦卡。

【药物特征】

为保钠排水剂，属血管加压素Ⅱ受体拮抗剂。选择性地拮

抗血管加压素 V_2 受体,拮抗精氨酸血管加压素(AVP)的作用,阻止水的重吸收,增加不含电解质水的排出。提高自由水的清除和尿液排泄,降低尿液渗透压,最终促使血清钠浓度提高。排出自由水的作用可强过呋塞米。

口服 40% 以上被吸收,饮食并不影响生物利用度。2~4小时血药浓度达峰值,血浆蛋白结合率较高(99%),主要通过CYP3A代谢,消除半衰期约为12小时。

【适应证】

明显的高容量性和正常容量性低钠血症(血钠浓度<125mmol/L,或低钠血症不明显但有症状并且限液治疗效果不佳),包括伴有心力衰竭、肝硬化以及抗利尿激素分泌异常综合征(SIADH)的患者。

需要紧急升高血钠以预防或治疗严重神经系统症状的患者不应使用本药治疗。尚不确定使用本药升高血钠后对症状改善的益处。

【剂型与特征】

只有口服普通片剂,规格为15mg、30mg。

【用法和用量】

患者初次服药及再次服药治疗应在住院时进行。餐前、餐后服用均可。成人起始剂量为15mg,每日1次;服药至少24小时以后,可将服用剂量增加到30mg,每日1次。根据血清钠浓度调整剂量,最大可增加至60mg,每日1次。

肾功能不全患者不需调整剂量。

【不良反应】

最常见的不良反应包括口渴、口干、乏力、便秘、尿频或多尿以及高血糖。

【禁忌证】

急需快速升高血清钠浓度的患者;对口渴不敏感或对口渴不能正常反应的患者;低容量性低钠血症,包括有低血压和肾衰竭并发症时；与强效 CYP3A 抑制剂合并应用；无尿症患者；过敏者禁用。

【药物相互作用】

1. 禁止与强效 CYP3A 抑制剂合并应用。与强效 CYP3A4 抑制剂（如克拉霉素、伊曲康唑、替利霉素、沙奎那韦等）联合应用使其暴露量增高。与中效 CYP3A4 抑制剂（如红霉素、氟康唑、阿瑞匹坦、地尔硫䓬、维拉帕米）也应避免合用。西柚汁使本药的暴露量增加 1.8 倍。P 糖蛋白抑制剂（环孢素）增加本药的暴露量。

与利福平或其他 CYP3A 诱导剂（利福布汀、利福喷汀、巴比妥类药物、苯妥英、卡马西平、圣约翰草等）合并应用疗效降低。与华法林、洛伐他汀、胺碘酮、地高辛、呋塞米、氢氯噻嗪合并应用对暴露量没有影响。

2. 本药可使地高辛的暴露量增加 1.3 倍。

3. 与 ACEI、ARB、保钾利尿药合用，高钾血症风险增加。

【注意事项】

1. 初次及再次使用应在医院进行并对血清钠进行监测。过快纠正低钠血症 [如升高速度 > 12mmol/(L·24h)] 可引起渗透性脱髓鞘作用，导致构音障碍、缄默症、昏迷和死亡。对于严重营养不良、乙醇中毒或病情进展的肝病更易发生，应减慢纠正速度。服用本药 24 小时内若限制饮水，可能会导致纠正过快，避免在治疗最初的 24 小时内限制液体摄入，指导患者用药期间内口渴时应及时饮水。

2. 肝硬化患者可能出现消化道出血。

3. 不推荐与高渗盐水合并应用。

4. 可能导致血清钾浓度升高。

5. 排尿困难患者发生急性尿潴留的风险增高。

6. 本药可引起血糖升高，糖尿病患者应谨慎使用。

7. 本药含有乳糖，对于半乳糖不耐受、缺少乳糖酶或葡萄糖-半乳糖吸收不良患者禁用。

8. 本药具有肝损害风险。

【FDA妊娠/哺乳分级】

C级。未查到哺乳分级。动物实验可致畸、致死,孕妇谨慎使用。不清楚是否分泌入乳汁中,哺乳期妇女应停止授乳或停药。

【用药实践】

1. 心力衰竭指南对托伐普坦的推荐　2014版中国急性心力衰竭诊断和治疗指南、2016版欧洲急性心力衰竭指南均推荐本品用于急性充血性心力衰竭、常规利尿药疗效不佳、有低钠血症或有肾功能损害倾向的患者,可显著改善充血相关症状,降低心力衰竭合并低钠患者的心血管死亡率。建议起始剂量为7.5~15mg/d。

2. 英国药品和健康产品管理局(MHRA)警示托伐普坦有导致血清钠升高过快及严重神经系统不良事件的风险和临床处理　血清钠升高过快会造成脑组织渗透性脱髓鞘,从而导致构音障碍、缄默、吞咽困难、嗜睡、情感改变、痉挛性四肢瘫痪、癫痫发作、昏迷,甚至死亡。建议在托伐普坦治疗期间密切监测血清钠,尤其是在基础血清钠浓度非常低(< 120mmol/L)的患者中,或在脱髓鞘高危患者中(例如缺氧、酗酒或营养不良的患者)。在给药的最初6小时钠纠正超过6mmol/L或在最初6~12小时超过8mmol/L都太快,建议密切监测这些患者的血清钠并给予低渗溶液。若在24小时内血清钠增加超过12mmol/L或在48小时内超过18mmol/L,则应中断或终止托伐普坦治疗,随后给予低渗溶液。不建议托伐普坦与钠含量高的药物或用于治疗低钠血症的药物(例如生理盐水或高渗盐水)同时应用。

3. 美国食品药品管理局(FDA)警示托伐普坦有导致急性肝损伤的风险和临床处理　应对可能存有肝损伤症状(包括疲劳、厌食、右上腹不适、小便黄赤或黄疸)的患者迅速进行肝功能检测。如果怀疑肝损伤是由托伐普坦引起的，应迅速停止用药，应进行适当的治疗并进行检查以确定可能的因素。这些患者不能再次服用托伐普坦，除非已确定肝损伤与服用托伐普坦没有关系。

（王晓军　陈　强　谢新星）

第六节　α受体拮抗剂及硝普钠

一、药物治疗概论

α受体拮抗剂可引起明显的直立性低血压及其他不良反应，不作为一般高血压的首选用药，临床主要用于前列腺增生或嗜铬细胞瘤患者的治疗，也用于难治性高血压或高血压急症的治疗。

α受体拮抗剂根据对α受体的选择性不同，可分为3类：①阻断α_1、α_2受体：短效类有酚妥拉明等，长效类有酚苄明等；②阻断α_1受体：哌唑嗪；③阻断α_2受体：育亨宾等。阻断α_1受体起到扩张血管、降低血压的作用；阻断α_2受体则可导致去甲肾上腺素释放增多，增加交感神经张力，导致血压升高、心率加快。α受体拮抗剂还可作用于前列腺括约肌等非血管平滑肌，降低括约肌张力，改善前列腺增生患者的排尿困难。用于高血压的治疗多选用α_1受体拮抗剂，避免心率增快的不良反应。

α受体拮抗剂具有"肾上腺素作用翻转"现象，即将肾上腺素的升压作用翻转为降压作用。对于去甲肾上腺素和异丙肾上腺素无此现象。

α受体拮抗剂的主要不良反应为直立性低血压，特别初次使用时。首次给药或加大剂量时应卧床时给药，不做快速起立动作。α受体拮抗剂还可导致水钠潴留。谨慎与其他降压药物合用。

硝普钠可直接扩张动脉和静脉,降低血压,降低心脏前后负荷,作用具有速效、短效的特点。临床用于高血压急症与急性心力衰竭。

二、药物使用精解

哌唑嗪 Prazosin

【其他名称】

无。

【药物特征】

选择性地抑制突触后 α_1 受体,松弛血管平滑肌,扩张周围血管,扩张动脉、静脉血管,降低周围血管阻力,降低血压。降低心脏前后负荷,降低左心室舒张末期压,改善心功能。对肾血流量的影响小,很少引起反射性心率加快,不影响脂质代谢。

口服吸收完全,生物利用度为 50%~85%,蛋白结合率为 97%,服用后 2 小时发挥降压作用,1~3 小时血药浓度达峰值,$t_{1/2}$ 为 2~3 小时,心力衰竭患者延长至 6~8 小时,持续作用 10 小时。治疗心力衰竭时起效快,1 小时作用达峰值,持续 6 小时。经肝脏代谢,经胆汁、粪便排泄,少量经尿排泄。不能被透析清除。

【适应证】

轻、中度高血压,作为第二线药物,常在第一线药物治疗不满意时采用或合用。充血性心力衰竭,主要是严重的难治性患者。也用于治疗麦角胺过量。

【剂型与特征】

只有口服普通片剂,规格为 1mg。

【用法和用量】

口服。

1. 成人　首剂 0.5mg,睡前顿服;此后一次 0.5~1mg,一日

2~3 次；逐渐按疗效调整为一日 6~15mg，分 2~3 次服。每日最大剂量为 20mg，超过该剂量疗效不增加。

2. 儿童　7 岁以下的儿童一次 0.25mg，一日 2~3 次；7~12 岁的儿童一次 0.5mg，一日 2~3 次。按疗效调整剂量。

【不良反应】

不良反应多于服药初期发生。可见直立性低血压引起的晕厥，偶发在心室率为 100~160 次 /min 时，通常发生在首次用药后的 30~90 分钟或与其他降压药物合用时，低钠饮食与合用 β 受体拮抗剂时易发生。常见眩晕、头痛、嗜睡、精神差、心悸、恶心。少见呕吐、腹泻、便秘、水肿、直立性低血压、晕厥、头晕、抑郁、易激动、皮疹、瘙痒、尿频、视物模糊、巩膜充血、鼻塞、鼻出血。罕见腹部不适、腹痛、肝功能异常、胰腺炎、心动过速、感觉异常、幻觉、脱发、扁平苔藓、大小便失禁、阳痿、阴茎持续勃起。其他偶见的不良反应有耳鸣、发热、出汗、关节炎和抗核抗体阳性。

【禁忌证】

过敏患者禁用。

【药物相互作用】

与钙通道阻滞剂、其他降压药物或利尿药同用，降压作用加强。与噻嗪类利尿药或 β 受体拮抗剂合用，水钠潴留可能减轻。与非甾体抗炎镇痛药同用，尤其与吲哚美辛同用，降压作用减弱。与拟交感类药物同用，降压作用减弱。与磷酸二酯酶 V 抑制剂合用可引起血压过度降低，应避免同时使用。

【注意事项】

1. 剂量必须按个体化原则，监测血压，以降低血压反应为准。首次给药（推荐剂量为 0.5mg）及以后加大剂量时建议应卧床时给药，不做快速起立动作，以免发生直立性低血压反应。

2. 与其他降压药物合用应减少本药的剂量。

3. 肾功能不全病患者应减小剂量。起始剂量为一次 1mg，一日 2 次。

4. 治疗心力衰竭时可能出现耐药性,早期是由于降压后反射性交感兴奋,后期是由于水钠潴留。

【FDA 妊娠 / 哺乳分级】

C 级 /L4 级。未有影响胎儿的报道,可用于妊娠高血压。对哺乳期妇女未见不良反应。

【用药实践】

1. 哌唑嗪不良反应及处理　本品过量发生低血压,甚至循环衰竭时,可让患者保持卧位促使血压和心率恢复正常。若无效则须补充血容量,必要时给予血管收缩药。治疗中应注意肾功能变化。本品不易经透析排出,过量时不能通过血液透析的方法解毒。

2. 哌唑嗪在特殊高血压人群中的应用　在哌唑嗪的使用中,尚未发现对胎儿及新生儿有异常影响的报道。相关研究结果表明哌唑嗪可以单独或与其他药物联合应用来控制妊娠期严重高血压。在哺乳期妇女使用本品也未见不良反应。

特拉唑嗪 Terazosin

【其他名称】

高特灵。

【药物特征】

选择性地抑制突触后 α_1 受体,降低血压,起初降压作用缓慢,随后可持续抗高血压;松弛膀胱、前列腺、尿道平滑肌作用,改善慢性膀胱阻滞患者的尿道功能;还可降低总胆固醇、低密度脂蛋白和极低密度脂蛋白浓度。

口服基本完全吸收,食物对生物利用度的影响很小,首关代谢很少,1 小时血药浓度达峰值,蛋白结合率为 90%~94%,半衰期为 12 小时,以粪便排泄为主(60%),肾功能不影响药动学参数。

【适应证】

轻或中度高血压的治疗;改善良性前列腺增生引起的排尿

症状。

【剂型与特征】

只有口服普通片剂与胶囊剂,两者的药动学无明显差异,规格为 1mg、2mg。

【用法和用量】

口服:一日 1 次,首次睡前服用,初始剂量为 1mg,1 周后逐渐增量。停药后重新开始治疗时再从 1mg 开始。

高血压维持剂量为一日 1~10mg,最大剂量为 20mg;良性前列腺增生维持剂量为一日 2~10mg,最大剂量为 10mg。

【不良反应】

常见体虚、疲乏、心悸、恶心、外周性水肿、眩晕、嗜睡、鼻充血、鼻炎和视觉模糊、弱视。其他可见背痛、头痛、心动过速、直立性低血压、晕厥、水肿、肢端疼痛、性欲降低、抑郁、神经质、感觉异常、呼吸困难、鼻窦炎、阳痿。

【禁忌证】

对 α 肾上腺素受体拮抗剂敏感者禁用。

【药物相互作用】

与镇痛 / 抗炎药物、抗生素、抗胆碱能 / 拟交感神经药物、抗痛风药物、心血管药物、皮质激素药物、胃肠药物、降血糖药物、镇静和安定药物合用无相互作用。与卡托普利合用,特拉唑嗪的最大血浆浓度随剂量呈线性增加。与血管紧张素(ACE)抑制剂或利尿药合用治疗的患者中报道眩晕或其他相关不良反应的比例升高。与其他抗高血压药物合用时应当注意观察,因降压作用增强,以避免发生显著的低血压。与磷酸二酯酶 V(PDE-5)抑制剂合用会发生低血压。

【注意事项】

1. 肾功能损害患者不需改变剂量。

2. 加用噻嗪类利尿药或其他抗高血压药时应减少本药的用量。

3. 建议特拉唑嗪不用于有排尿晕厥史的患者。建议给予初始剂量的 12 小时内或剂量增加时应避免从事驾驶或危险工作。

4. 首次用药、剂量增加时或停药后重新用药会发生眩晕、轻度头痛或瞌睡，一般连续用药阶段不会再发生该反应。如果发生眩晕，应当将患者放置于平卧姿势。

5. 使用本品治疗良性前列腺增生前应排除前列腺癌的可能性。

【FDA 妊娠 / 哺乳分级】

C 级 /L4 级。大鼠使用高剂量时幼鼠死亡率升高，孕妇禁用。哺乳期妇女慎用。

【用药实践】

临床应用较少，参见哌唑嗪用药实践。

酚妥拉明 Phentolamine

【其他名称】

立其丁。

【药物特征】

为竞争性非选择性 α 受体拮抗剂，阻断 $α_1$、$α_2$ 受体，作用持续时间较短。引起周围血管扩张，血压降低。亦能拮抗肾上腺素和去甲肾上腺素的缩血管作用。阻断 $α_2$ 受体而导致增加神经元的去甲肾上腺素释放，增强心肌收缩力和速率。

肌内注射 20 分钟血药浓度达峰值，持续 30~45 分钟；静脉注射 2 分钟血药浓度达峰值，持续 15~30 分钟。蛋白结合率为 54%，静脉注射的 $t_{1/2}$ 约 19 分钟，主要经尿排泄（70%）。口服后 30 分钟发挥最大作用，持续 3~6 小时。

【适应证】

控制嗜铬细胞瘤患者可能出现的高血压危象，嗜铬细胞瘤的诊断性检查，预防静脉或静脉外注射去甲肾上腺素后出现的皮肤坏死或腐烂；勃起功能障碍（口服制剂）。

【剂型与特征】

见表3-6-1。

表3-6-1 酚妥拉明剂型与特征

剂型	起效时间	作用维持时间
普通片剂	30分钟	3~6小时
注射剂（肌内注射）	20分钟血药浓度达峰值	30~45分钟
注射剂（静脉注射）	2分钟血药浓度达峰值	15~30分钟

【用法和用量】

见表3-6-2。

表3-6-2 酚妥拉明用法和用量

剂型	规格	用法和用量	备注
普通片剂	40mg、60mg	口服，每次40mg（1片），在性生活前30分钟服用，每日最多服用1次。根据需要及耐受程度，剂量可调整至60mg（1片半）	最大推荐剂量为80mg（2片）
注射剂型	10mg/ml	酚妥拉明试验：静脉注射5mg，也可先注入1mg，若反应阴性，再给5mg，如此假阳性的结果可以减少，也减少血压剧降的危险性。防止皮肤坏死：在每1000ml含去甲肾上腺素溶液中加入本品10mg静脉滴注，作为预防之用。已经发生去甲肾上腺素外溢，用本品5~10mg加10ml氯化钠注射液作局部浸润，此法在外溢后12小时内有效。嗜铬细胞瘤手术：术时如血压升高，可静脉注射2~5mg或滴注每分钟0.5~1mg，以防肿瘤手术时出现高血压危象。心力衰竭时减轻心脏负荷：静脉滴注每分钟0.17~0.4mg	小儿常用量：用于酚妥拉明试验，静脉注射一次1mg，也可按体重0.15mg/kg或按体表面积3mg/m²。嗜铬细胞瘤手术：术中血压升高时可静脉注射1mg，也可按体重0.1mg/kg或按体表面积3mg/m²，必要时可重复或持续静脉滴注

【不良反应】

较常见直立性低血压、心动过速或心律失常、鼻塞、恶心、呕吐等。较少见晕厥、乏力。罕见突然胸痛（心肌梗死）、神志模糊、头痛、共济失调、言语含糊。

【禁忌证】

严重动脉硬化及严重肝肾功能不全者、低血压、心肌梗死、冠心病、胃炎、消化性溃疡、过敏者禁用。

【药物相互作用】

忌与铁剂配伍。降低拟交感胺类药物收缩周围血管的作用。与胍乙啶合用，直立性低血压或心动过缓的发生率增加。与二氮嗪合用，使二氮嗪抑制胰岛素释放的作用减弱。苯巴比妥类、格鲁米特等加强本品的降压作用。

【注意事项】

作酚妥拉明试验时，在给药前、静脉给药后3分钟内每30秒，以后7分钟内每分钟测1次血压，或在肌内注射后30~45分钟内每5分钟测1次血压。对诊断的干扰：降压药、巴比妥类、鸦片类镇痛药、镇静药都可以造成酚妥拉明试验假阳性，故试验前24小时应停用；用降压药必须待血压回升至治疗前的水平方可给药。口服片剂下列情况慎用：冠状动脉供血不足、精神病、糖尿病。

【FDA妊娠/哺乳分级】

C级/L4级。孕妇慎用。不清楚是否会进入乳汁中，哺乳期妇女不推荐使用。

【用药实践】

1. 酚妥拉明在高血压治疗中的应用 对嗜铬细胞瘤及单胺氧化化酶抑制剂引起的高血压危象，可首选酚妥拉明。酚妥拉明为 α 肾上腺素受体拮抗剂，其对 α_1 受体的阻断作用为 α_2 受体的3~5倍，通过降低外周阻力降低心脏后负荷及肺动脉压，增加心排血量。适用于嗜铬细胞瘤引起的高血压危象及高血压合并心力衰竭者。通常从小剂量开始，一次5~10mg静脉注射，

20~30 分钟后可按需要重复给药；或予 0.5~1mg/min 静脉滴注。

2. 酚妥拉明不良反应及处理　由于酚妥拉明对抗儿茶酚胺而致周围血管扩张，个别患者可出现头痛、心动过速、颜面潮红，甚至严重的直立性低血压。一旦出现直立性低血压、头晕、疲劳、心动过速、呕吐、嗜睡或休克，应立即停药，同时给予抗休克治疗。轻者置患者于头低脚高卧位，恢复脑供血，绑腿和腹带加压有助于减轻患者的低血压反应和缩短药物反应时间；严重的低血压反应需静脉输注去甲肾上腺素重酒石酸盐，拮抗 α 受体阻断作用。

乌拉地尔 Urapidil

【其他名称】

亚宁定、利喜定。

【药物特征】

具有中枢和外周的双重作用机制，外周可阻断突触后 α_1 受体，抑制儿茶酚胺的缩血管作用；中枢系统可兴奋 5-HT_{1A} 受体，调整循环中枢活性，减轻因交感反射引起的血压升高和心率加快。

口服给药 4~6 小时血药浓度达峰值。静脉注射后在体内呈二室模型分布，分布半衰期约 35 分钟。蛋白结合率为 80%。静脉给药的血浆清除半衰期约 2.7 小时，口服给药的血浆清除半衰期约 4.7 小时。在肝内代谢，代谢产物无活性，50%~70% 通过肾脏排泄，其余通过胆汁排泄。排泄物 10% 为原形药物，其余为代谢产物。

【适应证】

注射剂：重症高血压、高血压危象、难治性高血压、控制围手术期高血压。

片剂：原发性高血压、肾性高血压、嗜铬细胞瘤引起的高血压。

【剂型与特征】

见表 3-6-3。

表 3-6-3　乌拉地尔剂型与特征

剂型	起效时间	作用维持时间
缓释片剂	3 小时血药浓度达峰值	约 12 小时
注射剂型（肌内注射）	即刻	消除半衰期为 2.7 小时

【用法和用量】

见表 3-6-4。

表 3-6-4　乌拉地尔用法和用量

剂型	规格	用法和用量	备注
缓释片剂	30mg	口服：从一次 30mg 开始，逐渐加量至一次 60mg，一日 2 次。维持剂量为 30~180mg/d	
注射剂型	25mg：5ml	静脉注射：一次 10~50mg，监测血压变化，降压效果应在 5 分钟内即可显示。可重复用药。为维持降压效果，静脉注射后可持续静脉滴注或泵入。静脉滴注或泵入：输液的最大浓度为 4mg/ml，速度根据患者的血压调整。推荐初始输入速度为每分钟 2mg，维持剂量速度为平均每小时 9mg。血压下降的程度由前 15 分钟内输入的药物剂量决定，然后用低剂量维持	通常将 250mg 乌拉地尔加入静脉输液如生理盐水、5% 或 10% 葡萄糖溶液中。如果使用输液泵，可将 100mg 乌拉地尔注入输液泵中，再将上述液体稀释到 50ml。若将 250mg 乌拉地尔溶解在 500ml 液体中，则 1mg 乌拉地尔相当于 44 滴或 2.2ml 输入液

【不良反应】

使用本品后可能出现头痛、头晕、恶心、呕吐、出汗、烦躁、乏力、心悸、心律不齐、心动过速或过缓、上胸部压迫感或呼吸困难等症状，其原因多为血压降得太快所致，通常在数分钟内即可消失，一般不需中断治疗。少见过敏反应（如瘙痒、皮肤发红、皮疹等）。罕见出现血小板计数减少。

【禁忌证】

过敏患者、主动脉峡部狭窄或动静脉分流（肾透析时的分流除外）、哺乳期妇女禁用。

【药物相互作用】

患者同时使用其他抗高血压药物、饮酒或患者存在血容量不足的情况（如腹泻、呕吐）可增强本品的降压作用。同时应用西咪替丁，可使本品的血药浓度上升，最高达 15%。不能与碱性液体混合。

【注意事项】

1. 下列情况使用本品时需要特别注意　机械功能障碍引起的心力衰竭，例如大动脉或者二尖瓣狭窄、肺栓塞或者由于心包疾病引起的心功能损害；儿童，因为无相关研究；肝功能障碍患者；中度到重度肾功能不全患者；老年患者；合用西咪替丁的患者。

2. 如果本品不是最先使用的降压药，则在使用本品之前应间隔相应的时间，使前者显示效应，必要时调整本药的剂量。血压骤然下降可能引起心动过缓甚至心脏停搏。

3. 可能影响其驾驶或机械的操纵能力。

4. 针剂应静脉注射或滴注，患者须取卧位。本品不能与碱性液体混合，因其酸性性质可能引起溶液混浊或絮状物形成。治疗期限一般不超过 7 日。

【FDA 妊娠 / 哺乳分级】

C 级 /L4 级。孕妇慎用。哺乳期妇女应禁用。

【用药实践】

1. 乌拉地尔在心力衰竭治疗中的应用 本品能够改善缺血性心力衰竭患者的心功能,并且无明显的"冠状动脉盗血现象",能够降低心肌耗氧量,增加心肌供氧量。同时研究发现PCI后冠状动脉内注射 10mg 乌拉地尔,可适度增加心室舒张间期,降低心脏收缩间期,改善冠状动脉及主动脉血流速度,降低心脏微循环抵抗,从而改善心外膜循环。

2. 乌拉地尔在急性脑血管病合并心功能不全治疗中的应用 本品可用于治疗急性脑血管病合并心功能不全,能够抑制交感风暴所致的心律失常及急性心力衰竭,协助稳定心功能,在治疗范围内不明显降低脑灌注压,也无明显增高颅内压的现象。

3. 乌拉地尔在高血压急症治疗中的应用 乌拉地尔有外周 α 受体肾上腺素受体拮抗作用及血压中枢调节的双重作用,通过阻断突触后 α_1 受体,扩张血管;同时还激活中枢 $5-HT_{1A}$ 受体,降低延髓心血管中枢的交感反馈调节,扩张血管,抑制反射性心动过速。本药降压平稳而迅速,有减轻心脏负荷、降低心肌耗氧量、增加心脏搏出量、降低肺动脉高压和增加肾血流量等优点,且不增加颅内压。因此,适用于大多数高血压急症(多数高血压急症发作时均存在不同程度的交感神经亢进),对嗜铬细胞瘤引起的高血压危象有特效。

4. 乌拉地尔应用的其他注意事项 不提倡与 ACEI 类药物合用。静脉给药时患者应取卧位,疗程一般不超过 7 天。

硝普钠 Sodium Nitroprusside

【其他名称】

亚硝基铁氰化钠。

【药物特征】

是一种速效和短时作用的血管扩张药。通过血管内皮细胞产生 NO,对动脉和静脉平滑肌均有直接扩张作用,但不影响子宫、十二指肠或心肌的收缩。血管扩张使周围血管阻力减低，因而有降压作用。血管扩张使心脏前后负荷均减低，心排血量改善，故对心力衰竭有益。后负荷减低可减少瓣膜关闭不全时主动脉和左心室的阻抗而减轻反流。

静脉滴注后立即达血药浓度峰值，其水平随剂量而定。硝普钠由红细胞代谢为氰化物，在肝脏内氰化物代谢为硫氰酸盐，代谢物无扩张血管活性，氰化物也可参与维生素 B_{12} 的代谢。本品给药后几乎立即起作用并达到作用高峰，静脉滴注停止后维持 1~10 分钟。本品经肾排泄，肾功能正常者半衰期为 7 天（由硫氰酸盐测定），肾功能不良或血钠过低时延长。

【适应证】

1. 用于高血压急症，如高血压危象、高血压脑病、恶性高血压、嗜铬细胞瘤手术前后阵发性高血压等的紧急降压。也可用于外科麻醉期间进行控制性降压。

2. 用于急性心力衰竭，包括急性肺水肿。亦用于急性心肌梗死或瓣膜（二尖瓣或主动脉瓣）关闭不全时的急性心力衰竭。

【剂型与特征】

只有注射用粉针剂，规格为 25mg、50mg。

【用法和用量】

用前将本品 50mg（1 支）溶解于 5ml 5% 葡萄糖溶液中，再稀释于 250~1000ml 5% 葡萄糖溶液中，在避光输液瓶中静脉滴注。

成人常用量：静脉滴注，开始每分钟按体重 0.5μg/kg。根据治疗反应以每分钟 0.5μg/kg 递增，逐渐调整剂量。常用剂量为每分钟按体重 3μg/kg，极量为每分钟按体重 10μg/kg，总量为按体重 3.5mg/kg。

小儿常用量：静脉滴注，每分钟按体重 1.4μg/kg，按效应逐渐调整用量。

【不良反应】

短期应用的安全性好。

毒性反应来自于其代谢产物氰化物和硫氰酸盐。硫氰酸盐中毒可出现运动失调、视力模糊、谵妄、眩晕、头痛、意识丧失、恶心、呕吐、耳鸣、气短，停止给药可好转。氰化物中毒或超量时可出现反射消失、昏迷、心音遥远、低血压、脉搏消失、皮肤粉红色、呼吸浅、瞳孔散大。

麻醉中控制降压时突然停用本品，尤其血药浓度较高而突然停药时，可能发生反跳性血压升高。

血压降低过快过剧可出现眩晕、大汗、头痛、肌肉颤搐、神经紧张或焦虑、烦躁、胃痛、反射性心动过速或心律不齐，症状的发生与静脉给药速度有关，与总量关系不大。减量给药或停止给药可好转。

光敏感与疗程及剂量有关，出现皮肤石板蓝样色素沉着，停药后经较长时间（1~2年）才渐退。其他过敏性皮疹停药后消退较快。

【禁忌证】

代偿性高血压如动静脉分流或主动脉缩窄时禁用本品。

【药物相互作用】

与其他降压药同用可使血压剧降。与多巴酚丁胺同用可使心排血量增多而肺毛细血管楔压降低。与拟交感胺类同用，本品的降压作用减弱。

【注意事项】

1. 本品对光敏感，溶液的稳定性较差，滴注溶液应新鲜配制并迅速将输液瓶用黑纸或铝箔包裹避光。新配溶液为淡棕色，如变为暗棕色、橙色或蓝色，应弃去。溶液的保存与应用不应超过24小时。溶液内不宜加入其他药品。

2. 配制好的溶液只可静脉慢速滴注，切不可直接推注。最好使用微量输液泵，这样可以精确控制给药速度，从而减少不良反应发生率。

3. 对诊断的干扰　用本品时血二氧化碳分压、pH、碳酸氢盐浓度可能降低；血浆氰化物、硫氰酸盐浓度可能因本品代谢后产生而增高；本品超量时动脉血乳酸盐浓度可增高，提示代谢性酸中毒。

4. 下列情况慎用　脑血管或冠状动脉供血不足时，对低血压的耐受性降低。麻醉中控制性降压时，如有贫血或低血容量应先予纠正再给药。脑病或其他颅内压增高时，扩张脑血管可进一步增高颅内压。肝、肾功能损害时，本品可能加重肝、肾损害。甲状腺功能过低时，本品的代谢产物硫氰酸盐可抑制碘的摄取和结合，因而可能加重病情。肺功能不全时，本品可能加重低氧血症。维生素 B_{12} 缺乏时，使用本品可能使病情加重。

5. 应用本品过程中应经常测血压，最好在监护室内进行；肾功能不全而本品应用超过 48~72 小时者，每天须测定血浆中的氰化物或硫氰酸盐，保持硫氰酸盐不超过 100μg/ml、氰化物不超过 3μmol/ml；急性心肌梗死患者使用本品时须测定肺动脉舒张压或楔压。

6. 药液有局部刺激性，谨防外渗，推荐自中心静脉给药。

7. 少壮男性患者麻醉期间用本品进行控制性降压时需要用大剂量，甚至接近极量。

8. 如静脉滴注已达每分钟 10μg/kg，经 10 分钟而降压效果仍不满意，应考虑停用本品，改用或加用其他降压药。

9. 左心衰竭时应用本品可恢复心脏的泵血功能，但伴有低血压时，须同时加用心肌正性肌力药如多巴胺或多巴酚丁胺。

10. 用本品过程中偶可出现明显的耐药性，此应视为氰化物中毒的先兆征象，此时减慢滴速即可消失。

【FDA 妊娠 / 哺乳分级】

C 级 /L4 级。缺乏对孕妇及哺乳期妇女的相关研究，孕妇、哺乳期妇女慎用。

【用药实践】

1. 硝普钠在急性心力衰竭治疗中的应用　2014 版《中国心力衰竭诊断和治疗指南》推荐硝普钠适用于严重心力衰竭、

原有后负荷增加以及伴肺淤血或肺水肿的患者。临床应用宜从小剂量 $0.3\mu g/(kg \cdot min)$ 开始,可酌情逐渐增加剂量至 $5\mu g/(kg \cdot min)$,静脉滴注,通常疗程不要超过72小时。

2. 硝普钠在高血压急症治疗中的应用　在急性主动脉夹层、急性心力衰竭合并高血压、急进性高血压等高血压急症可选择静脉泵入或滴注硝普钠控制血压。

3. 硝普钠在心源性休克治疗中的应用　在心排血量低并且有肺充血以及外周血管收缩,即心脏指数 $< 2.2L/(min \cdot m^2)$、肺毛细血管楔压 $< 18mmHg$ 而肢端湿冷时选择硝普钠治疗。

4. 硝普钠用药和停药的注意事项　用于急性心力衰竭、心源性休克时开始速度宜缓慢,逐渐加量。如果没有监护条件不宜使用本品。由于本品具强效降压作用,应用过程中要密切监测血压,根据血压调整合适的维持剂量。停药应逐渐减量,并加用口服血管扩张剂,以避免反跳现象。

(孟祥磊　谢新星　王晓军)

第七节　单片固定配方复方制剂

一、药物治疗概论

降压药物联合使用具有增加疗效、降低使用剂量、减少不良反应等优点。单片固定复方制剂在此基础上发展而来,将两种及两种以上不同作用机制的药物组合成单片复方制剂。除上述优势外,还具有简化用药方式的优点,多数单片复方制剂仅需每日服药1次,每次1片,使用方便,提高了药物使用的依从性,保证药物良好的疗效。常用于高血压患者的初始治疗。

我国目前常用的固定配方制剂主要有 ACEI+噻嗪类利尿药、ARB+噻嗪类利尿药、CCB+ARB/ACEI、CCB+β-RB、保钾利尿药+噻嗪类利尿药等,此类药物具有较好的协同作用及消除不良反应等优势。还有传统固定配方制剂,如复方利血平、降压0号、珍菊降压片等,此类药物多由利血平、氢氯噻嗪、肼屈嗪、可乐定等组成,多数成分缺乏改善预后的循证医学证据及合理性存在争议,在高血压指南中不被推荐,但此类复方制剂因其价格低廉,目前仍在基层社区诊所中广泛使用。

单片固定复方制剂由两种或多种药物物理结合组成,其药物特征、不良反应、注意事项、药物相互作用等事项与各自药物成分的相应特性相同,故不再一一论述。只将常用单片固定复方制剂的成分组成、规格、用法和用量进行总结,见表3-7-1。

表3-7-1 单片复方制剂的成分组成、规格、用法和用量

药品名称	商品名	成分与规格	用法和用量
ARB+利尿药			
缬沙坦氢氯噻嗪	复代文	缬沙坦80mg/氢氯噻嗪12.5mg	一日1次,一次1~2片
氯沙坦氢氯噻嗪	海捷亚	氯沙坦50mg/氢氯噻嗪12.5mg;氯沙坦100mg/氢氯噻嗪12.5mg	一日1次,一次1片
厄贝沙坦氢氯噻嗪	安博诺/依伦平	厄贝沙坦150mg/氢氯噻嗪12.5mg	一日1次,一次1片
替米沙坦氢氯噻嗪	美卡素	替米沙坦40mg/氢氯噻嗪12.5mg	一日1次,一次1片
ACEI+利尿药			
复方卡托普利		卡托普利10mg/氢氯噻嗪6mg	一日1~2次,一次1~2片
贝那普利氢氯噻嗪	依思汀	贝那普利10mg/氢氯噻嗪12.5mg	一日1次,一次1片
依那普利氢氯噻嗪	久保克	依那普利5mg/氢氯噻嗪12.5mg	一日1次,一次1片
赖诺普利氢氯噻嗪		赖诺普利10mg/氢氯噻嗪12.5mg	一日1次,一次1片

药品名称	商品名	成分与规格	用法和用量
培哚普利吲达帕胺	百普乐	培哚普利 4mg/ 吲达帕胺 1.25mg	一日 1 次，一次 1 片
保钾 + 去钾利尿药			
复方阿米洛利	蒙达清	阿米洛利 2.5mg/ 氢氯噻嗪 25mg	一日 1 次，一次 1 片
β-RB+ 利尿药			
比索洛尔氢氯噻嗪	诺释	比索洛尔 2.5mg/ 氢氯噻嗪 6.25mg；比索洛尔 5mg/ 氢氯噻嗪 6.25mg	一日 1 次，一次 1 片
CCB+ARB/ACEI			
缬沙坦氨氯地平	倍博特	缬沙坦 80mg/ 氨氯地平 5mg	一日 1 次，一次 1 片
氨氯地平贝那普利		氨氯地平 5mg/ 贝那普利 10mg	一日 1 次，一次 1 片
传统复方制剂			
复方利血平		利血平 0.032mg/ 氢氯噻嗪 3.1mg/ 双肼屈嗪 4.2mg/ 异丙嗪 2.1mg	一日 2~3 次，一次 1~3 片
复方利血平氨苯蝶啶片	降压 0 号	利血平 0.1mg/ 氨苯蝶啶 12.5mg/ 氢氯噻嗪 12.5mg/ 双肼屈嗪 12.5mg	一日 1 次，一次 1~2 片
珍菊降压片		野菊花膏粉 / 珍珠层粉 / 盐酸可乐定 0.03mg/ 氢氯噻嗪 5mg/ 芦丁	一日 2~3 次，一次 1~2 片
复方罗布麻片 I		每 1000 片含：罗布麻叶 218.5g/ 野菊花 171.0g/ 防己 184.2g/ 三硅酸镁 15.0g/ 硫酸双肼屈嗪 1.6g/ 氢氯噻嗪 1.6g/ 盐酸异丙嗪 1.05g/ 维生素 B_1 0.5g/ 维生素 B_6 0.5g/ 泛酸钙 0.25g	一日 3 次，一次 2 片

二、药物使用精解

【用药实践】

1. 单片固定复方制剂在降压治疗中的优势 治疗优势：新型降压药物的单片复方制剂（SPC）的出现是高血压治疗学的需求，也是高血压治疗理念的发展。SPC利用不同机制的降压药物联合，降压达标率显著高于单药序贯治疗和阶梯治疗方式，能更好地保护靶器官；将不同作用机制的药物联合可在增效的同时抵消组分药物的不良反应，如ARB联合CCB可减少后者最常见的不良反应脚踝部水肿。SPC服用简单方便，有利于提高治疗依从性。传统固定配方制剂如复方利血平、降压0号、珍菊降压片等虽然缺乏改善预后的循证医学证据，在高血压指南中未被推荐，但降压疗效确切、价格低廉，目前仍在广大基层医院使用。

2. 选择单片固定复方制剂降压的目标人群和方法 血压≥160/100mmHg或高于目标血压20/10mmHg的患者如无禁忌证，单片固定复方制剂可作为起始和维持治疗药物。2级或2级以上高血压患者可在单药治疗的基础上加用合适的SPC。SPC使用后血压仍不能控制时，可选择加量或加用第3种降压药物。正在接受降压药物治疗，包括单药治疗或非单片复方制剂联合治疗的患者，如血压未能达标，可以替换SPC。血压水平为140~160/90~100mmHg的1级高血压患者也可直接换用SPC。已服用2种降压药自由联合治疗且血压已达标的高血压患者，为简化治疗、提高患者依从性，可以直接改用SPC。

我国老年人群的降压达标率低。大多数老年患者需要联合降压治疗，服用多片药物会导致依从性降低。同时老年患者的记忆减退，容易漏服药物，使用SPC可以增加依从性。

应根据患者的病情（血压特点、并发症、不良反应等）选择SPC种类。例如ARB和钙通道阻滞剂的SPC适用于高血压伴有多种危险因素、靶器官损害或临床疾患的高危人群，包括冠心病、糖尿病、CKD、蛋白尿、左心室肥厚、老年高血压、脑卒中、肥胖、代谢综合征、外周血管疾病等，是拥有最多适应证、适合最广泛高血压患者的降压联合方案。ACEI 或 ARB 与利尿药的 SPC 可以降低血管死亡、冠心病事件和卒中等主要心血管终点事件的风险。

（韩　毅　陈　强　胡和生）

参 考 文 献

[1]《中国国家处方集》编委会. 中国国家处方集（2010）. 北京：人民军医出版社，2010

[2] 国家药典委员会. 中华人民共和国药典临床用药须知（2010）. 北京：中国医药科技出版社，2010

[3] 葛均波，徐永健. 内科学. 第 8 版. 北京：人民卫生出版社，2013

[4] 杨世杰. 药理学. 第 2 版. 北京：人民卫生出版社，2010

[5] 陈新谦，金有豫，汤光. 新编药物学. 第 17 版. 北京：人民卫生出版社，2011

[6] 中国高血压防治指南修订委员会. 中国高血压防治指南 2010. 中华心血管病杂志，2011，39（6）：579-616

[7] 国家卫生计生委合理用药专家委员会，中国医师协会高血压专业委员会. 高血压合理用药指南. 中国医学前沿杂志（电子版），2015，7（6）：22-64

第四章　冠状动脉性心脏病治疗用药

　　冠状动脉性心脏病简称冠心病，也可称为缺血性心脏病，包括冠状动脉粥样硬化性心脏病和冠状动脉功能性病变。冠状动脉功能性病变主要指冠状动脉痉挛。冠心病的表现类型主要有：①慢性心肌缺血综合征，包括稳定型心绞痛、缺血性心肌病、隐匿性冠心病等；②急性冠脉综合征，包括 ST 段抬高型心肌梗死、非 ST 段抬高型心肌梗死、不稳定型心绞痛以及心源性猝死等；③其他，包括变异型心绞痛、X 综合征等。

　　冠心病治疗药物的基本机制为改善冠状动脉供血与心肌缺血之间的供需矛盾，主要包括抗心肌缺血药物、抗血小板药物、抗凝血药物、纤维蛋白溶解药物等，以及相关危险因素控制药物如调血脂药物、降压药物、降血糖药物等。冠心病诊疗指南推荐的药物种类较多，基本涵盖冠心病的各个表现类型。冠心病二级预防推荐药物有阿司匹林、ACEI/ARB、β 受体拮抗剂、他汀类调脂药物、控制血糖药物等。此外，硝酸酯类药物、抗血小板药物、抗凝血药物在冠心病相关指南中也为推荐药物。纤维蛋白溶解药物也称溶栓药物，在急性心肌梗死中的应用地位有所下降，因急性心肌梗死患者首选推荐直接 PCI 术，但是对于不具备 PCI 条件且不能在 90 分钟内完成转院的情况，溶栓治疗仍为 I a 类推荐。

　　冠心病治疗药物的使用同样应注重循证医学证据，优先选用推荐级别高、可改善患者远期预后的药物。无论冠心病患者有无进行血运重建，包括冠状动脉旁路移植术（CABG）和经皮冠状动脉介入术（PCI），药物治疗都是冠心病治疗的基础，只有充分合理的药物治疗才能改善冠心病的长期预后。冠心病患者多需长期甚至终身用药，而且需要连续用药，药物往往从小剂量开始使用，逐渐调整剂量至患者的最大耐受剂量，再维持治疗，要求患者的药物使用应连续、不能间断。部分药物如β受体拮抗剂用量较大时不可突然停用，以免出现反跳现象，加重病情。在患者长期药物治疗中，应加强药学监护，如他汀类主要注意肝肾功能、血肌酐监护，β受体拮抗剂注意心率、血压监护等。

第一节 抗心肌缺血药物

一、药物治疗概论

抗心肌缺血药物也可称为抗心绞痛药物，心绞痛的主要病理生理机制是心肌需氧与供氧的平衡失调，导致心肌缺血缺氧。抗心肌缺血药物的主要作用机制也是通过各种方式改善心肌需氧与供氧的平衡。该类药物主要有硝酸酯类、β受体拮抗剂和钙通道阻滞剂，目前用于临床的还有曲美他嗪、尼可地尔等。

硝酸酯类是抗心绞痛的基础用药，具有起效快、疗效确切、剂型多及价格便宜等优点。为非内皮依赖性血管扩张剂，通过释放一氧化氮（NO）使冠状动脉及外周血管扩张，以扩张静脉为主。降低心脏前后负荷，降低心肌耗氧量。急性心肌梗死患者临床指南为Ⅰ类推荐，硝酸酯类可缓解持续缺血性胸痛，控制高血压或减轻肺水肿。但是对于心肌梗死后心绞痛复发或心功能不全患者，应用地位低于β受体拮抗剂和ACEI类药物。

硝酸酯类的主要不良反应为血管扩张所致的头部胀痛、面部潮红等，大剂量可致严重低血压。该类药物的禁忌证较多（见硝酸甘油），使用时应首先排除。任何剂型的硝酸酯连续应用24小时后可发生耐药，因此长期使用必须采用偏心给药方法,保证提供每天 8~12 小时的无硝酸酯或低硝酸酯浓度期,期间可加用 β 受体拮抗剂等预防心绞痛反跳的发生。

不同剂型、不同用法的硝酸酯类药物其药动学差异较大,如不推荐使用单硝酸异山梨酯的注射剂型,其在药动学方面劣于其口服剂型,而且大剂量易导致低血压发生,故西方国家已经取消单硝酸异山梨酯的注射剂型,仅有口服剂型。硝酸酯类的药动学参数见表 4-1-1。

表 4-1-1　硝酸酯类的药动学参数

药物名称	常用剂量	起效时间	作用持续时间
硝酸甘油			
舌下含服	0.25~0.5mg	2~3 分钟	10~30 分钟
喷剂	0.4mg	2~3 分钟	10~30 分钟
透皮贴	25mg	30~60 分钟	8~12 小时
静脉滴注	5~200μg/min	即刻	连续滴注 12~24 小时即耐药
硝酸异山梨酯			
舌下含服	5mg	3~5 分钟	1~2 小时
口服平片	5~10mg,2~3 次 /d	15~40 分钟	2~4 小时
口服缓释片	20mg,1~2 次 /d	30 分钟	10~14 小时
静脉滴注	1.25~5mg/h	即刻	连续滴注 12~24 小时即耐药
单硝酸异山梨酯			
口服平片	10~20mg,2 次 /d	30~60 分钟	3~6 小时
口服缓释片	30~120mg,1 次 /d	60~90 分钟	10~12 小时

β受体拮抗剂也是心绞痛治疗的基础用药,特别对于心肌梗死患者,相关临床指南多为Ⅰ类推荐,无禁忌时推荐长期甚至终身使用,使用中应注意剂量个体化。β受体拮抗剂的抗心绞痛作用机制主要有阻断β受体,阻断儿茶酚胺的作用,减慢心率,减弱心肌收缩力,降低血压,减少心肌耗氧量;改善缺血区域血供等。β受体拮抗剂可减少心绞痛发作次数,改善缺血心电图,增加运动耐量,减少心肌耗氧量,缩小心肌梗死范围,预防恶性心律失常等。此外β受体拮抗剂还可抑制心肌重构等,改善心绞痛、心肌梗死患者的长期预后,减少住院率,降低死亡率。对于心绞痛、心肌梗死患者如无禁忌证,均应长期使用。特别对于心肌梗死患者24小时内就应该使用口服或静脉注射β受体拮抗剂,但出现以下症状者中的1项或1项以上者禁用:心力衰竭表现,低心排血量状态,心源性休克危险增加,或者其他口服β受体拮抗剂的禁忌证(P-R间期超过0.24秒、二或三度心脏传导阻滞、急性哮喘、反应性的气道疾病)。β受体拮抗剂可能影响糖脂代谢。高度心脏传导阻滞、哮喘为禁忌证。慢性阻塞性肺疾病、运动员、周围血管病或糖耐量异常者慎用。长期应用者不可突然停药,突然停药可发生"反跳现象"导致心绞痛复发或加重,甚至引起心肌梗死,故患者应在耐受的情况下坚持长期使用。如需停用,应逐渐减量停用,停用时间约2周。

β受体拮抗剂的种类较多,根据对β受体的选择性不同可分为非选择性、选择性β受体拮抗剂。临床多使用选择性、脂溶性β受体拮抗剂用于心绞痛、心肌梗死的治疗,如美托洛尔、比索洛尔等。此类药物的选择性高,心外影响小,不良反应少,且对于心绞痛等疾病临床循证医学证据较多,疗效确切,推荐级别高。β受体拮抗剂的"药物使用精解"部分见"第三章第四节β受体拮抗剂"。

钙通道阻滞剂在临床可用于心绞痛的治疗和预防,特别是对变异型心绞痛疗效最好。钙通道阻滞剂通过抑制钙离子内流，从而发挥扩张冠状动脉，解除冠状动脉痉挛，增加缺血区域血供，降低血压，负性肌力、负性频率（非二氢吡啶类），降低心肌耗氧量，保护缺血细胞以及抗血小板聚集等作用。钙通道阻滞剂在急性冠脉综合征治疗中的地位低于硝酸酯类和 β 受体拮抗剂，一般用于频发性心肌缺血并且 β 受体拮抗剂存在禁忌时，在排除严重心功能受损和其他禁忌证时，可使用非二氢吡啶类钙通道阻滞剂，变异型心绞痛除外。在心绞痛合并高血压时推荐使用长效钙通道阻滞剂，用以控制高血压。

钙通道阻滞剂可分为二氢吡啶类和非二氢吡啶类。临床多使用非二氢吡啶类钙通道阻滞剂用于心绞痛的治疗，如地尔硫䓬、维拉帕米等。钙通道阻滞剂的"药物使用精解"部分见"第三章第一节钙通道阻滞剂"。

除上述 3 类抗心肌缺血药物外，目前临床使用的还有改善能量代谢类药物（曲美他嗪）、钾通道开放剂（尼可地尔）等。曲美他嗪可提高心肌对葡萄糖的利用，保护心肌细胞在缺血缺氧环境下的能量代谢，改善心肌能量代谢，用于心绞痛的预防性治疗。尼可地尔具有类硝酸酯作用，还具有抑制血小板聚集的作用，可用于慢性心绞痛和变异型心绞痛的治疗。上述两种药物目前均未获得心绞痛相关诊疗指南推荐或推荐级别较低，曲美他嗪在稳定型心绞痛的治疗中为Ⅱb 类推荐，故目前多作为心绞痛的辅助用药，一般不能代替硝酸酯类、β 受体拮抗剂和钙通道阻滞剂。

国内上市的一些中成药也在基础社区应用，如速效救心丸、麝香保心丸等，然而缺少循证医学证据，故在心绞痛发作时主要推荐使用硝酸甘油等药物。

二、药物使用精解

硝酸甘油 Nitroglycerin

【其他名称】

三硝酸甘油酯。

【药物特征】

为抗心肌缺血的基础药物,具有起效快、疗效确切、剂型多及价格便宜等特点。为非内皮依赖性血管扩张剂,释放一氧化氮(NO)激活鸟苷酸环化酶,使环鸟苷酸(cGMP)增加,从而降低细胞内的钙离子浓度,使冠状动脉及外周血管扩张。本药的作用强度呈剂量依赖性,随药物剂量增加,可依次扩张静脉/动脉和小血管,以扩张静脉为主。通过扩张静脉,减少回心血量,降低心脏前负荷和室壁张力;扩张动脉,降低血压和心脏后负荷;动、静脉扩张可降低心肌耗氧量。本药还可增加冠状动脉和侧支循环的血流量,使血流更多地分布到缺血区域,特别是心内膜下,但如果血压过低,可导致有效冠状动脉灌注压降低。此外,本药还具有降低肺血管床压力和肺毛细血管楔压、抗血小板聚集、改善冠状动脉内皮功能等作用。

本药的脂溶性高,可通过口腔黏膜、胃肠道、皮肤等吸收,但因其具有明显的首关效应,口服的生物利用度低于10%,故目前临床常用剂型有舌下含片、口腔喷剂、透皮贴片、静脉注射剂型等。舌下给药2~3分钟起效,5分钟达最大效应,作用持续10~30分钟,$t_{1/2}$ 为1~4分钟,血浆蛋白结合率约为60%。主要在肝脏代谢,代谢物具有很弱的扩血管活性,经肾脏排出,血液透析不易清除。

【适应证】

心绞痛的治疗及预防,也可用于降低血压或治疗充血性心力衰竭。

【剂型与特征】

见表4-1-2。

表4-1-2 硝酸甘油剂型与特征

剂型	生物利用度	起效时间	作用维持时间
片剂	舌下（80%）	2~3分钟	10~30分钟
气雾剂	80%	2~3分钟	10~30分钟
贴片	55%	30~60分钟	8~12小时
注射剂	100%	即刻	连续滴注24小时即耐药

【用法和用量】

见表4-1-3。

表4-1-3 硝酸甘油用法和用量

剂型	规格	用法	用量	备注
片剂	0.5mg	舌下含服	一次 0.25~0.5mg（0.5~1片），每5分钟可重复1次	如15分钟内用量达3片疼痛仍持续存在，应立即就医。活动或大便前5~10分钟可预防性使用
气雾剂	0.4mg、0.5mg	口腔舌下喷射	一次1~2喷	用时摇匀，喷嘴对准口腔舌下黏膜
贴片	25mg	贴敷于左前胸	一次1片（25mg），一日1次	勿修剪贴膜，每次贴敷需更换部位
注射剂	5mg	静脉滴注/泵入	5~200μg/min。初始剂量为5~10μg/min。降低血压或治疗心力衰竭时可每3~5分钟增加5μg/min，在20μg/min无效时可以10μg/min递增	个体差异较大，无固定的适合剂量，应根据个体的血压、心率及其他血流动力学参数调整

【不良反应】

常见头痛、头胀，可立即发生，可为剧痛和持续性；偶见眩晕、虚弱、心悸和其他直立性低血压的表现；治疗量还可发生明显的低血压反应，表现为恶心、呕吐、虚弱、出汗、苍白、虚脱；罕见晕厥、面部潮红、药疹和剥脱性皮炎。

【禁忌证】

对硝酸酯类药过敏者、心肌梗死早期（有严重的低血压及心动过速时）、严重贫血、青光眼、颅内压增高者、梗阻性肥厚型心肌病患者禁用。

【药物相互作用】

1. 中度或过量饮酒时使用本药可致低血压。

2. 与降压药或血管扩张剂合用可增加发生低血压的风险。

3. 阿司匹林可减少硝酸甘油的清除，增强其血流动力学效应。

4. 使用长效硝酸盐可降低舌下用药的作用。

5. 与乙酰胆碱、组胺及拟交感胺类药物合用时疗效减弱。

6. 磷酸二酯酶 V 抑制剂（西地那非等）增加其降压作用，导致致命性的心血管并发症，所以应禁止两者合用。

7. 与乙酰半胱氨酸等含有巯基的药物合用可减缓其耐药性产生。

【注意事项】

1. 下列情况慎用　血容量不足、收缩压低、严重肝肾功能不全。

2. 舌下给药应采取坐位，避免低血压而摔倒。

3. 小剂量也可发生严重低血压，尤其在直立位时。诱发低血压时可合并反常性心动过缓和心绞痛加重。

4. 长期连续用药易产生耐药性。

5. 如出现视力模糊或口干，应停药。剂量过大可引起剧烈头痛。

6. 贴片不可用于急性心绞痛发作。

7. 注射剂必须使用 5% 葡萄糖溶液或生理盐水稀释后使用，不可与其他药物混合。普通聚氯乙烯输液器可大量吸附硝酸甘油，应避免使用。静脉使用时注意避光。

【FDA 妊娠 / 哺乳分级】

C 级 /L3 级。仅当确有必要时方可用于孕妇。哺乳期妇女使用的安全性不确定，不推荐使用。

【用药实践】

1. 硝酸甘油的耐药性及处理　所有硝酸酯类药物都有类似现象。硝酸酯类药物的耐药性（tolerance）是指连续用药后引起的血流动力学和抗缺血效应的迅速钝化或消失。可分为如下 3 类：短期（1 天）连续使用后的所谓"假性耐药（pseudo-tolerance）"；长期连续使用（3 天以上）后的"真性耐药"，亦称"血管性耐药（vascular tolerance）"；以及"交叉性耐药（cross-tolerance）"，即使用一种硝酸酯后，引起其他硝酸酯或 NO 供体性血管扩张剂，以及内源性 NO 等的舒血管作用的下降。与血管性耐药有关的典型现象是撤除硝酸酯治疗后，心绞痛或心肌缺血程度较治疗前加重，即所谓的撤药或反跳效应（withdrawal or rebound effect）。

硝酸甘油耐药性的处理原则：

（1）临床上预防硝酸酯耐药性的最可靠和最普遍使用的方法是提供 24 小时血药浓度的偏心分布。即通过间断或偏心给药模式，提供 24 小时中至少有 8~12 小时的无硝酸酯或低硝酸酯浓度期。例如硝酸甘油静脉用药中间停用给药或透皮硝酸甘油贴片 12 小时后移除。

（2）在 ACS、急性心力衰竭或慢性心力衰竭加重期、高血压急症等严重临床情况、病情不稳定时，应主要考虑药物的有益治疗作用，可持续用药。病情稳定时，应避免耐药性问题，尽早停用静脉用药，过渡至口服间歇给药。在无药期间可用舌下含服硝酸甘油缓解症状，也可以用钙通道阻滞剂预防心绞痛发作，联合用药（如β受体拮抗剂、ACEI、利尿药等）和（或）增加硝酸酯的剂量等措施可减少耐药性。

2. 硝酸甘油不同剂型临床应用的优势　由于静脉滴注硝酸甘油具有起效快、代谢快、剂量易于控制、便于剂量调整等优点，在控制急性心肌缺血发作、急性心力衰竭和肺水肿治疗中占据重要地位。加之其口服途径需历经强烈的肝脏首关清除效应，生物利用度＜10%，而静脉制剂直接进入血液循环，避免了肝脏首关清除效应带来的血药浓度损失，因此其存在具有药代动力学和临床应用的合理性。

硝酸甘油舌下含片的性质不稳定，有效期仅为3个月左右，因此为确实保证其在急性缺血发作时能及时发挥治疗作用，应嘱患者将药片持续放置于出厂时提供的原始密闭的棕色小玻璃瓶中，避光保存，每3个月需重新更换1瓶新药。静脉滴注硝酸甘油时，由于普通的聚氯乙烯塑料输液器可大量吸附硝酸甘油溶液，使药物浓度损失40%~50%，临床上静脉滴注硝酸甘油时应选用特殊的非吸附型输液器。

3. 硝酸甘油在急性冠脉综合征（ACS）中的应用　ACS起初发病的48小时内为控制心肌缺血，或为控制合并存在的高血压、心力衰竭需要持续静脉应用硝酸酯，症状缓解后12~24小时可停止静脉用药。

有胸痛或心肌缺血表现的患者，无禁忌证的急性缺血时立即舌下含服硝酸甘油0.3~0.6分钟，每5分钟重复1次，总量不超过1.5mg，同时评估静脉给药的必要性。缓解STEMI的缺血性胸痛、控制高血压或减轻肺水肿主要是静脉滴注硝酸甘油，起始剂量为5~10μg/min，每5~10分钟增加5~10μg/min，直至症状控制、收缩压降低10mmHg（血压正常者）或30mmHg（高血压患者）的有效治疗剂量，但一般不超过200μg/min，收缩压一般应不低于110mmHg，病情稳定后尽快转换为口服制剂。在静脉滴注硝酸甘油的过程中应密切监测血压(尤其大剂量应用时),如出现心率明显加快或收缩压≤90mmHg时应降低剂量或暂停使用。

临床应用中有时需要权衡硝酸酯类药物与其他抗心肌缺血药物间的关系。硝酸酯类药物与β受体拮抗剂均为抗心肌缺血的首选药物,ACS时两者常联合应用,如合用出现低血压等不能耐受的情况时,应优先保留β受体拮抗剂,停用硝酸酯类药物。因β受体拮抗剂既可改善缺血症状又可改善预后,而硝酸酯类药物主要用于改善症状,尚无改善预后的证据。

4.硝酸甘油在慢性稳定型心绞痛中的应用　慢性稳定型心绞痛急性发作时应首选硝酸甘油终止发作。长期抗缺血治疗时应选用β受体拮抗剂、硝酸酯或钙通道阻滞剂。

5.硝酸甘油在冠状动脉痉挛综合征(CASS)中的应用　CASS急性发作期首选舌下含服或喷雾剂口腔内喷雾硝酸甘油,若在5分钟左右仍未能显著好转可以追加剂量,若连续使用2次仍不能缓解,应尽快静脉滴注硝酸甘油。导管室内发生的CASS可直接在冠状动脉内注射硝酸甘油200μg,部分患者需要反复多次注射硝酸甘油方能解除;CASS稳定期硝酸酯类预防冠状动脉痉挛的疗效不如钙通道阻滞剂,常用于不能使用钙通道阻滞剂时作替代或当钙通道阻滞剂疗效不佳时与之联合。

6.硝酸甘油在心力衰竭中的应用

(1)急性心力衰竭(AHF):在AHF的早期阶段可应用血管扩张剂(如硝酸酯类、硝普钠及重组人脑利钠肽等,不推荐应用CCB)。应评估患者的收缩压水平,收缩压>110mmHg的患者通常可安全使用,收缩压在90~110mmHg者应谨慎使用,收缩压<90mmHg者禁忌使用,因可能增加急性心力衰竭患者的病死率。此外,左室射血分数保留的心力衰竭患者对容量更加敏感,使用血管扩张剂应小心。其中硝酸酯类药物在不减少每

搏输出量和不增加心肌耗氧量的情况下能减轻肺淤血,特别适用于 ACS 伴 AHF 的患者。约有 20% 或 20% 以上的 AHF 在使用静脉硝酸甘油的初期即表现为对其无反应或反应低下,即所谓的硝酸甘油抵抗现象或快速抗药反应(tachyphylaxis)。这种药物抵抗现象既可发生在持续使用硝酸甘油的情况下,亦可发生在首次使用的最初时段。与硝酸酯的耐药性明显不同,硝酸酯抵抗现象仅出现在心力衰竭患者中,病情越重,发生率越高。颈静脉压增高和外周性水肿是硝酸酯抵抗的有效提示信号,强力利尿和增大硝酸甘油的剂量常使抵抗消除。

(2)慢性心力衰竭(CHF):在 CHF 的治疗中无证据支持应用硝酸甘油等硝酸酯类药物有益,但临床常联合使用硝酸酯类以缓解心绞痛或呼吸困难的症状。对于 CHF 伴心绞痛的患者如不能耐受 β 受体拮抗剂或应用 β 受体拮抗剂仍有心绞痛,可用硝酸甘油等硝酸酯类药物、氨氯地平或尼可地尔、伊伐布雷定等。

7. 硝酸甘油在高血压急症中的应用

(1)静脉给予硝酸甘油、硝酸异山梨酯常用于急性冠脉综合征、心力衰竭合并高血压急症,亦常用于围手术期的急性高血压治疗,尤其是行冠状动脉旁路移植术的患者。

(2)硝酸甘油可引起颅内压增高,降低脑组织灌注压,不建议用于出血性或缺血性卒中伴高血压的患者。对于其他非 ACS 相关的高血压急症,应优先使用指南推荐的其他降压药物。硝酸甘油降压起效迅速、疗效明确,但扩张外周动脉的作用呈剂量依赖性,且存在个体差异,故需要监测血压,逐渐调整剂量,直至达到目标血压。

8. 应用硝酸甘油需要特别避免的合并用药

(1)临床上在应用硝酸甘油以及所有硝酸酯类药物之前,对男性患者应仔细询问是否服用治疗勃起功能障碍的磷酸二酯酶抑制剂,如西地那非(sildenafil)、他达拉非(tadalafil)和伐地那非(vardenafil)等,因为两者合用可导致难以纠正的、严重的和持续的低血压反应,心肌梗死,甚至死亡。因此,发病前24小时或48小时服用过此类药物的ACS患者禁用硝酸酯类药物。

(2)静脉硝酸甘油与肝素合用时应注意监测凝血指标,这是由于静脉使用硝酸甘油可引起肝素抵抗现象,可能由其自身或溶剂丙二醇所致。由于研究结果的不一致性,目前临床使用静脉硝酸甘油是否需常规增加肝素的用量尚无定论。

9. 硝酸甘油静脉用药的持续时间及停药方法 静脉应用硝酸甘油是为了迅速控制心肌缺血,改善心力衰竭症状,稳定血流动力学状态,一旦病情稳定,应逐渐减量,过渡至同类口服剂型。控制心肌缺血时,一般在病情稳定后12~24小时逐渐停用;控制心力衰竭时,在病情稳定24~48小时逐渐停用。在减量或停止静脉用药后病情反复,常需重新静脉用药,同时调整口服用药,直至病情稳定。用于控制血压时,一旦血压控制达到靶目标、口服药物已经起效时,即可停用静脉药物。停止静脉用药时更应该逐渐减少剂量,避免出现症状反跳。一般硝酸甘油减量至5μg/min时可停用。

10. 硝酸甘油不良反应及处理

(1)头痛:常见于首次使用时,在应用后的几分钟至2小时内出现,在头痛之前有短暂的单眼或双眼黑矇。头痛常在两额或两颞侧发生,呈搏动性疼痛,过量使其加重。减量或停药头痛可以缓解或消失,有时保持用药3~5天可以逐渐自行缓解,剧烈头痛可以口服非甾体抗炎止痛药如对乙酰氨基酚、布洛芬或肌内注射盐酸布桂嗪等对症处理,注意观察血压,及时补充血容量。

(2)高铁血红蛋白血症:长期大剂量使用硝酸酯可能引发罕见而严重的高铁血红蛋白血症,系血红蛋白被氧化为高铁血红蛋白所致,一旦出现应予静脉注射亚甲蓝(1~2mg/kg)纠正。

硝酸异山梨酯 Isosorbide Dinitrate

【其他名称】

消心痛、硝异梨醇、异舒吉、爱倍。

【药物特征】

药理作用与硝酸甘油相同,作用时间相对增加。目前常用剂型有片剂、缓释片剂及静脉制剂等。存在肝脏首关效应,口服生物利用度约为 25%;舌下含服可提高生物利用度。本药与血浆蛋白的结合率低。经肝脏代谢,半衰期约为 1 小时。代谢产物为有活性的 5- 单硝酸异山梨酯和无活性的 2- 单硝酸异山梨酯。5- 单硝酸异山梨酯的半衰期为 4~5 小时,在血清中脱硝后,经肾脏排泄,少量经胆汁排泄。

【适应证】

心绞痛,也可与洋地黄、利尿药联合用于慢性心力衰竭,肺动脉高压。

【剂型与特征】

见表 4-1-4。

表 4-1-4　硝酸异山梨酯剂型与特征

剂型	生物利用度	起效时间	作用维持时间
片剂(舌下)	60%	3~5 分钟	1~2 小时
片剂(口服)	25%	15~40 分钟	2~4 小时
缓释片剂	25%	30 分钟	10~14 小时
喷雾剂	60%~100%	1~3 分钟	1~2 小时
注射剂	100%	即刻	连续滴注 24 小时即耐药

【用法和用量】

见表 4-1-5。

表 4-1-5　硝酸异山梨酯用法和用量

剂型	规格	用法	用量	备注
片剂	平片：5mg 缓释片： 20mg	口服或舌下含服（平片）	一次 5~10mg（1~2 片），2~3 次 /d；舌下含服一次 1 片 缓释片：一次 20mg（1 片），每日 1~2 次	效应存在个体差异。缓释片应整片服用，不可掰开
气雾剂	1.25mg	喷入口腔，不能吸入	1~3 喷，每隔 30 秒 1 次喷入，5 分钟内可重复 1 次	超过 1 天没用，第 1 喷在空气中喷出，从第 2 喷开始使用
注射剂	5mg：5ml、10mg：10ml	静脉滴注	配制浓度为 50~200μg/ml。滴注开始剂量为 30μg/min，0.5~1 小时无不适剂量可加倍	严密监测血压、心率及其他血流动力学参数，调整用量

【不良反应】

常见头痛、头胀，持续使用后症状通常会减轻；初次或剂量增加时可出现低血压或直立性头晕；可引起严重低血压。偶见眩晕、虚弱、恶心、呕吐、面部潮红、皮肤过敏、剥脱性皮炎。

【禁忌证】

同硝酸甘油。

【药物相互作用】

同硝酸甘油。

【注意事项】

同硝酸甘油。

【FDA 妊娠 / 哺乳分级】

C 级 /L3 级。仅当确有必要时方可用于孕妇。哺乳期妇女慎用。

【用药实践】

1. 硝酸异山梨酯在慢性心力衰竭中的应用　对于因低血压或肾功能不良无法耐受 ACEI 或 ARB 的有症状心力衰竭患者，可选用硝酸异山梨酯联合肼屈嗪作为替代治疗，应考虑口服或经皮给予短效硝酸盐（抗心绞痛治疗有效，且对心力衰竭患者安全）。而对于 LVEF > 40% 既往未使用过 ACEI 治疗，或对 ACEI 可以良好耐受的心力衰竭患者，不应使用该类药物取代 ACEI。

2. 硝酸异山梨酯在冠心病中的应用　在 STEMI 患者静脉注射硝酸异山梨酯的剂量范围为 2~7mg/h，初始剂量为 30μg/min，如滴注 30 分钟分钟以上无不良反应可逐渐加量。但临床上在急性冠脉综合征、急性心力衰竭和高血压急症中，更常静脉应用硝酸甘油。

静脉给予硝酸异山梨酯常用于急性冠脉综合征、心力衰竭合并血压升高的高血压急症。

3. 耐药性和不良反应处理参见硝酸甘油用药实践。

单硝酸异山梨酯 Isosorbide Mononitrate

【其他名称】

长效心痛治、依姆多、欣康、异乐定。

【药物特征】

为硝酸异山梨酯的活性代谢产物。无肝脏首关效应，生物利用度接近 100%，蛋白结合率为 13%，不经代谢直接发挥药理作用。经肝脏代谢为无活性的产物，消除半衰期为 5~6 小时。经肾脏排泄，少量经胆汁排泄。肝、肾功能异常对本药的清除无影响，可经血液透析清除。其口服剂型在药动学方面比静脉剂型具有明显的优势，且口服剂型的耐受性好于静脉剂型，所以临床推荐使用口服剂型。

【适应证】

冠心病的长期治疗,预防血管痉挛型和混合型心绞痛;也适用于心肌梗死后的治疗及慢性心力衰竭的长期治疗。

【剂型与特征】

见表 4-1-6。

表 4-1-6　单硝酸异山梨酯剂型与特征

剂型	生物利用度	起效时间	作用维持时间
普通片剂	100%	30~60 分钟	3~6 小时
缓释片剂	100%	60~90 分钟	10~12 小时
注射剂	100%	>平片	

【用法和用量】

见表 4-1-7。

表 4-1-7　单硝酸异山梨酯用法和用量

剂型	规格	用法	用量	备注
普通片剂	10mg、20mg	口服	10~20mg bid	病情严重者可加量至一次 40mg
缓释片剂	30mg、40mg、50mg、60mg	口服	30~120mg qd, 个体化调整剂量	为避免头痛等反应,可从小剂量开始使用。不可嚼服或碾碎
注射剂	20mg、25mg	静脉滴注	初始 60μg/min, 维持 60~120μg/min, 一日 1 次	剂量根据患者的反应调整
喷雾剂	5ml∶90mg 10ml∶0.18g	舌下喷雾	一次 2 喷, 长期使用时一天 3 次	停用应逐渐减量

【不良反应】

见硝酸甘油。

【禁忌证】

见硝酸甘油。

【药物相互作用】

见硝酸甘油。

【注意事项】

见硝酸甘油。

【FDA 妊娠 / 哺乳分级】

C 级 /L3 级。妊娠初 3 个月的妇女禁用。是否会排泄到乳汁中尚未可知,对哺乳期妇女应慎用。

【用药实践】

1. 单硝酸异山梨酯口服剂型与静脉剂型比较　单硝酸异山梨酯静脉滴注的起效、达峰和达稳态时间明显迟于同等剂量的口服制剂,静脉推注虽可明显加快起效时间,但可造成血流动力学的急剧变化和难以预计的后期药物蓄积效应,不利于剂量的调节,有造成低血压的危险,而半衰期长,一旦发生低血压很难通过调整剂量来改善,透析也难以清除。因此单硝酸异山梨酯静脉剂型缺乏合理性,应予以摈弃。欧美国家亦无静脉剂型用于临床。

2. 克服单硝酸异山梨酯耐药性的方法　口服单硝酸异山梨酯的普通平片时,2 次给药的间隔为 6~8 小时,缓释剂型则每天给药 1 次。

曲美他嗪 Trimetazidine

【其他名称】

万爽力、根克通。

【药物特征】

通过保护细胞在缺氧或缺血情况下的能量代谢,维持细胞内的 ATP 水平,保证离子泵的正常功能,维持细胞内环境的稳定。其具体机制为通过抑制 3- 酮酰辅酶 A 硫解酶(3KAT)活性,部分抑制游离脂肪酸氧化,促进葡萄糖氧化,利用有限的氧产生更多的 ATP。在人体研究中显示,曲美他嗪可增加冠状动脉血流储备,降低血压的快速波动而不明显影响心率,显著降低心绞痛的发作频率,降低硝酸甘油的消耗量。

口服给药吸收迅速,2 小时内即达到血浆峰浓度;多次给药 24~36 小时达到稳态浓度;蛋白结合率低,约为 16%;以原形经尿液清除,清除半衰期约为 6 小时。

【适应证】

心绞痛发作的预防性治疗、眩晕和耳鸣的辅助性对症治疗。

【剂型与特征】

只有口服普通片剂 1 种剂型,规格为 20mg。

【用法和用量】

口服:一次 20mg,一日 3 次,三餐时服用。

【不良反应】

罕见胃肠道不适(恶心、呕吐)。

【禁忌证】

过敏者禁用。哺乳期妇女不推荐使用。

【药物相互作用】

尚不明确。

【注意事项】

不作为心绞痛发作时的对症治疗用药,也不适用于对不稳定型心绞痛或心肌梗死的初始治疗。不应用于入院前或入院后最初几天的治疗。可使帕金森症状加重或诱发帕金森症状(震颤、运动不能、张力亢进),应进行检查,尤其针对老年患者。

【FDA 妊娠 / 哺乳分级】

C 级 /L3 级。孕妇避免使用。哺乳期妇女停止授乳。

【用药实践】

1. 曲美他嗪相关的肌肉震颤不良反应 从 2004 年陆续可见有曲美他嗪引起可逆性的帕金森综合征的病例报道。在中国已发生的 2270 次曲美他嗪不良反应报告中,中枢和外周神经系统不良反应占 8.19%,其中 20 例次为运动障碍。2014 年曲美他嗪更改说明书,在禁忌证中提出帕金森病、帕金森综合征、震颤、不宁腿综合征,以及其他相关的运动障碍患者禁用。

2. 曲美他嗪在肾功能不全患者中的应用 本药经尿以原形排泄(60%),根据说明书在轻、中度肾功能损害患者中曲美他嗪的暴露量增加 2 倍,但药品说明书认为安全性与正常患者没有显著性区别。对于中度肾功能损害(肌酐清除率为30~60ml/min)患者推荐 20mg,一日 2 次;严重肾功能损害(肌酐清除率< 30ml/min)患者禁用。

3. 曲美他嗪在稳定性冠心病中的应用 本品可用于顽固性心绞痛患者,通过抑制"耗氧"的脂肪酸代谢途径,促进葡萄糖有氧代谢途径,让身体细胞在相对缺氧的情况下产生更多的腺苷三磷酸用于机体做功,具有改善心肌细胞代谢和抗缺血的作用。其预防心绞痛的作用与普萘洛尔相似。同时作用于心肌细胞和骨骼肌。与其他抗心绞痛药物联合,可进一步增强患者的运动耐量 1.1~1.5 代谢当量(MET),改善患者的生活质量。为稳定性冠心病的二线治疗药物。

4. 曲美他嗪在心力衰竭中的应用 心肌细胞能量代谢障碍在心力衰竭的发生和发展中发挥一定作用。曲美他嗪在近几年国内外更新的冠心病、心力衰竭指南中获得推荐,故心力衰竭伴冠心病患者可考虑应用。

5. 曲美他嗪在非 ST 段抬高型急性冠脉综合征中的应用 2007 年欧洲心脏病学会非 ST 段抬高型急性冠脉综合征诊断和治疗指南中在新药物一节提及曲美他嗪可在改善心肌能量代谢的同时不影响血流动力学。国内外亦有小规模的临床试验证明经其他一线药物治疗后仍有症状的不稳定型心绞痛患者应用本药可能获益。

尼可地尔 Nicorandil

【其他名称】

喜格迈。

【药物特征】

尼可地尔具有类硝酸酯作用及开放钾通道作用。使冠状血管平滑肌的鸟苷酸环化酶活化导致环鸟苷酸的产生量增加,从而引起冠状血管扩张、冠状动脉血流增加和抑制冠状血管痉挛。

单次口服 10mg,约 0.55 小时血药浓度达峰值,半衰期约0.75 小时。体内代谢,代谢产物浓度 2 小时达峰值,8 小时后几乎完全消失。血清蛋白结合率为 34.2%~41.5%。

【适应证】

心绞痛。

【剂型与特征】

只有口服普通片剂,规格为 5mg。

【用法和用量】

通常成人一次 5mg,一日 3 次。根据症状轻重可适当增减。

【不良反应】

主要不良反应有头痛、恶心、呕吐、头晕、发热、倦怠。严重的有肝功能障碍、黄疸、血小板减少、舌溃疡、肛门溃疡、消化道溃疡等。

【禁忌证】

对本药、烟酸过敏者,正在服用具有磷酸二酯酶 V 阻断作用的勃起功能障碍治疗剂(枸橼酸西地那非、盐酸伐地那非水合物、他达拉非)的患者禁用。

【药物相互作用】

与具有磷酸二酯酶 V 阻断作用的勃起功能障碍治疗剂(枸

橡酸西地那非、盐酸伐地那非水合物、他达拉非）合用可增强降压作用，禁止合用。

【注意事项】

以下患者需慎用：重症肝功能障碍的患者、青光眼患者、高龄患者。在服用本制剂初期，与服用硝酸、亚硝酸酯类药物相似可能会由于血管扩张作用而引起搏动性头痛，当出现这种情况时，要采取减量或终止给药等适当的处置。

【FDA 妊娠 / 哺乳分级】

C 级 /L3 级。孕妇及哺乳期妇女慎用。

【用药实践】

1. 尼可地尔在冠心病中的应用 本药兼有 ATP 依赖性钾通道开放作用及硝酸酯样作用，通过使心外膜冠状动脉平滑肌细胞上的钾通道开放使血管扩张，具有预防和长期治疗心绞痛的作用。

（1）稳定型心绞痛：与硝酸酯类药物具有相似的药理特性，对稳定型心绞痛治疗可能有效，可以减轻症状，改善缺血。中国慢性稳定型心绞痛诊断与治疗指南推荐当不能耐受 β 受体拮抗剂或 β 受体受体拮抗剂作为初始治疗药物效果不满意时，或者使用钙通道阻滞剂加 β 受体拮抗剂效果不满意时，可以加长效硝酸酯类或尼可地尔作为减轻心绞痛症状的治疗药物。常用剂量为一次 5~10mg，一日 3 次。

（2）非 ST 段抬高型急性冠脉综合征（NSTE-ACS）：推荐用于对硝酸酯不耐受的 NSTE-ACS 患者。

（3）冠状动脉痉挛综合征：尼可地尔在增加冠状动脉血流量的同时不影响血压、心率及心脏传导系统，无耐药性，可长期应用。

2. 尼可地尔不良反应及处理 注意该药偶可导致口腔、胃肠道和肛周溃疡，其次为皮肤和黏膜，包括眼部（十分罕见）。溃疡可同时或者陆续发生于同一患者的不同部位。溃疡可发生在尼可地尔治疗期间的任何时间(包括开始治疗数年后)。已报道的胃肠道溃疡中几乎有 2/3 为严重病例。相关的风险因素包括憩室病患者可能存在瘘形成或者肠道穿孔的风险;与阿司匹林、非甾体抗炎药或糖皮质激素联用也可增加胃肠道溃疡、穿孔或者出血的风险。英国药品和健康产品管理局(MHRA)认为除非停药,否则部分溃疡可进展为并发症。停止尼可地尔治疗是治愈溃疡的唯一方法,传统治疗包括手术对尼可地尔所导致的溃疡无效。根据疾病严重程度,溃疡愈合可能需要数周或者数月的时间。尼可地尔禁用于低血容量和急性肺水肿患者,不得与可溶性鸟苷酸环化酶激动剂联合使用。在如下情况中尼可地尔应慎用:心力衰竭患者(NYHA Ⅲ 级或Ⅳ级);葡萄糖 -6- 磷酸脱氢酶(G-6-PD)缺乏症患者(考虑高铁血红蛋白血症的风险);正在接受达泊西汀的患者(考虑立位耐力降低的风险);与其他增加血钾水平的药物联用,尤其是用于中度至严重肾损伤时。

速效救心丸 Suxiaojiuxinwan

【其他名称】

无。

【药物特征】

成分为川芎、冰片。具有行气活血、祛瘀止痛,增加冠状动脉血流量,缓解心绞痛的作用。

【适应证】

用于气滞血瘀型冠心病、心绞痛。

【剂型与特征】

滴丸;气凉,味微苦。规格为 40mg。

【用法和用量】

含服:一次 4~6 粒,一日 3 次;急性发作时一次 10~15 粒。

【不良反应】

尚不明确。

【禁忌证】

尚不明确。

【药物相互作用】

尚不明确。

【注意事项】

尚不明确。

【FDA妊娠/哺乳分级】

FDA未收录，分级未查到。尚不明确。

【用药实践】

1. 相关指南推荐　该药被2014版《中国急性心肌梗死中西医结合诊疗专家共识》推荐用于急性胸痛发作期的处理和干预，能够缓解胸痛，防治并发症，降低急性期病死率，改善心功能和生活质量。

2. 使用要点　紧急时嚼碎舌下含服起效更快，如果效果不佳应及时就医。

（孟祥磊　韩　毅　陈　强）

第二节　抗血小板药物

一、药物治疗概论

在生理情况下，体内的血液凝固与抗凝血和纤维蛋白溶解过程保持动态平衡，这是防止出血及血栓形成、保持血管内血流畅通的基本保证。一旦这种平衡遭到破坏，就会出现出血性或血栓栓塞性疾病。抗血小板药、抗凝血药、纤维蛋白溶解药通过影响凝血过程的不同环节而阻止血液凝固，用于血栓栓塞性疾病。

抗血小板药物为冠心病治疗的基石药物之一，也可作为冠心病一级预防用药。冠心病患者无禁忌证时，通常至少需服用 1 种抗血小板药物。正常血液循环中的血小板并不黏附在血管内皮上,而当血管壁损伤时,血小板与内皮破损所暴露的胶原纤维等接触,可导致血小板黏附、聚集和释放反应,进而形成血栓。在动脉血栓的形成过程中血小板聚集是起始或触发步骤,因此抗血小板聚集药在防治动脉血栓疾病上具有较重要的意义。根据作用机制,抗血小板药可分为表 4-2-1 中的种类。

表 4-2-1　抗血小板药物分类及代表药物

分类	代表药物
抑制血小板花生四烯酸代谢药	环氧合酶抑制药:阿司匹林 TXA_2 合酶抑制药:奥扎格雷、利多格雷
ADP 受体拮抗剂	氯吡格雷、噻氯匹定
GPⅡb/Ⅲa 受体拮抗剂	替罗非班
增加血小板内的 cAMP	双嘧达莫、前列环素衍生物
凝血酶抑制剂	水蛭素

二、药物使用精解

阿司匹林 Aspirin

【其他名称】

乙酰水杨酸。

【药物特征】

阿司匹林具有抗血小板活性,可抑制血小板的释放和聚集反应。在体内延长出血时间,减少血栓的形成。作用机制在于使血小板的环氧合酶(COX)发生不可逆的乙酰化,使 COX 失活,从而阻断花生四烯酸(AA)转换为血栓烷 A_2(TXA_2),抑制血小板聚集。另外还可使血小板膜蛋白乙酰化,并抑制血小板膜酶,这也有助于抑制血小板功能。

低剂量(40~80mg)的阿司匹林即可抑制血小板聚集,作用持续 5~7 天,这种独特的长效抑制作用是因为阿司匹林不可逆性的乙酰化作用所致。这并不意味着每 2~3 天服药 1 次即可维持其抗血小板作用,因为循环的血小板每日约有 10% 更新,且不受前 1 天服用的阿司匹林的影响,所以仍需每天服用。

阿司匹林口服后经胃肠道完全吸收,迅速水解为水杨酸。吸收率与溶解度和胃肠道 pH 有关,食物可降低吸收率但不影响吸收量。阿司匹林和水杨酸的血药浓度达峰时间分别为 10~20 分钟和 0.3~2 小时。水杨酸的蛋白结合率为 65%~90%。水杨酸盐的 $t_{1/2}$ 取决于剂量大小和尿 pH,小剂量时为 3.1~3.5 小时,大剂量(1g)时达 9 小时。阿司匹林主要在肝脏代谢,大部分以结合的代谢物,小部分以游离水杨酸随尿排泄。尿 pH 对排泄速度有影响,在碱性尿液中排泄速度加快,游离的水杨酸增多;在酸性尿液中则相反。

【适应证】

不稳定型心绞痛、急性心肌梗死、预防心肌梗死复发、动脉血管手术后、预防大脑一过性的血流减少和已出现早期症状后的脑梗死。

【剂型与特征】

阿司匹林剂型较多,如口服普通片、肠溶片、泡腾片及栓剂,用于冠心病治疗的只推荐使用肠溶片,其他剂型用于发热及疼痛的治疗。肠溶片的规格为 100mg。

【用法和用量】

见表 4-2-2。

表 4-2-2 阿司匹林不同剂型的用法和用量

剂型	规格	用法和用量	备注
普通片	0.5g	口服：6~12 岁的儿童一次 0.25g，12 岁以上的儿童及成人一次 0.5g	若发热或疼痛持续不缓解，间隔 4~6 小时重复用药 1 次，24 小时内不超过 4 次
肠溶片	0.1g	降低急性心肌梗死疑似患者的发病风险，首次剂量 300mg 嚼服，以后 100~200mg/d；预防心脑血管疾病复发的风险时 100~300mg/d；降低心血管危险因素者心肌梗死发作的风险时 100mg/d	预防心脑血管疾病的风险包括预防心肌梗死复发、脑卒中的二级预防、降低短暂性脑缺血发作（TIA）及其继发脑卒中的风险、降低稳定型和不稳定型心绞痛患者的发病风险、动脉外科手术或介入手术后、预防大手术后深静脉血栓和肺栓塞
泡腾片	0.5g	温水 150~250ml 中溶化后饮下。16 岁及 16 岁以上的青少年和成人一次 0.5g	若发热或疼痛持续不缓解，间隔 4~6 小时重复用药 1 次，24 小时内不超过 4 片
栓剂	0.1g、0.3g	直肠给药：成人一次 0.3g，1~6 岁的儿童一次 0.1g	若发热或疼痛持续不缓解，间隔 4~6 小时重复用药 1 次，24 小时内不超过 4 枚

【不良反应】

最常见的不良反应为胃肠道反应，停药后可消失，少见胃肠道出血、溃疡或穿孔；中枢神经系统不良反应，少见眩晕；过敏反应，严重者出现阿司匹林哮喘；肝、肾功能损害，与剂量大小有关，停药后可恢复，但有引起肾乳头坏死的报道；长期服药使凝血时间延长、出血倾向增加，大剂量治疗关节炎时出现叶酸缺乏性巨幼细胞贫血；小剂量引起血浆胰岛素升高、尿酸排泄减少,中至大剂量引起糖尿病患者的血糖降低,大剂量引起血清 TC 浓度降低。

【禁忌证】

对阿司匹林过敏者;活动性溃疡或消化道出血;血友病或血小板减少症;对非甾体抗炎药过敏史者,尤其出血、哮喘、血管神经性水肿或休克者禁用。

【药物相互作用】

1. 可以降低其他非甾体抗炎药的生物利用度,长期、大量与对乙酰氨基酚同用有引起肾脏病变的可能性。

2. 与任何可引起低凝血酶原血症、血小板减少、血小板聚集功能降低或胃肠道溃疡出血的药物同用,可有加重凝血功能障碍及引起出血的危险性。

3. 与抗凝血药、溶栓药同用可增加出血的危险性。

4. 尿碱化药、抗酸药可增加阿司匹林自尿中排泄,使血药浓度下降。当阿司匹林达稳定状态而停用碱性药物,可使本品的血药浓度升高到毒性水平。碳酸酐酶抑制剂可使尿液碱化,但可引起代谢性酸中毒,不仅能使血药浓度降低,而且使本品透入脑组织中的量增多,从而增加毒性反应。

5. 糖皮质激素可增加水杨酸盐的排泄,同用时为了维持阿司匹林的血药浓度,必要时增加阿司匹林的剂量。阿司匹林与激素长期同用,尤其是大量应用时,有增加胃肠道溃疡和出血的危险性,为此目前临床上不主张将此 2 种药物同时应用。

6. 与胰岛素或口服降血糖药物同用,降糖效果加强。

7. 与甲氨蝶呤同用时,可减少甲氨蝶呤与蛋白的结合,减少其从肾脏的排泄,使血药浓度升高而增加毒性反应。

8. 与丙磺舒或磺吡酮同时应用,排尿酸作用降低;当水杨酸盐的血药浓度超过 50μg/ml 时即明显降低,100~150μg/ml 时更甚。丙磺舒可降低水杨酸盐自肾脏的清除率,从而使水杨酸的血药浓度升高。

【注意事项】

1. 本品慎用于有哮喘及其他过敏反应时；葡萄糖 -6- 磷酸脱氢酶缺陷者；痛风；肝功能减退时可加重肝脏毒性、出血倾向，肝功能不全和肝硬化患者易出现肾脏不良反应；大量用药引起心功能不全或高血压患者心力衰竭或肺水肿；肾功能不全时有加重肾脏毒性的危险；血小板减少者；慢性或复发性胃或十二指肠病变者；哺乳期妇女。

2. 阿司匹林可损伤胃黏膜屏障而致出血，饮酒前后不可服用。

3. 10 岁左右的儿童患流感或水痘后应用本品可能诱发瑞氏综合征，严重者可致死。

4. 长期大量用药时应定期检查肝功能、血细胞比容及血清水杨酸含量。

5. 为减少对胃肠道的刺激，可与食物同服；扁桃体摘除后或口腔手术后 7 天内应整片吞服，以免嚼碎后接触伤口，引起损伤；外科手术患者应在术前 5 天停药，以免引起出血。

6. 较大剂量服药时可干扰尿糖试验（硫酸铜法、葡萄糖酶法）、尿酮体试验、血尿酸试验（比色法）、尿 5- 羟吲哚醋酸（5-HIAA）试验（荧光法）、尿香草基杏仁酸（VMA）的测定、肝功能试验、血清甲状腺素（T_4）及三碘甲腺原氨酸（T_3）试验（放射免疫法）。

【FDA 妊娠 / 哺乳分级】

C、D 级 /L3 级。孕妇服用水杨酸前应审慎权衡利弊；作为预防措施，长期治疗的剂量尽量不超过 150mg/d。分娩前短期服用高剂量的阿司匹林可导致胎儿颅内出血，因此所有含有阿司匹林的药物禁用于妊娠最后 3 个月的妇女，除非在正确的临床专家建议和严密监测下。

【用药实践】

1. 阿司匹林导致胃肠道损伤及处理　阿司匹林最常见的

不良反应为胃肠道损伤。阿司匹林导致胃肠道损伤主要有 2 个原因：一是抑制 COX，减少前列腺素生成，削弱了前列腺素对胃肠道的保护作用；二是阿司匹林直接作用于胃壁内，与胃上皮细胞直接接触造成损伤。长期应用易致胃黏膜糜烂、溃疡及胃出血，但引起出血导致休克者少见，长期大便潜血阳性可致贫血。发生的高峰时间在用药的第 1 年，多数患者没有典型的疼痛症状，易漏诊。服药期间应注意观察有无黑便，或定期进行便潜血或血常规检测。

防治胃肠道损伤的要点：①识别易发生消化道不良反应的高危人群：既往有消化道疾病病史（消化性溃疡或溃疡并发症史）；年龄 > 65 岁；使用大剂量阿司匹林；同时服用皮质激素；同时服用其他抗凝血药或 NSAIDs；反流性食管疾病；存在其他严重疾病、幽门螺杆菌（Hp）感染、烟酒史等。> 65 岁的老年人，尤其应用双重抗血小板治疗时，长期使用阿司匹林的剂量不要超过 100mg/d，急性期抗血小板药物的首次负荷剂量应该酌情降低。②合理联合应用抗栓药物：阿司匹林与抗凝血药物（包括普通肝素、低分子量肝素和华法林）联合应用明显增加严重出血的危险性。应严格掌握适应证，将抗栓药物的剂量调整至最低，阿司匹林 ≤ 100mg/d。③筛查 Hp：Hp 感染是胃肠道出血的独立危险因素。对于合并消化性溃疡病史和消化道出血史而同时需要服用阿司匹林的患者应进行 Hp 检测，对于 Hp 阳性的患者应给予根除治疗，并加用质子泵抑制剂（PPI）治疗。④预防性应用 PPI：合并 1 项以上的危险因素者应考虑给予预防性治疗，首选 PPI。因在应用阿司匹林的前 3 个月内胃肠道不良反应的发生率最高，故建议高危人群在此期间联合应用 PPI。此后注意随访，按需服用。H_2 受体拮抗剂的疗效虽然不如 PPI，但费用较低，不能负担 PPI 时可考虑。

消化道出血急性期的阿司匹林用药问题：酌情减量或停用阿司匹林，需权衡缺血和出血风险；静脉应用大剂量 PPI；如有条件可采用内镜下止血；上述治疗无效时，可考虑输注新鲜血小板；如患者的血栓风险不高，应暂停抗血小板治疗；心血管病高危人群应尽早重启阿司匹林治疗，通常在溃疡治愈后8周可恢复抗血小板治疗。对高危人群，建议在内镜下止血和（或）积极使用PPI后尽早恢复抗血小板治疗，同时要密切监测患者溃疡出血复发的可能性。如果在3~7天内临床判断没有发生再出血（无呕血和黑便，便潜血阴性），可重新开始抗血小板治疗。PCI术后上消化道出血患者，可以应用西洛他唑替代阿司匹林，联用氯吡格雷进行抗血小板治疗。

2. 小剂量阿司匹林与颅内出血的风险　小剂量阿司匹林长期治疗轻微增加颅内出血的风险，年发生率＜0.1%。阿司匹林增加颅内出血主要与使用阿司匹林剂量过大如500mg/d或与其他抗凝血药物合用有关，应重在预防，例如在高血压人群中应该积极控制血压后再启动抗栓治疗。

3. 阿司匹林与牙龈出血、痔出血　出血轻微，可不中断治疗的情况下进行适当的局部处理。如果局部处理使出血完全控制，则不需要停用阿司匹林。严重痔出血者应暂停用阿司匹林，积极处理原发病。

4. 阿司匹林导致的皮肤瘀斑及处理　皮肤瘀斑一般属于轻微出血不良反应，不会造成严重后果。患者在服用阿司匹林的过程中出现皮肤瘀斑，首先应该判断严重程度，如瘀斑大小、范围等，轻者可严密观察，重者应该寻找原因。判断如有无合并出血性疾病，是否与外伤有关，测定血小板计数和血小板聚集力及出血、凝血功能，排除药物以外因素导致的出血、凝血功能障碍。若无明显异常，可在严密观察皮肤出血情况的基础上继续使用阿司匹林或酌情减量；若出现血小板减少，考虑停用阿司匹林。同时注意有无其他脏器出血倾向，进行尿、便潜血测定等。散在、偶发的瘀斑可不必停药，临床观察；如瘀斑面积大、多发且反复发生，应该个体化处理。

5. 阿司匹林对痛风的影响　阿司匹林(＜2g/d)减少尿酸排泄,升高血清尿酸水平。低剂量阿司匹林(≤325mg/d)的使用可增加痛风复发风险。高尿酸血症或痛风患者首先针对原发病积极治疗;阿司匹林并非禁忌,但应该监测尿酸水平。

6. 阿司匹林对哮喘的影响　服用阿司匹林数分钟或数小时后诱发的哮喘称为阿司匹林哮喘。用药前注意评估,阿司匹林哮喘患者约半数以上伴有鼻息肉和鼻窦炎。有哮喘病史的患者,应该个体化评估是否可以服用阿司匹林,多数患者在缓解气管痉挛治疗的基础上可以使用阿司匹林。

7. 大剂量阿司匹林导致听力损害　通常为可逆性,停药后多可恢复。

8. 阿司匹林抵抗及处理　患者服用阿司匹林不能有效预防血栓事件的临床现象,影响因素众多,并非都与阿司匹林的药理作用相关,称为"阿司匹林治疗无效或抵抗"。选择增加阿司匹林的剂量,增加服药次数或联用双嘧达莫或使用其他抗血小板药物如氯吡格雷、西洛他唑进行个体化治疗。

9. 阿司匹林在特殊人群中的应用

(1)80岁以上的高龄人群阿司匹林的应用:年龄是动脉粥样硬化血栓形成的高危因素,因此80岁以上的高龄人群如有适应证应该积极给予阿司匹林治疗,尤其是二级预防人群。不能耐受常规剂量时,应该个体化处理,可酌情减量。严密监测并预防出血,尤其是胃肠道出血风险。尤其在一级预防人群,应该在充分平衡获益和风险的前提下个体化选择,严密监测并预防出血。

(2)肝功能不全者阿司匹林的应用:阿司匹林主要在肝脏代谢,肝功能严重受损者用药需谨慎。肝功能严重受损伴凝血因子减少者出血风险增加,应严密监测出血、凝血指标。肝功能不全患者应用阿司匹林时应密切监测肝功能。

(3)肾功能不全者阿司匹林的应用:肾功能减退是出血的

独立危险因素,应用阿司匹林时应严密监测出血不良反应。小剂量阿司匹林并不影响 COX-2,因此并不影响肾功能。大剂量阿司匹林易发生肾功能损害,但此损伤为可逆性的,停药后可恢复。终末期肾功能不全需要透析的患者是心血管疾病的高危人群,服用阿司匹林可使透析患者的近期和远期死亡风险降低,应长期使用阿司匹林抗血小板。

(4)血小板减低者阿司匹林的应用:此类患者应慎用阿司匹林。通常,血小板计数低于 50×10^9/L 时禁用抗血小板药物。首先应该明确导致血小板减少的疾病并积极治疗;是否使用阿司匹林应根据患者的具体临床情况个体化评估。血栓极高危的人群可输注血小板后再开始抗栓治疗。可以用西洛他唑代替阿司匹林。

(5)有出血性卒中病史的患者阿司匹林的应用:出血性卒中急性期以及有出血卒中史的患者阿司匹林禁忌,因阿司匹林可增加其出血再发的风险。但当此类患者合并心肌梗死等急性血栓事件时需要个体化处理,多学科协商。必须进行抗血小板治疗时,首先需评估患者的出血复发风险、血栓风险,权衡抗栓利弊。如必要,最早可在出血稳定后 1 周后开始阿司匹林治疗,但 3~6 个月后更为安全,同时严密随访出血情况。

(6)有溃疡病史的患者阿司匹林的应用:该类患者在开始长期抗血小板治疗之前需检测和根除 Hp,以减少再发溃疡和出血的风险。高危患者需要长期联合抑酸和保护胃黏膜治疗,如 PPI、H_2 受体拮抗剂等,转换为其他种类的抗血小板药物如氯吡格雷并不安全。

10. 围检查期、围手术期阿司匹林的应用管理

(1)胃肠镜检查或治疗时:是否需要停用阿司匹林需要与手术操作者协商,根据患者的血栓风险和胃肠镜检查带来的出血风险来决策是否需要停用阿司匹林。低危操作包括诊断性内镜操作(活检或不活检)、胆管或胰腺支架术、诊断性超声内镜,

此时通常不需停用阿司匹林；高危操作包括结肠镜息肉切除、括约肌切开术的逆行胆胰管造影、胆囊和胰腺支架术、内镜下黏膜切除和内镜下黏膜下分割、上消化道或下消化道狭窄的内镜下扩张、曲张静脉的内镜治疗、经皮胃造口术和超声下细针抽吸活检，应考虑停用阿司匹林至少 5~7 天。但是对于血栓风险极高的患者可继续使用阿司匹林，需在胃肠镜检查术后确保止血充分。

（2）牙科手术时：简单拔牙不需停用阿司匹林，尤其是血栓风险高的患者；复杂的牙科操作可能需要停药。

（3）心脏外科手术围手术期：总的原则是根据患者的临床情况个体化评估，不建议停用阿司匹林。

（4）择期非心脏手术围手术期：是否需要停用阿司匹林需要综合考虑效益和风险个体化决策。首先评估手术出血风险，然后评估患者的血栓风险。如进行皮肤科操作、白内障手术等出血风险低的手术，可继续抗栓治疗。手术相关出血风险高而心血管事件低危的患者，建议术前停用阿司匹林，通常为术前5~7 天。对于术前停用阿司匹林且术后出血已停止的患者，建议术后 24 小时或术后次晨可考虑恢复阿司匹林。各种手术的出血风险分级见表4-2-3。

表 4-2-3　各种手术的出血风险分级

出血风险	手术类型
很高危	神经外科手术（颅内或脊柱外科手术）；肝脏外科大手术（肝切除术、肝移植术、门静脉高压分流或断流术）
高危	血管外科和大外科手术（腹主动脉瘤修复术及主动脉 - 股动脉旁路移植术）；腹部外科大手术（胰十二指肠切除术、胆道肿瘤切除术、前列腺切除术）；下肢关节外科大手术（髋、膝关节置换术）；口腔外科手术；肺叶切除术；外科肠道吻合手术；肾脏穿刺活检或结肠多部位活检

续表

出血风险	手术类型
中危	其他腹腔、胸腔及关节外科手术；永久心脏起搏器或除颤仪植入术
低危	腹腔镜胆囊切除、腹股沟疝修复术；皮肤或眼外科手术；胃镜或肠镜检查；骨髓或淋巴结活检；心包腔、胸腔、腹腔、关节腔穿刺
很低危	单个拔牙、洗牙；皮肤活检及小肿瘤切除；白内障手术；冠状动脉造影术

11. 使阿司匹林快速起效的服用方法　肠溶阿司匹林口服后主要在小肠上部吸收，3~4小时血药浓度方达峰值。如果需要快速的抗血小板作用，例如急性冠脉综合征需要紧急 PCI 时，在服用肠溶或肠溶缓释阿司匹林时应嚼服。非肠溶剂型（平片或者泡腾片）在胃内即溶解，吸收快，口服阿司匹林平片后30~40分钟血浆水平达峰值，适用于急性期首剂负荷。

12. 阿司匹林服用的次数和最佳时间　阿司匹林在血浆中的半衰期为15~20分钟，但由于其不可逆性地抑制 COX-1，其抗血小板作用持续于血小板的整个生命周期（大约10天）。人体内80%以上的血小板功能受到抑制，就可以有效预防血栓事件的发生。此后，每天循环中约有10%的血小板更新，因此每天口服1次即可。阿司匹林服用的最佳时间目前没有定论，最重要的是长期坚持服用。心血管事件的高发时段为上午 6~12 点，清晨血小板更活跃，肠溶或缓释阿司匹林口服后需 3~4 小时达到血药高峰，如每天上午服药不能对事件高发时段提供最佳保护，睡前服用阿司匹林可以更好地抑制清晨的血小板功能。但是没有随机临床对照研究证实睡前服用阿司匹林可以更多减少心血管病事件，并且阿司匹林一旦生效，其抗血小板聚集作用是持续性的，不必过分强调固定某一时间服药。

13. 漏服阿司匹林的处理 单次服用小剂量阿司匹林已足以抑制体内现存的血小板活性,同时体内每天有 10%~15% 的新生血小板,因此需要每天服用阿司匹林以保证新生血小板功能受到抑制。但偶尔一次忘记服用阿司匹林,体内仅 15% 的血小板具有活性,对抗栓作用的影响小,在下一次服药时间服用常规剂量的阿司匹林即可,不需要加倍剂量,因为过量服用阿司匹林的不良反应会增加。但连续漏服将会导致血栓风险增加。长期服用阿司匹林的患者如因某种原因(如手术、拔牙、出现出血或过敏、不遵医嘱等)突然停药,会使心血管事件风险增加,尤其是血栓风险高的二级预防患者。围 PCI 期停用阿司匹林可导致急性血栓事件增加。因此,长期服用阿司匹林者因为任何原因停药均应十分慎重,应在医师指导下采取相应措施。

14. 不同剂型阿司匹林的正确服用方法 阿司匹林有肠溶或肠溶缓释剂型和非肠溶剂型(平片或者泡腾片)。前者临床常用,因其具有抗酸包衣,阻止了阿司匹林在胃内酸性环境中溶解释放,到达小肠碱性环境中才缓慢释放吸收,生物利用度高,血药浓度更趋于平稳,但起效较平片慢。如果在餐中或餐后服,肠溶阿司匹林会与食物中的碱性物质混合而延长胃内停留时间,导致阿司匹林释放并增加胃肠道不良反应;而空腹服用可缩短胃内停留时间,有利于药物顺利到达小肠吸收部位,提高生物利用度。因此,阿司匹林肠溶或缓释片最好空腹服用;非肠溶剂型(平片或者泡腾片)在胃内即溶解,对胃黏膜有刺激作用,应在餐后服用以降低不良反应,提高耐受性。

15. 阿司匹林临床联合用药的风险 严格把握阿司匹林与其他药物联合应用的适应证;尽量避免与相互作用药物的联合应用(见该药的药物相互作用部分),必要时可延长给药间隔,以尽量减少其直接的相互作用。

(1)增加阿司匹林胃肠黏膜损伤和出血风险的药物:主要

包括其他 NSAIDs、抗栓药和皮质激素等。NSAIDs 和低剂量阿司匹林联合时上消化道不良事件(包括消化不良、症状性或复杂性溃疡、严重溃疡并发症如胃出血或穿孔)发生风险增加 2~4倍。阿司匹林与其他抗血小板及抗凝血药物合用可使出血,包括颅内和颅外出血,尤其消化道出血的风险显著增加。

(2)影响阿司匹林抗血小板疗效的药物:非选择性 NSAIDs(如布洛芬等)因与阿司匹林共同作用于 COX-1 结合位点,产生竞争性抑制,而影响阿司匹林的抗血小板效应,间隔给药时间＞5 小时可能减小其相互作用;选择性 COX-2 抑制剂(塞来昔布、罗非昔布、依托考昔、伐地考昔等)由于不抑制 TXA_2 的产生,导致血栓栓塞事件的危险性增加,合用可能会减少阿司匹林的心血管获益。因此,心血管疾病患者需慎重选择 NSAIDs。

(3)阿司匹林与口服抗凝血药物联合使用:患者同时具有抗凝治疗和抗血小板治疗的适应证需要联合治疗。例如静脉血栓栓塞性疾病、人工瓣膜置换术后、瓣膜病心房颤动和中、高危非瓣膜病心房颤动同时合并动脉粥样硬化疾病,尤其是 ACS 和(或)植入冠状动脉内支架的患者。联合治疗可导致出血风险明显增加,临床医师应仔细权衡风险与获益,慎重作出决策。用药期间应该将抗凝血药物和阿司匹林调整到最低有效剂量,与华法林联合时,国际标准化比值(INR)应控制在 2.0~2.5,阿司匹林的剂量不要超过 100mg/d,同时注重预防和监测出血不良反应,胃肠道出血高危人群可预防性给予抑酸药物等。联合治疗时间参见替格瑞洛。

16. 阿司匹林在心血管疾病防治中的应用

(1)心血管疾病的一级预防:具备中、高危因素的一级预防人群(10 年心血管病事件风险＞10%),合并有下列 3 项及 3 项以上的心血管病危险因素者服用阿司匹林 75~100mg/d,包括男性 ≥ 50 岁或女性绝经期后、高血压(血压控制到＜150/90mmHg)、糖尿病、高胆固醇血症、肥胖(BMI ≥ 28kg/m²)、早发心血管疾病家族史（男＜55岁、女＜65岁发病史）、吸烟。同时还应该评估出血风险，尤其是胃肠道出血风险，如心血管事件获益超过出血风险即推荐使用阿司匹林。

（2）高血压患者的一级预防：阿司匹林可使血压控制良好的高血压患者的主要心血管事件相对危险降低15%，心肌梗死相对危险降低36%，颅内出血并没有增加。高血压患者长期应用阿司匹林应注意需在血压控制稳定（＜150/90mmHg）后开始应用，以避免颅内出血风险增加。患有高血压至少同时有下列情况之一者，应用阿司匹林（75~100mg/d）进行一级预防：①年龄在50岁以上；②具有靶器官损害，包括血浆肌酐中度增高；③糖尿病；④10年心血管事件风险＞10%。

（3）糖尿病患者的一级预防：推荐10年心血管风险≥10%的2型糖尿病患者，包括＞50岁的男性或＞60岁的女性合并至少1项危险因素（即有心血管疾病家族史、高血压、吸烟、血脂紊乱或蛋白尿）者应用小剂量阿司匹林进行一级预防。

（4）心血管疾病的二级预防：心血管疾病急性期稳定后的二级预防包括慢性稳定型心绞痛；急性冠脉综合征稳定后（通常12个月）；冠状动脉介入术后（通常12个月，取决于是否植入支架及支架种类）；冠状动脉旁路移植术（CABG）后；外周动脉疾病；缺血性卒中；短暂性脑缺血发作（TIA）；生物瓣膜置换术后（3个月后）；经皮主动脉瓣置换术后（6个月后）。

缺血性心血管疾病高危患者应该坚持长期服用阿司匹林，二级预防人群通常是终身服用。大量临床研究证实，无论是一级还是二级预防，小剂量阿司匹林（50~100mg/d）的疗效和安全性最佳。超过上述剂量后，随剂量增加，其抗血小板作用并未增加，但不良反应反而增加；而剂量过小时疗效不确定。但是不同患者对同等剂量抗血小板药物的反应存在差异，特殊情况可个体化决定剂量，例如极高龄的老年人等。

（5）需要以阿司匹林为基础的联合抗血小板治疗的心血管

疾病：阿司匹林是动脉粥样硬化性疾病抗栓治疗的基石，这些疾病主要包括高危的稳定性冠心病患者（如反复多次心肌梗死）；ST 段抬高型心肌梗死（通常 12 个月）；非 ST 段抬高型心肌梗死（通常 12 个月）；不稳定型心绞痛（通常 12 个月）；择期经皮冠状动脉介入术（PCI）围手术期及术后（通常 12 个月）；闭塞性外周动脉疾病；部分缺血性卒中患者；部分血栓高危但不适合抗凝治疗的非瓣膜病心房颤动患者；伴有卵圆孔未闭的缺血性脑卒中或 TIA 患者，无法接受抗凝治疗；经皮主动脉瓣置换术后（6 个月）。

1）急性冠脉综合征（ACS）：如无禁忌证，ACS 起病后应尽快给予负荷剂量的阿司匹林 300mg，之后长期使用阿司匹林维持，剂量为 75~100mg/d。对无法应用阿司匹林的患者，可给予氯吡格雷替代。

2）PCI 围手术期患者：以往未规律服用阿司匹林的患者应在择期 PCI 术前至少 2 小时，最好 24 小时前给予阿司匹林 300mg 口服。直接 PCI 术前给予阿司匹林负荷剂量 300mg，术后给予阿司匹林 100mg/d 长期维持，并需要联合应用另外一种 $P2Y_{12}$ 受体拮抗剂。

3）CABG：对于长期服用阿司匹林的患者，术前不需停药。如果从未服用过，应于术前或术后 6 小时内服用阿司匹林 100~300mg/d；此后，长期继续服用阿司匹林 75~100mg/d。某些患者术后还应联合 1 种 $P2Y_{12}$ 受体拮抗剂，如非体外循环 CABG 术后和急性冠脉综合征患者。

4）心房颤动相关卒中：心房颤动相关卒中绝大多数为心房或心耳形成的血栓脱落栓塞导致的缺血性卒中 /TIA，应该抗凝治疗。阿司匹林对这类患者的抗栓作用较弱。如存在抗凝治疗的禁忌证，再考虑选择阿司匹林或联合氯吡格雷。但是出血风险并不是选择抗血小板治疗的理由，因为对预防此类卒中抗血小板疗效较差且出血风险没有明显降低。

5)静脉血栓栓塞性疾病：阿司匹林是抗血小板药物，主要用于动脉血栓栓塞性疾病的预防和治疗。对于静脉血栓栓塞性疾病（主要包括下肢深静脉血栓和肺栓塞）和心腔内血栓例如心房血栓、心室血栓形成的抑制作用较弱，其抗栓疗效明显弱于抗凝血药物，不首选。静脉血栓栓塞性疾病应首选抗凝治疗，但是患者如不能耐受或不愿意长期抗凝治疗，可考虑在延长期（通常为抗凝治疗1年后）采用阿司匹林治疗。

6)心力衰竭：不伴有冠心病的心力衰竭患者阿司匹林的获益不明确，不建议常规使用。如心力衰竭患者伴有心房颤动、栓塞病史、心腔内血栓形成等，应该给予抗凝治疗。

氯吡格雷 Clopidogrel

【其他名称】

波立维、泰嘉。

【药物特征】

氯吡格雷为血小板聚集抑制剂，能选择性地抑制腺苷二磷酸（ADP）与血小板受体的结合，随后抑制激活ADP与糖蛋白GPⅡb/Ⅲa复合物，从而抑制非ADP引起的血小板聚集，不影响磷酸二酯酶的活性。此外，通过不可逆性地改变血小板ADP受体，使血小板的寿命受到影响。

氯吡格雷口服吸收迅速，广泛地在肝脏代谢，代谢产物是羧酸盐衍生物，无抗血小板聚集作用，占血浆中药物相关化合物的85%。多次口服氯吡格雷75mg以后，该代谢产物的血药浓度约在服药后1小时达峰值。氯吡格雷是前体药，经氧化生成2-氧-氯吡格雷，继之水解形成活性代谢产物。氧化作用主要由细胞色素P450同工酶2B6和3A4调节，1A1、1A2和2C19也有一定的调节作用。氯吡格雷及其主要循环代谢产物与人血浆蛋白的结合率分别为98%和94%。口服氯吡格雷后，在5天内约50%由尿液排出，约46%由粪便排出，血浆中主要循环代

谢产物的消除 $t_{1/2}$ 为 8 小时。

【适应证】

预防和治疗因血小板高聚集状态引起的心、脑及其他动脉的循环障碍疾病。

【剂型与特征】

只有口服普通片剂,规格为 25mg、75mg。

【用法和用量】

口服:50~75mg,1 次 /d。

【不良反应】

偶见胃肠道反应、皮疹、皮肤黏膜出血,罕见白细胞减少和粒细胞缺乏。

【禁忌证】

对氯吡格雷过敏者、近期有活动性出血(消化性溃疡或颅内出血)、严重肝脏损伤者禁用。

【药物相互作用】

1. 与华法林、肝素、溶栓药合用可增加出血的风险,故不推荐与这些药物联用。

2. 与萘普生、阿司匹林等非甾体抗炎药合用可能增加胃肠道出血的风险,合用时应谨慎。

3. 氯吡格雷的羧酸代谢物可抑制 CYP2C9 的活性,可能导致诸如苯妥英、甲苯磺丁脲、非甾体抗炎药等通过 CYP2C9 代谢的药物的血浆药物浓度增加。

4. 与他汀类药物共同经 CYP3A4 代谢,可能因两者相互作用而削弱抗血小板作用。

【注意事项】

1. 服用氯吡格雷的患者术前应告知外科医师。

2. 肝脏损伤、有出血倾向的患者慎用。

3. 肾功能不全患者、老年患者不需调整剂量。

4. 急性心肌梗死患者在发病初期不推荐使用。

【FDA妊娠/哺乳分级】

B级/L3级。尚无妊娠期服用氯吡格雷的临床资料,孕妇只有在必须应用时才可使用。氯吡格雷可进入乳汁中,应以用药对哺乳期妇女的重要性来决定是否停止授乳还是停药。

【用药实践】

1. 氯吡格雷抵抗及处理

(1)氯吡格雷抵抗的定义:部分患者在服用氯吡格雷后其血小板聚集未被有效抑制,称为氯吡格雷抵抗,它是冠心病缺血事件的重要预测因素。目前仍缺乏统一的判断标准,多以基线水平与用药后血小板聚集率的绝对差值≤10%视为存在药物抵抗。

(2)氯吡格雷抵抗的机制:发生机制尚不完全清楚,分为外因和内因。外因包括患者的依从性差,氯吡格雷的生物利用度低,氯吡格雷的使用剂量不足,药物间相互作用使细胞色素P450(CYP450)对氯吡格雷的代谢效率降低等;内因包括CYP2C19基因多态性,血小板激活途径的变异导致血小板高反应性等。其中基因多态性是引起氯吡格雷抵抗的最重要的内部因素,依据CYP2C19的不同基因型表现,可分为超快代谢型、快速代谢型、中间代谢型和慢代谢型,亚洲人中后两型的患者比例明显高于欧美人群。

(3)氯吡格雷抵抗的临床处理

1)避免药物间相互作用:氯吡格雷和PPI合用导致心血管事件增加,原因是有些PPI包括奥美拉唑、兰索拉唑、雷贝拉唑等与氯吡格雷均通过CYP2C19代谢,PPI可竞争性地抑制氯吡格雷代谢为活性产物的水平,降低氯吡格雷的抗血小板疗效。泮托拉唑不抑制CYP2C19,可与氯吡格雷合用。

2)增加氯吡格雷的剂量:高剂量的氯吡格雷对ADP诱导的血小板聚集的抑制效应更为显著。荟萃分析显示,高剂量的氯吡格雷(600mg负荷剂量,150mg/d维持剂量)明显减少不良心血管事件的发生率,同时也使氯吡格雷抵抗的发生率降低。

3)换用新型 P2Y$_{12}$ 受体拮抗剂:2010 年 3 月美国食品和药品管理局(FDA)黑框警告指出,氯吡格雷低代谢者可用相应的检测方法识别 CYP2C19 等位基因功能差异,对低代谢者考虑选用其他抗血小板药物或调整氯吡格雷剂量的策略。

普拉格雷能在给药后 30 分钟内产生更强效的、迅速且持久的血小板抑制效应,且无明显的血小板反应个体差异性。对于中至高危的 ACS 患者,使用普拉格雷 60mg 负荷剂量和 10mg 维持剂量。但普拉格雷的严重出血危险增加,对于 STEMI、有心肌梗死病史、合并糖尿病或无高出血风险的患者,普拉格雷可能是更好的选择。

替格瑞洛是氯吡格雷抵抗患者的另一替代药物,换药方法见替格瑞洛用药实践。

坎格瑞洛是一种新型的可静脉给药的抗血小板药物,直接作用于 P2Y$_{12}$ 受体,从而快速、可逆性地抑制血小板聚集。对不能口服药物的患者是一种抗血小板的选择,但是否可用于氯吡格雷抵抗患者的替代治疗仍有待于研究证实。

4)其他:避免氯吡格雷治疗的依从性差、剂量不足等原因。研究表明吸烟、肥胖和糖尿病患者更易出现氯吡格雷抵抗,故戒烟、体育锻炼和有效的血糖控制可能会改善氯吡格雷抵抗。

5)联合应用糖蛋白Ⅱb/Ⅲa 受体拮抗剂用于氯吡格雷抵抗的治疗尚无确切证据。

2. **胃肠道损伤及处理** 氯吡格雷等 P2Y$_{12}$ 受体拮抗剂导致的胃肠道损伤机制与阿司匹林不同。血小板聚集在损伤愈合的过程中发挥着重要作用,活化血小板释放多种血小板依赖性生长因子,促进损伤部位新生血管形成。而血管新生对于胃肠道受损黏膜组织的修复至关重要,氯吡格雷可影响这一过程。此外,该类药延缓溃疡愈合的机制还包括抑制血小板释放促血管新生的细胞因子,后者可促进内皮细胞增殖,加速溃疡愈合。

可延缓黏膜溃疡的愈合过程,会导致其他药物或幽门螺杆菌(Hp)感染等损伤因素所致的损伤加速,在胃酸的作用下形成症状性溃疡或导致其他严重并发症。胃肠道损伤的处理方法参见阿司匹林用药实践。

3. 出血、血小板减少及处理　参见替格瑞洛用药实践。

4. 氯吡格雷在 STEMI 中的应用　STEMI 直接 PCI[特别是植入药物涂层支架(DES)]的患者,应给予氯吡格雷 600mg 负荷剂量,以后一次 75mg,一日 1 次,至少 12 个月。STEMI 静脉溶栓患者如年龄 ≤ 75 岁,应给予氯吡格雷 300mg 负荷剂量,以后 75mg/d,维持 12 个月;如年龄 > 75 岁,则用氯吡格雷 75mg,以后 75mg/d,维持 12 个月。挽救性 PCI 或延迟 PCI 时,$P2Y_{12}$ 抑制剂的应用与直接 PCI 相同。未接受再灌注治疗的 STEMI 患者可给予氯吡格雷 75mg,1 次/d,至少 12 个月。

5. 氯吡格雷在 STEMI 合并心房颤动患者中的应用　STEMI 合并心房颤动需持续抗凝治疗的直接 PCI 患者,建议应用氯吡格雷 600mg 负荷剂量,以后每天 75mg。出血风险大的患者 DES 植入后可应用华法林加氯吡格雷治疗,而不与阿司匹林或其他抗血小板药物同用。应用氯吡格雷加阿司匹林双联抗血小板治疗的患者,如伴有心房颤动需要加用华法林时应控制 INR 在 2.0~2.5,而非 2.0~3.0。

6. 氯吡格雷在 NSTE-ACS 患者中的应用　NSTE-ACS 患者如果无禁忌证,无论是接受早期还是择期 PCI,均应给予双联抗血小板(dual anti-platelet therapy DAPT)——$P2Y_{12}$ 抑制剂(氯吡格雷或替格瑞洛)联合阿司匹林治疗至少 12 个月。

7. 氯吡格雷在拟行择期 CABG 的患者中的应用　正在服用氯吡格雷而拟行择期 CABG 的患者,需应在术前停用氯吡格雷至少 5 天,急诊时至少 24 小时。

8. 氯吡格雷在肾功能不全患者中的应用　肾功能不全(肾小球滤过率 < 60ml/min)患者不需调整氯吡格雷的用量。

替格瑞洛 Ticagrelor

【其他名称】

倍林达。

【药物特征】

替格瑞洛为环戊三唑嘧啶类化合物,可逆性地与血小板 P2Y$_{12}$ ADP 受体相互作用,阻断信号传导和血小板活化。

替格瑞洛吸收迅速,中位吸收达峰时间约为 1.5 小时;主要循环代谢产物为 AR-C124910XX,具有生理活性,中位吸收达峰时间约为 2.5 小时。替格瑞洛的平均绝对生物利用度约为 36%,摄食高脂肪食物可使替格瑞洛的 AUC 及代谢产物的 C_{max} 下降,但无临床意义,因此替格瑞洛可在餐前或餐后服用。替格瑞洛的稳态分布容积为 87.5L,血浆蛋白结合率为 99%。替格瑞洛主要经肝脏 CYP3A4 代谢消除,活性代谢产物主要经胆汁排泄,替格瑞洛的平均 $t_{1/2}$ 为 7 小时,活性代谢产物的 $t_{1/2}$ 为 9 小时。

【适应证】

急性冠脉综合征患者,包括接受药物治疗和经皮冠状动脉介入术(PCI)的患者。

【剂型与特征】

只有口服普通片剂,规格为 90mg。

【用法和用量】

餐前或餐后口服:起始剂量为 180mg,1 次 /d;此后为 90mg,2 次 /d。

除非有明确的禁忌证,替格瑞洛应与阿司匹林联合用药。在服用首剂负荷剂量的阿司匹林后,阿司匹林的维持剂量为一日 1 次,一次 75~100mg。已经接受过负荷剂量氯吡格雷的急性冠脉综合征患者,可以开始使用替格瑞洛。

若患者漏服 1 次,应在预定的下次服药时间服用 90mg。

老年患者、肾损害及轻度肝损害患者不需调整剂量,中、重度肝损害患者禁用。

【不良反应】

高尿酸血症,脑出血,呼吸困难,消化道出血、溃疡,皮下出血、血尿、穿刺部位出血。

【禁忌证】

对替格瑞洛过敏者,活动性病理性出血(消化性溃疡或颅内出血)患者,中、重度肝损害患者禁用。

【药物相互作用】

1. 替格瑞洛经 CYP3A4 代谢,与 CYP3A4 抑制剂同用可升高替格瑞洛的 C_{max} 和 AUC,以及降低替格瑞洛活性代谢产物的 C_{max} 和 AUC,两者应避免联合服用。强效 CYP3A 抑制剂包括伊曲康唑、伏立康唑、克拉霉素、奈法唑酮、利托那韦、沙奎那韦、奈非那韦、茚地那韦、阿扎那韦和泰利霉素等。

2. 避免与强效 CYP3A4 诱导剂合用,可降低替格瑞洛的暴露量。强效 CYP3A4 诱导剂包括地塞米松、苯妥英、卡马西平和苯巴比妥等。

3. 辛伐他汀、洛伐他汀因通过 CYP3A4 代谢,与替格瑞洛合用时血清浓度升高,因此联合用药时辛伐他汀、洛伐他汀的剂量不得大于 40mg。

4. 替格瑞洛与治疗指数窄的药物如地高辛、环孢素、西沙必利和麦角生物碱类合用时应适当进行监测。

5. 替格瑞洛与已知可诱导心动过缓的药物联合用药时应谨慎。

6. SSRI(如帕罗西汀、舍曲林和西酞普兰)应慎与替格瑞洛合用,因可能会增加出血风险。

【注意事项】

1. 有出血倾向的患者慎用。有活动性病理性出血的患者,有颅内出血病史的患者,中、重度肝损害患者禁用。

2. 择期手术的患者如果抗血小板药物治疗不是必需的,应在术前7天停药。

3. 应避免中断替格瑞洛片治疗。如果必须暂时停用则应尽快重新开始给予治疗,因停用将会增加心肌梗死、支架血栓和死亡的风险。

4. 尿酸性肾病患者不建议使用替格瑞洛。

5. 患者在驾驶或操作机械时应格外小心,因急性冠脉综合征治疗期间会出现头晕和意识模糊等症状。

【FDA 妊娠 / 哺乳分级】

C 级 /L4 级。尚无有关孕妇使用替格瑞洛治疗的对照研究,只有潜在获益大于对胎儿的风险时才能在怀孕期间使用。替格瑞洛或其活性代谢产物是否会分泌到人乳中仍是未知,应在考虑替格瑞洛对母亲的重要性后再决定是停止授乳还是终止药物治疗。

【用药实践】

1. 替格瑞洛出血不良反应及处理 替格瑞洛直接作用于 P2Y$_{12}$ 受体,为可逆性结合,不需代谢活化,与氯吡格雷相比,作用更迅速、更强效、失效也快,有利于减少出血风险以及出血的处理。对大多数 ACS 患者,无论是支架植入术后的 ACS 患者双联抗血小板治疗(DAPT)还是单纯药物治疗的 ACS 患者,该药联合阿司匹林均作为一线治疗。

(1)评估出血风险:综合考虑既往出血病史、合并出血高危疾病、现有检查结果与出血风险评分。

(2)出血高危患者,如近期创伤 / 手术、凝血功能障碍、活动性或近期胃肠道出血、有活动性病理性出血、颅内出血病史或中、重度肝损害患者禁用替格瑞洛。

(3)以下患者应合用质子泵抑制剂(proton pump inhibitor,PPI):有上消化道出血病史,高龄(> 75 岁),联用华法林、类固醇、非甾体抗炎药,幽门螺杆菌感染的患者。

（4）近期接受过冠状动脉造影、PCI、CABG 或其他手术操作且服用替格瑞洛的患者，一旦出现低血压，即使未发现出血迹象，仍应怀疑出血可能，需监测血红蛋白水平。

（5）替格瑞洛使用过程中发生的出血，根据出血部位及严重程度进行处理：轻微出血应尽可能采用局部压迫或药物止血，除非出血风险大于缺血风险，不建议停用替格瑞洛；严重或危及生命的出血应停药在积极对症支持治疗的基础上，使用止血药物或输注血小板；出血控制后，当临床判断安全时，应尽快恢复替格瑞洛的使用。目前尚无血小板成分输注治疗该药致出血的数据，循环中的替格瑞洛可能会抑制已输注的血小板。去氨加压素对临床出血事件没有作用。该药不可通过透析清除，目前还没有逆转替格瑞洛作用的特异性药物，在确定出血原因且控制出血后可重新使用替格瑞洛。

2. 替格瑞洛相关呼吸困难　呼吸困难是替格瑞洛的常见不良反应，可能与血浆腺苷浓度增高有关。替格瑞洛相关呼吸困难的典型临床特征包括患者呼吸困难发生在用药以后，既往无类似症状发生；不伴随有哮喘、端坐呼吸、夜间阵发性呼吸困难、胸痛及胸部紧缩感等表现；多发生在安静时，与活动无关，不影响患者的运动耐量；心肺查体及检查多无异常。

替格瑞洛导致的呼吸困难的预防和处理原则：

（1）有哮喘、慢性阻塞性肺疾病病史的患者慎用替格瑞洛。

（2）替格瑞洛治疗过程中如患者出现呼吸困难，应首先评估呼吸困难的严重程度、是否加重，排除原患疾病及其他原因导致的呼吸困难。

（3）如果呼吸困难加重或患者无法耐受，排除其他原因后考虑停止替格瑞洛治疗；如果呼吸困难较轻且患者能耐受，继续替格瑞洛治疗，并对其进行密切观察。

（4）替格瑞洛相关的呼吸困难常在用药后早期出现，多数患者可以耐受或在 3 天内自发改善，在排除其他原因后，如呼吸困难持续 3 天仍不缓解，可考虑换用氯吡格雷。

3. 替格瑞洛相关心动过缓

（1）患有病态窦房结综合征、二度或三度房室传导阻滞或心动过缓相关晕厥但未装起搏器者，替格瑞洛的临床经验有限，使用时需谨慎。

（2）尚无证据显示替格瑞洛不能与引起心动过缓的药物联用。

（3）替格瑞洛引发的心电图长间歇常可自行缓解，大多是无明显临床症状的、暂时的，不会导致晕厥、心脏起搏器安置和心脏停搏发生，通常不需特殊处理，但应密切关注。

4. 替格瑞洛相关痛风　替格瑞洛相关的高尿酸血症通常程度较轻且可逆，可能与替格瑞洛的腺苷途径有关，导致血清腺苷水平升高和尿酸合成增加。

（1）对于既往高尿酸血症或痛风性关节炎的患者需慎用替格瑞洛。

（2）不建议尿酸性肾病患者使用替格瑞洛。

5. 替格瑞洛与其他 $P2Y_{12}$ 受体拮抗剂换药的方法　已接受氯吡格雷负荷剂量的 ACS 患者，需要换用替格瑞洛时，可给予起始负荷剂量 180mg，维持剂量为 90mg，2 次 /d，不增加出血风险。如需换用氯吡格雷，无出血时建议给予 300~600mg 的负荷剂量。

6. 替格瑞洛漏服的对策　替格瑞洛治疗过程中漏服 1 次剂量不影响抗血小板效果，不需补服。

7. 替格瑞洛联用其他抗栓药物

（1）与阿司匹林联用：替格瑞洛与阿司匹林联合时，阿司匹林在初始负荷剂量（300mg）之后的维持剂量不应高于 100mg/d，以免降低替格瑞洛的疗效。较高的阿司匹林维持剂量合用替格瑞洛时疗效减弱的机制目前尚不明确。

（2）与血小板糖蛋白Ⅱb/Ⅲa 受体抑制剂（glycoprotein Ⅱb/Ⅲa

receptor inhibitor, GPI）或静脉用抗凝血药物联用：替格瑞洛与 GPI 或肝素、低分子量肝素联用时不需调整剂量，未发现上述药物对替格瑞洛及其活性代谢产物诱导的血小板聚集有影响，但出于安全性考虑，使用时仍需谨慎。

（3）与口服抗凝血药物联用：缺乏替格瑞洛与口服抗凝血药物联合使用的证据，暂不推荐替格瑞洛与口服抗凝血药联用。

（4）与 PPI 联用：替格瑞洛与 PPI 联合使用是合理、安全的。

8. 替格瑞洛在 STEMI 中的应用 该药具有更强和快速抑制血小板的作用，且不受基因多态性的影响。给予 180mg 的负荷剂量 0.5 小时后，替格瑞洛组的血小板聚集抑制（inhibition of platelet aggregation, IPA）达 41%；负荷剂量 2 小时后，98% 的患者 IPA > 50%。由于冠状动脉内血栓形成导致急性冠状动脉闭塞，无论是否直接 PCI，尽早和充分使用快速、强效的抗血小板药物替格瑞洛可改善临床预后。在首次医疗接触时给予负荷剂量 180mg，然后维持剂量为一次 90mg，一日 2 次，至少 12 个月；若患者无法整片吞服，可将替格瑞洛碾碎冲服或鼻胃管给药；替格瑞洛应与阿司匹林联合使用至少 12 个月；未接受再灌注治疗的 STEMI 患者可给予替格瑞洛，剂量、疗程同上。

9. 替格瑞洛在 NSTE-ACS 中的应用 对于缺血风险中、高危患者计划行早期侵入性策略和早期保守治疗的患者都应尽快给予替格瑞洛（负荷剂量为 180mg；维持剂量为 90mg，2 次 /d），并与阿司匹林联合使用至少 12 个月。

10. 替格瑞洛在拟行 CABG 的 ACS 中的应用 合理的抗血小板治疗能提高术后移植血管的通畅率，改善患者的生存率。ACS 患者择期行 CABG，术前常规停用替格瑞洛 3 天；如患者存在缺血的高危因素（如左主干或近端多支病变），可不停用替格瑞洛；出血和缺血风险均较高时，可于术前 3 天停用替格瑞洛。用静脉血小板糖蛋白Ⅱb/Ⅲa 受体抑制剂过渡治疗；术后认为安全时应尽快恢复使用替格瑞洛；CABG 术后优先推荐阿司匹林联合替格瑞洛治疗。

11. 替格瑞洛在 ACS 特殊人群中的应用

（1）对于血栓事件风险相对较高的 ACS 患者，如糖尿病、慢性肾脏病（chronic kidney disease，CKD）及复杂冠状动脉病变等，抗血小板治疗首选替格瑞洛负荷剂量 180mg，维持剂量 90mg，2 次 /d，与阿司匹林联合应用至少 12 个月。

（2）在肾功能不全的患者使用替格瑞洛，不需根据肾功能调整剂量。鉴于替格瑞洛在接受透析治疗的患者中使用的经验较少，使用时需谨慎。

（3）对于 > 75 岁的高龄患者，鉴于其出血风险较高，临床情况复杂，合并疾病多，死亡风险高，抗栓治疗和血运重建治疗的并发症发生率高，风险 / 获益比存在争议，因此其抗血小板治疗既要考虑生理年龄，也应个体化。使用替格瑞洛时需评估出血风险。

（4）对于已知 CYP2C19 中间代谢型、慢代谢型的患者，或血小板功能检测提示有残余高反应者，如无出血高危因素，在进行双联抗血小板治疗时应优先选择替格瑞洛。

（5）复杂冠状动脉病变患者即解剖学因素中的高危冠状动脉病变以及部分中危冠状动脉病变，包括弥漫性（长度 > 20mm）病变、近端节段极度弯曲或极度成角（> 90°）病变、慢性完全闭塞性病变、无保护左主干病变、静脉桥血管病变、开口部病变、血栓性病变以及严重钙化病变等患者使用替格瑞洛的绝对获益更大。

（6）无论何种 CYP2C19 基因型的患者，替格瑞洛在降低心血管复合终点发生率方面均优于氯吡格雷。

（7）非心脏外科手术患者 ACS 和（或）PCI 术后患者需进行非心脏外科手术时，应评估患者的手术出血风险及缺血风险。

1）抗血小板方案的调整应充分权衡外科手术的紧急程度

和患者出血/血栓的风险,需多学科会诊选择优化的治疗方案。

2)对于支架植入术后 4~6 周行紧急非心脏外科手术的患者,建议继续双联抗血小板治疗,除非出血的相对风险超过预防支架血栓的获益。

3)择期手术尽量推迟至裸金属支架植入后 4 周(最好 3 个月)、药物洗脱支架(drug eluting stent, DES)植入后 12 个月(新一代 DES 术后 6 个月)。

4)对于心脏事件危险较低的患者,术前 5~7 天停用阿司匹林和替格瑞洛,术后保证止血充分后重新用药;心脏事件危险较高的患者建议不停用阿司匹林,替格瑞洛停用 3 天,其中出血风险低危者建议不停用阿司匹林和替格瑞洛。

替罗非班 Tirofiban

【其他名称】

欣维宁、艾卡特。

【药物特征】

替罗非班是非肽类血小板受体 GPⅡb/Ⅲa 高选择性拮抗剂,竞争性阻断纤维蛋白原及血管性血友病因子与血小板受体的结合,阻止血小板聚集、黏附等活化反应,有效抑制血小板介导的血栓形成并延长出血时间。

替罗非班的血浆蛋白结合率为 65%,其结合率与药物浓度无关。稳态表观分布容积为 22~42L。药物在体内代谢少,主要以原形经肾和胆汁排泄。$t_{1/2}$ 约 2 小时。

【适应证】

与肝素联用,适用于:

1. 用于冠状动脉缺血综合征患者行冠状动脉血管成形术或冠状动脉内斑块切除术,以防治相关的心脏缺血并发症。

2. 用于不稳定型心绞痛或无 Q 波心肌梗死患者,预防心脏缺血事件的发生。

【剂型与特征】

只有注射剂,规格为 12.5mg∶50ml 和 5mg∶100ml。

【用法和用量】

静脉给药。配制:溶于 0.9% 氯化钠注射液或 5% 葡萄糖注射液中,使浓度为 50μg/ml。可与肝素联用,从同一液路输入。

1. 冠状动脉血管成形术或冠状动脉内斑块切除术　宜与肝素联用,起始剂量为 10μg/kg,3 分钟内静脉注射,以后 0.15μg/(kg·min)维持静脉滴注 36 小时,然后停用肝素。

2. 不稳定型心绞痛或无 Q 波心肌梗死　与肝素联用,开始的 30 分钟以 0.4μg/(kg·min)静脉滴注,以后按 0.1μg/(kg·min)维持。

3. 严重肾功能不全的病人(肝素清除率小于 30ml/min),本品的剂量应减少 50%。

4. 本品不能与地西泮(安定)在同一条静脉输液管路中使用。

【不良反应】

常见不良反应有出血,其他尚有恶心、发热、皮疹、荨麻疹,血红蛋白、血细胞比容、血小板数目减少,尿粪隐血发生率增加。

【禁忌证】

对替罗非班过敏者;活动性出血、颅内出血史、颅内肿瘤、动静脉畸形或动脉瘤的患者。以及以前使用本品出现血小板减少症的患者。

【药物相互作用】

1. 盐酸替罗非班与肝素和阿司匹林联用时,比单独使用肝素和阿司匹林出血的发生率增加。与其他影响止血的药物(如华法林)合用时应谨慎。

2. 在临床研究中盐酸替罗非班与 β 受体拮抗剂、钙通道阻滞剂、非甾体抗炎药(NSAIDs)及硝酸酯类联用,未见有临床意义上的不良相互作用。

3. 下列药物对替罗非班的血浆清除率没有具临床意义的相互作用。这些药物是：醋丁洛尔、对乙酰氨基酚、阿普唑仑、氨氯地平、阿司匹林、阿替洛尔、溴西泮、卡托普利、地西泮、地高辛、地尔硫䓬、多库酯钠、依那普利、呋塞米、格列本脲、肝素、胰岛素、异山梨酯、左甲状腺素、劳拉西泮、洛伐他汀、甲氧氯普胺、美托洛尔、吗啡、硝苯地平、硝酸酯类、奥美拉唑、奥沙西泮、氯化钾、普萘洛尔、雷尼替丁、辛伐他汀、硫糖铝和替马西泮。

【注意事项】

1. 替罗非班慎用于下列患者　1 年内有过出血的患者；已知凝血功能障碍、血小板异常或血小板减少病史者；血小板计数 $< 150 \times 10^9/L$ 者；1 年内脑血管病史者；1 个月内大的外科手术或严重躯体创伤史者；近期硬膜外手术者；病史、症状或检查结果为壁间动脉瘤者；出血性视网膜病者；慢性血液透析者。

2. 实验室监测　在盐酸替罗非班治疗前、推注或负荷输注后 6 小时内以及治疗期间至少每天要监测血小板计数、血红蛋白和血球压积（如果证实有显著下降需更频繁）。在原先使用过血小板糖蛋白 Ⅱb/Ⅲa 受体拮抗剂的病人应当考虑尽早监测血小板计数。如果病人的血小板计数下降到小于 $90 \times 10^9/L$，则需要再进行血小板计数以排除假性血小板减少。如果已证实有血小板减少，则须停用盐酸替罗非班和肝素，并进行适当监测和治疗。

此外，在治疗前应测定活化部分凝血酶原时间（APTT），并且应当反复测定 APTT 仔细监测肝素的抗凝效应并据此调整剂量（见用法用量）。有可能发生潜在致命性出血，特别是肝素与影响止血的其他产品如血小板糖蛋白 Ⅱb/Ⅲa 受体拮抗剂联用时尤其可能。

3. 在临床研究中，已证明有严重肾功能不全（肌酐清除率小于 30ml/min）的患者其替罗非班血浆清除率下降。对于这样的病人应减少本品的剂量。

【FDA 妊娠 / 哺乳分级】

B 级 /L3 级。对孕妇尚无研究，在妊娠期间只可用于已证明对胎儿潜在的益处大于潜在的危险时。尚不知替罗非班是否从乳汁中排泌。

【用药实践】

1. 替罗非班不良反应及处理　由于替罗非班的安全性较好，出血事件的发生率低，是目前国内应用最多的 GPI。停药 1.5~4 小时，血小板功能迅速恢复，可控性更强，减少了出血风险。

替罗非班的主要不良反应是出血和血小板减少症。

（1）出血：替罗非班导致的出血多为轻微出血，发生率约为 10%，严重出血罕见（1%~2%），例如颅内出血、腹膜后出血、心包积血、肺出血和脊柱硬膜外出血等。当患者面临外科手术时，替罗非班停药后血小板功能很快恢复，不会增加围手术期出血的发生率。使用替罗非班的患者应评估出血风险，使用 CRUSADE 评分。对评分为高危的患者谨慎选择适应证和药物剂量，规范治疗可最大限度地降低出血并发症风险。

（2）血小板减少症：血小板减少症的定义为血小板计数 < 100×10^9/L 或较用药前下降 50% 以上。可能的机制为免疫反应，替罗非班诱导 GPⅡb/Ⅲa 受体变形后针对新的暴露位点形成抗体。替罗非班导致血小板减少症的发生率为 0.5%~2%，一般停药后平均 2 天血小板计数可恢复。

预防和处理：充分评估患者的出血风险，多采用 CRUSADE 评分。所有患者在给药前、负荷剂量后 6 小时应该常规检测血常规，包括血小板计数、血红蛋白和血细胞比容，此后每天复查。禁用于使用 GPI 曾经出现血小板减少的患者。

GPI 引起的出血不良反应可能与 GPI 较长的维持应用时间

相关,因此应根据缺血风险确定维持治疗的时间。如果发生轻微出血,可不必停药,临床严密观察并处理原发性疾病和对症治疗;发生消化道出血时积极给予质子泵抑制剂(PPI);一旦发生严重出血和血栓性血小板减少症,首先停用GPI。如血小板计数$< 10 \times 10^9$/L或发生严重出血时,输注血小板,补充纤维蛋白原,可选择输注新鲜血浆和凝血酶原复合物。对于严重血小板减少症患者,停药后血小板计数持续不恢复时可输注免疫球蛋白。停药后仍需每天监测,直至血小板计数恢复正常范围。

2. 替罗非班药物过量的处理 替罗非班过量用药最常见的表现为出血,主要是轻度的黏膜皮肤出血和心导管部位的轻度出血。过量使用替罗非班时,应根据患者的临床情况适当中断治疗或调整滴注剂量,可通过血液透析清除。

3. 替罗非班不同途径给药的剂量和维持用药时间

(1)静脉内给药:根据患者的出血风险和血栓负荷选择剂量。PCI患者:替罗非班建议的起始推注剂量为10~25μg/kg(3分钟内),维持滴注速率为0.075~0.15μg/(kg·min),通常维持36小时,可适当延长;非PCI患者:起始30分钟滴注0.4μg/(kg·min),维持滴注速率为0.1μg/(kg·min),维持48~108小时。肾功能不全患者需要调整剂量,肌酐清除率< 30ml/min的患者剂量减半。

(2)冠状动脉内给药:通常在造影后植入支架前给药,在导丝通过病变后或球囊扩张前,可通过指引导管或造影导管给予替罗非班。PCI术中冠状动脉内推注替罗非班的推荐剂量为10~25μg/kg,可分次推注,此后静脉滴注0.075~0.15μg/(kg·min),维持36小时或适当延长。直接PCI时直接冠状动脉内注射替罗非班有助于减少无复流,改善心肌微循环灌注,一般给予一次10~15ml,原液不必稀释,可重复给药,冠状动脉内可用至总量30ml。可以与外周静脉泵入同时使用。

4. 替罗非班在稳定性冠心病中的应用 实施PCI术前已

经充分双重抗血小板应用的前提下,GPI发挥的作用有限。对已用氯吡格雷准备的患者,应考虑到可能的出血不良反应;对未用氯吡格雷准备的患者推荐使用。

2014版欧洲心脏病学会(ESC)欧洲心胸外科协会(EACTS)心肌血运重建指南强调在PCI前充分药物准备的前提下,对术中发现血栓、无复流、复杂病变等情况推荐强度为ⅡA类;对阿司匹林或氯吡格雷无反应或低反应的患者,可使用包括替罗非班在内的GPI来强化抗血小板治疗。

5. 替罗非班在非ST段抬高型急性冠脉综合征(NSTE-ACS)中的应用

(1)对于保守治疗的NSTE-ACS患者不推荐使用GPI。

(2)NSTE-ACS需要使用替罗非班的情况有冠状动脉造影显示有大量血栓、慢血流或无复流和新的血栓并发症;拟行PCI的高危而出血风险较低的患者。缺血低危患者或出血高危患者已用双重口服抗血小板药物,不推荐常规导管室前应用GPI,但对术前未用$P2Y_{12}$受体抑制剂或高危患者例外。已用双重抗血小板药物及抗凝治疗仍有缺血者,可导管室前应用GPI。

6. 替罗非班在ST段抬高型急性心肌梗死(STEMI)中的应用

(1)在有效的双联抗血小板及抗凝治疗的情况下,不推荐STEMI患者造影前常规应用替罗非班;在STEMI直接PCI患者不主张常规导管室前GPI作为易化PCI的手段,因为与导管室应用相比,显著增加出血风险。

(2)2015版中国STEMI患者管理指南指出直接PCI时冠状动脉内注射替罗非班有助于减少无复流,改善心肌微循环灌注。STEMI需要应用GPI的情况有高危患者或造影提示血栓负荷重或慢血流、无复流或血栓并发症的bail-out治疗未给予适当负荷剂量的$P2Y_{12}$受体抑制剂的患者可静脉使用替罗非班;转运PCI患者可于导管室前使用。

（3）静脉溶栓联合 GPI 可提高临床疗效，但出血并发症增加。在前壁心肌梗死、年龄 < 75 岁而无出血危险因素的患者，阿昔单抗和半量瑞替普酶或替奈普酶联合使用可能预防再梗死以及 STEMI 的其他并发症；对年龄 > 75 岁的患者，因为颅内出血风险明显增加，不建议使用。

7. 外科手术或有创操作时使用替罗非班桥接的方法　在接受双联抗血小板治疗的患者，如面临外科手术或有创操作，为避免严重出血并发症，可能需要在术前停用抗血小板治疗5~7 天。在极高危患者，尤其是植入支架数周内的患者，外科术前停用双联抗血小板治疗具有一定的风险，通常可采取桥接治疗，即停用口服抗血小板药物后给予短效抗栓药物，替罗非班是其中的选择之一。等待 CABG 的高危冠心病患者，通常在术前需停用口服抗血小板药物，此时可给予替罗非班作为桥接治疗。替罗非班应在术前 4 小时前停用，严重肾功能不全患者在术前 8 小时停用。

8. 替罗非班与抗凝血药物联合用药　GPI 可与肝素或比伐芦定联合应用于有选择的患者（如冠状动脉影像提示血栓或冠状动脉慢血流），但首选比伐芦定临时加用 GPI 以减少出血并发症。

9. 替罗非班与其他心血管常用药物联合用药　在临床研究中替罗非班已与 β 受体拮抗剂、钙通道阻滞剂、非甾体抗炎药（NSAIDs）及硝酸酯类联用，未见有临床意义的不良相互作用。

双嘧达莫 Dipyridamole

【其他名称】
潘生丁、哌醇啶、双嘧哌胺醇。
【药物特征】
双嘧达莫具有抗血栓形成和扩张冠状动脉作用，高浓度时（50μg/ml）可抑制血小板的释放反应。腺苷是一种血小板反应抑制剂，双嘧达莫抑制血小板、上皮细胞和红细胞摄取腺苷。双嘧达莫还可抑制磷酸二酯酶，使血小板内的环腺苷酸（cAMP）增多；抑制血栓烷素 A_2（TXA_2）形成，TXA_2 为血小板活性的强力激动剂；增强内源性 PGI_2。

双嘧达莫口服吸收迅速，平均达峰时间约 75 分钟，血浆 $t_{1/2}$ 为 2~3 小时，与血浆蛋白的结合率为 91%~99%。双嘧达莫与葡糖醛酸结合后排入胆汁中，约 20% 经肠肝循环再进入血液，所以作用较持久。

【适应证】

香豆素类抗凝血药的辅助治疗；血栓栓塞性疾病及缺血性心脏病、弥散性血管内凝血；静脉制剂用于心肌缺血的诊断性试验（双嘧达莫试验）。

【剂型与特征】

见表 4-2-4。

表 4-2-4 双嘧达莫剂型与特征

剂型	规格	血药浓度达峰时间	半衰期
普通片	25mg	75 分钟	2~3 小时
缓释胶囊	25mg	2 小时	12 小时
注射液	10mg		2~3 小时

【用法和用量】

见表 4-2-5。

表 4-2-5 双嘧达莫用法和用量

剂型	规格	用法	用量	备注
普通片	25mg	口服	25~50mg, 3 次 /d	餐前服用
缓释胶囊	25mg	口服	200mg, 2 次 /d	整粒吞服

剂型	规格	用法	用量	备注
分散片	25mg	口服	25~50mg, 3 次 /d	可溶于 100ml 温水中服用
注射液	10mg	肌内注射	防止冠心病发展：10~20mg，1~3 次 /d	
		静脉滴注	防止血栓形成：30mg，1 次 /d；双嘧达莫试验：0.142mg/(kg·min)，用药维持 4 分钟	用5%或10%葡萄糖注射液稀释后静脉滴注

【不良反应】

常见的有头晕、头痛、呕吐、腹泻、脸红、皮疹和瘙痒，罕见心绞痛和肝功能不全。长期服用最初的不良反应多消失，不良反应持续或不能耐受者少见，停药后可消除。

【禁忌证】

对双嘧达莫过敏者、休克者禁用。

【药物相互作用】

1. 与阿司匹林有协同作用，合用时应减少双嘧达莫的用量。

2. 与肝素、香豆素类药物、头孢孟多、头孢替坦、普卡霉素或丙戊酸等合用可加重低凝血酶原血症，或进一步抑制血小板聚集，引起出血。

【注意事项】

1. 低血压者应慎用，双嘧达莫可引起外周血管扩张。

2. 不宜与葡萄糖以外的其他药物混合注射。

3. 与抗凝剂、抗血小板聚集剂及溶栓剂合用时应注意出血倾向。

4. 出血倾向者慎用。

【FDA 妊娠 / 哺乳分级】

B 级 /L3 级。尚未进行孕妇用药的研究，孕妇使用该药品的治疗获益可能胜于其潜在危害。双嘧达莫从人乳汁中排泌，哺乳期妇女应慎用。

【用药实践】

双嘧达莫早年曾是治疗冠心病的常用药物，现已少用作抗心肌缺血。目前的稳定性冠心病指南不推荐双嘧达莫作为抗血小板治疗。美国胸科医师学会第 9 版《抗栓治疗及预防血栓形成指南》(ACCP-9)推荐阿司匹林 25mg+ 长效双嘧达莫 250mg，2 次 /d，用于卒中的二级预防以及症状性颈动脉狭窄，合用优于单独使用阿司匹林。双嘧达莫还用于外周动脉支架术后的抗栓治疗。

（王晓军　韩　毅　陈　强）

第三节　抗凝血药物

一、药物治疗概论

抗凝血药是通过影响凝血因子，从而阻止血液凝固过程的药物，临床主要用于血栓栓塞性疾病的预防与治疗。血管内斑块破裂导致的血栓形成，除血小板的参与外，凝血酶使纤维蛋白原转变为纤维蛋白最终形成血栓。血液的凝固有多重凝血因子参与，目前已知共有 13 种凝血因子，均为蛋白质，在肝脏内合成，其中凝血因子Ⅱ、Ⅶ、Ⅸ、Ⅹ的合成需要维生素 K 的参与。

根据作用机制，抗凝血药分为表 4-3-1 中的种类。

表 4-3-1　抗凝血药分类及代表药物

分类	代表药物
凝血酶间接抑制药	肝素、低分子量肝素及衍生物
凝血酶抑制药	阿加曲班、香豆素类
维生素 K 拮抗剂	华法林

肝素类药物的抗血栓作用和出血作用与 Xa/IIa 活性比值相关,比值越高,抗 Xa 活性越强,保持肝素的抗血栓作用而降低了出血的危险性,普通肝素(UFH)的比值为 1.0 左右,低分子量肝素(LMWH)的比值为 1.5~4。LMWH 与 UFH 相比具有以下优点:①抗血栓作用相当,出血风险降低;②生物利用度高,半衰期长;③不易引起血小板减少等。

抗凝血药物比较见表 4-3-2。

表 4-3-2　抗凝血药物比较

类别	普通肝素	低分子量肝素	戊糖	水蛭素类
代表药物	肝素	达肝素、依诺肝素	磺达肝癸钠	比伐芦定
平均分子量	15 000Da	4000~6000Da	1728Da	2180Da
生物利用度	15%~30%	90%	100%	
半衰期	2 小时	3~5 小时	17 小时	25 分钟
清除方式	单核 - 吞噬细胞系统 / 肾	单核 - 吞噬细胞系统 / 肾	肾	肾
诱导血小板减少	1%	0.1%	无	< 1%
抗凝活性	$Xa/IIa \approx 1.0$	$Xa/IIa = 1.5 \sim 4.0$	只有抗 Xa 活性	只有抗 IIa 活性

续表

类别	普通肝素	低分子量肝素	戊糖	水蛭素类
监测抗凝活性	常规	非常规	不需	
鱼精蛋白中和效果	可以	部分	不可	不可
根据体重调整剂量	需要	需要	不需	需要

由于生产方法的不同，不同品牌的低分子量肝素在分子量、抗Xa活性和剂量等方面存在不同，所以不同的低分子量肝素不可互相替代使用。

不同抗凝血药物的比较见表4-3-3。

表4-3-3　不同抗凝血药物的比较

药物	平均分子量（Da）	Xa/IIa比值	达峰时间	半衰期
普通肝素	12000	1	静脉注射即刻	2 小时
低分子量肝素（速碧林）	5000	3.2	3 小时内	3.5 小时
达肝素	6100	2.4	3~4 小时	3~4 小时
那屈肝素	4470	3.5	3 小时	2.2~3.6 小时
依诺肝素	4170	4	3 小时	4 小时
戊糖类类似物				
磺达肝癸	1725	1:0	2 小时	17~21 小时

二、药物使用精解

肝素钠 Heparin Sodium

【其他名称】

无。

【药物特征】

肝素钠多由猪、牛、羊肠黏膜或猪、牛肺中提得,是一类黏多糖的硫酸酯,由葡萄糖胺、葡糖醛酸和艾杜糖醛酸交替连接而成,平均分子量为 12 000Da。

肝素钠在体内外均有抗凝血作用,可延长凝血时间、凝血酶原时间和凝血酶时间。现认为肝素钠通过激活抗凝血酶Ⅲ(AT-Ⅲ)而发挥抗凝血作用。AT-Ⅲ是一种血浆 α_2- 球蛋白,它作为肝素钠的辅助因子,可与许多凝血因子结合,并抑制这些因子的活性,因此影响凝血过程的许多环节:灭活凝血因子Ⅻa、Ⅺa、Ⅸa、Ⅹa、Ⅱa 和Ⅷa;络合凝血酶原Ⅱa;中和组织凝血活素。肝素钠与 AT-Ⅲ结合后,可加速 AT-Ⅲ的抗凝血作用。

肝素钠在体内还有降血脂作用,这是由于它能活化和释放脂蛋白脂酶,使乳糜微粒的甘油三酯和低密度脂蛋白水解。

肝素钠静脉注射后均匀分布于血浆中并立即发挥最大抗凝效果,作用维持 3~4 小时。血浆蛋白结合率约 80%,$t_{1/2}$ 约 1 小时。肝素钠在肝脏代谢,经肾排出。

【适应证】

用于防治血栓形成或栓塞性疾病,各种原因引起的弥散性血管内凝血(DIC),血液透析、体外循环、导管术、微血管手术等操作中及某些血液标本或器械的抗凝处理。

【剂型与特征】

只有普通注射剂型,规格为 1000U、5000U、7500U、10 000U 和 12 500U。

【用法和用量】

1. 深部皮下注射　首次 5000~10 000U, 以后 8000~10 000U/8h 或 15 000~20 000U/12h; 总量为 30 000~40 000U/24h。

2. 静脉注射　首次 5000~10 000U 之后, 或按体重 100U/（kg·4h）, 用氯化钠注射液稀释后应用。

3. 静脉滴注　20 000~40 000U/d, 加至氯化钠注射液 1000ml 中持续滴注。滴注前可先静脉注射 5000U 作为初始剂量。

4. 预防性治疗　高危血栓形成患者, 大多是用于腹部手术之后, 以防止深部静脉血栓。在外科手术前 2 小时先给 5000U 肝素皮下注射, 但麻醉方式应避免硬膜外麻醉, 然后 5000U 每隔 8~12 小时, 共约 7 天。

【不良反应】

1. 最常见出血, 可能发生在任何部位。

2. 常见寒战、发热、荨麻疹等过敏反应。

3. 长期用药可致脱发和短暂的可逆性秃头症、骨质疏松症和自发性骨折。

4. 注射局部可见局部刺激、红斑、轻微疼痛、血肿、溃疡等。肌内注射后更严重, 因此不宜肌内注射。

5. 偶见血小板减少症, 因肝素 - 血小板因子 4 复合物结合于血小板因子 4 受体所致, 可激活血小板聚集, 造成小动脉栓塞。如出现应立即停用肝素。

【禁忌证】

对肝素过敏、有自发性出血倾向者、血液凝固迟缓者、溃疡病、创伤、产后出血者及严重肝功能不全者禁用。

【药物相互作用】

1. 肝素钠与下列药物合用可加重出血危险　香豆素及其衍生物, 可导致严重的因子IX缺乏而致出血; 阿司匹林及非甾体消炎镇痛药, 包括甲芬那酸、水杨酸等均能抑制血小板功能, 并能诱发胃肠道溃疡出血; 双嘧达莫、右旋糖酐等可能抑制血小板功能；肾上腺皮质激素、促皮质素等易诱发胃肠道溃疡出血；其他尚有依他尼酸、组织型纤维蛋白溶酶原激活剂、尿激酶、链激酶等。

2. 肝素并用碳酸氢钠、乳酸钠等纠正酸中毒的药物可促进肝素的抗凝作用。

3. 肝素与透明质酸酶混合注射，既能减轻肌内注射痛，又可促进肝素吸收。但肝素可抑制透明质酸酶的活性，故两者应临时配伍使用，药物混合后不宜久置。

4. 肝素可与胰岛素受体作用，从而改变胰岛素的结合和作用。已有肝素致低血糖的报道。

5. 下列药物与本品有配伍禁忌　卡那霉素、阿米卡星、柔红霉素、乳糖酸红霉素、硫酸庆大霉素、氢化可的松琥珀酸钠、多黏菌素 B、多柔比星、妥布霉素、万古霉素、头孢孟多、头孢哌酮、头孢噻吩钠、氯喹、氯丙嗪、异丙嗪、麻醉性镇痛药。

6. 甲巯咪唑、丙硫氧嘧啶与本品有协同作用。

【注意事项】

1. 用药过量可致自发性出血，表现为黏膜出血、关节积血和伤口出血等，用药期间应测定活化部分凝血活酶时间（APTT）。如 APTT > 90 秒表明用药过量，应暂停静脉滴注，1 小时后根据 APTT 调整剂量。如发现自发性出血应立即停药。严重出血可静脉注射硫酸鱼精蛋白注射液，注射速度 ≤ 20mg/min 或在 10 分钟内注射 50mg。通常 1mg 鱼精蛋白在体内中和100U 肝素钠。

2. 60 岁以上的患者尤其女性患者对肝素更为敏感，应减少用量，并加强监测。

3. 肌内或皮下注射的刺激性较大，应选用细针头作深部肌内或皮下脂肪组织内注射。

4. 有过敏性疾病及哮喘病史者慎用。

5. 妊娠后期和产后慎用，有增加母体出血的风险。

【FDA 妊娠 / 哺乳分级】

C 级 /L1 级。妊娠及产后用药有增加母体出血的风险，应慎用。

【用药实践】

1. 肝素引起的血小板减少症及处理　肝素引起的血小板减少有 2 种不同的类型，一是肝素相关的血小板减少症，这是由于肝素对血小板功能的直接作用导致的，引起一过性的血小板计数减少，但是通常仍在 $100 \times 10^9/L$ 以上。这种可逆性的血小板减少发生在肝素治疗的最初几天，患者没有症状，即使仍使用肝素治疗，血小板也能很快恢复正常。二是肝素诱导的血小板减少症（heparin-induced thrombocytopenia，HIT），这是一种以血小板减少（血小板计数与基线相比减少超过 50%）和血栓形成为主要特征的严重的免疫介导的反应，发生率约为 1/5000，一般在普通肝素治疗的 5~10 天后延迟出现（使用普通肝素的发生率为低分子量肝素的 10 倍）。如患者之前曾使用过普通肝素，HIT 可以很快出现（在肝素开始使用 24 小时内）。约 50% 确诊 HIT 的患者发生血栓栓塞并发症，以下肢深静脉血栓和肺栓塞最为常见，其次为外周动脉血栓和卒中，心肌梗死少见，死亡率接近 25%~30%。结合患者的临床症状，并通过实验室检查证实肝素抗体的存在，或肝素诱导的血小板激活，从而确诊免疫诱导的 HIT。

4T 评分（表 4-3-4）是一项概率判断检查，基于血小板计数减少的程度和时间、是否存在血栓和是否存在其他血小板减少的可能性来评估 HIT 的可能性。

表4-3-4　4T评分：肝素诱导性血小板减少症的概率判断

种类	2分	1分	0分
血小板减少症	血小板计数下降 > 50% 和血小板最低 ≥ $20 \times 10^9/L$	血小板计数下降30%~50% 和血小板最低（10~19）$\times 10^9/L$	血小板计数下降 < 30% 和血小板最低 10 $\times 10^9/L$
血小板计数下降	明确发生在给药 5~10 天后，或给药 1 天内（在 30 天内曾有肝素暴露）的血小板减少	发生在给药 5~10 天后，但不明确或发生在给药 10 天后或给药 1 天内（在 30~100 天前曾有肝素暴露）的血小板减少	最近未有肝素暴露，在给药后 4 天内发生的血小板减少
血栓或其他后遗症	已经证实的新发血栓或皮肤坏死或静脉推注肝素后急性系统性反应	进行性或复发的血栓或非坏死（红斑）性的皮肤病变或怀疑有血栓（但未证实）	无
其他血小板减少的原因	无明显的	可能的	存在明确的

注：总分数 < 3=HIT 低概率、4~5=HIT 中概率、> 6=HIT 高概率

［摘自于 Lo GK et al. Evaluation of pretest clinical score（4T's）for the diagnosis of heparin-induced thrombocytopenia in two clinical settings. J Thromb Haemost, 2006, 4: 759］

HIT 的处理：

（1）使用肝素的第 3~5 天必须复查血小板计数。若需较长时间使用普通肝素，应在第 7~10 天和 14 天复查血小板计数，使用 2 周后则较少出现 HIT。

（2）高度怀疑或确诊 HIT 患者的关键治疗措施为停止肝素并启动治疗剂量的替代抗凝血药物。若患者出现血小板计数迅

速或持续降低 > 50%，或血小板计数 < 100×10^9/L，应立即停用肝素类药物，一般停用 10 天内血小板数量开始恢复。

阿加曲班、达那肝素等可作为 HIT 时的替代抗凝血药物。尽管 FDA 尚未批准磺达肝癸钠和比伐芦定，但这两种药物也可用于治疗 HIT。磺达肝癸钠只能通过皮下注射，该药与达那肝素相似，肾功能不全患者需调整剂量。虽然低分子量肝素产品的 HIT 风险与 UFH 相比较小（1%），但因为其与肝素有高度的免疫交叉反应，仍禁用于 HIT 患者，特别是在诊断后的前 3 个月应当避免使用。

1）HIT 时阿加曲班替代肝素治疗：阿加曲班用于 HIT 重症患者，半衰期短，主要在肝脏代谢，需要静脉注射。阿加曲班优于其他非肝素抗凝血药物，尤其适用于肾功能不全患者。在脏器功能正常者阿加曲班 $2\mu g/(kg \cdot min)$ 持续静脉滴注，肝功能不全者 [总血清胆红素 > 1.5mg/dl（2.6mmol/L）]、心力衰竭、心脏外科手术后、全身水肿患者剂量减至 $0.5~1.2\mu g/(kg \cdot min)$（低于 FDA 批准剂量），需要每 4 小时监测 1 次 APTT，并调整剂量至 APTT 值为患者基线的 1.5~3.0 倍。

2）HIT 时华法林替代肝素治疗：HIT 患者首次使用华法林时具有下肢静脉坏疽和皮肤损害的风险。只有血小板计数 ≥ 150×10^9/L 时才可以开始使用华法林，首次华法林剂量应为 ≤ 5mg/d，应避免使用大剂量。注射类非肝素抗凝血药物应与华法林共同使用 ≥ 5 天，直到 INR 达到预定目标。

3）抗凝治疗的持续时间：对于所有 HIT 患者，无论其是否具有深静脉血栓（DVT）形成的临床证据，均应进行双侧下肢加压超声检查，因为无症状 DVT 是常见的，DVT 的出现可能影响推荐的抗凝治疗时间。对于 HIT 伴发血栓形成（即 HITT）的患者，根据血栓形成情况进行限定时间的抗凝治疗（一般为 3 个月）；对于 HIT 不伴发血栓形成的患者（即孤立性 HIT），尚未知最佳的抗凝治疗时间。由于在停用肝素 2~4 周内会增加血栓形成的风险,因此应考虑至少4周的抗凝治疗;对于所有患者,抗凝治疗的管理应该基于个体化的风险/获益评估。

（3）输注血小板:输注血小板有促进 HIT 患者血栓形成的理论风险,另外 HIT 患者没有出血倾向,所以对于确认或高度可疑的 HIT 患者不建议输注血小板,除非是在出血或者在有较大出血风险的侵入性治疗过程中。输注血小板对于尚未明确诊断的情况下可能是适宜的。

2. 肝素引起的出血并发症及处理 对出血事件进行定义是为了更为准确地量化报告和分类出血事件。BARC 是在心血管临床研究中出血的标准定义(表4-3-5)。

表 4-3-5 BARC 出血定义

类型	定义
0 型	无出血
1 型	出血不需处理,不需要患者额外寻求医务人员帮助
2 型	任何明显的出血征象(例如预料之外的出血,包括仅仅由影像学体现的出血),不符合 3、4 和 5 型出血的标准,但是满足以下至少 1 条:①需要非手术处理;②导致住院或治疗等级增加;③需要评估
3 型	
3a 型	明显的出血伴有血红蛋白下降 3~5g/L(排除与出血无关的血红蛋白下降)[a] 需要输血的明显出血
3b 型	明显的出血伴有血红蛋白下降超过 5g/L(排除与出血无关的血红蛋白下降) 心脏压塞 需要外科止血(除外牙科、鼻腔、皮肤和痔疮) 需要静脉升压药物

类型	定义
3c 型	颅内出血(不包括微出血或出血转化,包括脊髓内出血) 亚类:经由尸检、影像学或实验室结果证实 眶内出血导致视物模糊
4 型	CABG 相关的出血 围手术期 48 小时内出现的颅内出血 需要再次开胸止血 在 48 小时内需要输不少于 5U 全血或浓缩红细胞 [b] 在 24 小时内胸腔引流不少于 2L 如果 CABG 相关的出血达不到 3 型的严重程度,则不归类为出血事件
5 型	致命性的出血
5a 型	很可能的致命性出血:没有尸检或影像学证据,但临床上高度怀疑
5b 型	确定的致命性出血:明显的出血或尸检或影像学证实

注:血小板输注也应记录并报告,但目前尚不包括于本定义中,因为尚无足够的关于它与预后关系的信息。[a] 根据输血校正(1U 浓缩红细胞或 1U 全血 =1g/dl 血红蛋白);[b] 只有同种异体输血才被认为符合 BARC 定义中的 4 型,自体血回输不计算在内

用硫酸鱼精蛋白能迅速抵消肝素的抗凝作用。鱼精蛋白通过形成无活性的鱼精蛋白 - 肝素复合物来中和肝素的作用。鱼精蛋白起效迅速,作用可持续 2 小时,可以配成 1% 的溶液。肝素使用后 15 分钟内,按照每 100U 肝素给予 1mg 鱼精蛋白的剂量缓慢注射给药 3~5 分钟,但只能在停用肝素后的 30 分钟内给药。推荐的鱼精蛋白最大单剂量为 50mg,但持续出血时应重复给药。

因为肝素静脉注射的半衰期很短,如果未能及时开始鱼精

蛋白治疗,应当通过肝素消除的半衰期估计体内剩余肝素的量来确定剂量。鱼精蛋白治疗有效与否可以通过 APTT 是否恢复至基线水平来评价。

鱼精蛋白相关的不良反应包括快速给药后出现的全身性低血压;以水肿、支气管痉挛、心血管崩溃为特征的过敏反应;灾难性的肺血管收缩。从肝素的作用方式可以推测,血浆输注对逆转肝素的抗凝作用是无效的,所以不宜应用。

3. 肝素在急性 ST 段抬高型心肌梗死(STEMI)中的应用

(1)直接 PCI 患者:静脉推注普通肝素(70~100U/kg),维持活化凝血时间(ACT)250~300 秒。联合使用 GPⅡb/Ⅲa 受体拮抗剂时,静脉推注普通肝素(50~70U/kg),维持 ACT 200~250 秒(Ⅰb 类推荐)。使用肝素期间应监测血小板计数,及时发现 HIT。

(2)静脉溶栓患者:应至少接受 48 小时的抗凝治疗(最多 8 天,或至血运重建)。可静脉推注普通肝素 4000U,继以 1000U/h 滴注,维持 APTT 1.5~2 倍(50~70 秒)。

(3)溶栓后 PCI 患者:可继续静脉应用肝素,根据 ACT 结果及是否使用 GPⅡb/Ⅲa 受体拮抗剂调整剂量。

4. 肝素在非 ST 段抬高型急性冠脉综合征(NSTE-ACS)中的应用　所有 NSTE-ACS 患者在无明确的禁忌证时,均推荐接受抗凝治疗,准备行 PCI 的 NSTE-ACS 患者如无磺达肝癸钠或依诺肝素,推荐使用普通肝素,并维持 APTT 50~70 秒;在肾功能不全患者尤其是测算肾小球滤过率 eGFR < 30ml/min 者建议优先使用普通肝素;在停用普通肝素后的 24 小时内,尽管使用抗血小板药物仍存在凝血系统活化和症状复发的风险,应重视;对无并发症的患者,PCI 后停用抗凝治疗。不主张普通肝素与低分子量肝素交换使用。

对准备行紧急或早期 PCI 的患者(特别当出血高风险时),推荐比伐芦定替代普通肝素合用血小板 GPⅡb/Ⅲa 受体抑制剂。单纯保守治疗且出血风险增高的 NSTE-ACS 患者,选择磺达肝癸钠优于依诺肝素或普通肝素,抗凝治疗应维持至出院。不准备 24 小时内行血运重建的 NSTE-ACS 患者,建议低分子量肝素抗凝,磺达肝癸钠或依诺肝素优于普通肝素。

5. 肝素在经皮冠状动脉介入术(PCI)中的应用 肝素是目前标准的术中抗凝血药物,联合使用 GPⅡb/Ⅲa 受体拮抗剂时,静脉推注肝素(50~70U/kg);如未联合使用 GPⅡb/Ⅲa 受体拮抗剂时,静脉推注肝素 70~100U/kg。

6. 肝素在静脉血栓栓塞症(VTE)和肺栓塞预防与治疗中的应用

(1)预防:低剂量肝素皮下注射可以预防 VTE;有效剂量为 5000U,2 次/d。

(2)治疗

1)对于溶栓治疗的患者,溶栓结束后每 4~6 小时测定 APTT,当 APTT 降至正常值的 2 倍以下时开始抗凝治疗。可使用 UFH 80U/kg 静脉注射,续以 18U/(kg·h)静脉滴注,每 4~6 小时测定 1 次 APTT,使之达到并维持于正常值的 1.5~2.5 倍。

2)肺栓塞:溶栓治疗结束后,每 2~4 小时测定 APTT,其水平低于基线值的 2 倍(或 < 80 秒)时开始规范的肝素治疗。常规使用普通肝素或低分子量肝素。普通肝素首先给予负荷剂量 2000~5000U 或 80U/kg 静脉注射,继之以 18U/(kg·h)持续静脉滴注。抗凝必须充分,否则将严重影响疗效,增加血栓复发率。在初始 24 小时内需每 4~6 小时测定 1 次 APTT,并据此调整普通肝素的剂量,每次调整剂量后 3 小时再测定 APTT,使其尽快达到并维持于正常值的 1.5~2.5 倍。治疗达到稳定水平后,改为每日测定 1 次 APTT。由于溶栓的出血风险,以及有时可能需立即停用并逆转肝素的抗凝效应,推荐溶栓治疗后数小时继续给予普通肝素,然后可切换成低分子量肝素或磺达肝癸钠。如患者在

溶栓开始前已接受低分子量肝素或磺达肝癸钠,普通肝素输注应推迟至最近 1 剂低分子量肝素注射后 12 小时(每天给药 2 次),或最近 1 剂低分子量肝素或磺达肝癸钠注射后 24 小时(每天给药 1 次)。

7. 肝素在预防心房颤动相关的血栓栓塞性疾病中的应用　普通肝素或低分子量肝素静脉和皮下用药用于华法林开始前或停用华法林期间的短期替代抗凝治疗。在肝素或低分子量肝素应用至 INR 达标(2.0~3.0)时停用,单用华法林长期抗凝治疗。

1)对心房颤动持续时间明确 < 48 小时的患者,通常不需行经食管超声心动图检查和预先抗凝即可复律;如果合并脑卒中高风险,例如二尖瓣狭窄或既往有血栓栓塞性疾病史,建议复律前或复律后立即静脉应用肝素或低分子量肝素或使用因子 Xa 抑制剂或直接使用凝血酶抑制剂,而后进行长期抗凝治疗。

2)心房颤动发生 > 48 小时且伴血流动力学不稳定(心绞痛、心肌梗死、休克或肺水肿)时应立即进行心脏复律,且在复律前应用肝素治疗,复律后继续口服抗凝血药物治疗。

3)急性心房颤动发作的抗凝治疗:对于血流动力学稳定的心房颤动、既往病史中心房颤动发作持续时间常 < 24 小时的心房颤动患者可暂不考虑抗凝。对于既往病史中心房颤动发作持续时间 ≥ 24 小时,或首发房心颤动持续时间 ≥ 24 小时,无论是考虑暂时控制心室率还是转复窦律,都应尽早给予抗凝治疗,可选择低分子量肝素或普通肝素,或新型口服抗凝药(NOAC),为心房颤动转复作准备,因心房颤动持续时间一旦 ≥ 48 小时,就有形成心房血栓的风险,须给予肝素或低分子量肝素,并逐渐过渡到口服抗凝血药物,或直接开始服用 NOAC 进行抗凝治疗,在有效抗凝 3 周后,方可进行转复窦律治疗。

8. 肝素桥接华法林治疗 停用华法林后，推荐低分子量肝素或普通肝素用于人工机械心脏瓣膜抗凝的桥接治疗，且需平衡脑卒中和出血风险。无人工机械心脏瓣膜的心房颤动患者需中断华法林或新型口服抗凝血药物治疗，有关桥接治疗（低分子量肝素或普通肝素）的决策需权衡脑卒中和出血的风险以及患者停用抗凝治疗持续的时间作出决定；心房颤动导管消融围手术期不中断华法林，术前 INR 维持在 2.0~3.0，华法林达标者不需桥接治疗。

9. 肝素在心房颤动导管消融术中的抗凝治疗 心房颤动导管消融术中需要穿房间隔到达左心房的鞘管、电极和消融导管容易形成接触性血栓，因此需静脉应用普通肝素抗凝，维持 ACT 在 250~350 秒。术前采用低分子量肝素桥接治疗者，术中推荐静脉内负荷普通肝素 100U/kg，之后静脉滴注维持或每小时追加，维持 ACT 达标；采用不间断华法林抗凝者，术中仍需充分的肝素抗凝，使 ACT 达标。但值得注意的是，手术当日 INR 越高者术中达到 ACT 目标值所需的普通肝素用量越小；为减少穿刺处出血风险，拔鞘管前 ACT 宜低于 250 秒，否则可应用鱼精蛋白中和肝素。

低分子量肝素 Low Molecular Weight Heparin

【其他名称】

达肝素、依诺肝素。

【药物特征】

为低分子量的硫酸氨基葡聚糖，平均分子量为 4000~6000Da，是由各种解聚分组分法制成的短链肝素制剂，根据分子量、链末端结构和化合物结合盐类的不同可以分成不同的商品制剂。目前常用的主要有达肝素、依诺肝素，均为无色或淡黄色的澄明液体。不同低分子量肝素药物的比较见表4-3-6。

表4-3-6 不同低分子量肝素药物的比较

名称	其他名称	平均分子量（Da）	体外抗Ⅹa/Ⅱa活性
达肝素 dalteparin	法安明、吉哌啉	5000	2.2∶1
依诺肝素 enoxaparin	克赛	3500~5500	4∶1

低分子量肝素具有明显而持久的抗血栓作用，其抗血栓形成活性强于抗凝血活性，因而在出现抗栓作用的同时出血的危险性较小。其机制在于通过与抗凝血酶Ⅲ（AT-Ⅲ）及其复合物结合，加强对Ⅹa因子和凝血酶的抑制作用。但由于其分子链较短，对抗Ⅹa活性较强，作用持久，对凝血酶抑制作用较弱。此外还能促进组织型纤维蛋白溶酶原激活剂（t-PA）的释放，发挥纤溶作用，并能保护血管内皮，增强抗栓作用。

达肝素钠是从猪肠黏膜制备的肝素钠通过可控亚硝酸解聚作用而生产的。达肝素钠的抗血栓形成作用通过抗凝血酶而加强抑制凝血因子Ⅹa和凝血酶。达肝素钠加强抑制凝血因子Ⅹa的能力相对大于延长凝血时间的能力。达肝素钠对血小板功能和血小板黏附性的影响比肝素小，因而对初级阶段止血只有很小的作用。达肝素钠的某些抗血栓形成的特性是通过对血管壁或纤维蛋白溶解系统的作用而形成的。

依诺肝素将标准肝素的抗血栓和抗凝活性分开。主要特点是抗凝血因子Ⅹa活性高于抗Ⅱa活性。依诺肝素在预防剂量时影响APTT不明显；治疗剂量在活性峰值时，可以将APTT时间延长1.5~2.2倍。不同低分子量肝素的药动学特点比较见表4-3-7。

表 4-3-7　不同低分子量肝素的药动学特点比较

名称	生物利用度	$t_{1/2}$	代谢	排泄
达肝素	90%	静脉注射：2 小时	肝脏	肾脏
		皮下注射：3~4 小时		
依诺肝素	100%	单次给药：4 小时	肝脏	肾脏
		重复给药：7 小时		

【适应证】

1. 预防深静脉血栓形成和肺栓塞。

2. 治疗已经形成的急性深部静脉血栓。

3. 在血液透析或血液滤过时，防止体外循环系统中发生血栓或血液凝固。

4. 治疗不稳定型心绞痛及非 ST 段抬高型心肌梗死。

【剂型与特征】

只有注射剂，规格较多，为 2500~10 000U。

【用法和用量】

1. 达肝素

（1）治疗急性深静脉血栓：皮下注射 200U/kg，1 次 /d。每日总量不可超过 18 000U。出血风险较高的患者可采用 100U/kg，2 次 /d。同时可立即开始口服维生素 K 拮抗剂抗凝治疗。联合治疗通常至少需要 5 天。

（2）预防术后深静脉血栓的形成：术前 1~2 小时皮下注射 2500U，术后 12 小时注射 2500U；继而 2500U，1 次 /d，持续 5~10 天。

（3）不稳定型心绞痛和非 ST 段抬高型心肌梗死：皮下注射 120U/kg，2 次 /d，最大剂量为 10 000U/12h，用药持续 5~10 天。推荐同时使用低剂量阿司匹林 70~165mg/d。

（4）血液透析和血液滤过期间预防凝血：慢性肾衰竭，无已知出血危险者可快速静脉注射 30~40U/kg，继以 10~15U/

（kg·h）静脉输注；急性肾衰竭，有高度出血危险者快速静脉注射 5~10U/kg，继以 4~5U/（kg·h）静脉输注。

2. 依诺肝素

（1）治疗深静脉血栓：皮下注射 150U/kg，1 次 /d；或 100U/kg，2 次 /d。疗程一般为 10 天，并应在适当时开始口服抗凝剂治疗。

（2）预防静脉血栓栓塞性疾病：外科患者有中度血栓形成危险时，皮下注射 2000 或 4000U，1 次 /d，首次注射于术前 2 小时给予；有高度血栓形成倾向的外科患者可于术前 12 小时开始给予 4000U，1 次 /d，皮下注射；内科患者预防应用 4000U，1 次 /d，皮下注射，连用 6~14 天。

（3）治疗不稳定型心绞痛或非 ST 段抬高型心肌梗死：100U/（kg·d），每 12 小时给药 1 次，应同时应用阿司匹林，一般疗程为 2~8 天。

（4）防止血液透析体外循环的血栓形成：100U/kg，于透析开始时由动脉血管通路给予。

【不良反应】

出血；部分注射部位瘀点、瘀斑，一般在几天后缓解，不需停止治疗；少见局部或全身过敏反应；长时间用药可能出现骨质疏松倾向；增加血中的转氨酶水平。

【禁忌证】

对肝素及其他低分子量肝素过敏；严重的凝血功能障碍；有低分子量肝素或肝素诱导的血小板减少症史（以往有血小板计数明显下降）；活动性消化性溃疡或有出血倾向的器官损伤；急性感染性心内膜炎（心内膜炎、心脏瓣膜置换术所致的感染除外）禁用。

【药物相互作用】

1. 增加出血危险性的药物，包括阿司匹林盐和其他水杨酸盐、非甾体抗炎药、噻氯匹定、抗血小板药物如双嘧达莫和磺吡酮等、糖皮质激素全身给药、右旋糖酐非肠道给药。

2. 与口服抗凝剂合用增加抗凝作用。

3. 同时服用维生素 C、抗组胺药、洋地黄、青霉素静脉给药、四环素或吩噻嗪可能会抑制低分子量肝素的作用。

【注意事项】

1. 宜皮下注射，不能肌内注射。皮下注射时，注射部位为前外侧或外侧腹壁的皮下组织内，左右交替，针头应垂直进入捏起的皮肤褶皱，应用拇指与示指捏住皮肤褶皱至注射完成。

2. 给药过时可用鱼精蛋白拮抗，1mg 硫酸鱼精蛋白可中和 100U 低分子量肝素。

3. 有出血倾向者、孕妇、产后妇女慎用。

4. 不同的低分子量肝素制剂特性不同，不能在同一个疗程中使用两种不同的产品。

【FDA 妊娠 / 哺乳分级】

B 级 /L3 级，达肝素为 L2 级。尚无可通过胎盘屏障的证据，孕妇仅在确实需要时才可使用。哺乳期妇女用药期间停止授乳。

【用药实践】

1. 低分子量肝素不良反应及处理

（1）肝素诱导血小板减少症：发生率明显低于普通肝素。具体处理参见肝素用药实践。

（2）出血：轻微的出血包括皮下注射位置瘀斑、其他部位皮肤瘀斑、牙龈出血、伤口难以愈合常见，可能提示用药过量，需监测血小板计数和其他凝血参数。轻微出血仅需减量或延迟给药，很少需特殊治疗，仅有情况严重的患者应考虑使用硫酸鱼精蛋白。Andexanet Alfa 能够立即逆转依诺肝素的抗凝作用。具体见肝素用药实践。

2. 低分子量肝素在急性 ST 段抬高型心肌梗死（STEMI）中的应用

（1）静脉溶栓患者：根据年龄、体重、肌酐清除率（Ccr）给予依诺肝素。年龄＜75岁的患者静脉推注30mg，继以每12小时皮下注射1mg/kg（前2次最大剂量为100mg）；年龄≥75岁的患者仅需每12小时皮下注射0.75mg/kg（前2次最大剂量为75mg）。如肌酐清除率＜30ml/min，则不论年龄，每24小时皮下注射1mg/kg。

（2）溶栓后PCI患者：对已经使用适当剂量的依诺肝素而需PCI的患者，若最后一次皮下注射是在8小时之内，PCI前可不追加剂量；若最后一次皮下注射在8~12小时，则应静脉注射依诺肝素0.3mg/kg。

3. 低分子量肝素在非ST段抬高型急性冠脉综合征（NSTE-ACS）中的应用

（1）不准备24小时内行血运重建的NSTE-ACS患者建议用低分子量肝素抗凝，磺达肝癸钠或依诺肝素优于普通肝素。

（2）准备行PCI的NSTE-ACS患者建议开始选择依诺肝素（1mg/kg，皮下注射，2次/d）或普通肝素、比伐芦定或磺达肝癸钠。其他低分子量肝素也有指征。对PCI前已经使用依诺肝素的患者，若最后一次皮下注射是在8小时之内，PCI前可不追加剂量；若最后一次皮下注射在8~12小时，则应静脉注射依诺肝素0.3mg/kg。

（3）对PCI无并发症的患者，术后停用抗凝治疗。

4. 不主张肝素（普通肝素/低分子量肝素）交换使用。

5. CABG或非心脏手术前12~24小时停用依诺肝素，必要时给予普通肝素替代。

6. 低分子量肝素用于静脉血栓栓塞症和肺栓塞的预防和治疗

（1）预防：有效剂量为依诺肝素40mg，皮下注射，1次/d；达肝素5000U，1次/d。肾功能不全（肌酐清除率＜30ml/min）患者建议减量；如有条件，建议每1~2天监测凝血因子Ⅹa水平,据此调整剂量。

（2）治疗

1）DVT：应根据体重给药,每日 1~2 次皮下注射,1mg/kg,2 次/d;那屈肝素 86U/kg,2 次/d 或 0.01ml/kg;达肝素 100U/kg,2 次/d 或 200U/kg,1 次/d。

2）肺栓塞：所有低分子量肝素均应按体重给药,一般不需常规监测,但在妊娠期间需定期监测抗 Xa 因子活性,其峰值应在最近一次注射后 4 小时测定,谷值应在下次注射前测定,每天给药 2 次的抗 Xa 因子活性目标范围为 0.6~1.0U/ml,每天给药 1 次的目标范围为 1.0~2.0U/ml。

7. 低分子量肝素在预防心房颤动相关的血栓栓塞性疾病中的应用 参见肝素钠用药实践。

8. 低分子量肝素使用中的监测 由于该药常规剂量时引起出血风险较小,除非患者合并肾功能不全和肥胖,不需常规监测抗 Xa 因子活性。在校正的肾小球滤过率（eGFR）< 30ml/（min · 1.73m²）的肾功能不全者,禁用大多数低分子量肝素,但仍可使用依诺肝素,剂量为皮下注射 1mg/kg,每 24 小时 1 次,并建议监测抗 Xa 因子活性以据此调整剂量,依诺肝素导致明显出血的抗 Xa 因子活性为 1.8~2.0U/ml。每 2~3 天监测血小板计数。

磺达肝癸钠 Fondaparinux Sodium

【其他名称】

安卓。

【药物特征】

磺达肝癸是化学合成的高亲和力戊糖结构,选择性地间接抑制 Xa 因子。通过与抗凝血酶Ⅲ（AT-Ⅲ）的活化部位特异性结合,加速 Xa 因子复合物形成约 340 倍,快速抑制 Xa 因子,进而减少凝血酶产生和纤维蛋白形成。磺达肝癸不能灭活凝血酶,对血小板没有抑制作用。

磺达肝癸皮下给药后吸收完全、迅速,生物利用度达100%,2小时达血浆峰浓度。在体外以剂量依赖血浆浓度结合的形式高度特异性地结合于抗凝血酶蛋白,与其他血浆蛋白结合不明显。磺达肝癸钠在体外不抑制细胞色素 P450,64%~77% 以原形经肾脏排泄,消除 $t_{1/2}$ 约17小时。

【适应证】

下肢重大骨科手术如髋关节骨折、膝关节手术或者髋关节置换术等患者,预防静脉血栓栓塞事件的发生。

【剂型与特征】

只有注射剂型,规格为 2.5mg:0.5ml。

【用法和用量】

皮下注射,不能肌内注射。

1. 进行重大骨科手术的患者 2.5mg,1次/d,术后皮下注射给药。初始剂量应在手术结束后6小时给予,并且需在确认已止血的情况下。治疗应持续到静脉血栓栓塞风险消失以后,通常到患者可以下床活动,至少在手术后5~9天。

2. 年龄＞75岁和(或)体重低于50kg和(或)肌酐清除率为 20~50ml/min 的肾脏损害患者 应严格遵循不早于手术结束后6小时给药,若术后未止血则不应用药。

3. 肾功能损害 肌酐清除率＜20ml/min 的患者不应使用本品;肌酐清除率在 20~30ml/min 范围内的肾脏损害患者推荐剂量为 1.5mg;对于肌酐清除率在 30~50ml/min 范围内的肾脏损害患者,使用 1.5mg 的剂量进行短期和长期预防。

4. 肝功能损害 不需要调节剂量,严重肝功能损害患者谨慎使用。

【不良反应】

常见不良反应为术后出血;不常见的包括出血(鼻出血、胃肠道出血、咯血、血尿、血肿)、血小板减少症、紫癜、血小板增生症、血小板异常、凝血功能异常以及胃肠道不适、转氨酶升高、肝功能异常、皮疹、水肿、发热、伤口溢液、贫血、呼吸困难、胸痛等；罕见的包括伤口感染、过敏反应、低钾血症、神经系统异常、低血压、呼吸困难、胆红素血症、颅内出血及腹膜后出血。

【禁忌证】

对磺达肝癸及其注射液中的成分过敏者、具有临床意义的活动性出血、急性细菌性心内膜炎、肌酐清除率＜20ml/min 的严重肾脏损害患者禁用。

【药物相互作用】

1. 与可增加出血危险性的药物合用时出血风险增加。

2. 口服抗凝血药、血小板抑制剂、非甾体抗炎药物以及地高辛与磺达肝癸无相互作用。

3. 如果后续治疗将使用肝素或低分子量肝素，首次注射通常应在末次注射磺达肝癸钠 1 天后给予；如果需要使用维生素K 拮抗剂进行后续治疗，应继续使用磺达肝癸钠治疗直至达到INR 目标值。

【注意事项】

1. 慎用于严重肝、肾功能损害，出血性疾病，活动性溃疡性胃肠疾病，近期颅内出血或接受脑、脊柱或眼科手术，同时使用能增加出血风险的药物者。

2. 缺乏安全性和疗效方面的数据，不推荐用于 17 岁以下的青少年或儿童。

3. 肾脏功能随年龄增长而降低，老年患者的排泄量减少、暴露量增加，因此老年患者慎用。

4. 磺达肝癸的排泄量随体重降低而减少，出血危险增加，体重＜50kg 者慎用。

【FDA 妊娠 / 哺乳分级】

B 级 /L3 级。尚无孕妇使用磺达肝癸的适当资料，除非明确需要，磺达肝癸不应用于孕妇。尚不知磺达肝癸是否分泌入乳汁中,在用药期间不推荐哺乳。

【用药实践】

1. 磺达肝癸钠不良反应及处理 磺达肝癸钠是唯一在美国上市的间接 Xa 因子抑制剂,皮下注射应用,目前没有对抗剂。用药期间应行常规实验室检查。如果 PT 延长,应给予维生素 K,治疗可能存在的维生素 K 缺乏。输注新鲜冷冻血浆治疗是有争议的,临床医师应考虑咨询血液病专家。其他处理参见普通肝素。

2. 优先选择磺达肝癸钠的人群 磺达肝癸钠是出血风险较小的抗栓药物,对出血风险高的患者(如肾功能不全、高龄、有出血史及低体重等)、围手术期要优先选择。

3. 磺达肝癸钠在急性 ST 段抬高型心肌梗死(STEMI)后 PCI 患者中的应用

(1)磺达肝癸钠有增加导管内血栓形成的风险,不宜单独用作 PCI 时的抗凝选择。

(2)静脉溶栓患者静脉推注磺达肝癸钠 2.5mg,之后每天皮下注射 2.5mg。如 eGFR < 30ml/min,则不用磺达肝癸钠。

(3)发病 12 小时内未行再灌注治疗或发病 > 12 小时的患者,应用磺达肝癸钠尽快抗凝有利于降低死亡率和再梗死率,而不增加出血并发症。

4. 磺达肝癸钠在非 ST 段抬高型急性冠脉综合征(NSTE-ACS)中的应用

(1)准备行 PCI 的 NSTE-ACS 患者,使用磺达肝癸钠时,需静脉推注普通肝素 50~85U/kg(而联合应用血小板 GPⅡb/Ⅲa 抑制剂时,推注普通肝素的剂量应降低到 50~60U/kg),根据 ACT 调整,以减少导管内血栓形成。

(2)单纯保守治疗且出血风险增高的 NSTE-ACS 患者,选择磺达肝癸钠优于依诺肝素或普通肝素,抗凝治疗应维持至出院。

（3）不准备 24 小时内行血运重建的 NSTE-ACS 患者,磺达肝癸钠或依诺肝素优于普通肝素。

（4）CABG 或非心脏手术前 24 小时停用磺达肝癸钠,必要时给予普通肝素替代。

5. 磺达肝癸钠对静脉血栓栓塞症(DVT)和肺栓塞的预防和治疗

（1）预防:磺达肝癸钠 2.5mg,1 次 /d 可有效预防内科住院患者 VTE 的发生。

（2）治疗:磺达肝癸钠是选择性 Xa 因子抑制剂,2.5mg 皮下注射,1 次 /d,不需监测。严重肾功能不全(肌酐清除率 < 30ml/min)患者可造成磺达肝癸钠体内蓄积而增加出血风险,应禁用;中度肾功能不全(肌酐清除率为 30~50ml/min)患者应减量50%。

比伐芦定 Bivalirudin

【其他名称】

泰加宁、泽朗。

【药物特征】

比伐芦定是一种 20 个氨基酸的合成肽,是重组水蛭素的一种人工合成类似物,为凝血酶直接的、特异性的、可逆性抑制剂。其作用与肝素不同,它不依赖于抗凝血酶Ⅳ(AT- Ⅳ)、肝素辅因子Ⅱ等,能够使可溶性凝血酶、血块结合凝血酶失活,其作用是暂时性的。

比伐芦定静脉注射的起效时间为 2 分钟,达峰浓度时间静脉注射为 2 分钟,静脉滴注为 4 分钟,皮下注射为 1~2 小时。皮下注射的生物利用度为 40%。比伐芦定约 20% 经肾脏随尿排出,原形药物的血浆消除 $t_{1/2}$ 为 25 分钟。

【适应证】

与阿司匹林联用,在不稳定型心绞痛患者的冠状动脉血管成形术中作抗凝血药,可预防局部缺血性并发症的发生。

【剂型与特征】

只有注射剂型,规格为0.25g。

【用法和用量】

用5%葡萄糖注射液或0.9%氯化钠注射液溶解后使用。

血管成形术即将开始前注射1mg/kg,然后以2.5mg/(kg·h)连续静脉滴注4小时,再以0.2mg/(kg·h)滴注14~20小时。同时给予阿司匹林300~325mg。

【不良反应】

常见不良反应是出血,多见于动脉穿刺部位。用药中若血压或血容量突然下降,或有其他不明症状出现时都应立即停药并高度警惕出血的发生。其他不良反应有背痛、头痛、低血压等。

【禁忌证】

对比伐芦定过敏及活动性出血者禁用。

【药物相互作用】

与华法林、肝素或溶栓药合用时出血的可能性增加。

【注意事项】

慎用于脑动脉瘤、恶病质、血小板减少、胃/十二指肠溃疡、肝肾功能不全、新近手术或创伤、接受近距离放射治疗者。

【FDA妊娠/哺乳分级】

B级/L3级。比伐芦定与阿司匹林合用可能引起新生儿和产妇出血的不良反应,尤其在妊娠最后3个月,除非必需,否则不推荐孕妇用药。尚不清楚比伐芦定是否经人乳分泌,哺乳期妇女用药时需特别注意。

【用药实践】

1. 比伐芦定在急性ST段抬高型心肌梗死(STEMI)中的应用　直接PCI患者可以静脉推注比伐芦定0.75mg/kg,继而1.75mg/(kg·h)静脉滴注(合用或不合用替罗非班),并维持至

PCI 后 3~4 小时,以减低急性支架血栓形成的风险;出血风险高的 STEMI 患者单独使用比伐芦定优于联合使用普通肝素和 GPⅡb/Ⅲa 受体拮抗剂。

2. 比伐芦定在非 ST 段抬高型急性冠脉综合征(NSTE-ACS)中的应用　准备行 PCI 的 NSTE-ACS 患者可以选择比伐芦定。对准备行紧急或早期 PCI 的患者(特别当出血高风险时),可用比伐芦定替代普通肝素合用血小板 GPⅡb/Ⅲa 受体抑制剂。

3. 比伐芦定在 CABG 或非心脏手术中的应用　术前 3 小时停用比伐芦定,必要时给予普通肝素替代。

4. 比伐芦定与 HIT　使用普通肝素发生 HIT 时可以用比伐芦定替代。肝、肾功能正常时 0.15mg/(kg·h),异常时需要减量。根据 APTT 调整剂量,直到达基线 APTT 值的 1.5~2.5 倍。

5. 比伐芦定不良反应及处理　比伐芦定导致出血风险的大小取决于是否合并使用 GPI。约 25% 的比伐芦定能经血液透析被清除掉。具体处理参见肝素用药实践。

华法林 Warfarin

【其他名称】

苄丙酮香豆素、华法令、酮苄香豆素。

【药物特征】

华法林为香豆素类口服抗凝血药,化学结构与维生素 K 相似。抗凝血作用机制是竞争性拮抗维生素 K 的作用。维生素 K 环氧化物在体内必须转变为氢醌形式,方能参与凝血因子Ⅱ、Ⅶ、Ⅸ、Ⅹ的蛋白质末端谷氨酸残基的 γ- 羧化作用,使这些因子具有活性。华法林可阻断维生素 K 环氧化物转变为氢醌形式,致使这些凝血因子的 γ- 羧化作用产生障碍,导致产生无凝血活性的Ⅱ、Ⅶ、Ⅸ、Ⅹ因子的前体,从而抑制血液凝固。此作用只发生在体内,故在体外无效。华法林对已合成的上述凝血因子无对抗作用,在体内需待已合成的上述 4 种凝血因子耗竭后才能发挥作用,故起效缓慢,用药早期可与肝素合用。

华法林口服后吸收快而完全,生物利用度几乎为 100%,吸收后 99% 以上与血浆蛋白结合,表观分布容积小。血药浓度达峰时间为 2~8 小时,可通过胎盘屏障。华法林主要在肝脏中代谢,最后以代谢物的形式由肾排出,$t_{1/2}$ 约 40 小时,作用维持 2~5 天。静脉注射和口服的效果相同。

【适应证】

1. 能防止血栓的形成及发展,用于治疗血栓栓塞性疾病。

2. 治疗手术后或创伤后的静脉血栓形成,并可作心肌梗死的辅助用药。

3. 对曾有血栓栓塞性疾病的患者及有术后血栓并发症危险者可予预防性用药。

【剂型与特征】

只有口服普通片剂,规格为 2.5mg、3mg。

【用法和用量】

口服。

1. 成人常用量　第 1~3 天 3~4mg,1 次 /d。年老体弱及糖尿病患者减半。3 天后可给维持剂量,2.5~5mg,1 次 /d。维持剂量可参看凝血时间调整剂量使 INR 值达 2~3。

2. 选定手术　在手术前 1 周测定 INR。手术前 1~5 日停止华法林钠。若患者有血栓的高风险,皮下注射治疗剂量的低分子量肝素作预防。测定活化的第 X 因子(FXa)抑制作用来监测肝素的作用,直至达到有效治疗水平(介于 0.3~0.7 抗 FXaU/ml)。

暂停华法林钠治疗,程度按 INR 值来定(表 4-3-8)。

表 4-3-8　术前华法林使用方案

INR值	处理措施
INR > 4.0	手术前 5 日停止
lNR=3.0~4.0	手术前 3 日停止
INR=2.0~3.0	手术前 2 日停止
INR > 1.8（在手术前傍晚测定 INR）	口服或静脉注射 0.5~1mg 维生素 K_1。在手术当日考虑静脉滴注肝素或给予预防剂量的低分子量肝素。在手术后 5~7 日继续皮下注射低分子量肝素，同时重新开始华法林钠治疗

【不良反应】

1. 过量易致各种出血，出血可发生在任何部位，特别是泌尿道和消化道。肠壁血肿可致亚急性肠梗阻，也可见硬膜下颅内血肿和穿刺部位血肿。

2. 偶见不良反应有消化道不适、瘙痒性皮疹、过敏反应及皮肤坏死。

3. 大量口服甚至出现双侧乳房坏死、微血管病或溶血性贫血以及大范围皮肤坏疽。

4. 出现谷丙转氨酶、谷草转氨酶、碱性磷酸酶、胆红素升高等。

【禁忌证】

严重肝肾功能损害、严重高血压、凝血功能障碍伴有出血倾向、活动性溃疡、外伤、先兆流产、憩室病或肿瘤、近期手术者禁用。

【药物相互作用】

1. 增强华法林抗凝作用的药物有阿司匹林、别嘌醇、胺碘酮、阿扎丙宗、阿奇霉素、苯扎贝特、羧基脲苷、塞来昔布、克拉霉素、水合氯醛、头孢孟多、头孢氨苄、头孢甲肟、头孢美唑、头孢哌酮、头孢呋辛酯、西咪替丁、左氧氟沙星、氯贝丁酯、可待因、环磷酰胺、右丙氧芬、右旋甲状腺素、地高辛、双硫仑、红霉素、依托泊苷、非诺贝特、非普拉宗、氟康唑、氟尿嘧啶、氟他胺、氟伐他汀、吉非罗齐、格帕沙星、吲哚美辛、流感疫苗、干扰素 α 及 β、异环磷酰胺、伊曲康唑、洛伐他汀、美托拉宗、甲氨蝶呤、甲硝唑、咪康唑（及其口服凝胶剂）、拉氧头孢、萘啶酸、诺氟沙星、氧氟沙星、奥美拉唑、羟布宗、吡罗昔康、对乙酰氨基酚（连续用药 1~2 周后作用会显示）、保泰松、氯胍、普罗帕酮、普萘洛尔、奎宁、奎尼丁、罗红霉素、辛伐他汀、磺胺异噁唑、磺胺甲噻二唑、复方磺胺甲噁唑、磺胺喹沙啉、磺吡酮、磺氯苯脲、舒林酸、（促蛋白合成及促雄激素）甾体类激素、他莫昔芬、替加氟、四环素、替尼酸、托美丁、曲妥珠单抗、曲格列酮、扎鲁司特、维生素 A、维生素 E。

2. 降低华法林抗凝作用的药物有硫唑嘌呤、巴比妥类、卡马西平、氯氮䓬、氯噻酮、氯唑西林、环孢素、双氯西林、丙吡胺、灰黄霉素、异烟肼、萘夫西林、巯嘌呤、美沙拉嗪、米托坦、苯巴比妥、扑米酮、利福平、罗非昔布、丙戊酸钠、螺内酯、曲唑酮、维生素 C。

3. 部分中药可增加华法林钠的作用，例如银杏（银杏叶）、大蒜（作用机制不清楚）、当归（含香豆素）、木瓜（作用机制不清楚）或丹参（降低华法林钠的清除）；有的中药可降低华法林钠的作用，例如人参、贯叶连翘。同时服用贯叶连翘可降低华法林钠的作用，这是由于贯叶连翘能诱导代谢酶，所以凡含贯叶连翘的草药都不应与华法林钠同时服用，诱导作用可在贯叶连翘停用后维持 2 周之长。若患者已正在服用贯叶连翘，检测 INR 及停用贯叶连翘后严密监测 INR，因 INR 可能上升，华法林钠的剂量可能需要调整。

4. 华法林治疗期间进食含维生素 K 的食物应尽量稳定，最多维生素 K 来源的为绿色蔬菜及叶子，例如苋菜、鳄梨、卷心菜、芽菜、包心菜、菜籽油、合掌瓜、虾夷葱、元荽籽、黄瓜皮（脱皮黄瓜不是）、苣荬菜、芥兰叶、奇异果、莴苣叶、薄荷叶、绿芥菜、橄榄油、荷兰芹、荷兰豆、开心果、紫薰衣水草、菠菜叶、发条洋葱、黄豆、黄豆油、茶叶（茶不是）、绿芫菁或水芹。

5. 不能与华法林合用的药物有盐酸肾上腺素、阿米卡星、维生素 B_{12}、间羟胺、缩宫素、盐酸氯丙嗪、盐酸万古霉素等。

6. 华法林与水合氯醛合用，其药效和毒性均增强，应减量慎用。维生素 K 吸收障碍或合成下降也影响华法林的抗凝效果。

【注意事项】

1. 严格掌握适应证，在无凝血酶原测定的条件时切不可滥用本品。

2. 个体差异较大，治疗期间应严密观察病情，并依据凝血酶原时间 INR 值调整用量。治疗期间还应严密观察口腔黏膜、鼻腔、皮下出血及大便隐血、血尿等，用药期间应避免不必要的手术操作，选期手术者应停药 7 天，急诊手术者需纠正 INR 值 ≤ 1.6，避免过度劳累和易致损伤的活动。

3. 若发生轻度出血或凝血酶原时间已显著延长至正常值的 2.5 倍以上，应即减量或停药。严重出血可静脉注射维生素 K_1 10~20mg，用以控制出血，必要时可输全血、血浆或凝血酶原复合物。

4. 由于本品系间接作用抗凝血药，半衰期长，给药 5~7 天后疗效才可稳定，因此维持剂量足够与否务必观察 5~7 天后方能定论。

【FDA 妊娠 / 哺乳分级】

X 级 /L2 级。华法林易通过胎盘并致畸胎，妊娠期使用华法林可致"胎儿华法林综合征"，发生率达 5%~30%，表现为骨骺分离、鼻骨发育不全、视神经萎缩、智力低下及脏器畸形；妊娠后期应用可致出血和死胎，故妊娠早、后期禁用。少量华法林可由乳汁分泌，乳汁及婴儿血浆中的药物浓度极低，对婴儿的影响较小。

【用药实践】

1. 华法林出血并发症及处理 针对华法林和其他抗凝血药出血的大致处理方针是减少药物吸收,增加药物代谢及排泄,促进药物清除,补充药物作用底物,阻断药物作用位点,应用促凝药物等。

预防和治疗出血并发症需事先首先判断患者的出血风险,发生出血后应判断患者出血的严重程度。

(1)判断患者的出血风险:临床上常用的出血评估标准为 HAS-BLED 评分,HAS-BLED 评分 ≥ 3 分为出血高危患者(表4-3-9 和表4-3-10)。

表 4-3-9 HAS-BLED 评分表

危险因素	评分
高血压(H)	1分(A)
异常的肝、肾功能	各计1分
卒中(S)	1或2分
出血(B)	1分
INR 值不稳定(L)	1分
老年 > 65 岁(E)	1分
药物、饮酒	各计1分(D)1或2分
最高评分9分	

表 4-3-10 HAS-BLED 评分的意义

HAS-BLED评分	年大出血发生率
0分	0%
1分	1%
2分	2%
3~4分	6%
5~6分	16%

（2）判断患者出血的严重程度：临床上常将出血分为3个等级，即轻度出血：局部或皮肤黏膜出血；中、重度出血：Hb至少下降20g/L，或至少需要输注2U红细胞，有症状的重要部位或器官出血如眼内、颅内、关节内、腹膜后、脊柱内或心包出血等；致命性出血：Hb至少下降50g/L，或至少需要输注4U红细胞，致命性的、有症状的颅内出血，低血压，需静脉应用正性肌力药物。

（3）处理原则：①轻度出血：治疗上延缓或暂停给药。②中、重度出血：治疗包括对症治疗、压迫止血、手术治疗止血、补液和血管活性药物。维生素K、新鲜冷冻血浆（FFP）和凝血酶原复合物（PCC）是处理华法林相关凝血功能障碍和出血时最常用的3类逆转剂，尤其维生素K可以针对性处理，另外维生素K与PCC联合治疗比单独使用FFP起效更快，PCC能够取代被华法林抑制的凝血因子；血浆治疗的主要缺点是心排血量受损的患者可能无法很好地耐受容量增加；PCC和维生素K是低容量药物，患者可普遍耐受。有时需要输注血小板和去氨加压素（人工合成加压素类似物）升高Ⅷ因子水平，从而止血。如果口服华法林用药时间未超过2小时，可给予药用炭以结合胃肠道（GI）内的药物，必要时血液透析。③重度出血：治疗基本同中、重度出血，必要时予以重组活化因子Ⅶ（rFⅦa）。

（4）患者用药教育：务必要告知遵医嘱服药的重要性，并保持食物中维生素K的含量一致，慎用阿司匹林、中药制剂等其他药物，避免过量饮酒或乙醇摄入量的变化。患者在服用华法林期间应注意避孕，并告知药物不良反应及出血征象的识别方法，比如教患者关注大便的颜色是否发黑或者每日次数是否有变化，识别是否有大的外表出血（如巨大的皮下血肿、鼻出血等）。大失血时会有头晕、乏力、低血压、苍白等表现，一旦有这些情况，一定要及时到医院就诊。

2. 华法林在心房颤动抗凝中的用药要点　通过华法林适

当的抗凝治疗（INR 2~3）可有效预防 2/3 的心房颤动相关的缺血性卒中发生，降低全因死亡率。

《中国华法林应用专家共识》推荐中国人的初始剂量建议为 1~3mg，一般不建议给负荷剂量；中国人的维持剂量约为 3mg。如果为住院患者，那么起始剂量可给 3mg；如果为门诊患者，因其检测频率低，起始剂量应低于维持剂量（3mg）。当患者不需要迅速抗凝时或者门诊使用、检测不方便，老年和具有出血风险时可小剂量开始逐渐调整，通常在 2~4 周内达到目标。

开始华法林治疗后的 3~5 天就需检测 INR，待稳定（连续 2 次 INR 在 2~3）后可以 1 次 / 周，再稳定后就 1 次 /2 周，之后 1 次 / 月。目前指南建议最长检测间期为 1 次 / 月。

华法林抗凝达标剂量的变异较大，40% 的原因与遗传因素有关，还与体重、性别等因素有关。一般不推荐华法林基因检测，但对特殊病例（耐受剂量过大或过小的患者）具有一定的指导意义，

华法林应用初期会有高凝状态，华法林治疗的前 30 天栓塞风险增加，峰值在应用华法林的 3 天内。华法林也可通过抑制蛋白 C、蛋白 S 产生促凝作用（约在用药后 6 小时），而它抑制凝血因子 II、VII、IX、X 而产生的抗凝作用的真正起效时间在首剂后 72 小时左右。

处理对策：血栓性疾病的急性期需要普通肝素 / 低分子量肝素与华法林联合应用；对疑为抗凝蛋白 C/S 缺乏症的患者用药初期也应联合应用肝素 / 低分子量肝素与华法林桥接。但是一级预防是否常规应用肝素 / 低分子量肝素纠正初期高凝状态尚未明确。

INR 异常升高与华法林剂量调整：该药的剂量调整方式与治疗范围内的时间（time in therapeutic range，TTR）和患者的临床事件相关，INR 在 2~3 时华法林的剂量不变，超出此范围调整每周剂量的 10%~15%。对于 INR 异常升高或出血的患者，

处理方式如下：① INR ＞ 3.0 但 ≤ 4.5（无出血并发症）：适当降低华法林的剂量（10%~15%）或停服 1 次，1~2 日后复查 INR，寻找和纠正影响抗凝强度的因素；② INR ＞ 4.5 但 ＜ 10.0（无出血并发症）：停用华法林，肌内注射维生素 K_1（5mg），6~12 小时后复查 INR，当其恢复至目标值以内后调整华法林的剂量；③ INR ≥ 10（无出血并发症）：停用华法林，肌内注射维生素 K_1（5mg），6~12 小时后复查 INR，若患者有出血的高危因素，可考虑输注新鲜冷冻血浆、凝血酶原浓缩物或重组凝血因子Ⅶa；④严重出血（无论 INR 如何）：停用华法林，肌内注射维生素 K_1（5mg），输注新鲜冷冻血浆、凝血酶原浓缩物或重组凝血因子Ⅶa，随时监测 INR，病情稳定后需要重新评估华法林治疗的稳定性。

利伐沙班 Rivaroxaban

【其他名称】

拜瑞妥。

【药物特征】

利伐沙班高度选择性和可竞争性地抑制游离和结合的 Xa 因子以及凝血酶原活性，以剂量依赖性方式延长活化部分凝血活酶时间（APTT）和凝血酶原时间（PT）。利伐沙班与肝素的本质区别在于它不需要抗凝血酶Ⅲ参与，可直接拮抗游离和结合的 Xa 因子。

利伐沙班吸收迅速，绝对生物利用度为 80%~100%，服药后 2~4 小时达血药峰浓度。利伐沙班与人体血浆蛋白的结合率为 92%~95%，约有 2/3 通过代谢降解，通过肾脏排出和粪便排出各为 50%；其余 1/3 以活性药物原形的形式直接通过肾脏在尿液中排泄。利伐沙班通过 CYP3A4、CYP2J2 和非依赖 CYP 机制进行代谢。口服利伐沙班后，血浆消除 $t_{1/2}$ 年轻人为 5~9 小时，老年人为 11~13 小时。

【适应证】

1. 用于择期髋关节或膝关节置换手术成年患者,以预防静脉血栓栓塞(VTE)。

2. 用于治疗成人深静脉血栓形成(DVT),降低急性 DVT 后 DVT 复发和肺栓塞(PE)的风险。

3. 用于具有一种或多种危险因素(例如充血性心力衰竭、高血压、年龄 ≥ 75 岁、糖尿病、卒中或短暂性脑缺血发作病史)的非瓣膜性心房颤动成年患者,以降低卒中和全身性栓塞的风险。

【剂型与特征】

只有口服普通片剂,规格为 10mg、15mg、20mg。

【用法和用量】

利伐沙班 10mg 片剂可与食物同服,也可以单独服用;利伐沙班 15 或 20mg 片剂应与食物同服。如果发生漏服,患者应立即补服,并于次日继续服用原剂量,而不应为了弥补漏服的剂量在一日之内将剂量加倍。

1. 预防择期髋关节或膝关节置换手术成年患者的静脉血栓形成　服药剂量为 10mg,1 次 /d。伤口已止血,首次用药于手术后 6~10 小时。疗程长短由患者的手术类型而定,髋关节大手术患者的疗程为 35 天,膝关节大手术患者的疗程为 12 天。

2. 治疗下肢深静脉血栓形成(DVT),降低急性 DVT 后 DVT 复发和 PE 的风险　急性 DVT 的初始治疗推荐剂量为第 1~21 天 15mg,2 次 /d;第 22 天之后维持治疗及降低 DVT 复发和 PE 风险的剂量为 20mg,1 次 /d。

3. 用于非瓣膜性心房颤动成年患者,降低卒中和全身性栓塞的风险　20mg,1 次 /d;低体重和 > 75 岁的高龄患者可使用 15mg,1 次 /d。

4. 因手术及其他干预治疗而停药　如果为了降低手术或其他干预过程的出血风险而必须停止抗凝治疗,则必须在干预前的至少 24 小时停止使用利伐沙班,以降低出血风险。在手术或其他干预过程之后,一旦确定已充分止血,应该立即重新使用利伐沙班。如果在手术干预期间或之后无法服用口服药物,考虑给予非口服抗凝剂。

5. 给药选择 不能整片吞服的患者可将药片压碎,服用压碎的利伐沙班 15mg 或 20mg 后应立即进食;也可将利伐沙班片压碎,与 50ml 水混合通过鼻胃管或胃饲管给药。由于利伐沙班的吸收依赖于药物释放的部位,应避免在胃远端给药,因为在胃远端给药可能会使药物的吸收下降,从而降低药物的暴露量。在给予压碎的利伐沙班 15mg 或 20mg 片剂后,应当立即通过肠内营养方式给药。

6. 从维生素 K 拮抗剂(VKA)转换为利伐沙班 对降低卒中和全身性栓塞风险的患者,应停用 VKA,在 INR ≤ 3.0 时开始利伐沙班治疗;对治疗 DVT 及降低急性 DVT 后 DVT 复发和 PE 风险的患者,应停用 VKA,在 INR ≤ 2.5 时开始利伐沙班治疗。

7. 从利伐沙班转换为 VKA 对于从利伐沙班转换为 VKA 的患者,应联用 VKA 和利伐沙班,直至 INR > 2.0。在转换期的前 2 天应使用 VKA 的标准起始剂量,随后根据 INR 检查结果调整 VKA 的给药剂量。患者联用利伐沙班与 VKA 时,检测 INR 应在利伐沙班给药 24 小时后、下一次利伐沙班给药之前进行;停用利伐沙班后,至少在末次给药 24 小时后可检测到可靠的 INR 值。

8. 从非口服抗凝剂转换为利伐沙班 对正在接受非口服抗凝剂的患者,非持续给药的应在下一次预定给药时间前 0~2 小时开始服用利伐沙班,持续给药的应在停药时开始服用利伐沙班。

9. 从利伐沙班转换为非口服抗凝剂 停用利伐沙班,并在利伐沙班下一次预定给药时间时给予首剂非口服抗凝剂。

10. 肾功能损害　轻度肾功能损害患者不需调整剂量，重度肾功能损害患者避免使用。

11. 肝功能损害　凝血功能异常及有出血风险的肝病患者禁用。

【不良反应】

常见不良反应有出血、贫血、恶心、转氨酶升高。

【禁忌证】

对利伐沙班或辅料过敏者、活动性出血患者、具有大出血显著风险的病灶或病情患者、凝血功能异常和有出血风险的肝病患者禁用。

【药物相互作用】

1. CYP3A4 和 P-gp 抑制剂　吡咯类抗真菌剂如伊曲康唑、伏立康唑和泊沙康唑或 HIV 蛋白酶抑制剂为强效 CYP3A4 和 P-gp 抑制剂，利伐沙班与此类药物合用时药效显著提高，可能导致出血风险升高，因此不建议联合使用。氟康唑对利伐沙班的血药浓度影响较小，可以谨慎地合并用药。

2. 抗凝剂　联用依诺肝素（40mg，单次给药）和利伐沙班（10mg，单次给药）在抗因子 Xa 活性上有相加作用，而对凝血试验无任何相加作用。依诺肝素不影响利伐沙班的药代动力学。如果患者同时接受任何其他抗凝血药治疗，由于出血风险升高，应该特别谨慎。

3. 非甾体抗炎药 / 血小板聚集抑制剂　利伐沙班和 500mg 萘普生合用，未观察到出血时间有临床意义的延长，某些个体可能产生更加明显的药效学作用。利伐沙班与 500mg 阿司匹林合用，未观察到有临床显著性的药动学或药效学相互作用。利伐沙班与非甾体抗炎药（包括阿司匹林）和血小板聚集抑制剂合用时，出血风险可能会提高。

4. CYP3A4 诱导剂　合用强效 CYP3A4 诱导剂时应谨慎。强效 CYP3A4 诱导剂利福平使利伐沙班的平均 AUC 下降约

50%，同时药效也平行降低。将利伐沙班与其他强效 CYP3A4 诱导剂（例如苯妥英、卡马西平、苯巴比妥或圣约翰草）合用，也可能使利伐沙班的血药浓度降低。

5. 其他合并用药　将利伐沙班与咪达唑仑（CYP3A4 底物）、地高辛（P-gp 底物）或阿托伐他汀（CYP3A4 和 P-gp 底物）合用时，未观察到有临床显著性的药动学或药效学相互作用。利伐沙班对于任何主要 CYP 亚型（例如 CYP3A4）既无抑制作用也无诱导作用。未观察到与食物之间有临床意义的相互作用。

【注意事项】

1. 出血风险　利伐沙班将使出血风险升高，且可能引起严重或致死性的出血。与其他抗凝剂一样，谨慎观察服用利伐沙班的患者，以发现出血体征。建议在出血风险较高的情况下谨慎使用。如果发生严重出血，必须停用利伐沙班。

伴有以下出血风险的患者应慎用利伐沙班：先天性或后天性出血障碍，没有控制的严重高血压，活动期胃肠溃疡性疾病，血管源性视网膜病，近期颅内或脑内出血，脊柱内或脑内血管异常，近期接受脑、脊柱或眼科手术。

2. 肾损害　在重度肾损害（Ccr < 30ml/min）患者中，利伐沙班的血药浓度可能显著升高，进而导致出血风险升高。不建议 Ccr < 15ml/min 的患者用药，Ccr 为 15~29ml/min 的患者应慎用。当合并使用可以升高利伐沙班的血药浓度的其他药物时，中度肾损害患者应慎用。服用利伐沙班期间发生急性肾衰竭的患者必须停止治疗。

3. 肝损害　中度肝损害的肝硬化患者中利伐沙班的血药浓度可能显著升高，进而导致出血风险升高。此类患者如不伴有凝血功能异常，可以谨慎使用利伐沙班。

4. 硬膜外麻醉或脊柱穿刺　在采用硬膜外麻醉或脊柱外穿刺时，接受抗血栓药预防血栓形成并发症的患者有发生硬膜外或脊柱外血肿的风险，可能导致长期或永久性瘫痪。

【FDA 妊娠 / 哺乳分级】

C 级 /L4 级。尚未确定利伐沙班用于孕妇的安全性和疗效,育龄妇女在接受利伐沙班治疗期间应避孕。尚未确定利伐沙班用于哺乳期妇女的安全性和疗效,利伐沙班禁用于哺乳期妇女。

【用药实践】

1. 利伐沙班出血并发症及处理 服用直接 Xa 因子抑制剂的患者出现严重或危及生命的出血时临床处理没有既定的标准,临床医师必须根据具体情况处理患者。

(1)一般处理:由于该药的半衰期短,相比华法林,一旦发生出血立即停药是最好的拮抗。努力恢复凝血功能,检测凝血系统,监测生命体征。

(2)对症处理:压迫、手术止血、必要时输注血液制品等。如果发生危及生命的急性出血,可以静脉注射注氨甲环酸 1g,8 小时后可再用。凝血酶原复合物(PCC)可以逆转华法林的抗凝作用,但不能逆转利伐沙班的作用。

(3)减少药物吸收:可考虑使用药用炭减少该药的肠道吸收,但作用有限。

(4)增加血液中的药物清除:因该药与蛋白的结合率高,透析无效。

(5)利伐沙班拮抗剂:FDA 授予 Xa 因子抑制剂拮抗剂 andexanet alfa 的孤儿药地位,可用于严重的、无法控制的出血事件或需要紧急手术的情况,可以逆转直接或间接 Xa 因子抑制剂的抗凝作用,以恢复正常的止血功能,具有很好的前景。但此药物的安全性及有效性尚在临床试验阶段。

2. 利伐沙班与华法林转换用药的方法 转换抗凝血药物最重要的是确保抗凝血药物的疗效持续保持在治疗水平,具体方法见本药用量用法。一旦完成利伐沙班的转换,不再需要 INR 监测。应用利伐沙班初始剂量后患者的 INR 值会虚假升高。

3. 利伐沙班与注射抗凝血药的转换

（1）接受普通肝素（UFH）治疗的患者应在停止连续注射药物后开始利伐沙班治疗；应用低分子量肝素（LMWH），换用利伐沙班应在计划下一次注射 LMWH 的 0~2 小时之前开始利伐沙班治疗。

（2）如果需要转换回注射抗凝剂，应停用利伐沙班，并在计划利伐沙班下一次用药时给予首剂 UFH/LMWH。

4. 使用利伐沙班时的检测　不需要常规监测凝血功能，特别是 INR 并非监测利伐沙班和 Xa 因子抑制剂抗凝作用的可靠方法。利伐沙班作为一种 Xa 因子抑制剂，在使用后标准凝血试验可能发生变化，如凝血酶原时间（PT）、活化部分凝血活酶时间（APTT）。因此，这些检查用于检测其抗凝血活性不可靠。如果临床需要，患者的止血状态可以通过使用敏感试剂如 neoplastine 检测 PT 进行评估。抗因子 Xa 显色试验可作为更可靠和明确的评估利伐沙班的方法。

达比加群 Dabigatran

【其他名称】

泰毕全。

【药物特征】

达比加群是强效的、竞争性的、可逆性的凝血酶直接抑制剂。体内外实验表明，静脉用药或口服给药均有抗凝、抗栓作用。

达比加群口服易吸收，生物利用度为 6.5%，给药后 0.5~2 小时达血药浓度高峰。食物不影响生物利用度，但血药浓度达峰时间推迟 2 小时。血浆蛋白结合率为 65%，平均消除 $t_{1/2}$ 为 12~14 小时。约 85% 以达比加群原形直接通过尿液排泄，6% 从粪便排出。

【适应证】

预防存在以下一个或多个危险因素的成人非瓣膜性心房颤动患者的卒中和全身性栓塞（SEE）：先前曾有卒中、短暂性脑缺血发作或全身性栓塞；左心室射血分数＜40%；伴有症状的心力衰竭，NYHA 心功能分级 ≥ 2 级；年龄 ≥ 75 岁；年龄 ≥ 65 岁，且伴有以下任一疾病：糖尿病、冠心病或高血压。

【剂型与特征】

只有口服普通胶囊剂，规格为 110mg、150mg。

【用法和用量】

口服：220mg，1 次 /d。如伤口已止血，术后 1~4 小时服用 110mg；以后一次 220mg，1 次 /d。膝关节置换术维持 10 天，髋关节置换术维持 28~35 天。

【不良反应】

主要不良反应是出血，常见术后伤口出血、皮肤黏膜出血。其他不良反应可见血肿、胃肠道反应、血尿、血红蛋白减少、贫血等。

【禁忌证】

对达比加群及辅料过敏者，有明显的活动性出血、凝血功能异常和临床相关出血风险的肝病患者，严重肾功能不全患者禁用。

【药物相互作用】

1. 抗凝血药、抗血小板药、NSAIDs 类药物双氯芬酸与本品合用通常会增加出血风险。

2. 胺碘酮可增加达比加群的血药浓度。

3. P-gp 抑制剂利福平、维拉帕米、克拉霉素等降低达比加群的疗效。

【注意事项】

1. 以下情况需慎用 先天性或后天性出血障碍，血小板减少症或血小板功能障碍，活动期胃肠溃疡性疾病，近期手术或创伤,近期颅内或脑内出血,近期接受脑、脊柱或眼科手术,细菌性心内膜炎患者。

2. 肝功能不全患者不推荐使用达比加群。

3. 出血风险增高时需慎用达比加群,因在治疗过程中任何部位可能发生出血。

4. 肾功能下降(Ccr 为 30~50ml/min)、年龄 ≥ 75 岁、低体重 < 50kg 或联合使用强效 P-gp 抑制剂(如胺碘酮、奎尼丁或维拉帕米)增高达比加群的血药浓度。

5. 达比加群硬胶囊包含着色剂日落黄(E110),可能引起过敏反应。

【FDA 妊娠 / 哺乳分级】

C 级 /L3 级。尚无关于孕妇使用的充分数据,孕龄女性用药期间应避免妊娠,除非必需,孕妇不应用药。尚无达比加群对哺乳期婴儿影响的临床数据,哺乳期妇女用药期间应停止授乳。

【用药实践】

1. 达比加群药物过量的处理　达比加群特异性逆转剂 idarucizumab 已获美国 FDA 批准。idarucizumab 是注射用单克隆抗体片段,用法为 5g 静脉注射给药。如果因不良事件而无法使用合适的拮抗剂,医疗机构应立即帮助患者转运到具备为患者提供全面治疗的其他机构。凝血因子Ⅱ、Ⅶ、Ⅸ、Ⅹ和蛋白质 C、S 目前没有证据表明有益于逆转达比加群的作用。

2. 达比加群用药监测　可通过检测 APTT 对出血情况进行判断观察,停药 4~6 小时后 APTT 开始恢复,24 小时内恢复到基线水平。

3. 出血并发症的具体处理措施参见利伐沙班用药实践。

(王晓军　孟祥磊　曲珊珊)

第四节　纤维蛋白溶解药物

一、药物治疗概论

1. **分类、药理学和药代动力学特征**　纤维蛋白溶解药可使纤溶酶原转变为纤溶酶,纤溶酶通过降解纤维蛋白和纤维蛋白原而限制血栓增大和溶解血栓,因此纤维蛋白溶解药又称为溶栓药。目前溶栓药物可分为3代,其特点见表 4-4-1、表 4-4-2和表 4-4-3。

表 4-4-1　溶栓药分类、代表药物及特点

分类	代表药物	特点
第一代	尿激酶、链激酶	无纤维蛋白特异性,对血栓部位或体循环中的纤溶系统均有作用。能引起全身纤溶状态,溶栓速度慢,开通率低,容易引起出血
第二代	组织型纤维蛋白溶酶原激活剂、重组葡激酶及其衍生物、单链尿激酶型纤溶酶原激活剂	具有纤维蛋白选择性,不会引起循环系统纤维蛋白原和纤溶酶原耗竭,安全性高。第二代溶栓药物的半衰期短,需要同时使用肝素,用药步骤复杂,大剂量时仍可引起纤维蛋白和纤溶酶轻、中度减少
第三代	瑞替普酶、替奈普酶	溶栓治疗的选择性更强,血浆半衰期延长,适合弹丸式静脉推注,药物剂量和不良反应均减少,不需因体重调整剂量,使用方便

表 4-4-2　溶栓药物使用及药效比较表

溶栓药物	剂量	负荷剂量	抗原性及过敏反应	纤维蛋白原消耗	90分钟再通率	TIMI3级血流
尿激酶（UK）	150万U 60分钟	不需	无	明显	53%	28%
阿替普酶（t-PA）	100mg 90分钟	需	无	轻度	75%	54%
瑞替普酶（r-PA）	10MU×2，每次＞2分钟	需，弹丸式静脉推注	无	中度	70%	60%
替奈普酶	30~50mg	弹丸式静脉推注	无	极小	75%	63%

表 4-4-3　两种溶栓药物比较

	尿激酶	阿替普酶
给药途径	静脉滴注	静脉推注/滴注
半衰期(分钟)	13~20	2~6
纤维蛋白原选择性	++	++++
降解纤维蛋白原	+++	+
1.5 小时开通率(%)	48~68	68~70
3 小时开通率(%)	60~70	70~80
是否合用肝素	否	是
引起凝血缺陷	+++	++
出血并发症	++++	++++
脑出血率(%)	无数据	0.7~1.3

	尿激酶	阿替普酶
血小板凝集缺陷	++	++++
死亡率（%）	无数据	7.2~8.9
价格	+	++++

2. 纤维蛋白溶解药在 ST 段抬高型心肌梗死（STEMI）治疗中的应用

（1）指南建议的用法和用量：指南建议优先采用特异性纤溶酶原激活剂如阿替普酶、瑞替普酶和替奈普酶，对全身纤溶活性的影响较小，无抗原性。

1）阿替普酶：全量 90 分钟加速给药法，即首先静脉推注 15mg，随后 0.75mg/kg 在 30 分钟内持续静脉滴注（最大剂量不超过 50mg），继之 0.5mg/kg 于 60 分钟内持续静脉滴注（最大剂量不超过 35mg）；半量给药法，即 50mg 溶于 50ml 专用溶剂中，首先静脉推注 8mg，其余 42mg 于 90 分钟内滴完。

2）替奈普酶：30~50mg 溶于 10ml 生理盐水中静脉推注（如体重＜60kg，剂量为 30mg；体重每增加 10kg，剂量增加 5mg，最大剂量为 50mg）。

3）尿激酶：150 万 U 溶于 100ml 生理盐水中，30 分钟内静脉滴入，不需要负荷剂量，溶栓结束后 12 小时皮下注射普通肝素 7500U 或低分子量肝素，共 3~5 天。

4）重组人尿激酶原：20mg 溶于 10ml 生理盐水中，3 分钟内静脉推注；继以 30mg 溶于 90ml 生理盐水中，30 分钟内静脉滴完。

5）瑞替普酶：瑞替普酶在《ST 段抬高型急性心肌梗死院前溶栓治疗的中国专家共识》推荐 18mg（10MU）+18mg（10MU），分 2 次静脉注射，每次缓慢推注 2 分钟以上，2 次间隔为 30 分钟。注射时应使用单独的静脉通路，不能与其他药物混合给药,2 次静脉推注给药期间以生理盐水或 5% 葡萄糖溶液维持管路通畅。

（2）溶栓疗效评估:溶栓开始后的 60~180 分钟内应密切监测临床症状、心电图 ST 段变化及心律失常。血管再通的间接判定指标包括:① 60~90 分钟内心电图抬高的 ST 段至少回落 50%;② cTn 峰值提前至发病 12 小时内,CK-MB 酶峰值提前到 14 小时内;③ 2 小时内胸痛症状明显缓解;④ 2~3 小时内出现再灌注性心律失常如加速性室性自主心律、房室传导阻滞、束支传导阻滞突然改善或消失,或下壁心肌梗死患者出现一过性窦性心动过缓、窦房传导组滞,伴或不伴低血压。其中前两者最重要或经冠状动脉造影判断 TIMI 血管分级。

（3）溶栓后处理:对于溶栓后患者无论临床判断是否再通,均应早期(3~24 小时内)进行旨在介入治疗的冠状动脉造影。无冠状动脉造影和(或)PCI 条件的医院,在溶栓治疗后应将患者转运到有 PCI 条件的医院。

3. 纤维蛋白溶解药在肺栓塞治疗中的应用

（1）急性高危肺栓塞:出现休克与低血压且没有溶栓绝对禁忌证者,建议经外周静脉给药。

1）尿激酶 20 000U/(kg·2h)静脉滴注 [《急性肺栓塞诊断与治疗中国专家共识(2015)》建议]。

2）阿替普酶(rt-PA)推荐 50~100mg 持续静脉滴注 2 小时,体重 < 65kg 的患者总剂量不超过 1.5mg/kg。

3）瑞替普酶(r-PA)是国内临床上唯一的第三代特异性溶栓药物,推荐 18mg(相当于 10MU)溶于生理盐水中静脉推注 > 2 分钟,30 分钟后重复推注 18mg。也有研究推荐 r-PA 18mg 溶于 50ml 生理盐水中静脉泵入 2 小时,疗效显著优于静脉推注 r-PA 和尿激酶的疗效。

4）链激酶 150 万 U 持续静脉滴注 2 小时。

溶栓治疗结束后，每 2~4 小时测定 APTT，水平低于基线值的 2 倍（或＜80 秒）时开始规范的肝素治疗。

（2）中、高危肺栓塞：若肺栓塞同时合并右室功能不全和心肌损伤，且没有溶栓禁忌证，应先进行抗凝治疗；如病情恶化，可考虑溶栓治疗。

4. 纤维蛋白溶解药在深静脉血栓溶栓治疗中的应用

（1）急性下肢近端 DVT 患者，尤其是髂股静脉血栓患者，如出血风险较低，可考虑经导管溶栓治疗。

（2）对于某些广泛的急性近端 DVT 患者，如出血风险较小，且不具备经导管溶栓的条件，可经外周静脉溶栓。用法和用量同急性肺栓塞。

5. 纤维蛋白溶解药出血不良反应及处理　溶栓治疗的主要风险是出血，尤其是颅内出血。

（1）颅内出血并发症及处理：发生率为 0.9%~1.0%。高龄、低体重、女性、既往脑血管疾病史、入院时血压升高是颅内出血的主要高危因素。

一旦发生颅内出血立即停止溶栓和抗栓治疗；进行急诊 CT 或磁共振检查；测定血细胞比容、血红蛋白、凝血酶原时间（PT）、活化部分凝血活酶时间（APTT）、血小板计数和纤维蛋白原、D- 二聚体，并检测血型及交叉配血。治疗措施包括降低颅内压；4 小时内使用过普通肝素的患者推荐用鱼精蛋白中和（1mg 鱼精蛋白中和 100U 普通肝素）；出血时间异常可酌情输入 6~8U 血小板。

（2）其他不良反应：虽然尿激酶、阿替普酶、瑞替普酶、替奈普酶极少引起过敏反应，但仍应注意监测。此外应用过程中应监测所有可能的出血点，并避免不可压迫的穿刺。

二、药物使用精解

尿激酶 Urokinase

【其他名称】

尿活素、雅激酶、人纤维蛋白溶酶。

【药物特征】

尿激酶是从健康人尿中提取的一种蛋白水解酶,也可由人肾细胞培养制取,无抗原性。由低分子量和高分子量两种组成,高分子量者比低分子量者的溶解血栓能力快而强。尿激酶直接作用于内源性纤维蛋白溶解系统,能催化裂解纤溶酶原成纤溶酶,后者不仅能降解纤维蛋白凝块,也能降解血液循环中的纤维蛋白原、凝血因子 V 和 Ⅷ 等,从而发挥溶栓作用。尿激酶对新形成的血栓起效快、效果好。尿激酶还能提高血管 ADP 酶活性,抑制 ADP 诱导的血小板聚集,预防血栓形成。

静脉注射尿激酶后,纤溶酶活性迅速上升,15 分钟达血药浓度高峰,6 小时后仍在升高;纤维蛋白原约降至 1000mg/L,24 小时后方缓慢回升至正常。尿激酶在肝脏中代谢,其体内 $t_{1/2}$ 为 20 分钟,肝功能不全患者的半衰期有所延长。少量药物随胆汁和尿液排出体外。

【适应证】

1. 用于急性心肌梗死、急性脑血栓形成和脑血管栓塞、急性广泛性肺栓塞、肢体周围动静脉血栓、中央视网膜动静脉血栓及其他新鲜血栓闭塞性疾病。

2. 用于眼部炎症、外伤性组织水肿、血肿等。

3. 用于人工心瓣手术后预防血栓形成,以及保持血管插管、胸腔及心包腔引流管的通畅等。

【剂型与特征】

只有注射剂,规格为 1 万 U、10 万 U、25 万 U、50 万 U、100 万 U。

【用法和用量】

1. 肺栓塞　初次剂量为 4400U/kg,以生理盐水或 5% 葡萄糖溶液配制,以 90ml/h 的速度在 10 分钟内滴完;其后以每小时 4400U 的给药速度连续静脉滴注 2 或 12 小时。肺栓塞时,也可按每千克体重 15 000U 用生理盐水配制后肺动脉内注入;必要时可根据情况调整剂量,间隔 24 小时重复 1 次,最多使用 3 次。

2. 心肌梗死　建议以生理盐水配制后,按 6000U/min 的速度冠状动脉内连续滴注 2 小时,滴注前应先行静脉给予肝素 2500~10 000U;也可将本品 200 万 ~300 万 U 配制后静脉滴注,45~90 分钟内滴完。

3. 外周动脉血栓　以生理盐水配制本品(浓度为 2500U/ml),以 4000U/min 的速度经导管注入血凝块,每 2 小时夹闭导管 1 次;可调整滴入速度为 1000U/ml,直至血块溶解。

4. 防治心脏瓣膜替换术后的血栓形成　血栓形成是心脏瓣膜术后最常见的并发症之一。可用本品 4400U/kg,生理盐水配制后 10~15 分钟内滴完,然后以 4400U/(kg·h)静脉滴注维持。当瓣膜功能正常后即停止用药;如用药 24 小时仍无效或发生严重出血倾向,应停药。

5. 脓胸或心包积脓　常用抗生素和脓液引流术治疗。引流管常因纤维蛋白形成凝块而阻塞引流管,此时可胸腔或心包腔内注入灭菌注射用水配制(5000U/ml)的尿激酶 10 000~250 000U,既可保持引流管通畅,又可防止胸膜或心包粘连或形成心包缩窄。

6. 眼科应用　用于溶解眼内出血引起的前房血凝块,使血块崩解,有利于手术取出。常用量为 5000U,用 2ml 生理盐水配制冲洗前房。

【不良反应】

临床最常见的不良反应为出血倾向，以注射或穿刺局部血肿最为常见；其次为组织内出血，多轻微，严重者可致脑出血。用于冠状动脉再通溶栓时，常伴随血管再通后出现房性或室性心律失常，需严密心电监护。尿激酶为内源性纤溶酶原激活剂，无抗原性，但个别患者可发生轻度过敏反应，如皮疹、支气管痉挛、发热等。用药后还可见消化道反应和转氨酶升高。

【禁忌证】

下列情况的患者禁用本品：急性内脏出血、急性颅内出血、陈旧性脑梗死、近 2 个月内进行过颅内或脊髓内外科手术、颅内肿瘤、动静脉畸形或动脉瘤、出血性素质、严重难控制的高血压患者。

相对禁忌证包括延长的心肺复苏术、严重高血压、近 4 周内的外伤、3 周内手术或组织穿刺、妊娠、分娩后 10 天、活动性溃疡病。

【药物相互作用】

本品与其他药物的相互作用尚无报道。鉴于本品为溶栓药，因此影响血小板功能的药物如阿司匹林、吲哚美辛、保泰松等不宜合用。肝素和口服抗凝血药不宜与大剂量本品同时使用，以免出血危险增加。

【注意事项】

1. 应用本品前，应对患者进行血细胞比容、血小板计数、凝血酶时间（TT）、凝血酶原时间（PT）、活化部分凝血活酶时间（APTT）测定。TT 和 APTT 应小于 2 倍延长的范围内。

2. 用药期间应密切观察患者的反应，如脉率、体温、呼吸频率和血压、出血倾向等，至少每 4 小时记录 1 次。

3. 静脉给药时，要求穿刺一次成功，以避免局部出血或血肿。

4. 动脉穿刺给药时,给药毕,应在穿刺局部加压至少 30 分钟,并用无菌绷带和敷料加压包扎,以免出血。

5. 下述情况使用本品会使风险增大,应权衡利弊后慎用本品:①近 10 天内分娩,进行过组织活检、静脉穿刺、大手术患者及严重胃肠道出血患者;②极有可能出现左心血栓的患者,如二尖瓣狭窄伴心房颤动;③亚急性细菌性心内膜炎患者;④继发于肝、肾疾病而有出血倾向或凝血功能障碍的患者;⑤孕妇、脑血管病患者和糖尿病性出血性视网膜病患者。

【FDA 妊娠 / 哺乳分级】

B 级 /L3 级。尚未见到有严格对照组的孕妇用药报道,因此除非急需用药,否则孕妇不用。尿激酶能否从乳汁中排泄尚无报道,因此哺乳期妇女慎用。

【用药实践】

尿激酶临床应用的优势:

1. 尿激酶无抗原性,不发生过敏反应,且价格低廉,目前是国内最常用的溶栓药物之一。

2. 使用尿激酶溶栓期间不需要同时使用普通肝素,溶栓结束后 12 小时皮下注射普通肝素 7500U 或低分子量肝素,共 3~5 天。

阿替普酶 Alteplase

【其他名称】

重组人组织型纤溶酶原激活物、爱通立。

【药物特征】

阿替普酶为糖蛋白,含 526 个氨基酸。它可通过其赖氨酸残基与纤维蛋白结合,并激活与纤维蛋白结合的纤溶酶原转变为纤溶酶,这一作用较其激活循环中的纤溶酶原显著为强。由于阿替普酶选择性地激活与纤维蛋白结合的纤溶酶原,因而不产生应用链激酶时常见的出血并发症。体外研究表明阿替普酶还可抑制血小板活性。

静脉注射后阿替普酶迅速自血中消除,用药 5 分钟后总药量的 50% 自血中消除,用药 10 分钟后体内剩余药量仅占总给药量的 20%,用药 20 分钟后则仅剩余 10%。相对血浆 α 相半衰期为 4~5 分钟。主要在肝脏代谢。

【适应证】

急性心肌梗死、血流不稳定的急性大面积肺栓塞、急性缺血性脑卒中溶栓治疗。

【剂型与特征】

只有注射剂,规格为 20mg、50mg。

【用法和用量】

静脉给药,不能与其他药物混合,既不能用同一输液瓶也不能应用同一输液管道。静脉注射:50mg 用灭菌注射用水溶解成浓度为 1mg/ml 的药液使用。

1. 心肌梗死 心肌梗死发生 6 小时以内采用 90 分钟给药法:15mg 静脉推注,随后 30 分钟持续滴注 50mg,剩余 35mg 在60 分钟内持续滴注,直至最大剂量 100mg;心肌梗死发生 > 6 小时采用 3 小时给药法:10mg 静脉推注,随后 1 小时持续滴注50mg,剩余剂量每 30 分钟滴注 10mg,至 3 小时末滴注完毕,最大剂量为 100mg。

2. 肺栓塞 10mg 在 1~2 分钟内静脉推注,90mg 在随后的2 小时内持续静脉滴注。

3. 急性缺血性脑卒中 推荐剂量为 0.9mg/kg(最大剂量为90mg),总剂量的 10% 先从静脉推入,剩余剂量在随后的 60 分钟内持续静脉滴注。治疗应在症状发作后的 3 小时内开始。

【不良反应】

1. 最常见的不良反应是出血,与溶栓治疗相关的出血类型有胃肠道、泌尿生殖道、腹膜后或颅内出血,浅层的或表面的出血主要出现在侵入性操作的部位。全身性纤维蛋白溶解比用链激酶时要少见。

2. 其他不良反应为心律失常、血管再闭塞、膝部出血性滑膜囊炎、癫痫发作、过敏反应。

【禁忌证】

对阿替普酶活性成分和任何其他组成成分过敏者，近 10 日内进行过大手术或发生严重创伤、颅内肿瘤、动静脉畸形或动脉瘤、未能控制的严重原发性高血压、急性缺血性脑卒中可能伴有蛛网膜下腔出血或癫痫发作、脑出血或 2 个月内曾进行过颅脑手术者等禁用。

1. 治疗急性心肌梗死、急性肺栓塞时的补充禁忌　患者有出血性卒中病史或不明起因的卒中病史；过去 6 个月中有缺血性脑卒中或短暂性脑缺血发作（TIA）的病史，3 小时内发生的缺血性脑卒中除外。

2. 治疗急性缺血性脑卒中时的补充禁忌　缺血性脑卒中症状发作已超过 3 小时尚未开始静脉滴注治疗或无法确知症状发作时间；开始治疗前神经功能缺陷轻微或症状迅速改善；经临床（NIHSS > 25）和（或）影像学检查评定为严重脑卒中；脑卒中发作时伴随癫痫发作；CT 扫描显示有颅内出血迹象；尽管 CT 扫描未显示异常，仍怀疑蛛网膜下腔出血；48 小时内曾使用肝素且 PT 高于实验室正常值上限；有脑卒中史并伴有糖尿病；近 3 个月内有脑卒中病史；血小板计数低于 100×10^9/L；收缩压高于 185mmHg 或舒张压高于 110mmHg，或需要强力（静脉内用药）治疗手段以控制血压在限制范围内；血糖低于 50mg/dl（2.78mmol/L）或高于 400mg/dl（22.22mmol/L）。

【药物相互作用】

1. 与其他影响凝血功能的药如香豆素类、肝素合用，可显著增加出血的危险性。

2. 与硝酸甘油合用时，因硝酸甘油可增加肝脏血流量，从而增加阿替普酶的清除率，使阿替普酶的血浆浓度降低及冠状动脉再灌注减少，再灌注时间延长，血管再闭塞的可能性增加。

3.合并 GPⅡb/Ⅲa 拮抗剂治疗可增加出血的危险性。

【注意事项】

1.以下患者慎用 食管静脉曲张者、口服抗凝血药者、70岁以上的患者、产后 14 天内的妇女、细菌性心内膜炎患者、急性胰腺炎患者。

2.一日最大剂量 ≤ 150mg,否则可增加颅内出血的危险性。

3.用药后如出现心律失常,通过抗心律失常治疗可以控制,但可能引起再次心肌梗死或梗死面积扩大。

【FDA 妊娠 / 哺乳分级】

C 级 /L3 级。对于急性的危及生命的疾病,应权衡获益与潜在危险。药物对哺乳的影响尚不明确。

【用药实践】

阿替普酶临床应用的优势:

1.阿替普酶无抗原性,半衰期短,需要持续静脉给药,用于 ST 段抬高型心肌梗死,为防止梗死相关动脉再阻塞需联合应用肝素(24~48 小时)。

2.阿替普酶用于急性肺栓塞溶栓时是否停用普通肝素无特殊要求,输注过程中可继续应用。使用阿替普酶时,可在第 1小时内输注 50mg,如有无不良反应,则在第 2 小时内序贯输注另外 50mg。溶栓开始后每 30 分钟作 1 次心电图,复查动脉血气,严密观察生命体征。

瑞替普酶 Reteplase

【其他名称】

派通欣。

【药物特征】

瑞替普酶是新的重组的单链非糖基化的纤溶酶原激活剂,

由 355 个氨基酸组成,分子量为 39751Da,是利用基因工程在大肠埃希菌中合成的,初合成的药物无活性,在体外通过肽链折叠后才被激活。通过水解纤溶酶原肽链上第 560 位(精氨酸)和第 561 位(缬氨酸)之间的肽链,使无活性的纤溶酶原转化为有活性的纤溶酶,后者使不溶性成网的纤维蛋白单体转变为可溶性的纤维蛋白降解产物,从而发挥溶栓作用。除溶解纤维蛋白外,纤溶酶还可使纤维蛋白原及凝血因子 V 和Ⅷ降解。

相隔半小时 2 次静脉注射瑞替普酶 10U 后,C_{max} 达到 4200μg/L,$t_{1/2}$ 为 11~19 分钟,血浆总消除率为 18.4~22.3L/h。可经肝脏和肾脏排泄,肾脏排泄为主要途径,肝功能不全时对其排泄无明显影响,而严重肾功能不全时可使排泄延迟。

【适应证】

适用于成人由冠状动脉梗死引起的急性心肌梗死的溶栓疗法,能够改善心肌梗死后的心室功能。

【剂型与特征】

只有注射剂,规格为5MU。

【用法和用量】

瑞替普酶只能静脉使用。本药应在症状发生后 12 小时内尽可能早期使用,发病后 6 小时内比发病后 7~12 小时使用治疗效果更好。

一次 10MU,给药 2 次,每次缓慢推注 2 分钟以上,2 次间隔为 30 分钟。注射时应该使用单独的静脉通路,不能与其他药物混合后给药,也不能与其他药物使用共同的静脉通路。

【不良反应】

1. 最常见的不良反应是出血,包括内脏出血、浅表或体表出血。

2. 可引起再灌注性心律失常。

3. 有出现恶心、呕吐、发热、呼吸困难及低血压的报道。

4. 罕见胆固醇栓塞。

5. 部分反应在心肌梗死患者中出现,与使用瑞替普酶的因果关系不明,包括心源性休克、心律失常(窦性心动过缓、室上性心动过速、加速性室性心律、早期复极综合征、期前收缩、室性心动过速、心室颤动、房室传导阻滞)、肺水肿、心力衰竭、心脏停搏、再发性心绞痛、再梗死、心脏穿孔、二尖瓣反流、心包渗出、心包炎、急性心脏压塞、静脉血栓形成及栓塞和电机械分离。

【禁忌证】

对瑞替普酶过敏者、活动性内脏出血患者、有脑血管意外史者、新近(2个月内)颅脑或脊柱的手术及外伤史、颅内肿瘤、动静脉畸形或动脉瘤、已知的出血体质、严重的未控制的高血压患者禁用。

【药物相互作用】

没有研究报道瑞替普酶与其他心脏活性药物的相互作用。在瑞替普酶治疗前及治疗后使用肝素、维生素 K 拮抗剂及抗血小板药(阿司匹林、双嘧达莫等)可能增加出血的危险性。

【注意事项】

1. 以下情况慎用 对其他纤溶酶原激活药物过敏者;先前曾行非压缩性血管穿刺的患者;近 10 天内大的外科手术患者;脑血管疾病患者;10 天内消化道或泌尿道出血者;收缩压 ≥ 180mmHg 及(或)舒张压 ≥ 110mmHg 的高血压患者;高度怀疑存在左心栓子(二尖瓣狭窄伴心房颤动)的患者;急性心包炎患者;亚急性细菌性心内膜炎患者;止血功能障碍,包括继发于严重肝、肾疾病的凝血功能障碍患者;糖尿病引起的出血性视网膜病变或其他出血性眼病患者;败血症性栓塞性静脉炎,或在严重感染部位存在动静脉瘘的患者;严重的肝、肾衰竭;潜在的难以止血的出血部位,或可能明显增加出血机会的各种情况。

2. 由于纤维蛋白被溶解，可能引起新近的注射部位出血，所以溶栓治疗期间必须仔细观察所有潜在出血点（包括导管插入部位、穿刺点、切开点及肌内注射部位），应尽量避免大血管不可压迫的穿刺（如颈静脉或锁骨下静脉）。

3. 在用药期间，如果必须进行动脉穿刺，最好采用上肢末端血管，容易压迫止血，穿刺后至少压迫30分钟，用敷料加压包扎，反复观察有无渗血。用药期间，患者的肌内注射和非必需的搬动应尽量避免。静脉穿刺在必须进行时，操作应特别仔细。

4. 一旦发生严重出血（局部无法加压止血），必须立即停用肝素、抗凝血药及抗栓治疗。另外，如果出血发生在第1次静脉注射后，第2次静脉注射应该停用。

5. 瑞替普酶在出现症状后尽早使用。给药后应备治疗心动过缓、室性兴奋性增高的抗心律失常药物。

6. 70岁以上的老年人，尤其收缩压＞160mmHg者用药须谨慎。

7. 瑞替普酶可能影响凝血试验、纤维蛋白溶解活性检测结果。

8. 用药前后及用药时应当检查或监测是否出现肌酸激酶释放总量减少、心酶"冲洗现象"。

【FDA妊娠/哺乳分级】

C级/L3级。动物实验显示瑞替普酶有致流产作用，妊娠期用药须权衡利弊。药物可能随乳汁分泌，哺乳期妇女用药须权衡利弊。

【用药实践】

对于ST段抬高型心肌梗死，瑞替普酶与阿替普酶相比，增加了早期梗死相关冠状动脉再通率，临床使用的疗效及安全性总体相当。

（谢新星　陈　强　王永彩）

第五节　调血脂药物

一、药物治疗概论

1. **分类、药理学和药代动力学特征**　血脂是血浆或血清中所含的脂类，包括胆固醇（Ch）、甘油三酯（TG）、磷脂（PL）和游离脂肪酸（FFA）等。血脂与载脂蛋白（Apo）结合形成脂蛋白（LP）后才能溶于血浆中，并进行转运和代谢。可将脂蛋白分为乳糜微粒（CM）、极低密度脂蛋白（VLDL）、低密度脂蛋白（LDL）和高密度脂蛋白（HDL）。

高脂蛋白血症的分型见表4-5-1，6种类型中以Ⅱa、Ⅱb和Ⅳ型较为多见。

表4-5-1　高脂蛋白血症的分型

分型	脂蛋白变化	脂质变化
Ⅰ	CM ↑	TC ↑、TG ↑↑↑
Ⅱa	LDL ↑	TC ↑↑
Ⅱb	VLDL、LDL ↑	TC ↑↑、TG ↑↑
Ⅲ	IDL ↑	TC ↑↑、TG ↑↑
Ⅳ	VLDL ↑	TG ↑↑
Ⅴ	CM、VLDL ↑	TC ↑、TG ↑↑

临床上常用的调节血脂药物包括羟甲基戊二酰辅酶 A 还原酶抑制剂（他汀类）、贝特类、烟酸类、胆固醇吸收抑制剂、胆酸螯合剂、其他。不同类型的药物对血脂的影响不同，见表4-5-2。

表 4-5-2 调脂药分类及降脂特点

调脂药物 分类	代表药物	调脂效应		
		LDL-C	HDL-C	TG
他汀类	阿托伐他汀、瑞舒伐他汀	↓↓18%~63%	↑5%~15%	↓7%~30%
胆固醇吸收抑制剂	依折麦布	↓↓18%~21%	↑2%	↓4%~11%
他汀类+胆固醇吸收抑制剂	辛伐他汀+依折麦布	↓↓46%~61%	↑6%~12%	↓21%~35%
贝特类	非诺贝特	↓5%~20%	↑10%~20%	↓↓20%~50%
胆酸螯合剂	考来烯胺	↓↓15%~30%	↑3%~5%	无影响或 ↑20%~30%
烟酸类	烟酸	↓10%~25%	↑15%~35%	↓↓20%~50%

不同类型高脂血症的药物选择见表 4-5-3。

表 4-5-3 不同类型高脂血症的药物选择

高胆固醇血症	高甘油三酯血症	混合性高脂血症	低高密度脂蛋白血症
他汀类	贝特类	烟酸类	贝特类
胆固醇吸收抑制剂	烟酸类	贝特类	他汀类
胆酸螯合剂	他汀类	胆酸螯合剂	烟酸类
烟酸类		他汀类	
贝特类			

他汀类药物又称 β- 羟基 -β- 甲戊二酸单酰辅酶 A（HMG-

CoA）还原酶抑制剂。HMG-CoA 还原酶是肝细胞合成胆固醇的限速酶，他汀类通过抑制其活性而减少内源性胆固醇合成。

他汀类药物具有二羟基庚酸结构，为内酯环或开环羟基酸，当内酯环转换成开环羟基酸时才呈现药理活性。洛伐他汀和辛伐他汀具有内酯环结构，亲脂性较强；普伐他汀具有开环羟基酸结构，亲水性较强；氟伐他汀介于两者之间。

他汀类药物有明显的调脂作用，作用强度呈剂量依赖性。一般用药 2 周出现明显的药效，4~6 周达高峰，长期应用可保持药效。他汀类的调脂作用特点见表4-5-4。

表4-5-4 常用他汀类药物的调脂作用特点

药物及剂量 （mg/d）	血脂及脂蛋白变化（%）			
	TC	LDL-C	HDL-C	TG
辛伐他汀（10）	−27	−34	+7	−15
阿托伐他汀（20）	−34	−43	+9	−26
普伐他汀（20）	−23	−25	+6	−11
氟伐他汀（40）	−21	−23	+2	−5
瑞舒伐他汀（20）	−35	−40	+9	−26
洛伐他汀（20）	−17	−25	+7	−10

注：+升高，−降低

他汀类药物具有多效性，即独立于调脂之外的作用，主要包括改善血管内皮功能，提高对扩血管物质的反应性；抑制血管平滑肌细胞增殖和迁移，促进其凋亡；降低 C 反应蛋白，减轻动脉粥样硬化过程的炎症反应；抑制单核巨噬细胞的黏附和分泌功能；抑制血小板聚集和提高纤溶酶活性，发挥抗血栓作用；抗氧化作用；稳定和缩小动脉粥样硬化斑块。

他汀类药物不仅通过纠正脂代谢异常保护肾脏，还通过抗细胞增殖、抗炎、免疫抑制、抗骨质疏松等作用减轻肾损害。

他汀类药物一般口服吸收良好，在肝脏代谢，经胆汁由肠道排出，少量由肾脏排出。常用他汀类药物的药动学特点见表4-5-5。

表 4-5-5　他汀类药物的药代动力学特性

参数	洛伐他汀	普伐他汀	辛伐他汀	氟伐他汀	阿托伐他汀	瑞舒伐他汀
t_{max}（小时）	2~4	0.9~1.6	1.3~2.4	0.5~1	1~2	3
C_{max}（ng/ml）	10~20	45~55	10~34	448	27~66	37
生物利用度（%）	5	18	5	19~29	14	20
亲脂性	是	否	是	是	是	否
血浆蛋白结合率（%）	＞95	43~55	94~98	＞98	≥98	90
代谢途径	CYP3A4	硫酸酯化	CYP3A4	多种CYP	CYP3A4	CYP2C9、CYP2C19
代谢产物活性	有	无	有	无（次要）	有	有
转运蛋白底物	是	未知	是	否	是	是
$t_{1/2}$（小时）	2.9	1.3~2.8	2~3	0.5~2.3	14	19
尿液排泄比例（%）	10	20	13	6	2	10
粪便排泄比例（%）	83	71	58	90	70	90

第一个贝特类药物氯贝丁酯于 20 世纪 60 年代上市，具有

降低 TG 及 VLDL 的作用。上市后的大规模和长期临床试验发现其具有严重的肝胆系统并发症,不能降低冠心病的死亡风险,现已少用。目前常用的贝特类药物包括非诺贝特、苯扎贝特、吉非罗齐和益多酯等。

贝特类药物口服吸收快而完全,与血浆蛋白的结合率高。大部分在肝脏与葡糖醛酸结合,少量以原形经肾脏排出体外。苯扎贝特和吉非罗齐具有活性酸形式,达峰时间短,$t_{1/2}$ 较短,为 1~2 小时;非诺贝特需先水解成活性酸形成,$t_{1/2}$ 较长,为 13~20 小时。

贝特类药物具有调节血脂的作用,能降低血浆 TG、VLDL-C、TC、LDL-C,升高 HDL-C。其中吉非罗齐、非诺贝特和苯扎贝特的调脂作用较强。贝特类药物的非调脂作用包括抗凝血、抗血栓和抗炎等。

贝特类药物调节血脂的作用机制可能与激活过氧化物酶体增殖物激活受体 α(PPAR-α)、增加 LPL 和 ApoAⅠ的生成和活性、降低 ApoCⅢ转录等有关。贝特类药物促进肝脏对脂肪酸的摄取,抑制 TG 合成。PPAR-α 活化后可稳定动脉粥样硬化斑块,降低动脉粥样硬化过程中的炎症反应。此外,贝特类药物发挥非调脂作用可能通过降低凝血因子活性、减少纤溶酶原激活物抑制物产生。贝特类药物的药动学特点见表 4-5-6。

表 4-5-6 贝特类药物的药动学比较

参数	非诺贝特	苯扎贝特	吉非罗齐	益多酯
t_{max}(小时)	4~7	2	1~2	2.5
血浆蛋白结合率(%)	> 99	95	98	94
代谢	肝、肾	肝 50%	肝	
$t_{1/2}$(小时)	20	1.5~2	1.5	5.5~6.9
尿液排泄比例(%)	60	主要	70	
粪便排泄比例(%)	25		6	

2. 他汀类药物不良反应及处理

（1）转氨酶升高：大多数人对他汀类药物的耐受性良好。有 0.5%~2.0% 的病例发生肝脏转氨酶 [如谷丙转氨酶（ALT）和谷草转氨酶（AST）] 升高，且呈剂量依赖性。由他汀类药物引起并进展成肝衰竭的情况罕见。减少他汀类药物的剂量常可使升高的转氨酶回落。当再次增加剂量或选用另一种他汀类药物后，转氨酶常不一定再次升高。

在启用他汀类药物时，要检测肝转氨酶（ALT、AST）和CK，治疗期间定期监测复查。轻度的氨基转移酶升高 [少于 3 倍正常上限（$3 \times ULN$）] 并不是治疗的禁忌证。药物治疗开始后，每 4~8 周复查 AST、ALT，如果 AST、ALT 升高超过 $3 \times ULN$ 应暂停给药。停药后仍须每周复查肝功能，直至恢复正常。

（2）肌肉不良反应：他汀类药物可引起肌病，包括肌痛、肌炎和横纹肌溶解。肌痛表现为肌肉疼痛或无力，不伴肌酸激酶（CK）升高。肌炎有肌肉症状，并伴 CK 升高。横纹肌溶解是指有肌肉症状（肌肉疼痛、触痛或无力）伴 CK 显著升高超过 $10 \times ULN$ 和肌酐升高，常有褐色尿、肌红蛋白尿和急性肾坏死，这是他汀类药物最危险的不良反应，严重者可以引起死亡。在安慰剂对照试验中，不同他汀类药物的肌肉不适发生率不同，一般在 5% 左右。过去曾上市的西立伐他汀因严重的肌炎和横纹肌溶解发生较多而不再被应用。

肌炎最常发生于合并多种疾病和（或）使用多种药物治疗的患者。单用标准剂量的他汀类药物治疗很少发生肌炎，但当大剂量使用或与其他药物合用时（包括环孢素、贝特类、大环内酯类抗生素、某些抗真菌药和烟酸类），肌炎的发生率增加。多数他汀类药物由肝脏细胞色素 P450（cytochrome P450, CYP450）进行代谢，因此同其他与 CYP 药物代谢系统有关的药物同用时会发生不利的药物相互作用。联合使用他汀类和贝特类有可能会增加发生肌病的危险,必须合用时要采取谨慎、合理的方法。无症状的轻度 CK 升高常见。

为了预防他汀类药物相关性肌病的发生,应十分注意可增加其发生危险的情况:高龄(尤其 > 80 岁)、低体重、多系统疾病(如慢性肾功能不全,尤其由糖尿病引起的慢性肾功能不全)、合用多种药物、围手术期、曾有药物不良反应史或剂量过大。应慎重衡量临床获益与药物不良反应风险,权衡利弊,注意相关指标的监测和药物剂量的调整。如果使用他汀类的患者转氨酶升高超过 3×ULN 以上或有弥漫性的肌痛、肌软弱或(和)显著的 CK 升高(超过 10×ULN 以上),则应停药。出现横纹肌溶解的患者除停药外,可进行必要的液体补充、尿液碱化等对症治疗。

对于因不良反应不能耐受常规剂量他汀类药物的患者,可考虑更换不同种类的他汀类药物;减少他汀类药物的剂量;隔日小剂量服用他汀类药物;换用其他种类的药物(如依折麦布)替代;单独或联合使用贝特类或烟酸缓释剂;进一步强化生活方式治疗。若患者需使用但不能耐受大剂量他汀类药物治疗,可用中、小剂量的他汀类药物联合依折麦布。

(3)慢性肾功能不全(CKD):美国 FDA 及新药申请局的数据表明,他汀类药物无明显的肾素性,不会导致 CKD。但是肾功能不全患者容易发生他汀类药物相关的不良反应,因此对于肾功能受损的患者应按照表 4-5-7 调整用量,并监测肾功能、转氨酶、肌酶的变化。

(4)新发糖尿病风险:他汀类药物增加新发糖尿病的风险并可升高血糖,但他汀类治疗使心血管病高危患者明显获益,新增糖尿病的风险远低于其心血管获益。

(5)在药物治疗前,应该和患者讨论治疗目标和可减少的 ASCVD 风险及潜在的不良反应、药物相互作用和患者的意愿。

表 4-5-7 慢性肾脏病成人患者推荐应用的他汀类药物剂量(mg/d)

药物	慢性肾脏病1~2期	慢性肾脏病3a~2期,包括接受透析或肾移植患者
洛伐他汀	一般人群可接受的剂量	无相关研究
氟伐他汀	一般人群可接受的剂量	80
阿托伐他汀	一般人群可接受的剂量	20
瑞舒伐他汀	一般人群可接受的剂量	10
辛伐他汀/依折麦布	一般人群可接受的剂量	20/10
普伐他汀	一般人群可接受的剂量	40
辛伐他汀	一般人群可接受的剂量	40
匹伐他汀	一般人群可接受的剂量	2

注:亚洲国家慢性肾脏病人群宜应用更低剂量的他汀类药物;环孢素抑制某些他汀类药物的代谢,从而导致血药浓度升高

[摘自于 Toneli M, Wanner C. Kidney Disease: Improving global outcomes lipid guideline development work group members, Lipid management in chronic global outcomes 2013 clinical practice guideline. Ann Intern Med, 2014, 160(3): 182]

（6）与其他药物或食物合用: 见表 4-5-8。

表 4-5-8 他汀类药物与其他药物/食物合用的情况

药物/食物	辛伐他汀	洛伐他汀	阿托伐他汀	瑞舒伐他汀	普伐他汀	氟伐他汀	匹伐他汀
泊沙康唑	避免	避免					
波普瑞韦	避免	避免	未提及				
西咪匹韦	警惕	警惕	警惕	警惕	警惕		警惕
奈法唑酮	避免	避免					
环孢素	避免	避免	避免	5mg/d	20mg/d	30md/d	
吉非罗齐	避免	避免	避免	10mg/d	避免	警惕	避免
达那唑	避免	避免					

续表

药物/食物	辛伐他汀	洛伐他汀	阿托伐他汀	瑞舒伐他汀	普伐他汀	氟伐他汀	匹伐他汀
替拉那韦			避免				
特拉匹韦			避免				
HIV 蛋白酶抑制剂	避免	避免	20mg	10mg			
维拉帕米/地尔硫䓬	限 10mg						
克拉霉素			限 20mg				
伊曲康唑			限 20mg				
福沙那韦利托那韦			限 20mg				
奈非那韦			限 40mg				
氟康唑						20mg/d	
胺碘酮	限 20mg						
氨氯地平							1mg/d
雷诺嗪							2mg/d
西柚汁	避免大量饮用	避免大量饮用					
烟酸	上限 1g/d	上限 1g/d	上限 1g/d	上限 1g/d	上限 1g/d		
红霉素	避免	避免	避免				
利福平	避免					避免	2mg/d

3. 指南指导的他汀抗动脉粥样硬化的临床实践

（1）他汀治疗的目标和人群：应用他汀的主要目的是通过干预高胆固醇血症和血脂异常，降低动脉粥样硬化性心血管疾病（ASCVD），包括冠心病，还包括病因、危险因素和发病机制相同的缺血性卒中和外周动脉粥样硬化性疾病危险。在进行调脂治疗时，应将降低 LDL-C 作为首要目标。降低 LDL-C 首选他汀类药物，他汀类药物可使 LDL-C 降低 18%~55%，HDL-C 升高 5%~15%，TG 降低 7%~30%。不同的他汀类药物降低 TC、LDL-C 和 TG 以及升高 HDL-C 的不同剂量疗效也不同。

根据中国成人血脂防治指南，不同的危险人群开始药物治疗的 LDL-C 水平以及需达到的 LDL-C 目标值有很大的不同，主要结合我国人群的循证医学证据制订这些数值。具体的血脂目标值是：①低危（10 年危险性＜5%）：TC＜6.22mmol/L（240mg/dl），LDL-C＜4.14mmol/L（160mg/dl）；②中危（10 年危险性为 5%~10%）：TC＜5.18mmol/L（200mg/dl），LDL-C＜3.37mmol/L（130mg/dl）；③高危（CHD 或 CHD 等危症，或 10 年危险性为 10%~15%）：TC＜4.14mmol/L（160mg/dl），LDL-C＜2.59mmol/L（100mg/dl）；④极高危（急性冠脉综合征，或缺血性心血管病合并糖尿病）：TC＜3.11mmol/L（120mg/dl），LDL-C＜2.07mmol/L（80mg/dl）。

药物治疗应使非 HDL-C 和 LDL-C 低于目标值。如果患者的基线胆固醇水平非常高，降脂难以达到目标值，则可将 non-HDL-C 和 LDL-C 水平下降至少 50% 作为替代目标。当 LDL-C＜1.04mmol/L（40mg/dl）时，如果能够耐受，应继续他汀治疗。

2013 年美国心脏病学学会（ACC）和美国心脏协会（AHA）降低成人动脉粥样硬化心血管风险胆固醇治疗指南（简称 2013 ACC/AHA 胆固醇治疗指南）他汀类药物治疗指南不再推荐 LDL-C 或非 HDL-C 治疗目标值。指出 4 类人群使用他汀类药物获益，建议对其直接启动不同强度剂量的他汀类药物治疗，即高强度他汀类药物剂量降低 LDL-C > 50%,中等强度剂量降低 LDL-C 30%~50%。包括:①临床存在 ASCVD 的患者(如果年龄< 75 岁且无禁忌证,推荐高强度他汀类药物);②原发性 LDL-C 升高到 ≥ 4.9mmol/L(190mg/dl)的患者(如果无禁忌证,推荐高强度剂量他汀类药物);③无 ASCVD,年龄为 40~75 岁,LDL-C 1.8~4.9mmol/L(70~190mg/dl)的糖尿病患者(如果无禁忌证,推荐中等至高强度剂量他汀类药物);④无 ASCVD 或糖尿病,年龄为 40~75 岁,LDL-C 1.8~4.9mmol/L(70~190mg/dl),10 年 ASCVD 风险 ≥ 7.5% 的患者(如果无禁忌证,推荐中等至高强度剂量他汀类药物)。

2014 版美国国家脂质协会(NLA)血脂异常管理建议推荐胆固醇管理目标和药物治疗时机:ASCVD 或糖尿病患者,无论基线胆固醇水平如何,都应给予中等强度或高强度他汀治疗;CKD 5 期的慢性肾脏病属于极高危,但目前无确信证据证明降脂可降低 ASCVD 事件,因此不设定血脂治疗目标。

(2)指南推荐的他汀治疗剂量:我国目前临床最常用的他汀剂量为 2013 ACC/AHA 胆固醇治疗指南中的中等强度剂量,即瑞舒伐他汀 5~10mg、阿托伐他汀 10~20mg、普伐他汀 40~80mg、洛伐他汀 40mg、氟伐他汀缓释剂型 80mg、氟伐他汀 40mg bid、匹伐他汀 2~4mg。使用药物应从中等剂量开始,必要时滴定剂量使疗效达标。如果有他汀治疗的禁忌证时,使用替代药物,如胆酸螯合剂、胆固醇吸收抑制剂、贝特类、烟酸。

对于高龄老年人(≥ 75 岁)或基线胆固醇水平不高,甚至偏低或不能耐受常规剂量他汀者,可选用 ACC/AHA 低强度他汀剂量:辛伐他汀 10mg、普伐他汀 10~20mg、洛伐他汀 20mg、氟伐他汀 20~40mg、匹伐他汀 1mg。

对于基线 LDL-C 明显升高的家族性高胆固醇血症,或基线 LDL-C 较高的 ASCVD 患者,可用 ACC/AHA 指南推荐的高强度他汀剂量:瑞舒伐他汀 20mg、阿托伐他汀 40~80mg。

（3）合并高 TG 血症时的他汀治疗：如果 TG ≥ 12.95mmol/L（500mg/dl），一线治疗使用降低 TG 的药物，包括贝特类、ω-3 脂肪酸和烟酸；TG < 12.95mmol/L（500mg/dl）且 ≥ 3.89mmol/L（150mg/dl），无胰腺炎史，可将他汀作为一线治疗药物。

（4）他汀类与其他降脂药联用：因为任何他汀剂量倍增时，降低 LDL-C 的疗效仅额外增加 6% 左右，所以如果不能达到目标值时（特别对高危和极高危人群）可以考虑他汀联合非他汀降脂药物。在联合治疗前，一般应达到他汀的最大耐受剂量。

1）与依折麦布联合应用：已有较多的临床试验观察了依折麦布与他汀类药物联合应用的降脂效果和安全性。合用并不增加他汀类药物的肝脏毒性、肌病和横纹肌溶解等不良反应风险，可提高降脂疗效，达到高剂量他汀类药物的效果。因此，在大剂量使用他汀类药物仍不能达标时，加用依折麦布不失为一个选择。

2）与贝特类药物联合应用：此种联合治疗适用于混合性高脂血症患者，目的是明显降低 TC、LDL-C 和 TG 水平，升高 HDL-C 水平。此种联合用药适用于致动脉粥样硬化血脂异常的治疗，尤其在糖尿病和代谢综合征时伴有的血脂异常。联合治疗可明显改善血脂谱。由于他汀类和贝特类药物均有潜在损伤肝功能的可能性，并有发生肌炎和肌病的危险性，合用时发生不良反应的机会增多，他汀类和贝特类药物联合用药的安全性应高度重视。因此，开始合用时宜都用小剂量，采取早晨服用贝特类药物、晚上服用他汀类药物的方式，避免血药浓度显著升高。密切监测 ALT、AST 和 CK，如无不良反应，可逐步增加剂量。治疗期间继续注意肌肉症状，监测 ALT、AST 和 CK。对于老年、女性、肝肾疾病、甲状腺功能减退患者，慎用他汀类和贝特类联合治疗，并尽量避免与大环内酯类抗生素、抗真菌药物、环孢素、HIV 蛋白酶抑制剂、地尔硫䓬、胺碘酮等药物合用。

3）与烟酸类药物联合应用：在常规他汀类药物治疗的基

础上,加用小剂量烟酸是一种合理的联合治疗方法。该联合治疗可显著升高 HDL-C,而不发生严重的不良反应。缓释型烟酸与洛伐他汀复方制剂的临床观察证实其疗效确切、安全,更利于血脂全面达标。联合使用他汀类和烟酸缓释剂的患者中,有6%因潮红难以耐受而停药。目前的研究并未发现他汀类药物和烟酸缓释剂联用增加肌病和肝脏毒性的发生率。但由于烟酸增加他汀类药物的生物利用度,可能有增加肌病的危险性,同样需要监测 ALT、AST 和 CK,指导患者注意肌病症状,一旦发现征兆,及时就诊。

联合治疗较单用他汀类治疗有升高血糖的危险性,但缓释制剂使这一问题大为减轻,糖尿病并非是这种合用的禁忌证。在联合使用他汀类和烟酸时,应加强血糖监测。

4)与胆酸螯合剂联合应用:两药合用有协同降低血清 LDL-C 水平的作用。他汀类与胆酸螯合剂联用可增加各自的降脂作用,还可延缓动脉粥样硬化的发生和发展进程,减少冠心病事件的发生。他汀类与胆酸螯合剂合用并不增加其各自的不良反应,且可因减少用药剂量而降低发生不良反应的风险。由于胆酸螯合剂具体服用的一些不便,此种联合方案仅用于其他治疗无效或不能耐受者。

5)与 ω-3 脂肪酸联合应用:他汀类药物与鱼油制剂 ω-3 脂肪酸合用可用于治疗混合性高脂血症。他汀类药物与鱼油制剂联合应用不会增加各自的不良反应。由于服用较大剂量的 ω-3 多不饱和脂肪酸有增加出血的危险性,并且对糖尿病和肥胖患者因增加热量的摄入而不利于长期应用。

4. 贝特类药物的临床实践

(1)贝特类药物在高甘油三酯血症或以 TG 升高为主的混合性高脂血症和低高密度脂蛋白血症中的应用:血清 TG 水平临界升高在 1.70~2.25mmol/L(150~199mg/dl)时可采用非药物治疗,包括治疗性饮食、减轻体重、减少饮酒、戒烈性酒等;如血清 TG 水平在 2.26~5.65mmol/L（200~499mg/dl）时可应用贝特类药物；在 TG ≥ 5.65mmol/L（500mg/dl）者易反复发生胰腺炎，不仅会使糖尿病恶化，还可能因胰腺炎的并发症危及生命，此时应首先考虑使用贝特类药物迅速降低 TG 水平。

（2）贝特类药物在心血管疾病一和二级预防中的作用：临床试验包括赫尔辛基心脏研究（HHS）、美国退伍军人管理局 HDL-C 干预试验（VA-HIT）、苯扎贝特心肌梗死预防研究（BIP）和非诺贝特在糖尿病患者干预预防事件试验（FIELD）等证实，贝特类药物可能延缓冠状动脉粥样硬化的进展，减少主要冠状动脉事件，发生卒中的危险性下降，无自杀、癌症死亡的危险性增加，并能减轻机体的胰岛素抵抗和保护胰岛素 B 细胞功能。在 FIELD 研究中，低危糖尿病患者用非诺贝特治疗 5 年，与安慰剂组比较，非致死心肌梗死和总心血管事件显著减少，但死亡率减低未达到统计学意义。

（3）贝特类药物在重度高胆固醇血症中的应用：如空腹血清 TC ≥ 7.76mmol/L（300mg/dl）或 LDL-C ≥ 5.18mmol/L（200mg/dl），常见于明显基因异常者，如单基因型家族性高胆固醇血症（FH）、家族性载脂蛋白 B 缺陷症和多基因型高胆固醇血症等。对于这些情况，无论患者是否有冠心病或危险因素，都应积极进行治疗。对于 FH 患者，可考虑联合用药措施，如他汀类药物加普罗布考或贝特类等以达到治疗的目标值。

（4）贝特类药物在代谢综合征中的应用：防治代谢综合征的主要目标是预防临床心血管病以及 2 型糖尿病的发病，对已有心血管疾病者则要预防心血管事件再发。代谢综合征时调脂的目标为 TG < 1.70mmol/L（150mg/dl）、HDL-C ≥ 1.04mmol/L（40mg/dl）。LDL-C 达标后，当有高甘油三酯血症时，下一个目标是纠正低 HDL-C。治疗性生活方式改变未能使其达标时加用药物治疗，选用贝特类或烟酸类。如 TG ≥ 5.65mmol/L（500mg/dl）应及早启用贝特类或烟酸治疗。

（5）贝特类与他汀类或烟酸类药物合用：联用有增加肌病的危险性，应特别注意安全性。贝特类药物与他汀类合用以非诺贝特为首选，从小剂量开始，在安全性监测下逐步调整剂量。两药的服用时间应分开，在早、晚各自服用，必须监测转氨酶与肌酶，以保证安全性。贝特类药中，吉非罗齐虽有明显的调脂疗效，但与他汀类合用发生肌病的危险性相对较多，而其他贝特类如非诺贝特与他汀类合用时发生肌病的危险性较少。

（6）贝特类药物的常见不良反应及处理：贝特类的常见不良反应为消化不良、胆石症等，也可引起肝脏血清酶升高和肌病。绝对禁忌证为严重肾病和严重肝病。应该检测 ALT、AST 和 CK。参见他汀类药物不良反应处理部分。

二、药物使用精解

辛伐他汀 Simvastatin

【其他名称】

美舒通、葆至能、舒降之、米希伦、辛可。

【药物特征】

为 HMG-CoA 还原酶抑制剂，抑制胆固醇的内源性合成，可降低正常及升高的低密度脂蛋白胆固醇（LDL-C）的浓度，还可以升高高密度脂蛋白胆固醇（HDL-C）的浓度，降低血浆甘油三酯（TG）的水平。

辛伐他汀是洛伐他汀的甲基衍生物。辛伐他汀为无活性的前体药物，在肝脏代谢为有活性的 β- 羟酸形式。口服吸收较完全（80%），肝脏内首关消除明显，绝对生物利用度约 5%。95% 的药物与血浆蛋白结合，半衰期约 3 小时。体内代谢可能由 CYP450 酶起主要作用，代谢产物主要经胆道排出。

【适应证】

高胆固醇血症、冠心病二级预防。

【剂型与特征】

只有口服剂型,有普通片、分散片、滴丸等剂型,药动学无明显差异。规格为 5mg、10mg、20mg、40mg。

【用法和用量】

口服:患者在服药前应接受标准的降胆固醇饮食,服药期间应继续维持该饮食。

1. **高胆固醇血症** 起始剂量一般为 20mg/d,睡前服药。胆固醇轻至中度升高的患者起始剂量为 10mg/d。调整剂量应至少间隔 4 周。当 LDL-C 降至 1.94mmol/L 或 TC 降至 3.6mmol/L 时,考虑减少本品的剂量。

2. 冠心病、卒中、糖尿病或周围血管疾病等 起始剂量一般为 20~40mg/d,睡前服药。

3. 纯合子型家族性高胆固醇血症 推荐 40mg/d,睡前服药;或 80mg/d,分成早晨 20mg、中午 20mg 和睡前 40mg 3 次服药。

4. 协同治疗 同时服用环孢素时,起始剂量为 5mg/d,最大不超过 10mg/d;同时服用胺碘酮或维拉帕米时,起始剂量应 < 20mg/d。

5. 肾功能不全 中度肾功能不全患者不必调整剂量;严重肾功能不全(肌酐清除率 < 30ml/min)患者的起始剂量一般为 5mg/d,并密切监测。

6. 杂合子型家族性高胆固醇血症儿童患者(10~17 岁) 起始剂量为 10mg/d,睡前服药;最大剂量为 40mg/d。

【不良反应】

腹痛、便秘、胃肠胀气;疲乏、头痛;罕见肌病、血清转氨酶升高的报道;极少发生横纹肌溶解和肝炎、黄疸;极罕见肝衰竭的报道。

【禁忌证】

对本品中的任何成分过敏者、活动性肝病或无法解释的转氨酶持续升高者、孕期和哺乳期妇女禁用。

【药物相互作用】

1. 与明显抑制 CYP3A4 的药物(如环孢素、米贝地尔、伊曲康唑、红霉素、克拉霉素和奈法唑酮)或纤维酸类衍生物或烟酸合用时致横纹肌溶解的风险增高。

2. 与其他 HMG-CoA 还原酶抑制剂、贝特类、烟酸(剂量≥ 1g/d)合用时,肌病的发生率和严重程度增加。

3. 增加香豆素类衍生物的抗凝效果。

【注意事项】

1. 使用本药前应接受标准的降胆固醇饮食,并在用药过程中继续。

2. 大量饮酒和(或)肝病病史患者慎用。

3. 肝脏反应　用药不久出现转氨酶升高,一般为一过性的,且无其他症状,不必停药;转氨酶持续升高(超过正常值的3倍以上)者应立即停药。

4. 肌肉反应　服用该药的患者普遍有肌酸激酶(CK)一过性升高,不必停药。有弥漫性的肌痛、肌软弱或(和)显著的 CK 升高(超过正常值的 10 倍以上)应立即停药。有急性或严重的条件暗示的肌病及有因横纹肌溶解而导致二次急性肾衰竭倾向的患者应停止他汀类治疗。

5. 对纯合子型家族性高胆固醇血症患者的治疗效果不理想;不适合治疗以 TG 升高为主的 I、IV、V 型高脂血症。

【FDA 妊娠 / 哺乳分级】

X 级 /L3 级。孕妇禁用,准备怀孕或可能怀孕的妇女禁用。哺乳期妇女服药期间不宜授乳。

【用药实践】

1. 辛伐他汀导致的转氨酶升高反应较其他他汀类药物更为多见。有活动性肝病或无法解释的转氨酶升高者应禁用辛伐他汀。

2. *SLCO1B1* 基因多态性与辛伐他汀引起的肌肉不良反应

相关。$SLCO1B1*5(T>C)$ 的突变杂合型和纯合型患者使用辛伐他汀的肌毒性增加,建议换用瑞舒伐他汀等水溶性他汀。

阿托伐他汀 Atorvastatin

【其他名称】

立普妥、阿乐。

【药物特征】

阿托伐他汀降低纯合子型和杂合子型家族性高胆固醇血症、非家族性高胆固醇血症和混合型血脂异常患者的 TC、LDL-C 和 ApoB 水平,还可降低 VLDL-C 和 TG 水平,并升高 HDL-C 和 ApoA I 水平。

阿托伐他汀口服吸收迅速,1~2 小时内达峰值,吸收程度与药物剂量成正比。存在肝脏首关效应,平均分布容积约为 381L。血浆蛋白结合率 ≥ 98%。阿托伐他汀广泛代谢成邻位和对位羟基衍生物及多种 β- 氧化产物,其药理作用约 70% 是由活性代谢产物产生的。代谢产物主要经肝脏和(或)肝外代谢后经胆汁清除,无明显的肠肝循环。$t_{1/2}$ 约为 14 小时,活性代谢产物对 HMG-CoA 还原酶抑制活性的半衰期为 20~30 小时。血液透析不能增加其清除率。

【适应证】

高胆固醇血症、冠心病。

【剂型与特征】

只有口服剂型,有普通片、胶囊等剂型,药动学无明显差异。规格为 10mg、20mg、40mg。

【用法和用量】

口服:患者在服药前应接受标准的降胆固醇饮食,服药期间应继续维持该饮食。

1. 常用剂量 起始剂量一般为 10mg/d,最大剂量为 80mg/d。可在一天内的任意时间一次服药,不受进餐影响。

2. 原发性高胆固醇血症和混合性高脂血症　10mg/d 可控制血脂水平,2 周内明显见效,4 周内可见最大疗效。

3. 杂合子型家族性高胆固醇血症　起始剂量为 10mg/d,遵循个体化原则逐步增加至 40mg/d,每隔 4 周调整 1 次;若疗效不佳,剂量可增加至 80mg/d 或阿托伐他汀 40mg/d 合用胆酸螯合剂。

4. 纯合子型家族性高胆固醇血症　推荐 10~80mg/d,可作为其他降脂措施(LDL 血浆透析法等)的辅助治疗,也可单独使用。

5. 协同治疗　同时服用环孢素时,起始剂量为 5mg/d,最大不超过 10mg/d;同时服用胺碘酮或维拉帕米时,起始剂量应＜20mg/d。

6. 肾功能不全　不需调整。

【不良反应】

最常见便秘、胃肠胀气、消化不良和腹痛,继续用药后缓解。常见肌痛、关节痛、胸痛、外周性水肿、疲劳、皮疹。少见血小板减少症、高血糖、低血糖、风疹。罕见横纹肌溶解症。非常罕见肝衰竭、血管神经性水肿、大疱性皮疹。

【禁忌证】

对本品中的任何成分过敏者、活动性肝病或无法解释的转氨酶持续升高者、孕妇和哺乳期妇女禁用。

【药物相互作用】

1. 与强效 CYP3A4 抑制剂如纤维酸衍生物、调脂剂量的烟酸、环孢素、克拉霉素、HIV 蛋白酶抑制剂、伊曲康唑联合用药可增加发生肌病的危险性。

2. 每天饮用超过 1.2L 葡萄柚汁可增加阿托伐他汀的血药浓度,增加疾病风险。

3. 利福平等其他 CYP3A4 诱导剂降低阿托伐他汀的血药浓度,建议同时给药。

4. 增加地高辛的稳态血药浓度 20%,应注意监测。

5. 增加口服避孕药的吸收。

【注意事项】

1. 肌痛、肌肉压痛或肌肉无力,伴有不适或发热时,如果出现肌酸激酶水平显著升高(＞正常值的 10 倍)或确诊 / 疑诊肌病,应立即停药。

2. 服药初期(3 个月内)通常发生转氨酶异常。如果转氨酶持续升高超过正常值上限的 3 倍以上,建议减低剂量或停药。

3. 大量饮酒和(或)肝病病史患者慎用。

4. 谨慎与螺内酯和西咪替丁合用,可降低内源性类固醇激素水平或活性。

【FDA 妊娠 / 哺乳分级】

X 级 /L3 级。禁止孕妇或可能受孕的育龄女性服用阿托伐他汀。哺乳期妇女服药期间禁止哺乳。

【用药实践】

阿托伐他汀是用于 ASCVD 一和二级预防临床证据最多的药物。阿托伐他汀 10~20mg 为中等强度剂量,40~80mg 为高强度剂量。本药与华法林存在药物相互作用,可能引起华法林的 INR 升高,因此两药联用时应注意监测凝血指标。

普伐他汀 Pravastatin

【其他名称】

浦惠旨、福他宁、普拉固、富利他之、美百乐镇。

【药物特征】

普伐他汀增加 LDL-C 分解代谢和血中的 LDL-C 清除,通过抑制 VLDL-C 在肝脏中的合成从而抑制 LDL-C 的生成。

普伐他汀为水溶性 HMG-CoA 还原酶抑制剂,主要从十二指肠吸收,口服吸收迅速,主要分布于肝脏及小肠等胆固醇生物合成旺盛的器官。给药后 1~2 小时达峰值,血药浓度与给药剂量成正比。半衰期约为 1.5 小时,分布容积为 830.0L,血清蛋白结合率为 53.1%,AUC 为(14.0±3.9)ng·h/ml。普伐他汀主要经肝脏代谢,但不经 CYP3A4 代谢,体内无蓄积。普伐他汀通过肝、肾双通道进行清除,以粪中排泄为主,肾或肝功能不全患者可通过代偿性改变排泄途径而清除。

【适应证】

高脂血症、家族性高胆固醇血症。

【剂型与特征】

只有口服普通片,规格为 5mg、10mg、20mg。

【用法和用量】

成人一般起始剂量为 10~20mg/d,1 次/d,临睡前口服。最高剂量为 40mg/d。

【不良反应】

常见皮疹、腹泻、胃部不适感等;罕见横纹肌溶解症。

【禁忌证】

对本品中的任何成分过敏者、活动性肝病或无法解释的转氨酶持续升高者、孕妇和哺乳期妇女禁用。

【药物相互作用】

普伐他汀不经 CYP3A4 代谢,因此不会与其他由细胞色素 P450 系统代谢的药物或 CYP3A4 抑制剂产生明显的相互作用。与吉非罗齐合用时肌病的发生率增加。

【注意事项】

1. 肌痛、肌肉压痛或肌肉无力,伴有不适或发热时,如果出现肌酸激酶水平显著升高(>正常值的 10 倍)或确诊/疑诊肌病,应立即停药。

2. 服药初期(3 个月内)通常发生转氨酶异常。如果转氨酶持续升高超过正常值上限的 3 倍以上,建议减低剂量或停药。

3. 以下患者慎用 有严重肝、肾损害或既往史的患者;正在服用贝特类药物、免疫抑制剂、烟酸的患者。

【FDA 妊娠 / 哺乳分级】

X 级 /L3 级。尚未确立妊娠期用药的安全性，因此孕妇或可能妊娠的妇女仅在治疗的益处大于风险时方可给药。哺乳期妇女避免用药，必须用药时应停止授乳。

【用药实践】

1. 普伐他汀的心血管风险 本药属于水溶性他汀，但降脂作用较弱，属于低强度他汀（普伐他汀 10~20mg）。有研究认为 $MTHFR(677C > T)$ 基因突变的患者应用普伐他汀具有心血管风险，因此应慎用。

2. 与新发糖尿病的关系 WOSCOP 研究（在高胆固醇血症男性中应用普伐他汀的一级预防试验）提示应用普伐他汀 40mg/d，新发糖尿病风险降低了 30%。

氟伐他汀 Fluvastatin

【其他名称】

来适可。

【药物特征】

氟伐他汀的作用部位主要在肝脏，抑制内源性 TC 的合成，降低肝细胞内 TC 的含量，刺激 LDL 受体的合成，提高 LDL 微粒的摄取，降低血浆总 TC 浓度。氟伐他汀可减少高胆固醇血症和混合性血脂紊乱患者的 TC、LDL-C、ApoB 和 TG 水平，增加 HDL-C 水平。服药 2 周内出现较好的治疗效果，4 周内出现最大效应，并在治疗过程中持续存在。

氟伐他汀口服吸收迅速，进食后吸收率降低。氟伐他汀的绝对生物利用度为 24%，表观分布容积为 330L，血浆蛋白结合率 > 98%。循环药物主要为氟伐他汀原形和无药理学活性的代谢产物 N- 去异丙基丙酸。羟化的代谢产物有药理学活性，但不进入全身血液循环。氟伐他汀抑制通过 CYP2C9 代谢的化合物的代谢,其生物转化是通过多种 CYP450 途径完成的,抑制 CYP450 对氟伐他汀的代谢影响很小。氟伐他汀的血浆清除率为(1.8 ± 0.8)L/min,服药后无蓄积效应,肝功能不全患者可能有药物蓄积。进食对氟伐他汀的 *AUC* 无明显影响,妇女和老人对其治疗反应增强。

【适应证】

原发性高胆固醇血症和原发性混合型血脂异常。

【剂型与特征】

只有口服胶囊剂,规格为 20mg、40mg。

【用法和用量】

口服:开始治疗前及治疗期间,患者必须坚持低胆固醇饮食。

1. 常用剂量 一般起始剂量为 20 或 40mg/d,1 次 /d,晚餐或睡前吞服;胆固醇极高或药效不佳者可改为 40mg/d,2 次 /d。给药后 4 周内达最大降低 LDL-C 作用,长期服用持续有效。

2. 肾功能不全 轻、中度患者不必调整剂量,严重患者不能使用氟伐他汀。

【不良反应】

最常见的药物不良反应为轻微的胃肠道症状、失眠和头痛;常见转氨酶升高;非常罕见横纹肌溶解症、血小板减少、过敏反应、感觉异常、血管神经性水肿。

【禁忌证】

对本品中的任何成分过敏者、活动性肝病或无法解释的转氨酶持续升高者、孕妇和哺乳期妇女禁用。

【药物相互作用】

1. 谨慎与贝特类药物和烟酸合用可能增加肌病风险。

2. 氟康唑、环孢素升高氟伐他汀的暴露量和血药浓度峰值,合用时需慎重。

3. 氟伐他汀可与树脂(如考来烯胺)结合,服用树脂后至少间隔4小时才能服用氟伐他汀。

4. 利福平减少氟伐他汀的生物利用度,长期服用时需调整氟伐他汀的剂量。

5. 与香豆素类衍生物合用时有发生出血和(或)凝血酶原时间延长的报道,联合用药时需监测凝血酶原时间。

【注意事项】

与普伐他汀相同。

【FDA妊娠/哺乳分级】

X级/L3级。氟伐他汀禁用于孕妇,也禁用于未采取可靠避孕措施的育龄妇女,治疗期间如怀孕应停药。哺乳期妇女禁用。

【用药实践】

1. 氟伐他汀的降脂强度和代谢特点 氟伐他汀20~40mg为低强度剂量,氟伐他汀80mg可达中等强度降脂作用。临床应用时氟伐他汀的降脂作用较阿托伐他汀和瑞舒伐他汀弱。

与其他他汀不同,氟伐他汀抑制通过CYP2C9代谢的化合物的代谢,而多数心血管药物的生物转化是通过CYP3A4途径完成的,因此氟伐他汀受其他药物的代谢影响小。在临床应用过程中,肝功能异常的发生率较低,临床用药安全。

2. 氟伐他汀药物过量的处理 意外过量服用氟伐他汀的患者建议给予药用炭口服。如果服用时间较短,可考虑洗胃,需对症治疗。

瑞舒伐他汀 Rosuvastatin

【其他名称】

可定。

【药物特征】

瑞舒伐他汀增加肝LDL受体数量,增强对LDL的摄取和分解代谢;抑制肝VLDL合成,从而减少VLDL和LDL数量。对于高胆固醇血症、高甘油三酯血症患者,瑞舒伐他汀能降低

TC、LDL-C、VLDL-C、ApoB、非 HDL-C、TG 水平,升高 HDL-C 水平。尚不确定对心血管事件的影响。

药物口服 5 小时后血药浓度达到峰值,绝对生物利用度为 20%,分布容积约为 134L,血浆蛋白结合率(主要是白蛋白)约为 90%。瑞舒伐他汀是细胞色素 P450 代谢的弱底物,发挥药理作用 90% 由原形完成,10% 代谢为 N 位去甲基和内酯代谢物,其中 N 位去甲基代谢物的活性比瑞舒伐他汀低 50%,而内酯代谢物被认为在临床上无活性。约 90% 的瑞舒伐他汀以原形随粪便排出,其余部分通过尿液排出。$t_{1/2}$ 约为 19 小时,血浆清除率的几何平均值约为 50L/h(变异系数为 21.7%)。血液透析对药物清除无影响。

【适应证】

原发性高胆固醇血症(Ⅱa 型,包括杂合子型家族性高胆固醇血症)或混合型血脂异常症(Ⅱb 型)、纯合子型家族性高胆固醇血症。

【剂型与特征】

只有口服普通片,规格为 5mg、10mg、20mg。

【用法和用量】

口服:开始治疗前及治疗期间,患者必须坚持低胆固醇饮食。

1. 常用剂量　初始治疗一般为 5mg/d,1 次 /d。需强效降低 LDL-C 的患者起始剂量 10mg/d。调整剂量以 4 周为时间间隔,最大剂量为 20mg/d。可在一天中的任意时间给药,且不受进食影响。

2. 肾功能不全　轻、中度患者不必调整剂量,严重患者不能使用瑞舒伐他汀。

【不良反应】

常见糖尿病、头痛、头晕、便秘、恶心、腹痛、肌痛、无力;偶见瘙痒、皮疹和荨麻疹;罕见血管神经性水肿、胰腺炎、横纹肌溶解。

【禁忌证】

对本品中的任何成分过敏者；活动性肝病患者，包括原因不明的血清转氨酶持续升高（超过 3 倍的正常值）的患者；严重的肾功能损害患者（肌酐清除率＜ 30ml/min）；肌病患者；同时使用环孢素的患者；妊娠期间、哺乳期间，以及有可能怀孕而未采用适当避孕措施的妇女禁用。

【药物相互作用】

1. 环孢素使瑞舒伐他汀的 AUC 升高，环孢素的血药浓度不变。

2. 升高使用维生素 K 拮抗剂的患者的 INR 值，停用或降低剂量 INR 值降低。

3. 吉非罗齐和其他降脂药增加瑞舒伐他汀的血药浓度和 AUC。

4. 蛋白酶抑制剂增加瑞舒伐他汀的暴露量。

5. 抗酸药降低瑞舒伐他汀的血药浓度，推荐服药后 2 小时再给予抗酸药。

6. 红霉素致胃肠道运动增加，降低瑞舒伐他汀的血药浓度和 AUC。

7. 升高口服避孕药的血药浓度。

【注意事项】

1. 对肾脏的影响　使用 40mg 的患者可见蛋白尿。

2. 对骨骼肌的影响　服用各种剂量特别是＞ 20mg 时可能发生肌痛、肌病以及横纹肌溶解。与依折麦布合用时有横纹肌溶解的可能性，合用时慎重。

3. 以下患者需监测 CK 水平，可能有发生肌病的风险　肾功能损害、甲状腺功能减退、本人或家族史中有遗传性肌肉疾病、既往有其他 HMG-CoA 还原酶抑制剂或贝特类的肌肉毒性史、乙醇滥用、年龄＞ 70 岁、可能发生血药浓度升高的情况、同时使用贝特类。

4. 对肝脏的影响　用药不久出现转氨酶升高，一般为一过性的，且无其他症状，不必停药；转氨酶持续升高（超过正常值的3倍以上）应立即停药。

5. 亚裔人种的药物暴露量高于高加索人。

6. 患有罕见的遗传性半乳糖不耐受性、乳糖酶缺乏或葡萄糖 - 半乳糖吸收不良等患者不应服用本品。

7. 服药有增加糖尿病发生率的风险。

8. 药物不影响驾驶车辆和操纵机器，但需注意服药后可能发生头晕。

【FDA 妊娠 / 哺乳分级】

X 级 /L3 级。瑞舒伐他汀禁用于孕妇及哺乳期妇女，有可能怀孕的妇女应该采取适当的避孕措施。若患者在用药过程中怀孕，应立即终止治疗。尚无有关瑞舒伐他汀分泌入人乳中的资料。

【用药实践】

1. 瑞舒伐他汀的降脂疗效强大　本品比其他的他汀类药物（阿托伐他汀、辛伐他汀和普伐他汀）有着更强的降低 LDL-C 的效力，可以使更多的患者达到推荐的治疗目标。瑞舒伐他汀 20mg 为高强度他汀剂量。

2. 瑞舒伐他汀与新发糖尿病风险　瑞舒伐他汀预防研究（JUPITER）提示瑞舒伐他汀增加新发糖尿病风险。

3. 瑞舒伐他汀药物过量的处理　本品过量时没有特殊的治疗方法，一旦过量应给予对症、支持治疗。同时应监测肝功能和肌酸激酶水平。血液透析可能无显著疗效。

洛伐他汀 Lovastatin

【其他名称】

俊宁，苏尔清，罗华宁，艾乐汀，欣露。

【药物特征】

洛伐他汀使 TC 合成减少，LDL 受体合成增加，降低血 TC 和 LDL-C 水平，对动脉粥样硬化和冠心病的防治产生作用。还降低血清 TG 水平和增高血 HDL 水平。

口服吸收良好，空腹时吸收减少 30%。肝内首关消除明显，水解为以 β- 羟酸为主的 3 种活性代谢产物。原形及 β- 羟酸代谢物的蛋白结合率高达 95%，达峰时间为 2~4 小时，$t_{1/2}$ 约为 3 小时。83% 从粪便排出，10% 从尿排出。长期治疗后停药，作用持续 4~6 周。

【适应证】

高胆固醇血症、混合性高脂血症。

【剂型与特征】

只有口服剂型，有普通片、分散片等剂型，药动学无明显差异。规格为 20mg。

【用法和用量】

口服。

1. 常用剂量　初始治疗一般为 20mg/d，1 次 /d，晚餐时顿服。调整剂量以 4 周为时间间隔，最大剂量为 80mg/d，1~2 次 /d，早、晚餐服。

2. 合用免疫抑制剂　最大剂量为 20mg/d，TC 和 LDL-C 降至 3.6mmol/L（140mg/dl）和 1.9mmol/L（75mg/dl）以下时可减量。

【不良反应】

最常见的不良反应为胃肠道反应、头痛、皮疹、头晕、视觉模糊和味觉障碍；偶见血转氨酶升高；少见阳痿、失眠；罕见肌炎横纹肌溶解等。

【禁忌证】

对本品中的任何成分过敏者、活动性肝病或无法解释的转氨酶持续升高者、孕妇和哺乳期妇女禁用。

【药物相互作用】

1. 与抗凝血药合用延长凝血酶原时间,增加出血危险。

2. 与以下药物合用可增加肌溶解和急性肾衰竭发生的危险 环孢素、阿奇霉素、克拉霉素、红霉素、达那唑、伊曲康唑、吉非罗齐、烟酸。

3. 考来替泊、考来烯胺可降低洛伐他汀的生物利用度,服药需间隔 4 小时。

【注意事项】

1. 肌痛、肌肉压痛或肌肉无力,伴有不适或发热时,如果出现肌酸激酶水平显著升高(>正常值的 10 倍)或确诊 / 疑诊肌病,应立即停药。

2. 服药初期(3 个月内)通常发生转氨酶异常。如果转氨酶持续升高超过正常值上限的 3 倍以上,建议减低剂量或停药。

3. 肾功能不全时需减少洛伐他汀的用量。

4. 宜与饮食共进,以利于吸收。

【FDA 妊娠 / 哺乳分级】

X 级 /L3 级。孕妇及哺乳期妇女不推荐使用。

【用药实践】

本药的降胆固醇作用较弱,对于高龄老年人(≥ 75 岁)或基线胆固醇水平不高,甚至偏低或不能耐受常规剂量的他汀者可选用洛伐他汀 20mg。

非诺贝特 Fenofibrate

【其他名称】

苯酰降脂丙酯、普鲁脂芬、立平脂。

【药物特征】

非诺贝特在体内经酯酶的作用代谢成非诺贝特酸而发挥降低血脂的作用,可明显地降低血清 TC、TG 和升高 HDL。此外,还具有降低血浆纤维蛋白原、尿酸水平和血黏度、改善血流动力学等非调脂作用。

非诺贝特口服后有 50%~75% 被吸收，达峰时间为 4~7 小时，血浆蛋白结合率为 99%。吸收后在肝脏、肾脏中分布较多，约 60% 随尿排出体外。消除半衰期为 20 小时，因此可以 1 次 /d 用药。

【适应证】

高胆固醇血症、高甘油三酯血症。

【剂型与特征】

见表 4-5-9。

表 4-5-9　非诺贝特剂型与特征

剂型	起效时间	半衰期
普通片、胶囊	5 小时血药浓度达峰值	20 小时
缓释片	3~5 小时血药浓度达峰值	20 小时

【用法和用量】

见表 4-5-10。

表 4-5-10　非诺贝特用法和用量

剂型	规格	用法	用量	备注
普通片	200mg	餐中口服	200mg，1 次 /d；非诺贝特（Ⅲ）160mg，1 次 /d	非诺贝特（Ⅲ）160mg 与非诺贝特微粒化胶囊 200mg 具有生物等效性
缓释片	250mg	口服	250mg，1 次 /d	肾功能障碍时减为每日或隔日 200mg

1. 常用剂量为 100mg，3 次 /d；维持剂量为 100mg，1~2 次 /d。

2. 为减少胃肠道不良反应,可与饮食同服。

3. 肾功能不全患者、老年人应减少药量。

【不良反应】

常见胃肠道反应、皮疹和神经系统包括乏力、头痛等不良反应。可能会引起肌炎、肌病和横纹肌溶解症;肾病或甲亢患者发生肌病的危险性增加。有致胆石增加的趋势,偶引起转氨酶增加。

【禁忌证】

对非诺贝特过敏者、胆囊病或胆石症患者、严重肝肾功能不全或异常患者禁用。

【药物相互作用】

1. 增强香豆素类抗凝血药的作用,延长凝血酶原时间。合用时需减少抗凝血药的剂量。

2. 胆酸结合树脂如考来烯胺等影响药物的吸收,因此在合用时非诺贝特需提前 1 小时服药或延迟 4~6 小时服药。

3. 慎与他汀类药物合用,有增加肌病的风险。

4. 与免疫抑制剂合用有致肾功能恶化的危险。

5. 与高血浆蛋白结合率的药物如甲苯磺丁脲、磺酰脲类降血糖药、苯妥英、呋塞米合用时可增加其游离型药物浓度,药效增加。

【注意事项】

1. 对诊断有干扰,影响全血象及血小板计数、肝功能试验、血脂、血肌酸激酶。

2. 有可疑肌病或血肌酸激酶升高时应停药。

3. 雌激素、噻嗪类利尿药或 β 受体拮抗剂等引起的高脂血症,停药后不需抗高血脂治疗。

【FDA 妊娠 / 哺乳分级】

C 级 /L3 级。尚无用于人类的试验数据,孕妇及哺乳期妇女禁用。

【用药实践】

1. 非诺贝特的降脂特点　本品降低甘油三酯和升高高密度脂蛋白的功效显著优于他汀类药物,可使甘油三酯水平降低25%~59%,高密度脂蛋白胆固醇水平升高1%~34%,总胆固醇水平下降6%~27%。临床单纯他汀类药物不能很有效地控制高胆固醇血症时,可选择和他汀类药物合用,以调整混合性高脂血症患者的血脂谱。

与其他贝特类药物相比,本品是一种微粒化的非诺贝特制剂,更易吸收,血浆浓度更易得到控制。

2. 非诺贝特联用依折麦布　两者联用可以使LDL-C降低20%以上,两者联用时具有良好的安全性与耐受性。

苯扎贝特 Benzafibrate

【其他名称】

必降脂、降脂苯酰、阿贝他。

【药物特征】

为氯贝丁酸衍生物类降脂药,降低TG的作用强于降低TC。可增高脂蛋白脂酶和肝脂酶活性,促进VLDL的分解代谢,降低TG。可能通过加强对受体结合的LDL的清除,降低LDL和TC。有升高HDL的作用,还可降低血纤维蛋白原。

【适应证】

高甘油三酯血症、高胆固醇血症、混合性高脂血症。

【剂型与特征】

见表4-5-11。

表4-5-11　苯扎贝特剂型与特征

剂型	生物利用度	起效时间	作用持续时间
普通片	95%	2小时血药浓度达峰值	1.5~2小时
缓释片	95%	3~5小时血药浓度达峰值	2~5.5小时

【用法和用量】

见表 4-5-12。

表 4-5-12 苯扎贝特用法和用量

剂型	规格	用法	用量	备注
普通片	200mg	餐中或餐后口服	200~400mg，3 次 /d	肾功能障碍时按肌酐清除率调整剂量：40~60ml/min 者 400mg，2 次 /d；15~40ml/min 者 400mg，1 次 /d 或隔日 1 次；< 15ml/min 者 400mg，1 次 /3 天
缓释片	400mg	餐后吞服	400mg，1 次 /d	肾功能障碍时减为每日或隔日 200mg

【不良反应】

胃肠道不适最为常见。偶有胆石症或肌炎，肾病综合征或其他肾损害致白蛋白减少患者或甲亢患者发生肌病的风险增加。偶见转氨酶增高。

【禁忌证】

对苯扎贝特过敏者、胆囊病或胆石症患者、严重肝肾功能不全或异常患者禁用。

【药物相互作用】

与非诺贝特相同。

【注意事项】

1. 服药可致血红蛋白、白细胞计数减低，转氨酶、肌酐升高。用药期间应定期检查。

2. 用药后若出现胆石症、肝功能显著异常、可疑肌病或血肌酸激酶显著升高，应及时停药。

3. 雌激素、噻嗪类利尿药或 β 受体拮抗剂等引起的高脂血症，停药后不需抗高血脂治疗。治疗高脂血症的同时关注和治疗甲状腺功能减退、糖尿病等原发病。

【FDA 妊娠 / 哺乳分级】

C 级 /L3 级。苯扎贝特在妊娠期用药的安全性未确立，故孕妇不推荐使用。苯扎贝特是否分泌入乳汁中不详，故哺乳期妇女不宜服用。

【用药实践】

本品主要通过肾脏代谢（大约 95%），在与免疫抑制剂如环孢素合用时，可增加后者的血药浓度和肾毒性，有导致肾功能恶化的危险，应减量或停药。本品与其他有肾毒性的药物合用时也应注意。

吉非罗齐 Gemfibrozil

【其他名称】

吉非贝齐、古非洛齐、乐衡、二甲苯氧二甲戊酸。

【药物特征】

为非卤化的氯贝丁酯类药物。降低 VLDL 合成，增加肝外脂蛋白酶活性，促进 VLDL 分解而使 TG 减少。还可通过抑制肝脏的甘油三酯酯酶，增加 HDL 含量。

吉非罗齐口服吸收完全，达峰时间为 1~2 小时，$t_{1/2}$ 为 1.5 小时，血浆蛋白结合率为 98%。经肝脏代谢，70% 以原形经肾排泄。其治疗后 2~5 天出现降脂作用，第 4 周达高峰。

【适应证】

高脂蛋白血症Ⅳ、Ⅴ型，冠心病，高脂血症。

【剂型与特征】

只有口服胶囊剂，规格为 0.3g。

【用法和用量】

口服：0.3~0.6g，2 次 /d，早、晚餐前 30 分钟服用。

【不良反应】

胃肠道不适最为常见；偶有胆石症或肌病；偶见转氨酶异常，停药后可恢复至正常；偶见轻度贫血、白细胞计数减少等。

【禁忌证】

对吉非罗齐过敏者禁用;胆囊病、胆石症患者禁用;吉非罗齐可促进胆固醇排泄,故肝功能不全或原发性胆汁性肝硬化患者禁用;严重肾功能不全患者禁用,因服药后可能致横纹肌溶解或高钾血症。

【药物相互作用】

1. 与抗凝血药合用时可明显增强抗凝效果,可能与将华法林等从其蛋白结合位点替换出有关。注意监测凝血酶原时间以调整抗凝血药的剂量。

2. 可将高蛋白结合率的药物如磺酰脲类降血糖药、苯妥英、呋塞米等从蛋白结合位点上替换下来,使其作用增强,合用时注意调整剂量。

3. 与他汀类药物共同治疗高脂血症时可增加肌毒性的发生风险,尽量避免合用。

4. 胆酸结合树脂如考来烯胺等影响药物的吸收,因此在合用时吉非罗齐需提前 2 小时服药或延迟 2 小时服药。

5. 因吉非罗齐主要经肾排泄,与免疫抑制剂或有肾毒性的药物合用时可增加后者的血药浓度和肾毒性,有导致肾功能恶化的风险,应减量或停药。

【注意事项】

1. 对诊断有干扰,影响全血象及血小板计数、肝功能试验、血脂、血肌酸激酶。

2. 有可疑肌病或血肌酸激酶升高时应停药。治疗 3 个月后无效应停药。

3. 雌激素、噻嗪类利尿药或 β 受体拮抗剂等引起的高脂血症,停药后不需抗高血脂治疗。

4. 停药后 TC、TG 可能反跳超过原来的水平,应低脂饮食并监测血脂至正常。

【FDA 妊娠 / 哺乳分级】

C 级 /L3 级。妊娠期人体研究尚无报道，吉非罗齐是否进入乳汁中不详，故孕妇及哺乳期妇女不宜服药。

【用药实践】

本品可能导致血红蛋白、血细胞比容、白细胞计数减低，血肌酸激酶、碱性磷酸酶、转氨酶、乳酸脱氢酶增高，临床上常规服用的患者需定期复查血常规、肝肾功能等相关指标。

烟酸 Nicotinic Acid

【其他名称】

无。

【药物特征】

烟酸为维生素 B 族之一，可降低 TG、VLDL，升高 HDL。降低 LDL 作用慢而弱，用药 5~7 天生效，3~5 周达药效学高峰，若与胆酸结合树脂或他汀类配伍时作用增强。烟酸降低细胞 cAMP 水平，降低脂肪酶活性，脂肪组织中的 TG 不易分解出 FFA，使合成 TG 的原料不足，减少 VLDL 合成和释放，LDL 来源减少。TG 浓度降低导致 HDL 分解代谢减少，从而使 HDL 升高，阻止动脉粥样硬化病变的发展。此外烟酸还可抑制 TXA_2 生成，增加 PGI_2 生成，发挥抑制血小板聚集和扩张血管的作用。

口服吸收迅速而完全，用药后 30~60 分钟血药浓度达峰值，生物利用度为 95%，血浆蛋白结合率低，代谢物及原形经肾排出，$t_{1/2}$ 为 20~45 分钟。

【适应证】

烟酸缺乏症、烟酸缺乏神经病、糙皮病样皮疹、高脂血症。

【剂型与特征】

只有口服普通片，规格为 50mg。

【用法和用量】

口服。

1. **糙皮病** 一次 50~100mg，一日 500mg。胃部不适时可与牛奶同服或餐中服用。一般同时服用维生素 B_1、维生素 B_2 和维生素 B_6 各 5mg。儿童一次 25~50mg，2~3 次 /d。

2. **高血脂** 起始剂量为 100mg，3 次 /d；4~7 日后可增加至 1~2g，3 次 /d。

【不良反应】

烟酸用量较大，用药初可见皮肤潮红及瘙痒等，与阿司匹林配伍可使该反应减轻，还可使烟酸的半衰期延长，防止尿酸浓度升高；烟酸刺激胃黏膜，服药后出现胃肠道不适，可改为餐中或餐后服药；长期应用致皮肤干燥、色素沉着等；偶见肝功能异常、尿酸升高、糖耐量减低等，停药可恢复。

【禁忌证】

对烟酸过敏者、消化性溃疡、糖尿病、肝功能异常者禁用。

【药物相互作用】

1. 使用异烟肼时适量补充烟酸，因异烟肼阻止烟酸与辅酶 I 结合，使烟酸缺乏。

2. 不宜与血管扩张剂（如胍乙啶等降压药）合用，因可协同增加血管扩张作用，产生直立性低血压。

【注意事项】

1. 症状消失后尽快停药。

2. 糖尿病、青光眼、痛风、高尿酸血症、肝病、溃疡病、低血压等患者慎用。

【FDA 妊娠 / 哺乳分级】

A、C 级 /L3 级。如剂量超过每日推荐的摄入量，妊娠分级为 C 级。除非必需，否则孕妇不应使用本品。因烟酸可经乳汁排泄，故哺乳期妇女不能使用烟酸。

【用药实践】

1. **烟酸不良反应预防和处理** 因烟酸会导致面部潮红，因此需从小剂量开始使用，缓慢加量以防患者不能耐受。缓释型制剂的不良反应轻,易耐受。因此 2014 NLA 建议应用烟酸缓释制剂,可缓慢加量,最大剂量为每日 2000mg。

2.烟酸与他汀类药物联用　烟酸与他汀联合使用用于动脉粥样硬化降胆固醇的三线治疗,但是根据临床研究结果,他汀联合烟酸对 LDL-C < 1.8mmol/L(70mg/dl)的患者无益。烟酸对 LDL-C 的降低作用较弱,常用于合并高甘油三酯和低 HDL-C 的动脉粥样硬化血脂异常的患者,尤其是伴非 HDL-C 升高的患者。他汀合并烟酸治疗与他汀单药治疗相比并不能减少 ASCVD 的发生。

依折麦布 Ezetimibe

【其他名称】

益适纯。

【药物特征】

依折麦布口服后附着于小肠绒毛刷状缘,抑制 TC 吸收,降低小肠中的 TC 向肝脏中转运,使肝脏 TC 贮量降低,增加血液中 TC 的清除。依折麦布不增加胆汁分泌,也不抑制胆固醇在肝脏中的合成。与他汀类合用可以进一步降低 TC 水平,优于两种药物单独应用。依折麦布不影响小肠对 TG、FFA、胆酸、黄体酮、炔雌醇及脂溶性维生素 A、维生素 D 的吸收。

依折麦布口服吸收迅速,结合成具有药理活性的酚化葡萄糖苷酸,血浆蛋白结合率为 88%~92%,$t_{1/2}$ 约 22 小时,有肠肝循环,80% 自粪便排出。

【适应证】

原发性高胆固醇血症、纯合子型家族性高胆固醇血症、纯合子型谷固醇血症。

【剂型与特征】

有口服普通片,规格为 10mg。

【用法和用量】

口服。

1. 常用剂量为一次 10mg, 1 次 /d。可在一天之内的任何时间服药, 药物吸收不受食物影响。

2. 老年患者和年龄 ≥ 10 岁的儿童及青少年不需调整剂量; < 10 岁的儿童不推荐应用本药。轻度肝功能受损患者不需调整剂量。

【不良反应】

单独服用依折麦布可出现头痛、腹痛、腹泻等; 与他汀类合用可出现头痛、乏力、消化道不适、转氨酶升高、肌痛等。

【禁忌证】

对依折麦布过敏者、活动性肝病或原因不明的转氨酶持续升高者禁用。

【药物相互作用】

1. 依折麦布无诱导细胞色素 P450 酶的作用, 未发现与已知的可被 CYP1A2、2D6、2C8、3A4 代谢的药物之间有临床意义的药动学相互作用。

2. 与抗酸药同服可降低依折麦布的吸收速度, 但不影响生物利用度。

3. 同时服用考来烯胺可降低依折麦布的平均 AUC 约 55%。

4. 与环孢素同服, 依折麦布的 AUC 可能增加。

5. 与非诺贝特或吉非罗齐同服可增加依折麦布的血药浓度, 但此影响无临床意义。鉴于贝特类可造成胆石症, 暂不推荐依折麦布与贝特类联用。

6. 与华法林合用未见显著影响华法林的生物利用度及凝血时间。

【注意事项】

1. 未发现依折麦布引起肌病与横纹肌溶解症。

2. 依折麦布长期应用对中、重度肝功能不全患者的影响尚不明确, 此类患者不推荐服用本品。

【FDA 妊娠 / 哺乳分级】

C 级。未查到哺乳分级。尚无关于孕期用药的临床资料，尚不确定依折麦布是否可经人乳排泌，因此除非能够证明其潜在的益处大于对婴儿的潜在危险性，否则依折麦布不宜用于哺乳期妇女。

【用药实践】

1. 需要联合依折麦布治疗的临床情况

（1）经合理饮食控制和常规剂量的他汀（相当于每日阿托伐他汀 10~20mg、辛伐他汀 20~40mg、普伐他汀 40mg 或氟伐他汀 40~80mg）治疗后胆固醇水平仍不能达标者可联合应用依折麦布。

（2）经合理饮食控制后胆固醇水平仍不能达标且不适于或不能耐受他汀治疗的患者可应用依折麦布单药治疗。

（3）以 TG 升高为主要表现的混合型血脂异常患者可联合应用非诺贝特与依折麦布。

（4）接受特殊治疗（如血浆置换疗法）无效或虽然有效但血脂仍未能达标的纯合子型家族性高胆固醇血症患者可联合应用依折麦布与他汀治疗。

（5）在饮食控制的基础上，依折麦布可用于纯合子型谷固醇血症（或植物固醇血症）患者的治疗。

（6）与中、小剂量他汀类药物联合用于慢性肾脏疾病患者。

（7）单独应用依折麦布或与他汀类联合用于冠心病的一、二级预防。依折麦布和他汀类联用可以使冠心病风险降低 10%。

2. 依折麦布不良反应及处理　5% 的患者可能因严重的胃肠道反应停用依折麦布，该药也可能引起转氨酶和肌酸激酶水平升高，有时还会引起肌肉症状。使用胃黏膜保护剂和保肝药物，监测肝功能，必要时停药。

3. 依折麦布的服药时间　依折麦布可在每日的任意时间

服用,食物不影响其疗效。对于血脂异常程度较轻的患者,亦可考虑选择 5mg/d 依折麦布单独或与他汀联合治疗。

4. 依折麦布联合用药问题 不宜与考来烯胺同时服用。必须合用时,须在服考来烯胺前 2 小时或后 4 小时服此药。

考来烯胺 Colestyramine

【其他名称】

消胆胺、降胆敏、消胆胺脂。

【药物特征】

考来烯胺为阴离子交换树脂,口服后与肠道中的胆酸结合,阻碍胆酸吸收入血,使血中的胆酸量减少,结果促使血中的 TC 向胆酸转化,降低 TC。

考来烯胺口服完全不吸收,一般在给药后 4~7 天起效,2 周内达最高疗效。部分患者在治疗过程中血清 TC 开始时降低,后又恢复或超过基础水平。

【适应证】

Ⅱa 型高脂血症、高胆固醇血症。

【剂型与特征】

口服散剂。

【用法和用量】

口服:考来烯胺味道难闻,可加用调味剂伴服。

1. **动脉粥样硬化** 每次服粉剂 4~5g,3 次 /d。

2. **止痒** 起始剂量为 2~3g/d,3 次 /d;维持剂量为 1g,3 次 /d。6 岁以上的儿童 80mg/kg,3 次 /d。

【不良反应】

考来烯胺引起脂肪吸收不良。常见不良反应为消化系统不良反应,老年人易出现粪便嵌塞,需用轻泻药;大剂量用药会引起脂肪泻;偶有胰腺炎的报道;幼儿可出现低氯血症性酸中毒;因干扰维生素 D 的吸收,可致骨质疏松或骨软化;可出现瘙痒和皮疹。

【禁忌证】

对考来烯胺过敏的患者、胆道完全闭锁的患者禁用。

【药物相互作用】

1. 与酸性药物如巴比妥酸、保泰松类、噻嗪类利尿药等合用，干扰酸性药物在肠道的吸收。

2. 可干扰抗凝剂、强心苷类药物进入肠肝循环，使这些药物在胃肠道内的停留时间过长，影响其疗效。这些药物应先于考来烯胺给药，至少间隔1小时以上；甲状腺素需间隔4~5小时。

3. 干扰维生素K、维生素D和铁在胃肠道内的吸收，建议服药期间同时服用脂溶性维生素A、维生素D。

【注意事项】

1. 长期服用可使肠内的结合胆盐减少，引起脂肪吸收不良，应适当补充维生素A、维生素D、维生素K等脂溶性维生素及钙盐。

2. 不可随意加大剂量，以免引起胃肠道不适、腹泻等。

【FDA妊娠/哺乳分级】

C级/L1级。考来烯胺口服后几乎完全不被吸收，但可能影响孕妇及哺乳期妇女对维生素及其他营养物质的吸收，对胎儿和乳儿产生不利影响。

【用药实践】

1. 考来烯胺联合用药问题　考来烯胺等胆酸螯合剂与他汀类联用可增加各自的降脂作用，并不增加其各自的不良反应，且可因减少用药剂量而降低发生不良反应的风险。由于本品具体服用的一些不便，此种联合方案仅用于其他治疗无效或不能耐受者。文献表明考来烯胺可以安全有效地用于辅助治疗甲状腺毒症，其最明显的效应可能出现在治疗的最初几周。

2. 临床试验证实考来烯胺等胆酸螯合剂能降低主要冠状

动脉事件和冠心病死亡。

3. 此类药物的绝对禁忌证为异常 β- 脂蛋白血症和 TG ＞ 4.52mmol/L（400mg/dl），相对禁忌证为 TG ＞ 2.26mmol/L（200mg/dl）。

普罗布考 Probucol

【其他名称】

丙丁酚、之乐。

【药物特征】

普罗布考为疏水性抗氧化剂，抗氧化作用强，在体内分布于各脂蛋白中，被氧化为普罗布考自由基，阻断脂质过氧化，减少脂质过氧化物的产生，减缓动脉粥样硬化病变的过程。普罗布考通过抑制 HMG-CoA 还原酶，使 TC 合成减少，通过受体及非受体途径增加 LDL 的清除，降低 LDL-C。通过提高胆固醇酯转移蛋白和 ApoE 的血浆浓度，使 HDL 颗粒中的胆固醇减少，提高 HDL 数量和活性，增加 HDL 转运效率，加快 TC 逆转运。

口服的生物利用度为 5%~10%，且吸收不规则，餐后服用可增加吸收，吸收后主要蓄积于脂肪组织和肾上腺中。血清中的浓度较低，口服后 24 小时血药浓度达峰值，$t_{1/2}$ 为 6~10 小时，长期服用 3~4 个月达药效学高峰。服药后 4 天内经粪便排出 90%。

【适应证】

Ⅱa 型高脂血症，与其他降脂药合用可用于Ⅱb、Ⅲ和Ⅳ型高脂血症。

【剂型与特征】

有口服普通片，规格为 0.125g、0.25g。

【用法和用量】

口服：500mg，2 次 /d，早、晚餐时服用。

【不良反应】

最常见的不良反应为胃肠道不适，多为腹泻；少见的不良反应有头痛、头晕、感觉异常、失眠、耳鸣、皮疹和皮肤瘙痒等；

有血管神经性水肿的过敏反应；罕见的有心电图 Q-T 间期延长、室性心动过速、血小板减少等。

【禁忌证】

1. 对本品过敏者。

2. 近期心肌损害，如心肌梗死者；严重心律失常，如心动过缓者；有心源性晕厥或不明原因晕厥者；有 Q-T 间期延长者；服用可延长 Q-T 间期药物者；血钾或血镁过低者。

【药物相互作用】

1. 与导致心律失常的药物如三环类抗抑郁药、Ⅰ类和Ⅲ类抗心律失常药、吩噻嗪类药物合用时，注意不良反应发生风险增加。

2. 加强香豆素类药物的抗凝血作用。

3. 加强降血糖药的作用。

4. 与环孢素合用时降低环孢素的血药浓度。

【注意事项】

1. 服药期间转氨酶、胆红素、肌酸激酶、尿酸、尿素氮短暂升高。

2. 服药期间定期检查心电图 Q-T 间期。

3. 服药期间需配合低脂、低胆固醇饮食。

【FDA 妊娠 / 哺乳分级】

B 级。未查到哺乳分级。妊娠期用药的安全性未知，是否排泌入乳汁中尚不清楚，不推荐用于孕妇及哺乳期妇女。

【用药实践】

1. 普罗布考在临床应用中的优势

（1）对于纯合子型家族性高胆固醇血症患者，能有效降低胆固醇的药物首推普罗布考。对严重的高胆固醇血症患者，也可考虑联合用药措施，如他汀类药物加普罗布考、贝特类、胆酸螯合剂、依折麦布、烟酸，以达到治疗的目标值。该药虽使 HDL-C 降低，但可使黄色瘤减轻或消退，动脉粥样硬化病变减轻,其确切作用机制未明。

(2)普罗布考可使冠状动脉球囊成形术后的再狭窄发生率下降,而且可增加最小管腔面积,显著降低血管闭塞程度。其可能机制是可通过抑制生长因子的表达及血管平滑肌增殖来减少术后再狭窄,增加内皮细胞合成与释放内皮源性舒张因子 NO,降低血管对内源性收缩物质的收缩反应性,从而防止再缩窄。

2.普罗布考需要重点关注的不良反应　最严重的不良反应是引起 Q-T 间期延长,但极为少见,因此有室性心律失常或 Q-T 间期延长者禁用。

多烯酸乙酯 Ethyl Polyenoate

【其他名称】

无。

【药物特征】

多烯酸乙酯促进中性或酸性胆固醇自粪便排出,抑制肝内的脂质及脂蛋白合成,能降低血浆中的 TC、TG、LDL、VLDL,增加 HDL。多烯酸乙酯的主要成分为二十碳五烯酸乙酯和二十二碳六烯酸乙酯,两者含不饱和键较多,具有较强的调节血脂作用,还有扩张血管及抗血栓形成作用。

【适应证】

高脂血症。

【剂型与特征】

有口服胶丸,规格为 0.25g。

【用法和用量】

口服:250~500mg,3 次 /d。

【不良反应】

大剂量时可有消化道不适。

【禁忌证】

对多烯酸乙酯过敏者、有出血性疾病者禁用。

【药物相互作用】

尚不明确。

【注意事项】

尚不明确。

【FDA 妊娠 / 哺乳分级】

FDA 未收录该药,未查到分级。孕妇及哺乳期妇女用药尚不明确。

【用药实践】

1. 多烯酸乙酯在临床应用中的优势　本品有利于降低冠心病的发病率。本品能够减少血小板膜花生四烯酸（AA）的含量,竞争性地抑制 AA 的代谢,进而抑制血小板聚集,延缓血栓形成,促进冠状动脉扩张,有利于缓解心绞痛,预防心肌梗死和脑血栓形成。

2. 本品有利于改善大脑功能,提高记忆力,防治老年痴呆症。

藻酸双酯钠 Alginic Sodium Diester

【其他名称】

破栓开塞、多糖硫酸酯。

【药物特征】

藻酸双酯钠为酸性多糖类药物,有明显的降低血脂的作用,用药后能使血浆中的 TC、TG、LDL、VLDL 迅速下降,同时升高 HDL 水平,抑制动脉粥样硬化病变的发生和发展。藻酸双酯钠具有强分散乳化性能,能阻抗红细胞之间和红细胞与血管壁之间的黏附,具有改善血液流变学的黏弹性的作用。还可使凝血酶失活,其抗凝血效力相当于肝素的 1/3~1/2,能阻止血小板对胶原蛋白的黏附,抑制由于血管内膜受损、腺苷二磷酸凝血酶激活以及释放反应等所致的血小板聚集,因而具有抗血栓、降血黏度、解痉微动静脉、解聚红细胞及血小板等前列腺环素（PGI_2）样作用。此外,还有降血糖和降血压等作用。

药物在体内分布较快,组织分布较广。给药后药物分布以肝、肾最高。藻酸双酯钠主要经尿液排泄,血浆蛋白结合率为98.1%。

【适应证】

高脂蛋白血症,对缺血性心脑血管疾病、高血压也有一定疗效。

【剂型与特征】

见表4-5-13。

表4-5-13　藻酸双酯钠剂型与特征

剂型	起效时间	持续时间
普通片	不明确	不明确
注射液	30分钟达峰值	3小时排泄40%,12小时排泄70%

【用法和用量】

见表4-5-14。

表4-5-14　藻酸双酯钠用法和用量

剂型	规格	用法	用量	备注
普通片	50mg	口服	50~100mg,2~3次/d	
注射液	0.1g	静脉滴注	1~3mg/kg,最大不超过150mg,1次/d	溶于生理盐水、5%葡萄糖溶液、6%羟乙基淀粉溶液等500~1000ml中缓慢滴注,10~14日为一疗程

【不良反应】

可有发热、白细胞及血小板减少、血压降低、肝功能及心电图异常、子宫或眼结合膜下出血、过敏反应、头痛、心悸、烦躁、乏力、嗜睡等。

【禁忌证】

有出血病史、血友病、脑出血及严重肝肾功能不全者禁用。

【注意事项】

以下患者慎用藻酸双酯钠：低血压、低血容量者；血小板减少症；非高黏滞血症、非血小板聚集亢进；过敏性体质。

【FDA 妊娠 / 哺乳分级】

FDA 未收录该药，未查到分级。未进行该项实验且无可靠的参考文献。

【用药实践】

1. 藻酸双酯钠与硝苯地平联用可引起牙龈增生或口唇肿胀。

2. 该药缺乏大规模随机对照临床研究或荟萃分析的证据。

（王晓军　曲珊珊）

参 考 文 献

[1]《中国国家处方集》编委会. 中国国家处方集（2010）. 北京：人民军医出版社，2010

[2] 国家药典委员会. 中华人民共和国药典临床用药须知（2010）. 北京：中国医药科技出版社，2010

[3] 葛均波，徐永健. 内科学. 第 8 版. 北京：人民卫生出版社，2013

[4] 杨世杰. 药理学. 第 2 版. 北京：人民卫生出版社，2010

[5] 陈新谦，金有豫，汤光. 新编药物学. 第 17 版. 北京：人民卫生出版社，2011

[6] 中华医学会心血管病分会，中华心血管病杂志编辑委员会，中国循环杂志编辑委员会. 急性心肌梗死诊断和治疗指南. 中华心血管病杂志，2010，38（8）：675-687

[7] 中华医学会心血管病分会. 硝酸酯在心血管疾病中规范化应用的专家共识. 中国心血管病研究，2010，8（11）：801-807

[8] 中华医学会心血管病分会. 非 ST 段抬高急性冠状动脉综合征诊断和治疗指南. 中华心血管病杂志，2012，40（5）：353-367

第五章　心力衰竭治疗用药

心力衰竭简称心衰,是各种心脏结构或功能性疾病导致心室充盈和(或)射血能力受损的复杂临床综合征,主要表现为呼吸困难、乏力和体液潴留。心力衰竭包括慢性心力衰竭和急性心力衰竭。急性心力衰竭以急性肺水肿、心源性休克为主要表现。心力衰竭是心血管疾病的严重阶段,死亡率高,预后不良。

药物治疗是心力衰竭治疗的基础,心力衰竭治疗药物的选用从传统的"强心、利尿、扩血管"转变为综合干预、改善症状、改善预后、调整代偿机制、拮抗神经体液细胞因子、抑制心肌重构等,以防止和延缓心力衰竭的发生和发展、降低死亡率、改善预后为目标。《慢性心力衰竭诊断和治疗指南》Ⅰ类推荐药物有利尿药、ACEI/ARB、β-RB、醛固酮受体拮抗剂;Ⅱa类推荐有地高辛、伊伐布雷定。其他药物如血管扩张剂、他汀类、CCB、能量代谢药、中药等的使用存在争议,缺乏证据。不推荐的药物有噻唑烷二酮类降血糖药、非甾体抗炎药。急性心力衰竭的Ⅰ类推荐药物只有利尿药,吗啡、血管扩张剂、ACEI、正性肌力药物为Ⅱ类推荐。心力衰竭治疗药物的使用应综合考虑,多种药物联合使用,优先保证Ⅰ类推荐药物的合理使用,再兼顾改善症状药物的使用。

利尿药为慢性、急性心力衰竭治疗的基础用药,是唯一能充分控制和有效消除体液潴留的药物。作用机制为通过抑制肾小管对钠、氯的重吸收消除水钠潴留,降低颈静脉压,减轻肺淤血、腹水、外周性水肿和体重,改善心功能和运动耐量。利尿药的应用应从小剂量开始,逐渐增加剂量至尿量增加,以体重每天减少 0.5~1kg 为宜。症状缓解、病情控制后即可以小剂量维持。明显的体液潴留者首选袢利尿药。使用利尿药应注意监测血容量不足、低血压、肾功能和电解质紊乱的风险。

利尿药的具体"药物治疗概论"和"药物使用精解"见"第三章第五节利尿药"。

ACEI 类药物是目前循证医学证据最多的药物,可显著降低心力衰竭患者的死亡率,是治疗心力衰竭的基础和首选药物。对于所有射血分数下降的心力衰竭患者,在无禁忌证或不耐受时,必须且终身使用。其机制主要为对 RAAS 系统的抑制。应用方法为从小剂量开始,逐渐增加至目标剂量(表 5-0-1)或最大耐受剂量,一般每 1~2 周剂量倍增 1 次。最大耐受剂量应个体化,并监测血钾、血压和肾功能,肌酐增高 > 30% 时应减量,继续升高则应停用。使用前应明确禁忌证及慎用情况。

ACEI 类药物的具体"药物治疗概论"和"药物使用精解"见"第三章第二节血管紧张素转化酶抑制剂"。

表 5-0-1　常用 ACEI 类药物治疗心力衰竭的用法和用量

药物	起始剂量	目标剂量
卡托普利	6.25mg, 3 次 /d	50mg, 3 次 /d
依那普利	2.5mg, 2 次 /d	10mg, 2 次 /d
培哚普利	2mg, 1 次 /d	4~8mg, 1 次 /d
贝那普利	2.5mg, 1 次 /d	10~20mg, 1 次 /d
福辛普利	5mg, 1 次 /d	20~30mg, 1 次 /d
赖诺普利	5mg, 1 次 /d	20~30mg, 1 次 /d
雷米普利	2.5mg, 1 次 /d	10mg, 1 次 /d

β 受体拮抗剂长期应用(> 3 个月)可改善心功能,提高 LVEF,治疗 4~12 个月可降低心室肌重量和容量,改善心室形

状,抑制心肌重构,可降低心力衰竭患者的死亡率。结构性心脏病,伴 LVEF 下降的无症状心力衰竭患者,无论有无 MI,均可应用。有症状或曾经有症状的 NYHA Ⅱ~Ⅲ级、LVEF 下降、病情稳定的慢性心力衰竭患者必须终身应用,除非有禁忌证或不能耐受。NYHA Ⅳ级的心力衰竭患者在严密监护和专科医师指导下也可应用。伴二度及二度以上房室传导阻滞、活动性哮喘和反应性呼吸道疾病患者禁用。机制为抑制 β 受体,抑制心肌重构,发挥改善内源性心肌功能的"生物学效应"。推荐药物有美托洛尔、比索洛尔和卡维地洛。应用方法为从小剂量开始,逐渐增加至目标剂量(表 5-0-2)或最大耐受剂量。剂量应个体化,通常心率降至 55~60 次 /min 为最大耐受剂量。β 受体拮抗剂应长期使用,不可突然停用。美托洛尔推荐使用长效制剂,初始使用可用短效制剂过渡。使用应注意监测血压、心率、传导阻滞和心力衰竭恶化情况。

β 受体拮抗剂具体的"药物治疗概论"和"药物使用精解"见"第三章第四节 β 受体拮抗剂"。

表 5-0-2 推荐 β 受体拮抗剂治疗心力衰竭的用法和用量

药物	初始剂量	目标剂量
琥珀酸美托洛尔	11.875~23.75mg, 1 次 /d	142.5~190mg, 1 次 /d
比索洛尔	1.25mg, 1 次 /d	10mg, 1 次 /d
卡维地洛	3.125~6.25mg, 2 次 /d	25~50mg, 1 次 /d
酒石酸美托洛尔片	6.25mg, 2~3 次 /d	50mg, 2~3 次 /d

醛固酮对心肌重构的影响独立和叠加于 Ang Ⅱ 的作用,而且长期应用 ACEI 或 ARB 类药物可出现醛固酮"逃逸现象",因此抑制醛固酮的作用有益于心力衰竭的治疗。研究证实,醛固酮受体拮抗剂可使心力衰竭患者显著获益。Ⅰ类推荐用于 LVEF ≤ 35%、NYHA Ⅱ~ Ⅳ级的患者;已使用 ACEI(或

ARB)和β受体拮抗剂治疗,仍持续有症状的患者;AMI后、LVEF ≤ 40%、有心力衰竭症状或既往有糖尿病病史者。醛固酮受体拮抗剂包括螺内酯(见第三章第五节利尿药中的螺内酯)和依普利酮,前者属于醛固酮非选择性拮抗剂,尚能拮抗孕激素和雄激素受体;而后者是一个新的竞争性和选择性醛固酮受体拮抗剂,不良反应明显减少。应用方法为从小剂量开始,逐渐加量,螺内酯不推荐大剂量使用。螺内酯的初始剂量为10~20mg,1次/d;目标剂量为20mg,1次/d。依普利酮的初始剂量为25mg,1次/d;目标剂量为50mg,1次/d。使用中应注意监测血钾,特别是螺内酯。

依普利酮在国内尚未上市,是一种新型的选择性醛固酮受体拮抗剂,对醛固酮受体的亲和力是螺内酯的15~20倍,抗醛固酮受体的活性是螺内酯的2倍,而对雄激素和孕激素受体的亲和力比螺内酯小500倍,因此很少发生与性激素相关的不良反应。口服后约1.5小时达到血浆峰浓度,半衰期为4~6小时,主要经肝脏CYP3A4代谢,67%经尿液排出。临床适应证同螺内酯,对治疗心力衰竭、高血压、心肌梗死疗效确切。起始剂量为25mg/d,根据需要逐渐增至50~100mg/d,分1~2次服用。与维拉帕米、红霉素、环孢素等CYP3A4酶抑制剂联用,可致本品的血药浓度升高。本药服用的耐受性好,不良反应包括高钾血症、血肌酐升高、头晕、腹泻、咳嗽、疲乏和流感样症状等。

ARB类药物阻断AngⅡ与受体结合,阻断AngⅡ的血管收缩、水钠潴留、组织增生、胶原沉积、促细胞坏死和凋亡等作用。氯沙坦、缬沙坦、坎地沙坦已有临床证据可降低心力衰竭患者的死亡率。ARB适用的患者基本与ACEI相同,Ⅰ类推荐用于不能耐受ACEI的患者。也可用于(Ⅱb类推荐)经利尿药、ACEI和β受体拮抗剂治疗后临床状况改善仍不满意,又不能耐受醛固酮受体拮抗剂的有症状心力衰竭患者。应用方法为从小剂量开始,逐渐增加至目标剂量(表5-0-3)。使用中应注意监测血压、血钾和肾功能。

ARB 的具体"药物治疗概论"和"药物使用精解"见"第三章第三节血管紧张素受体拮抗剂"。

表 5-0-3　ARB 类药物治疗心力衰竭的用法和用量

药物	起始剂量	目标剂量
氯沙坦	25mg, 1 次 /d	100~150mg, 1 次 /d
缬沙坦	20~40mg, 1 次 /d	80~160mg, 2 次 /d
坎地沙坦	4mg, 1 次 /d	32mg, 1 次 /d
厄贝沙坦	75mg, 1 次 /d	300mg, 1 次 /d
替米沙坦	40mg, 1 次 /d	80mg, 1 次 /d
奥美沙坦	10mg, 1 次 /d	20~40mg, 1 次 /d

洋地黄类药物地高辛具有正性肌力作用,对心力衰竭患者总死亡率的影响为中性,适用于慢性心力衰竭已应用利尿药、ACEI(或 ARB)、β 受体拮抗剂和醛固酮受体拮抗剂,LVEF ≤ 45%,仍持续有症状的患者,伴有快速心室率的心房颤动患者尤为适合。已应用地高辛者不宜轻易停用。心功能 NYHA I 级的患者不宜应用地高辛。应用方法:维持剂量为 0.125~0.25mg/d,老年或肾功能受损者剂量减半。控制心房颤动的快速心室率剂量可增加至 0.375~0.50mg/d。应严格监测地高辛中毒等不良反应及药物浓度。

其他正性肌力药物长期应用可增加死亡率,不推荐长期使用。

伊伐布雷定抑制窦房结起搏电流,减慢心率,可改善心力衰竭患者的左心室功能和生活质量,适用于窦性心律的心力衰竭患者。使用 ACEI 或 ARB、β 受体拮抗剂、醛固酮受体拮抗剂已达到推荐剂量或最大耐受剂量,心率仍然 > 70 次 /min,并持续有症状(NYHA Ⅱ~ Ⅳ级)者可加用伊伐布雷定(Ⅱa 类推荐)。

不能耐受 β 受体拮抗剂、心率 > 70 次 /min 的有症状患者也可使用伊伐布雷定（Ⅱb 类推荐）。应用方法：起始剂量为 2.5mg，2 次 /d；根据心率调整用量，最大剂量为 7.5mg，2 次 /d。患者的静息心率宜控制在 60 次 /min 左右，不宜低于 55 次 /min。

左西孟旦、重组人脑利钠肽等药物也可用于心力衰竭的治疗，改善患者的症状，国内指南未作推荐。

吗啡可减轻急性肺水肿患者的焦虑和呼吸困难引起的痛苦，还具有扩张血管、降低前负荷、抑制交感兴奋等作用，可用于急性心力衰竭患者的治疗，为急性心力衰竭诊疗指南Ⅱa 类推荐。

第一节 洋地黄类强心剂与其他正性肌力药物

一、药物治疗概论

正性肌力药物可分为洋地黄类和非洋地黄类（或称为其他类），主要通过其正性肌力作用提高心肌收缩力，从而显著缓解心力衰竭患者的症状与体征。洋地黄类药物通过抑制心肌细胞的 Na^+、K^+-ATP 酶，提高心肌细胞内的钙离子水平，从而发挥正性肌力作用。此外，洋地黄类药物还具有负性频率作用，可明显减慢心力衰竭合并心房颤动患者的心室率。地高辛不改变全因死亡率，可降低心力衰竭患者的住院率，可长期使用，以控制心力衰竭症状，改善患者的生活质量。使用洋地黄类药物时应注意防止药物中毒，特别患者低钾血症时，应监测患者的血钾浓度及肾功能。洋地黄毒苷的治疗浓度为 15~30ng/ml，交叉浓度为 25~35ng/ml，中毒浓度为 > 35ng/ml。洋地黄中毒时，患者可出现各种心律失常，多见室性前期收缩、室性心动过速。

非洋地黄类正性肌力药物主要有磷酸二酯酶抑制剂、β 受体激动剂和钙离子增敏剂。磷酸二酯酶抑制剂通过抑制磷酸二酯酶，明显增高心肌细胞内的 cAMP 含量，从而增加细胞内的钙离子水平，发挥正性肌力作用和扩张血管作用，减轻心力衰竭患者的症状，但该类药物可增加心力衰竭患者的死亡率，故不宜长期使用，临床只作为对强心苷不敏感的患者短期改善症状使用。磷酸二酯酶抑制剂主要有氨力农和米力农。氨力农的不良反应多且重，目前已较少使用。米力农的作用比氨力农强，不良反应少，可短期静脉使用。

β 受体激动药通过激动心肌细胞的 β 受体，增加心肌收缩力，降低血管阻力，提高心脏指数，增加心排血量。但因激动 β 受体可引起心率加快和心律失常，故不常规使用，作为强心苷疗效不佳或禁忌患者使用，适合用于心力衰竭伴有心率减慢或传导阻滞的患者。

钙离子增敏剂是一种新型的抗心力衰竭药物，其不增加心肌细胞内的钙离子浓度，避免钙离子超载引起的损伤。增加钙离子与肌钙蛋白的亲和力，从而发挥正性肌力作用。钙离子增敏剂还可开放钾通道，扩张血管。剂量较大时还具有磷酸二酯酶抑制作用。

二、药物使用精解

地高辛 Digoxin

【其他名称】

强心素、地戈辛。

【药物特征】

本药为毛花洋地黄提纯的强心苷，具有以下药效作用：

1. 正性肌力作用 选择性地抑制心肌细胞膜的 Na^+, K^+–ATP 酶，抑制细胞膜内外的 Na^+–K^+ 主动偶联转运，心肌细胞内的 Na^+ 浓度升高，从而使肌膜上的 Na^+–Ca^{2+} 交换活跃，使心肌

细胞胞质内的 Ca^{2+} 浓度升高,心肌兴奋时有较多的 Ca^{2+} 释放,激动心肌收缩蛋白,增加心肌收缩力。

2. 负性频率作用 其正性肌力作用增加心排血量,改善血流动力学状态,消除交感神经张力的反射性增高,并增强迷走神经张力,减慢心率。小剂量时提高窦房结对迷走神经冲动的敏感性,增强减慢心率的作用;大剂量时可直接抑制窦房结、房室结和希氏束。

3. 心脏电生理作用 降低窦房结自律性;提高浦肯野纤维自律性;减慢房室结传导速度,延长其有效不应期,导致房室结隐匿性传导增加;缩短浦肯野纤维有效不应期。本药缩短心房有效不应期,当用于房性心动过速和心房扑动时可导致心房颤动。

本药排泄快,体内蓄积性小,口服吸收不完全、不规则,生物利用度为 60%~80%,口服起效时间为 0.5~2 小时,血浆浓度达峰时间为 2~3 小时,获最大效应时间为 4~6 小时。地高辛的消除半衰期平均为 36 小时。分布广泛,部分经胆道吸收入血,形成肠肝循环。血浆蛋白结合率低,为 20%~25%,以原形由肾排出,尿中排出量为用量的 50%~70%。

【适应证】

用于高血压、瓣膜性心脏病、先天性心脏病等急性和慢性心功能不全。尤其适用于伴有快速心室率的心房颤动的心功能不全;对于肺源性心脏病、心肌严重缺血、活动性心肌炎及心外因素如严重贫血、甲状腺功能减退及维生素 B_1 缺乏症的心功能不全疗效差;控制心房颤动、心房扑动引起的快速心室率、室上性心动过速。

【剂型与特征】

目前常用剂型为普通片剂,规格为 0.25mg。地高辛酏剂为儿科用药,用于婴儿及儿童的充血性心力衰竭及某些室上性心律失常,其药动学与片剂相比无差异。

【用法和用量】

口服。

1. 成人　常用量为一次 0.125~0.5mg，一日 1 次，7 天可达稳态血药浓度；若快速负荷剂量，可一次 0.25mg，每 6~8 小时 1 次，总剂量为一日 0.75~1.25mg；维持剂量为一次 0.125~0.5mg，一日 1 次。

2. 儿童　一日总量为早产儿按体重 0.02~0.03mg/kg；1 个月以下的新生儿按体重 0.03~0.04mg/kg；1 个月 ~2 岁按体重 0.05~0.06mg/kg；2~5 岁按体重 0.03~0.04mg/kg；5~10 岁按体重 0.02~0.035mg/kg；10 岁或 10 岁以上按成人常用量。总量分 3 次或每 6~8 小时 1 次给予，维持剂量为总量的 1/5~1/3，分 2 次，每 12 小时 1 次或一日 1 次。在小婴幼儿（尤其早产儿）需仔细滴定剂量和密切监测血药浓度与心电图。近年通过研究证明，地高辛逐日给予一定剂量，经 6~7 天能在体内达到稳定的浓度而发挥全效作用。因此，病情不急而又易中毒者可逐日按 5.5μg/kg 给药，也能获得满意的治疗效果，并能减少中毒发生率。

【不良反应】

常见不良反应包括促心律失常作用、食欲减退或恶心、呕吐（刺激延髓中枢）、下腹痛、异常无力、软弱。少见反应包括视力模糊或"色视"如黄视、绿视，腹泻，中枢神经系统反应如精神抑郁或错乱。罕见反应包括嗜睡、头痛及皮疹、荨麻疹（过敏反应）。在洋地黄的中毒表现中，促心律失常最重要，最常见者为室性期前收缩，约占促心律失常不良反应的 33%；其次为房室传导阻滞、阵发性或加速性交界性心动过速、阵发性房性心动过速伴房室传导阻滞、室性心动过速、窦性停搏、心室颤动等。儿童中心律失常比其他反应多见，但室性心律失常比成人少见。新生儿可有 P-R 间期延长。

【禁忌证】

1. 不能与钙注射剂合用；任何洋地黄类制中毒者禁用。

2. 室性心动过速、心室颤动、梗阻性肥厚型心肌病(若伴收缩功能不全或心房颤动仍可考虑)患者禁用。

3. 预激综合征伴心房颤动或心房扑动者禁用。

【药物相互作用】

1. 联用增加不良反应　与两性霉素 B、皮质激素或失钾利尿药合用可引起低钾血症而致洋地黄中毒。与抗心律失常药、钙盐注射剂、可卡因、泮库溴铵、萝芙木碱、琥珀胆碱或拟肾上腺素类药同用时,可因作用相加而导致心律失常。与 β 受体拮抗剂合用有导致房室传导阻滞,发生严重心动过缓的可能性。与维拉帕米、地尔硫䓬、胺碘酮合用可引起严重的心动过缓。依酚氯铵与本品合用可致明显的心动过缓。

2. 减弱本药的作用　与制酸药或止泻吸附药如白陶土、果胶、考来烯胺和其他阴离子交换树脂、柳氮磺吡啶或新霉素、对氨基水杨酸同用时,可抑制洋地黄类强心苷的吸收而导致强心苷的作用减弱。甲氧氯普胺因促进肠道运动而减少地高辛的生物利用度约25%。

3. 增强本药的作用　螺内酯可延长本品的半衰期。血管紧张素转化酶抑制剂及血管紧张素受体拮抗剂可使本品的血药浓度增高。吲哚美辛可减少本品的肾清除,使本品的半衰期延长,有中毒危险。红霉素由于改变胃肠道菌群,可增加本品在胃肠道的吸收。溴丙胺太林因抑制肠道蠕动而提高地高辛的生物利用度约25%。与奎尼丁同用,可使本品的血药浓度提高约1倍,提高程度与奎尼丁的用量相关,甚至可达到中毒浓度,即使停用地高辛,其血药浓度仍继续上升,这是奎尼丁从组织结合处置换出地高辛,减少其分布容积之故,故两药合用时应酌减地高辛的用量 1/3~1/2。

4. 减弱其他药物的作用　部分抵消肝素的抗凝作用。

5. 有严重或完全性房室传导阻滞且伴正常血钾者应用洋地黄时不应同时应用钾盐,但噻嗪类利尿药与本品同用时常须给予钾盐,以防止低钾血症。

6. 洋地黄化时静脉应用硫酸镁应极其谨慎,尤其是同时静脉注射钙盐时,可发生心脏传导阻滞。

【注意事项】

1. 下列情况慎用 低钾血症、不完全性房室传导阻滞、高钙血症、甲状腺功能减退、缺血性心脏病、急性心肌梗死早期、活动性心肌炎、肾功能不全。

2. 剂量应个体化,应用时注意监测地高辛的血药浓度,血压、心率及心律,心电图、心功能,电解质尤其是钾、钙、镁,肾功能。疑有洋地黄中毒时,应进行地高辛血药浓度测定。过量时,由于蓄积性小,一般停药后 1~2 天中毒表现可以消退。

3. 不能与含钙注射剂合用;不宜与酸、碱类配伍。

【FDA 妊娠 / 哺乳分级】

C 级 /L2 级。可透过胎盘,妊娠后期母体用量可能增加,分娩后 6 周须减量。少量经乳汁分泌,哺乳期妇女应用须权衡利弊。

【用药实践】

1. 地高辛在心力衰竭中的应用 心力衰竭的治疗理念不仅在于改善患者的血流动力学异常,更重要的是着眼于通过阻断神经内分泌激活,减缓或逆转心室重构,改善患者的长期预后。临床研究证实地高辛对心力衰竭患者的总死亡率无影响,但可改善慢性心力衰竭患者的心脏功能,提高患者的生活质量和运动耐力,而停用则可能使心力衰竭的症状加重或恶化。因此地高辛并不推荐作为心力衰竭治疗的一线用药。

2014 版中国心力衰竭指南推荐地高辛应用于以下情况:①慢性收缩性心力衰竭已应用利尿药、ACEI(或 ARB)、β 受体拮抗剂和醛固酮拮抗剂,而仍持续有症状;②伴有快速心室率的心房颤动患者尤为适合;③不耐受醛固酮拮抗剂者可改用地高辛;④已应用地高辛者不宜轻易停用。

2. 地高辛在心房颤动中的应用　根据 2015 年《心房颤动：目前的认识和治疗建议》，地高辛的应用情况有：①对于 LVEF 降低的心力衰竭患者，建议使用地高辛控制心房颤动时的心室率；②心力衰竭合并心房颤动患者，可以联合使用地高辛和 β 受体拮抗剂（对于 LVEF 正常的心力衰竭患者使用非二氢吡啶类钙通道阻滞剂）控制静息或活动时的心室率；③ ACS 合并心房颤动患者伴严重左心室功能不良或血流动力学不稳定，可使用地高辛控制心室率；④地高辛不建议用于药物复律。

地高辛缩短动作电位时限，可加剧快心室率反应，不能单独用于心房颤动伴预激综合征的患者；另外因其可增加肥厚型心肌病的流出道压力阶差，此类患者应避免使用地高辛。

3. 地高辛常用的给药方法　地高辛的给药方式有两种，一种是短期内给予足量达"洋地黄"化，然后逐日给予维持剂量以弥补每日清除量，目前较少应用；另外一种更为常用的给药方式是每日给予恒定量的地高辛（0.125~0.25mg），6~7 日后血药浓度达到有效而稳定的水平，发挥治疗作用。后一种给药方式较前一种安全，地高辛中毒的发生率明显降低。

4. 地高辛效果评价

（1）临床症状：心力衰竭患者的心功能得到改善，呼吸困难减轻或消失，水肿消退，精神状态好转；心房颤动患者休息时的心率为 70 次 /min，活动后为 80~90 次 /min。

（2）测定地高辛的血药浓度：对于窦性心律患者，可在治疗至少 5 天后测定地高辛的血药浓度。依据目前的资料，理想的地高辛血药浓度范围为 0.5~1.0ng/ml。

（3）洋地黄作用的心电图表现：以 R 波为主的导联 ST 段压低，T 波振幅降低，呈负正双向；或导致 ST 段下垂型下移并与负正双向的 T 波融合形成具有特征性的"鱼钩状"的 ST–T 改变，Q-T 间期缩短，U 波振幅增高。

5. 地高辛不良反应及处理　地高辛治疗的安全范围小，一般治疗量已接近中毒剂量的 60%，据统计在治疗过程中地高辛中毒可高达 10%~20%。低钾血症等电解质紊乱、高龄、甲状腺功能减退、严重心脏疾病、肾脏功能减退以及联合应用与地高辛有相互作用的药物是地高辛中毒的易患因素。

地高辛中毒重在预防，强调个体化剂量调整及预防低钾血症。一旦怀疑或确定地高辛中毒，应立即停用相关药物至少 2~3 天，地高辛中毒表现一般多在 24 小时内消失，并尽量停用排钾利尿药。对于严重肾功能不全患者，普通透析对地高辛的清除缓慢，血液灌流联合血液透析对地高辛的清除略有增加。此外许多中成药和草药含有强心苷类似物或影响地高辛的代谢和清除，当出现地高辛中毒时应注意停用（如芪苈强心胶囊等）。如无禁忌证均应补充钾盐和镁盐，保持血清钾在 4~5mmol/L。对于地高辛中毒引起的快速性室性心律失常，可使用苯妥英钠，成人用 100~200mg 加注射用水 20ml 缓慢静脉注射；如情况不紧急，亦可口服，一次 0.1mg，一日 3~4 次。也可选用利多卡因，对消除室性心律失常有效，成人用 50~100mg 加入葡萄糖注射液中静脉注射，必要时可重复，不宜选用胺碘酮，尽量不采用电复律。对于地高辛中毒引起的缓慢性心律失常，如无症状一般不需特殊处理，必要时可静脉应用阿托品或安置临时起搏器，不宜选用异丙肾上腺素。

毒毛花苷 K　Strophanthin K

【其他名称】
毒毛旋花子苷 K。

【药物特征】
为夹竹桃科植物绿毒毛旋花的干燥成熟种子中得到的各种苷的混合物。化学极性高，脂溶性低，为常用的高效、速效、短效强心苷，其药理作用同地高辛。

不宜口服。静脉注射作用迅速,蓄积性较低,对迷走神经的作用很小。静脉注射后 5~15 分钟生效,1~2 小时达最大效应,作用维持 1~4 天。可分布于心、肝、肾等组织中。血浆蛋白结合率仅 5%。以原形经肾排泄。清除半衰期约 21 小时。

【适应证】

急性心力衰竭(特别适用于洋地黄无效者)、心率正常或心率缓慢的心房颤动的急性心力衰竭患者。

【剂型与特征】

只有注射剂,规格为 0.25mg。

【用法和用量】

静脉注射。

1. 成人　常用量为首剂 0.125~0.25mg,加入 5% 葡萄糖注射液 20~40ml 中静脉缓慢注入,时间不少于 5 分钟,按需要可 2 小时后重复 1 次 0.125~0.25mg,总剂量为一日 0.25~0.5mg。极量为一次 0.5mg,一日 1mg。病情好转后可改用洋地黄口服制剂。

2. 儿童　常用量为一日按体重 0.007~0.01mg/kg 或按体表面积 $0.3mg/m^2$,首剂给予一半剂量,其余分成几个相等的部分间隔 0.5~2 小时给予。

【不良反应】

与地高辛相同。

【禁忌证】

与地高辛相同。

【药物相互作用】

与地高辛相同。

【注意事项】

本品毒性剧烈,过量时可引起严重心律失常;近 1 周内用过洋地黄制剂者不宜应用,以免中毒危险;已用全效量洋地黄者禁用,停药 7 天后慎用;不宜与碱性溶液配伍;急性心肌炎、感染性心内膜炎、晚期心肌硬化等患者忌用。其余与地高辛相同。

【FDA 妊娠 / 哺乳分级】

C 级 /L2 级。可透过胎盘，妊娠后期母体用量可能增加，分娩后 6 周须减量。少量经乳汁分泌，哺乳期妇女应用须权衡利弊。

【用药实践】

参见地高辛用药实践。

去乙酰毛花苷 Deslanoside

【其他名称】

西地兰。

【药物特征】

为天然存在与毛花洋地黄中的强心苷，可水解成地高辛，为一种速效强心苷，其作用较洋地黄、地高辛快，但比毒毛花苷 K 稍慢。药理作用与地高辛相同。

静脉注射可迅速分布到各组织中，10~30 分钟起效，1~3 小时作用达高峰，作用持续时间为 2~5 小时。蛋白结合率低，为 25%。半衰期为 33~36 小时。3~6 日作用完全消失，在体内转化为地高辛，经肾脏排泄。由于排泄较快，蓄积性较小。

【适应证】

急性心力衰竭、慢性心力衰竭急性加重。控制心房颤动、心房扑动引起的快心室率。终止室上性心动过速起效慢，已少用。

【剂型与特征】

只有注射剂，规格为 0.4mg。

【用法和用量】

静脉注射。

1. 成人 用 5% 葡萄糖注射液 20ml 稀释后缓慢静脉注射，

2 周内未用过洋地黄毒苷或在 1 周内未用过地高辛的患者初始剂量为 0.4~0.6mg，以后每 2~4 小时可再给 0.2~0.4mg，总量为一日 1~1.6mg。

2. 儿童 按下列剂量分 2~3 次间隔 3~4 小时给予。早产儿和足月新生儿或肾功能减退、心肌炎患儿肌内或静脉注射，一日 0.022mg/kg；2 周 ~3 岁一日 0.025mg/kg。静脉注射获满意的疗效后，可改用地高辛常用维持剂量。

【不良反应】

与地高辛相同。

【禁忌证】

与地高辛相同。

【药物相互作用】

与地高辛相同。

【注意事项】

与地高辛相同。

【FDA 妊娠 / 哺乳分级】

C 级 /L2 级。可透过胎盘，妊娠后期母体用量可能增加，分娩后 6 周须减量。少量经乳汁分泌，哺乳期妇女应用须权衡利弊。

【用药实践】

本药为静脉制剂，起效快，通过体内代谢为地高辛起作用，故中毒时应测定地高辛的浓度。用于控制快速心房颤动心室率（除外预激综合征合并心房颤动）和部分窦性心动过速。其余参照地高辛用药实践。

米力农 Milrinone

【其他名称】

鲁南力康、伊克维。

【药物特征】

抑制磷酸二酯酶，兼有正性肌力与血管扩张作用，作用较氨力农强 10~30 倍,耐受性良好。使心肌细胞内的环腺苷酸(cAMP)浓度增高,细胞内的钙增加,心肌收缩力加强,心排血量增加。直接扩张小动脉,从而可降低心脏后负荷,改善左室功能,增加心脏指数,但对平均动脉压和心率无明显影响。米力农的心血管效应与剂量相关,小剂量表现为正性肌力,剂量增加,达到最大正性肌力效应时,其扩张血管作用也逐渐增强。

静脉给药 5~15 分钟生效,清除半衰期为 2~3 小时。蛋白结合率为 70%。

【适应证】

对洋地黄、利尿药、血管扩张剂治疗无效或欠佳的急、慢性顽固性充血性心力衰竭。

【剂型与特征】

只有注射剂,规格为 5mg:5ml。长期口服因不良反应大,可导致远期死亡率升高,已不再应用口服制剂。

【用法和用量】

静脉注射:负荷剂量为 25~75μg/kg,5~10 分钟内缓慢静脉注射,以后以每分钟 0.25~1.0μg/kg 的速度维持。最大剂量为一日 1.13mg/kg。

【不良反应】

少见头痛、室性心律失常、无力、血小板计数减少;过量时可有低血压、心动过速。

【禁忌证】

低血压、心动过速、心肌梗死患者慎用;肾功能不全者宜减量。

【药物相互作用】

1. 增加本药的作用　与硝酸酯类合用有相加效应。本品能加强洋地黄的正性肌力作用,故应用期间不必停用洋地黄。

2. 增加不良反应　与丙吡胺同用可导致血压过低。与呋塞米混合立即产生沉淀。

3. 与常用强心、利尿、扩血管药合用尚未见不良相互作用。

【注意事项】

1. 下列情况慎用　肝肾功能损害、低血压、心动过速、急性心肌梗死、急性缺血性心脏病、孕妇及哺乳期妇女、儿童。不宜用于严重瓣膜狭窄病变、梗阻性肥厚型心肌病。

2. 仅限于短期使用，长期使用增加死亡率。

3. 用药期间应监测心率、心律、血压，必要时调整剂量。

4. 对心房扑动、心房颤动患者，因可增加房室传导作用导致心室率增快，宜先用洋地黄制剂控制心室率。

5. 合用强效利尿药时可使左室充盈压过度下降，且易引起水、电解质失衡。

【FDA 妊娠 / 哺乳分级】

C 级 /L4 级。孕妇和哺乳期妇女慎用。

【用药实践】

1. 米力农治疗右心衰竭的优势　米力农具有降低肺动脉压力、增加右室心排血量、改善呼吸顺应性的作用，因此可用于治疗各种原因导致的右心功能不全。

2. 米力农临床应用的特点及优势　米力农抑制磷酸二酯酶的作用较氨力农强 20 倍以上，抑制程度与正性肌力作用呈正相关，因此其强心和血管扩张作用为氨力农的 15~30 倍，临床用量仅为氨力农的 1/20~1/10，且不良反应少，临床耐受性较氨力农高，是磷酸二酯酶抑制剂类药物的首选品种。

在一定的浓度范围内，米力农的疗效与给药剂量呈依赖关系，小剂量主要为正性肌力作用，而大剂量 [> 0.5μg/（kg · min）] 扩张血管作用逐渐增强。因此对于血压较低的心力衰竭患者，可减少用药剂量，避免低血压的发生。

3. 用药监测　应用米力农可能会导致低血压及心律失常的发生，应用该药物期间建议持续的监护和心电图检测。

4. 配伍禁忌 有研究显示头孢哌酮钠 - 舒巴坦钠、阿洛西林与米力农存在配伍禁忌。

多巴胺 Dopamine

【其他名称】

无。

【药物特征】

激动交感神经系统的肾上腺素受体和位于肾、肠系膜、冠状动脉、脑动脉的多巴胺受体，效应为剂量依赖性。小剂量时（每分钟按体重 0.5~2μg/kg）主要作用于多巴胺受体，使肾及肠系膜血管扩张，肾血流量及肾小球滤过率增加，尿量及钠排泄量增加；小到中等剂量（每分钟按体重 2~10μg/kg）能直接激动 β_1 受体及间接促使去甲肾上腺素自储藏部位释放，对心肌产生正性应力作用，增加心排血量，升高收缩压，脉压增大，舒张压无变化或轻度升高，外周总阻力无变化，冠状动脉血流及耗氧量改善；大剂量时（每分钟按体重 > 10μg/kg）激动 α 受体，导致周围血管阻力增加，致使收缩压及舒张压均增高，肾血管收缩，肾血流量及尿量反而减少。

口服无效，不易通过血脑屏障。静脉注射 5 分钟内起效，持续 5~10 分钟，作用时间的长短与用量不相关。在肝、肾及血浆中降解成无活性的化合物，半衰期约为 2 分钟。经肾排泄，约 80% 在 24 小时内排出，尿液内以代谢物为主，极小部分为原形。

【适应证】

心肌梗死、创伤、内毒素败血症、心脏手术、肾衰竭、充血性心力衰竭等引起的休克综合征。补充血容量后休克仍不能纠正者，尤其有少尿及周围血管阻力正常或较低的休克。由于本品可增加心排血量，也用于洋地黄和利尿药无效的心功能不全。

【剂型与特征】

口服无效,只有注射剂,规格为 20mg:2ml。

【用法和用量】

静脉注射。

1. 成人常用量　开始时按体重每分钟 1~5μg/kg,10 分钟内以按体重每分钟 1~4μg/kg 的速度递增,以达到最大疗效。

2. 慢性顽固性心力衰竭　静脉滴注开始时按体重每分钟 0.5~2μg/kg 逐渐递增,多数按体重每分钟 1~3μg/kg 给予即可生效。

3. 闭塞性血管病变患者　静脉滴注开始时按体重每分钟 1μg/kg,逐增至按体重每分钟 5~10μg/kg,直到按体重每分钟 20μg/kg,以达到最满意的效应。

4. 危重病例　先按体重每分钟 5μg/kg 滴注,然后以按体重每分钟 5~10μg/kg 递增至按体重每分钟 20~50μg/kg,以达到满意的效应;或本品 20mg 加入 5% 葡萄糖注射液 200~300ml 中静脉滴注,开始时按 75~100μg/min 滴入,以后根据血压情况可加快速度和加大浓度,但最大剂量不超过每分钟 500μg。

【不良反应】

常见胸痛、呼吸困难、心悸、心律失常(尤其用大剂量时)、乏力;少见头痛、恶心、呕吐。长期应用大剂量或小剂量用于外周血管疾病患者,可见手足疼痛或发凉;外周血管长时间收缩可能导致局部坏死或坏疽。

【禁忌证】

嗜铬细胞瘤患者禁用。

【药物相互作用】

1. 大剂量多巴胺与 α 受体拮抗剂合用,后者的扩血管效应可被本品的外周血管收缩作用拮抗。

2. 与全麻药(尤其是环丙烷或卤代碳氢化合物)合用由于后者可使心肌对多巴胺异常敏感,引起室性心律失常。

3. 与 β 受体拮抗剂同用,可拮抗多巴胺对心脏 β$_1$ 受体的作用。

4. 与硝酸酯类同用,可减弱硝酸酯的抗心绞痛及多巴胺的升压效应。

5. 与利尿药同用,使肾血流量增加,增加利尿作用;自身还有直接的利尿作用。

6. 与胍乙啶同用时,可加强多巴胺的升压效应,使胍乙啶的降压作用减弱,导致高血压及心律失常。

7. 与三环类抗抑郁药同时应用,可能增加多巴胺的心血管作用,引起心律失常、心动过速、高血压。

8. 与苯妥英钠同时静脉注射可产生低血压与心动过缓。

【注意事项】

1. 对其他拟交感胺类药高度敏感的患者可能对本品也异常敏感。

2. 应用多巴胺治疗前必须先纠正低血容量。

3. 滴注本品时须监测血压、心排血量、心电图及尿量。

4. 在滴注前必须稀释,稀释液的浓度取决于剂量及个体需要的液量,若不需要扩容,可用 0.8mg/ml 的溶液;如有体液潴留,可用 1.6~3.2mg/ml 的溶液。中、小剂量对周围血管阻力无作用,用于处理低心排血量引起的低血压;较大剂量则用于提高周围血管阻力以纠正低血压。选用粗大的静脉注射或滴注,以防药液外溢及产生组织坏死;如确已发生液体外溢,可用 5~10mg 酚妥拉明稀释溶液在注射部位作浸润。静脉滴注时应控制滴注速度和时间,需根据血压、心率、尿量、外周血管灌流情况、异位搏动出现与否等而定。休克纠正时即减慢滴速。

5. 遇有血管过度收缩引起舒张压不成比例升高和脉压减小、尿量减少、心率增快或出现心律失常,滴速必须减慢或暂停滴注。

6. 如在滴注多巴胺时血压继续下降或经调整剂量仍持续低血压,应停用多巴胺,改用更强的血管收缩药。

7. 突然停药可产生严重的低血压,故停用时剂量应逐渐递减。

8. 下列情况慎用　闭塞性血管病(动脉栓塞、动脉粥样硬化、雷诺病、血栓闭塞性脉管炎)、冻伤(如冻疮)、糖尿病性动脉内膜炎等;对肢端循环不良;频繁的室性心律失常。

【FDA 妊娠 / 哺乳分级】

C 级 /L2 级。缺少研究,孕妇和哺乳期妇女慎用。

【用药实践】

1. 多巴胺在心力衰竭中的应用　多巴胺等正性肌力药物适用于低心排血量综合征,如伴症状性低血压(≤ 85mmHg)或心排血量降低伴循环淤血的患者,可缓解组织低灌注所致的症状,保证重要脏器的血液供应。单独应用多巴胺或联合使用利尿药 / 血管扩张药物可改善心力衰竭患者的血流动力学,但循证医学证据证实长期应用多巴胺等静脉用正性肌力药物将明显增加心力衰竭患者的死亡率,因此应该严格把握药物使用的适应证,且只能短期使用 3~5 天。

2014 版《中国心力衰竭诊断和治疗指南》指出小剂量多巴胺或重组人脑利钠肽改善利尿效果和肾功能,提高肾灌注,但益处不明确;当多巴胺< 3μg/(kg · min)时扩张肾动脉,促进利尿;当多巴胺> 5μg/(kg · min)时有正性肌力作用和血管收缩作用。但多巴胺的个体差异较大,一般从小剂量开始,逐渐增加剂量,短期应用。需要注意的是使用多巴胺可引起低氧血症,应监测氧饱和度(SaO_2),必要时给氧。在某些特殊的临床情况下,灵活应用多巴胺等正性肌力药物的确可以为重症患者赢得一线生机,危机时刻起到挽救生命的作用。如慢性收缩性心力衰竭急性失代偿伴低灌注和低血压、顽固性心力衰竭、心源性休克、等待心脏移植或心室辅助装置治疗期间,该类患者共同的血流动力学特点为低灌注、低血压、大心脏、低射血分数和高心室充盈压。如果心力衰竭患者无上述临床特征,不建议应用多巴胺等正性肌力药物。

2.多巴胺在心源性休克中的应用　如果收缩压<90mmHg,可考虑使用多巴胺进行升压治疗。使用多巴胺时需根据血压水平从合适剂量开始,逐渐滴定直到维持患者正常范围内的收缩压,但因其对心脏的毒副作用,多巴胺的剂量不宜超过10μg/(kg·min);如果需要长时间大剂量使用多巴胺,则应考虑使用去甲肾上腺素替代;当患者的收缩压恢复到90mmHg,则可考虑使用多巴酚丁胺,其可有效地增加心排血量,同时不会造成血压的大幅波动。

发表在《新英格兰医学杂志》的一项研究发现对于休克患者而言,使用多巴胺会比去甲肾上腺素发生更多的不良反应,特别是心房颤动等心律失常,且病死率增加。同时多巴胺对心源性休克的有害作用尤其值得关注,但该研究背景是以大剂量多巴胺20μg/(kg·min)进行的。尽管如此,该研究结果对目前指南中以多巴胺作为急性心肌梗死低血压患者的首选升压药提出了质疑,将会在一定程度上影响多巴胺作为一线抗休克药物的临床应用。

3.微量泵注射多巴胺的方法　当以改善利尿效果和肾功能、提高肾灌注为用药目的使用多巴胺时,可按如下方法进行配制:多巴胺剂量=体重×3(μg),加0.9%氯化钠配制至50ml。若需给予2μg/(kg·min),则患者的泵入速度为2ml/h。

4.配伍禁忌　多巴胺不可配伍碳酸氢钠及其他碱性溶液,也不可配伍两性霉素B、氨苄西林钠等抗感染药物。尤应注意治疗心力衰竭的常用药物如呋塞米注射液、托拉塞米注射液、酚妥拉明注射液、氨茶碱注射液等都与多巴胺存在配伍禁忌。

多巴酚丁胺 Dobutamine

【其他名称】

无。

【药物特征】

与多巴胺不同,不间接通过内源性去甲肾上腺素的释放,而是直接作用于心脏 β_1 受体,对 β_2 及 α 受体的作用相对较小,产生正性肌力作用,增强心肌收缩和增加搏出量,使心排血量增加。可降低外周血管阻力,减少后负荷,但一般血压保持不变。降低心室充盈压,促进房室结传导。增加冠状动脉血流量及耗氧量。增加肾血流量及尿量。

口服无效,静脉注入 1~2 分钟内起效。如缓慢滴注可延长到 10 分钟,一般静脉注射后 10 分钟作用达高峰,持续数分钟。半衰期约为 2 分钟,在肝脏代谢,经肾脏排出。

【适应证】

器质性心脏病时心肌收缩力下降引起的心力衰竭,包括心脏直视手术后所致的低心排血量综合征,作为短期支持治疗。

【剂型与特征】

只有注射剂,规格为 20mg:2ml。

【用法和用量】

静脉滴注:加于 5% 葡萄糖注射液或 0.9% 氯化钠注射液中稀释后使用。以每分钟 2.5~10μg/kg 给予,速度在每分钟 15μg/kg 以下时心率和外周血管阻力基本无变化;偶用大于每分钟 15μg/kg,但需注意过大剂量仍然有可能加速心率并产生心律失常。

【不良反应】

可见心悸、恶心、头痛、胸痛、气短等。如出现收缩压升高(多数增高 10~20mmHg,少数升高 50mmHg 或更多)、心率增快(多数在原来的基础上每分钟增加 5~10 次,少数可增加 30 次以上),则多与剂量有关,应减量或暂停用药。

【禁忌证】

未见报道。

【药物相互作用】

与全麻药尤其环丙烷、氟烷等同用,室性心律失常发生的可能性增加。与 β 受体拮抗剂同用,可拮抗本品对 $β_1$ 受体的作用,导致 α 受体的作用占优势,外周血管的总阻力加大。与硝普钠同用可导致心排血量微增,肺动脉楔压略降。不得与碳酸氢钠等碱性药物混合使用。

【注意事项】

1. 交叉过敏反应 对其他拟交感药过敏者可能对本品也敏感。

2. 用药期间应定期或连续监测心电图、血压、心排血量,必要或可能时监测肺毛细血管楔压。

3. 用药前应先补充血容量,纠正血容量不足。给药浓度随用量和患者所需的液体量而定。

4. 治疗时间和给药速度按患者的治疗效应调整,可依据心率、血压、尿量以及是否出现异位搏动等情况。如果有可能,应监测中心静脉压、肺毛细血管楔压和心排血量。

5. 下列情况慎用 心房颤动、高血压、低血容量、严重的机械梗阻(如重度主动脉瓣狭窄)、室性心律失常、心肌梗死后。

【FDA 妊娠/哺乳分级】

B 级/L2 级。缺少研究,应用未发生问题,孕妇和哺乳期妇女慎用。

【用药实践】

1. 多巴酚丁胺在急性心力衰竭中的应用 存在低血压、低心排血量、低灌注的急性心力衰竭患者需要应用多巴酚丁胺等正性肌力药物。一般尽可能用低剂量 $1\sim10\mu g/(kg \cdot min)$,$10\mu g/(kg \cdot min)$ 以上的剂量可能不再获益。可以在监测下连续应用 24 小时。

2. 多巴酚丁胺在难治性心力衰竭中的应用　对于利尿药等药物治疗效果不佳的心力衰竭患者，可考虑联合应用多巴胺和多巴酚丁胺，两者的剂量比为 1∶3，多巴胺的剂量为 2~4μg/（kg·min），多巴酚丁胺的剂量为 6~12μg/（kg·min）；单独使用多巴酚丁胺通常从 2~3μg/（kg·min）开始，根据症状改善情况调整剂量，最大可达 20μg/（kg·min）。必要时也可加用硝酸甘油或硝普钠等血管扩张药物，一方面克服了多巴胺加快心率、增加心肌耗氧量和左室后负荷的缺点，另一方面也克服了多巴酚丁胺升高动脉血压较差的缺点。

长期使用或应用大剂量 β 受体拮抗剂的慢性心力衰竭患者不宜选用多巴酚丁胺，可以考虑其他正性肌力药如磷酸二酯酶抑制剂。不同的 β 受体拮抗剂略有差异，对使用小剂量的短效美托洛尔的患者，大剂量多巴酚丁胺可以恢复正性肌力作用，但是对长期应用卡维地洛的患者，大剂量多巴酚丁胺增加肺循环阻力，不用为好。

3. 多巴酚丁胺应用于心电图和超声负荷试验　多巴酚丁胺所产生的心脏负荷效应与运动负荷效应相似，可以用来评价心肌缺血情况。诱发缺血的多巴酚丁胺剂量越小，表示冠状动脉病变程度越重。多巴酚丁胺的用量为 20~50μg/（kg·min），以浓度递增的方式持续输注。该试验的绝对禁忌证为梗阻性肥厚型心肌病；相对禁忌证为束支传导阻滞，试验前已有 ST 段下降≥1mm、未控制的高血压。多巴酚丁胺可致心房颤动心室率加快，故对心房颤动患者宜慎用。试验过程中部分患者出现心绞痛，含服硝酸酯可缓解。

多巴酚丁胺超声负荷试验用以评价存活心肌具有重要的估测预后的价值，为血管重建术选择合适的对象提供指导。

4. 多巴酚丁胺耐药性　多巴酚丁胺持续应用 24~48 小时易产生耐受性，不宜长期使用。停药前采用逐渐减量，并调节血管扩张剂的剂量，以避免病情反复。

5. 多巴酚丁胺与多巴胺比较 多巴胺是去甲肾上腺素前体,不仅可以激动心肌 β_1 受体,还可促进去甲肾上腺素释放,因此其提升血压的作用强于多巴酚丁胺;且多巴胺兴奋肾脏多巴胺受体,增加肾脏血流,因此有益于肾血流受损的严重心力衰竭患者。而多巴酚丁胺是多巴胺的衍生物,可激动 β_1 和 β_2 受体,但对 β_1 受体的选择性较高,其正性肌力作用呈浓度依赖性:低剂量 $[< 5\mu g/(kg \cdot min)]$ 时激动 β_2 受体,降低循环外周阻力和肺毛细血管楔压;剂量 $< 10\mu g/(kg \cdot min)$ 时激动 β_1 受体,轻度加快心率,但其增加心肌耗氧量的作用较其他同类药物低,适用于缺血性心脏病患者。但是在严重心力衰竭患者中,β 受体下调或使用 β 受体拮抗剂,多巴酚丁胺的疗效不及预期的效果,并可能导致严重的心律失常,尤其在伴有低钾血症时。

6. 配伍禁忌 有研究显示多巴酚丁胺与头孢哌酮钠、头孢匹胺钠、托拉塞米注射液、呋塞米注射液等存在配伍禁忌。

7. 多巴胺微量泵的使用方法 同多巴胺。

左西孟旦 Levosimendan

【其他名称】

悦文。

【药物特征】

为钙增敏剂,以钙离子浓度依赖的方式与心肌肌钙蛋白 C 结合而产生正性肌力作用,增强心肌收缩力,但并不影响心室舒张;同时可通过使 ATP 敏感的 K^+ 通道开放而产生血管舒张作用,使得冠状动脉阻力血管和静脉容量血管舒张,从而改善冠状动脉的血流供应;还可抑制磷酸二酯酶Ⅲ。在心力衰竭患者中,左西孟旦增强心肌收缩力,降低前后负荷,而不影响其舒张功能。

药代动力学在其治疗剂量范围 $[0.05 \sim 0.2\mu g/(kg \cdot min)]$ 内

呈线性关系。97%~98% 与血浆蛋白结合,经肝脏完全代谢。有中度的 CYP2D6 抑制作用。清除半衰期大约为 1 小时。54% 自尿中排泄,44% 自粪便排泄。形成的循环活性代谢物为 OR-1855 和 OR-1896,它们排泄比较慢。在停止给药后大约 2 天可以达到血浆峰浓度,代谢物的半衰期为 75~80 小时。

【适应证】

适用于传统治疗(利尿药、血管紧张素转化酶抑制剂和洋地黄类)疗效不佳,并且需要增加心肌收缩力的急性失代偿心力衰竭(ADHF)的短期治疗。

【剂型与特征】

只有注射剂,规格为 12.5mg:5ml。

【用法和用量】

仅用于住院患者,使用时应当有适当的医疗监测设备并且具有使用正性肌力药物的经验。

本品在给药前需稀释。本品仅用于静脉输注,可通过外周或中央静脉输注给药。治疗剂量和持续时间应根据患者的一般情况和临床表现进行调整。

治疗的初始负荷剂量为 6~12μg/kg,时间应 > 10 分钟,之后应持续输注 0.1μg/(kg·min);同时应用血管扩张剂或(和)正性肌力药物的患者治疗初期的推荐负荷剂量为 6μg/kg。在负荷剂量给药时以及持续给药开始 30~60 分钟内密切观察患者的反应,如反应过度(低血压、心动过速),应将输注速率减至 0.05μg/(kg·min)或停止给药。如初始剂量耐受性好且需要增强血流动力学效应,则输注速率可增至 0.2μg/(kg·min)。

对处于急性失代偿期的严重慢性心力衰竭患者,持续给药时间通常为 24 小时。血流动力学效应至少可持续 24 小时,停药后此效应可能持续 9 天。与 5% 葡萄糖注射液混合使用,输液配制后应在 24 小时内使用。

【不良反应】

最常见的不良反应是头痛、低血压和室性心动过速。常见不良反应有低钾血症、失眠、头晕、心动过速、室性期前收缩、心力衰竭、心肌缺血、恶心、便秘、腹泻、呕吐、血红蛋白减少。

【禁忌证】

过敏者，显著影响心室充盈或（和）射血功能的机械性阻塞性疾病，严重的肝、肾功能损害（肌酸酐清除率＜30ml/min）患者，严重的低血压和心动过速患者，有尖端扭转型室性心动过速（TdP）病史的患者禁用。

【药物相互作用】

与其他血管活性药物同时输注时可引起低血压。与地高辛合用未发现药动学相互影响。合用β受体拮抗剂不影响本药的疗效。与单硝酸异山梨酯合用发生直立性低血压明显增强。

【注意事项】

存有低血压风险的患者，轻、中度肾功能损害，缺血性心脏病合并贫血，长QTc间期患者，心动过速、心房颤动或致命性心律失常患者慎用。没有以下疾病使用本品的信息：心源性休克、限制型心肌病、肥厚型心肌病、严重二尖瓣关闭不全、心肌破裂、心脏压塞、右心室梗死和3个月内有潜在致命性心律失常的患者、术后心力衰竭、待进行心脏移植的严重心力衰竭患者。初期可引起收缩压和舒张压降低。用药前应纠正严重的血容量减少症状，如果出现血压或心率过度变化，应降低输注速率或停止输注。血流动力学效应确切的持续时间尚未确定，一般持续7~10天，其在停止输注后48小时达到最大血药浓度。输注结束后，无创监测至少应持续4~5天，监测应持续到血压降到最低值并开始升高。如果出现血压持续下降的迹象则需监测5天以上；如果患者的临床症状稳定，监测期可少于5天。轻、中度肝、肾功能损害患者需要延长监测期。可能会引起血钾浓度降低，引起血红蛋白和血细胞比容降低。不能用于儿童或 18 岁以下的青少年。

【FDA 妊娠 / 哺乳分级】

未查到分级信息。孕妇慎用。哺乳期妇女在输注后的 14 天内不可进行授乳。

【用药实践】

1. 左西孟旦在心力衰竭中的应用　无严重低血压的失代偿性低排血量性心力衰竭是左西孟旦的最佳适应证。同时可以在心肌顿抑、心脏手术围手术期及右心功能不全时提高心肌收缩力，保护心脏功能。

2. 左西孟旦治疗心力衰竭的优势　在不增加细胞内 Ca^{2+} 浓度的前提下增加心肌收缩力；能扩张冠状动脉，增加心肌供氧量，不增加心肌耗氧量；不引起心肌细胞内钙超载，不易引起恶性心律失常；不影响心脏舒张功能。本药在缓解临床症状、改善预后方面不劣于多巴酚丁胺，且使患者的 B 型钠尿肽水平明显下降；因为其正性肌力作用独立于 β 肾上腺素受体刺激，可用于正接受 β 受体拮抗剂的患者；冠心病患者应用不增加病死率。

3. 左西孟旦临床治疗监测　治疗过程中必须对心电图、血压、心率进行监测，同时测定尿量。本品在停止输注后 48 小时达到最大血药浓度，药理作用一般可持续 7~10 天。输注结束后，无创监测至少应持续 4~5 天，监测应持续到血压降到最低值并开始升高。如果出现血压持续下降的迹象则需监测 5 天以上；如果患者的临床症状稳定，监测期可少于 5 天。对于轻、中度肝、肾功能损害患者，建议至少监测 5 天。

4. 左西孟旦联合用药情况　左西孟旦的正性肌力作用不会被 β 受体拮抗剂减弱，相反在左西孟旦的保护下，部分严重心力衰竭患者也可考虑早期应用 β 受体拮抗剂，使患者逐渐过渡到标准治疗状态。

（孟祥磊　陈　强　谢新星）

第二节 其他抗心力衰竭药物

一、药物治疗概论

伊伐布雷定通过抑制窦房结起搏 I_f 电流而单纯降低心率，可产生改善心肌缺血作用。可降低患者的相对风险，改善心力衰竭患者的左室功能和生活质量，适用于心率较快的患者。目前指南推荐级别为 IIa 类。

重组人脑利钠肽是用重组技术获得的内源性脑利钠肽的合成品，有利尿，扩张血管以及抑制去甲肾上腺素、肾素释放，拮抗醛固酮等作用。临床多用于在充分使用 ACEI 或 ARB、β-RB、醛固酮受体拮抗剂、利尿药等药物后仍有症状的患者。指南未作推荐。

吗啡为阿片类药物，是一种强效镇痛药。对于急性心力衰竭患者，吗啡可减轻急性肺水肿患者的焦虑和呼吸困难引起的痛苦，还具有扩张血管、降低前负荷、抑制交感兴奋等作用，可用于急性心力衰竭患者的治疗，为心力衰竭诊疗指南 IIa 类推荐。使用时应注意监测呼吸抑制的不良反应。对于明显低血压、休克、意识障碍、COPD 患者禁用。

二、药物使用精解

伊伐布雷定 Ivabradine

【其他名称】

可兰特。

【药物特征】

伊伐布雷定单纯降低心率，通过抑制选择性和特异性心脏起搏 I_f 电流而降低心率。只特异性地对窦房结起作用，对心房、房室结或心室传导时间未见明显影响，对心肌的收缩性或心室复极化未见明显影响。还对视网膜 I_h 电流有影响，通过减少视网膜对亮光刺激的反应，参与视觉系统的瞬时分辨力调节。在诱发条件下（如光亮度快速变化），可导致患者偶尔出现光幻视。

水溶性高，口服给药吸收完全，约 1 小时血药浓度达峰值，在肠道及肝脏中有首关效应，生物利用度约 40%。食物延迟吸收，并增加血浆暴露量。蛋白结合率为 70%。通过 CYP3A4 代谢，代谢为活性产物。清除半衰期为 11 小时，经粪便与尿液排泄。

【适应证】

用于窦性心律且心率 ≥ 75 次 /min、伴有心脏收缩功能障碍的 NYHA Ⅱ~ Ⅳ 级慢性心力衰竭患者。与标准治疗包括 β 受体拮抗剂联合用药，或者用于禁忌或不耐受 β 受体拮抗剂治疗时。

【剂型与特征】

目前只有口服普通片剂，规格为 7.5mg。

【用法和用量】

口服：一日 2 次，早、晚进餐时服用。起始剂量为一次 5mg。治疗 2 周后，如患者的心率持续高于 60 次 /min，加量至一次 7.5mg；如患者的心率在 50~60 次 /min，维持一次 5mg 的剂量；如患者的心率持续低于 50 次 /min 或出现与心动过缓有关的症状（头晕、疲劳、低血压等），减量至一次 2.5mg。

肾功能不全者不需调整剂量。

【不良反应】

常见闪光现象（光幻视）和心动过缓，为剂量依赖性。其他常见的有头痛、头晕、视力模糊、一度房室传导阻滞、室性前期收缩、心房颤动、血压控制不佳等。

【禁忌证】

过敏者、治疗前静息心率低于 70 次 /min、心源性休克、急性心肌梗死、重度低血压（＜90/60mmHg）、重度肝功能不全、病态窦房结综合征、窦房传导阻滞、不稳定型或急性心力衰竭、依赖起搏器起搏者、不稳定型心绞痛、三度房室传导阻滞、孕妇、哺乳期妇女禁用。

【药物相互作用】

不推荐合用的药物：延长 Q-T 间期的药物（奎尼丁、丙吡胺、苄普地尔、索他洛尔、伊布利特、胺碘酮、匹莫齐特、齐拉西酮、舍吲哚、甲氟喹、卤泛群、喷他脒、西沙必利、注射用红霉素）。

慎重合用的药物：排钾利尿药，增加心律失常风险。

本药经 CYP3A4 代谢，在药动学方面：

禁止合用的药物：强效 CYP3A4 抑制剂如抗真菌药物（伊曲康唑）、大环内酯类药物（红霉素、克拉霉素、交沙霉素、替利霉素）、HIV 蛋白酶抑制剂（奈非那韦、利托那韦）和奈法唑酮；中效 CYP3A4 抑制剂（维拉帕米或地尔硫䓬）。

不推荐合用：西柚汁，增加本药的暴露量 2 倍。

慎重合用：中效 CYP3A4 抑制剂（氟康唑），心率＞70 次/min，在监护下可以使用；CYP3A4 诱导剂（利福平、巴比妥类、苯妥英、贯叶金丝桃）降低本药的活性和暴露量。

本药与质子泵抑制剂、西地那非、辛伐他汀、二氢吡啶类钙通道阻滞剂、地高辛、华法林、阿司匹林无药动学和药效学影响；与 ACEI、ARB、贝特类、降血糖药、抗血小板药物合用安全。

【注意事项】

1. 在治疗前或调整剂量时都应监测心率，特别是心率降至 50 次/min 或接受剂量下调的患者。

2. 对心律失常没有预防或治疗作用，对快速性心律失常无效。使用该药后，心房颤动的发生率增加。

3. 二度房室传导阻滞、急性脑卒中后、先天性 Q-T 间期延长综合征或使用延长 Q-T 间期的药物的患者不推荐使用。

4. 本品含有乳糖。

【FDA 妊娠 / 哺乳分级】

未查到分级信息。孕妇禁用。可分泌入乳汁中,哺乳期妇女用药时应停止授乳。

【用药实践】

1. 伊伐布雷定在心力衰竭中的应用　2014 版中国心力衰竭诊断和治疗指南推荐:窦性心律、LVEF ≤ 35%、已使用 ACEI(或 ARB)和醛固酮受体拮抗剂(或 ARB)治疗的心力衰竭患者,如果 β 受体拮抗剂已达到指南推荐剂量或最大耐受剂量;心率仍然 ≥ 70 次 /min,且持续有症状(NYHA Ⅱ~ Ⅳ 级)者使用伊伐布雷定。

2. 伊伐布雷定在冠心病中的应用　经 β 受体拮抗剂(或替代药物)治疗但仍有心绞痛持续发作时,推荐联合伊伐布雷定缓解心绞痛症状(抗心绞痛治疗有效且对心力衰竭患者的安全性良好)。

对于心力衰竭伴心绞痛的患者,窦性心律且不能耐受 β 受体拮抗剂、心率 ≥ 70 次 /min 应考虑使用伊伐布雷定缓解心绞痛(抗心绞痛治疗有效且对心力衰竭患者的安全性良好)。

3. 本药不良反应及处理　参见美托洛尔用药实践。

重组人脑利钠肽 Recombinant Human Brain Natriuretic Peptide

【其他名称】

奈西立肽、新活素。

【药物特征】

人脑利钠肽是 B 型利钠肽,为人体分泌的一种内源性多肽,是在心力衰竭后人体应激大量产生的一种补充代偿机制。人脑利钠肽与特异性的利钠肽受体结合,引起细胞内环鸟苷酸(cGMP)的浓度升高和平滑肌舒张。cGMP 作为第二信使,能扩张动脉和静脉,迅速降低全身动脉压、右房压和肺毛细血管楔压,从而降低心脏前后负荷,迅速减轻心力衰竭患者的呼吸困难程度和全身症状。脑利钠肽天然拮抗 RAAS 系统,拮抗心肌细胞、心脏成纤维细胞和血管平滑肌细胞内的内皮素、去甲肾上腺素和醛固酮。还可提高肾小球滤过率,增强钠的排泄,减少肾素和醛固酮的分泌;亦抑制加压素及交感神经的保钠保水、升高血压作用。脑利钠肽参与了血压、血容量和水盐平衡的调节,增加血管通透性,降低体循环血管阻力和血浆容量,降低心脏前后负荷,增加心排血量。没有正性肌力作用,不增加心肌耗氧量。

以 3 种独立的机制从循环系统中清除:通过与细胞表面的清除性受体结合随后进入细胞内并被溶酶体中的蛋白酶水解;多肽被内肽酶如在血管内皮上的中性内肽酶所水解切割;通过肾脏滤过清除(<2%)。

【适应证】

患有休息或轻微活动时呼吸困难的急性失代偿心力衰竭患者的静脉治疗。按 NYHA 分级>Ⅱ级。

【剂型与特征】

只有注射剂,规格为 0.5mg。

【用法和用量】

采用按负荷剂量静脉推注,随后按维持剂量进行静脉滴注。用药方式:国内临床采用连续静脉滴注 24 小时的给药方式。

负荷剂量为 $1.5 \sim 2\mu g/kg$,维持剂量为 $0.0075 \sim 0.01\mu g/(kg \cdot min)$。建议开始静脉滴注的维持剂量为 $0.0075\mu g/(kg \cdot min)$,调整或增加滴注给药速率需谨慎。

【不良反应】

最常见的不良反应为低血压,其他不良反应多表现为头痛、恶心、室性心动过速、血肌酐升高等。

【禁忌证】

过敏者、心源性休克或收缩压<90mmHg 的患者禁用。应避免在被怀疑有或已知有低心脏充盈压的患者中使用重组人脑

利钠肽。

【药物相互作用】

重组人脑利钠肽在物理和化学性质上与肝素、胰岛素、布美他尼、依那普利拉、依他尼酸、肼屈嗪和呋塞米这类注射剂相排斥，不能允许采用重组人脑利钠肽与这些药物在同一条静脉导管中同时输注。防腐剂偏亚硫酸氢钠与重组人脑利钠肽相排斥。与利尿药、地高辛、口服血管紧张素转化酶抑制剂、抗凝血药、口服硝酸盐类药物、他汀类药物、Ⅲ类抗心律失常药物、β受体拮抗剂、多巴酚丁胺、钙通道阻滞剂、血管紧张素受体拮抗剂以及多巴胺合用没有具临床意义的血流动力学参数的相互影响。

【注意事项】

不建议那些不适合使用扩血管药物的患者使用，如有严重瓣膜狭窄、限制型或梗阻性心肌病、限制性心包炎、心脏压塞或其他心排血量依赖静脉回流或被怀疑存在心脏低充盈压的患者（见禁忌证）。重组人脑利钠肽可能对肾脏功能有影响，急性肾衰竭和需要进行肾透析时须监测血液生化指标，特别是血清肌酐升高的情况。密切监视血压，当低血压发生时应该降低给药剂量或停止给药。

【FDA妊娠/哺乳分级】

未查到分级信息。孕妇、哺乳期妇女均缺少研究资料，应慎用。

【用药实践】

1. 重组人脑利钠肽在心力衰竭中的应用 重组人脑利钠肽（rhBNP）是一种新型血管扩张剂，对静脉、动脉和冠状动脉均有扩张作用，能降低心脏前后负荷，增加心排血量，而无直接的正性肌力作用。急性充血性心力衰竭患者静脉注射rhBNP有利于改善血流动力学，抑制肾素-血管紧张素-醛固酮系统和交感神经系统，促进钠排泄，从而缓解呼吸困难，改善症状。

与静脉应用硝酸甘油相比，rhBNP对血流动力学的改善更有效，不良反应更少。可用于治疗急性充血性心力衰竭，尤其是急性心肌缺血导致的心力衰竭、高血压急症伴急性左心衰竭者、急性心肾综合征等。

与单独静脉用利尿药或硝酸甘油相比，加用 rhBNP 能更快改善严重呼吸困难症状。本药应早期、及时和适量应用。需要指出在高血压急症导致的急性左心衰竭必须注意血压控制，将血压降至合适的水平，常与静脉降压药物联合使用。

2. 重组人脑利钠肽用药监护　在应用本药期间应密切监视血压变化。如果在给药期间发生低血压，则应降低给药剂量或停止给药并开始其他恢复血压的措施（如输液、改变体位等）。由于该药引起的低血压作用的持续时间可能较长（平均为2.2小时），所以在重新给药开始前必须设置一个观察期。基线期血压 < 100mmHg 的患者出现低血压的发生率更高，因此在这类患者中采用重组人脑利钠肽治疗应更加谨慎。

3. 重组人脑利钠肽静脉输注的注意事项　本药在物理和化学性质上与肝素、胰岛素、布美他尼、呋塞米和依他尼酸等药物相排斥，避免本药与上述药物在同一条静脉导管中同时输注。在本药与上述药物使用间期，必须对输液管路进行冲洗。

rhBNP 静脉泵入方法：取本药 0.5mg 使用生理盐水或 5% 葡萄糖溶液稀释至 50ml，此时浓度为 10μg/ml，先取 5ml 稀释至 20ml 后在 3~5 分钟内静脉推注，剩余的 45ml 以 2.5~4ml/h 作为维持剂量持续静脉滴注。

吗啡 Morphine

【其他名称】

无。

【药物特征】

为阿片受体激动剂，有强大的镇痛作用，同时也有明显的镇静作用,并有镇咳作用(因其可致成瘾而不用于临床)。对呼吸中枢有抑制作用,使其对二氧化碳张力的反应性降低,过量可致呼吸衰竭而死亡。本品兴奋平滑肌,增加肠道平滑肌张力引起便秘,并使胆道、输尿管、支气管平滑肌张力增加。可使外周血管扩张,尚有缩瞳、镇吐等作用(因其可致成瘾而不用于临床)。阿片类药物的镇痛机制尚不完全清楚。

皮下和肌内注射吸收迅速,皮下注射 30 分钟后即可吸收 60%,吸收后迅速分布至肺、肝、脾、肾等各组织中。成人中仅有少量吗啡透过血脑屏障,但已能产生高效的镇痛作用。可通过胎盘到达胎儿体内。消除 $t_{1/2}$ 为 1.7~3 小时,蛋白结合率为 26%~36%。一次给药镇痛作用维持 4~6 小时。本品主要在肝脏代谢,60%~70% 在肝内与葡糖醛酸结合,10% 脱甲基成去甲基吗啡,20% 为游离型。主要经肾脏排出,少量经胆汁和乳汁排出。

【适应证】

为强效镇痛药,适用于其他镇痛药无效的急性锐痛,如严重创伤、战伤、烧伤、晚期癌症等疼痛。心肌梗死而血压尚正常者,应用本品可使患者镇静,并减轻心脏负担。应用于心源性哮喘可使肺水肿症状暂时有所缓解。麻醉和手术前给药可保持患者宁静进入嗜睡。因本品对平滑肌的兴奋作用较强,故不能单独用于内脏绞痛(如胆绞痛等),而应与阿托品等有效的解痉药合用。本品不适宜于慢性重度癌痛患者的长期使用。

【剂型与特征】

有注射剂、普通片剂、缓释片剂、栓剂,口服及直肠给药用于镇痛治疗,急性心力衰竭治疗使用注射剂。规格为 10mg。

【用法和用量】

1. 皮下注射 成人常用量为一次 5~15mg,一日 15~40mg;极量为一次 20mg,一日 60mg。

2.静脉注射 成人镇痛时常用量为 5~10mg；用作静脉全麻按体重不得超过 1mg/kg，不够时加用作用时效短的本类镇痛药，以免苏醒延迟，术后发生血压下降和长时间呼吸抑制。

3.手术后镇痛 注入硬膜外间隙，成人自腰脊部位注入，一次极限为 5mg，胸脊部位应减为 2~3mg，按一定的间隔可重复给药多次；注入蛛网膜下腔，一次 0.1~0.3mg，原则上不再重复给药。

4.重度癌痛患者 首次剂量范围较大，一日 3~6 次，以预防癌痛发生及充分缓解癌痛。

【不良反应】

1.连用 3~5 天即产生耐药性，1 周以上可成瘾，需慎用。但对于晚期中、重度癌痛患者，如果治疗适当，少见依赖及成瘾现象。

2.恶心、呕吐、呼吸抑制、嗜睡、眩晕、便秘、排尿困难、胆绞痛等。偶见瘙痒、荨麻疹、皮肤水肿等过敏反应。

3.本品急性中毒的主要症状为昏迷，呼吸深度抑制，瞳孔极度缩小、两侧对称或呈针尖样大，血压下降，发绀，尿少，体温下降，皮肤湿冷，肌无力；由于严重缺氧致休克、循环衰竭、瞳孔散大、死亡。

4.中毒解救可采用人工呼吸、给氧、给予升压药提高血压、β 肾上腺素受体拮抗剂减慢心率、补充液体维持循环功能。静脉注射拮抗剂纳洛酮 0.005~0.01mg/kg，成人 0.4mg。亦可用烯丙吗啡作为拮抗剂。

【禁忌证】

呼吸抑制已显示发绀、颅内压增高和颅脑损伤、支气管哮喘、肺源性心脏病代偿失调、甲状腺功能减退、皮质功能不全、前列腺肥大、排尿困难及严重肝功能不全、休克尚未纠正控制前、炎性肠梗阻等患者禁用。

【药物相互作用】

1.与吩噻嗪类、镇静催眠药、单胺氧化酶抑制剂、三环类抗抑郁药、抗组胺药等合用可加剧及延长吗啡的抑制作用。

2. 可增强香豆素类药物的抗凝血作用。

3. 与西咪替丁合用可能引起呼吸暂停、精神错乱、肌肉抽搐等。

【注意事项】

1. 本品为国家特殊管理的麻醉药品，务必严格遵守国家对麻醉药品的管理条例。

2. 根据 WHO《癌症疼痛三阶梯止痛治疗指导原则》中关于癌症疼痛治疗用药个体化的规定，对癌症患者镇痛使用吗啡应由医师根据病情需要和耐受情况决定剂量。

3. 未明确诊断的疼痛尽可能不用本品，以免掩盖病情，贻误诊断。

4. 可干扰对脑脊液压升高的病因诊断，这是因为本品使二氧化碳潴留、脑血管扩张的结果。

5. 能促使胆道括约肌收缩，引起胆管系的内压上升；可使血浆淀粉酶和脂肪酶均升高。

6. 对血清碱性磷酸酶、谷丙转氨酶、谷草转氨酶、胆红素、乳酸脱氢酶等的测定有一定影响，故应在本品停药 24 小时以上方可进行以上项目测定，以防可能出现假阳性。

7. 因本品对平滑肌的兴奋作用较强，故不能单独用于内脏绞痛（如胆、肾绞痛），而应与阿托品等有效的解痉药合用，单独使用反使绞痛加剧。

8. 应用大量吗啡进行静脉全麻时，常和神经安定药并用，诱导中可发生低血压，手术开始遇到外科刺激时血压又会骤升，应及早对症处理。

9. 吗啡注入硬膜外间隙或蛛网膜下腔后应监测呼吸和循环功能，前者监测 24 小时，后者监测 12 小时。

10. 药液不得与氨茶碱、巴比妥类药钠盐等碱性溶液、溴或碘化合物、碳酸氢盐、氧化剂（如高锰酸钾）、植物收敛剂、氢氯噻嗪、肝素钠、苯妥英钠、呋喃妥因、新生霉素、甲氧西林、氯丙嗪、异丙嗪、哌替啶、磺胺嘧啶、磺胺甲噁唑以及铁、铝、镁、银、锌化合物等接触或混合,以免发生混浊甚至出现沉淀。

【FDA妊娠/哺乳分级】

C级/L3级。可透过胎盘屏障,禁用于孕妇。本品对抗缩宫素对子宫的兴奋作用而延长产程,禁用于临盆产妇。可分泌入乳汁中,哺乳期妇女应禁用。

【用药实践】

1. 吗啡在急性心力衰竭中的应用　吗啡是阿片类药物,是急性心力衰竭的基础药物,可减少急性肺水肿患者的焦虑和呼吸困难引起的痛苦。此类药物也被认为是血管扩张剂,降低前负荷,也可减少交感兴奋。

2. 吗啡在缺血性胸痛中的应用　急性冠脉综合征的剧烈心绞痛可使用吗啡缓解症状。

3. 吗啡过量处理　见本品不良反应部分。

(王晓军　谢新星　李蓓蓓)

参 考 文 献

[1]《中国国家处方集》编委会. 中国国家处方集(2010). 北京:人民军医出版社,2010

[2] 国家药典委员会. 中华人民共和国药典临床用药须知(2010). 北京:中国医药科技出版社,2010

[3] 葛均波,徐永健. 内科学. 第8版. 北京:人民卫生出版社,2013

[4] 杨世杰. 药理学. 第2版. 北京:人民卫生出版社,2010

[5] 陈新谦,金有豫,汤光. 新编药物学. 第17版. 北京:人民卫生出版社,2011

[6] 中华医学会心血管病分会,中华心血管病杂志编辑委员会. 中国心力衰竭诊断和治疗指南2014. 中华心血管病杂志,2014,42(2):98-120

第六章　心律失常治疗用药

心律失常是指心脏起搏和传导功能紊乱而发生的节律、频率或激动顺序异常。发病原因为冲动形成异常和(或)冲动传导异常。根据发病原理可分为冲动异常和传导异常;根据发病时的心率可分为快速性和缓慢性。

抗快速性心律失常药物的作用机制主要有降低自律性,减少后除极,延长有效不应期。主要用于心脏期前收缩、心动过速和心脏扑动或颤动的治疗。

抗缓慢性心律失常药物的作用机制主要有增强或兴奋窦房结、房室交界区和心室的次级节律点的自律性,改善房室传导功能,提高心室率。主要用于心动过缓、心脏停搏和传导阻滞的治疗。

第一节　抗快速性心律失常药物

一、药物治疗概论

抗快速性心律失常药物按 Vaughan-Williams 分类法可分为 4 类(表 6-1-1),依据药物的作用通道和电生理特点进行分类。

表 6-1-1　抗快速性心律失常药物的 Vaughan-Williams 分类

药物分类		代表药物	作用特点	适应证	对远期预后的影响
I类，钠通道阻滞剂	Ia	奎尼丁、普鲁卡因	延长 APD 和 Q-T 间期	室性和室上性	不改善预后，长期使用可致心律失常；对器质性心脏病患者长期应用增加死亡率
	Ib	利多卡因、美西律	缩短或无影响 APD，不延长 Q-T 间期	室性	
	Ic	普罗帕酮、莫雷西嗪	延长 APD，不明显延长 Q-T 间期	室性和室上性	
II类，β 受体拮抗剂		美托洛尔、比索洛尔	抑制心脏 β 受体，减慢心率，抑制传导	室上性、室性	改善远期预后
III类，钾通道阻滞剂		胺碘酮、伊布利特	延长 APD 和 Q-T 间期	室性、室上性	中性
IV类，钙通道阻滞剂		维拉帕米、地尔硫䓬	抑制窦房结和房室传导	室上性、左室特发性心动过速	中性
其他		腺苷、洋地黄类	腺苷：拟迷走作用；洋地黄：抑制房室结	腺苷：终止室上性；洋地黄：室上性	中性

注：APD：动作电位时程

　　I类抗心律失常药物为钠通道阻滞剂，根据其对钠通道阻滞作用解除时间（复活时间）的长短可再细分为 Ia、Ib 及 Ic 三个亚类。Ia 类药物的复活时间为 1~10 秒，适度阻滞钠通道，降低动作电位 0 相除极速率，减慢传导，还可抑制心肌细胞钾通道及钙通道,延长复极过程,明显延长有效不应期,广谱抗心律失常,但因不良反应多且重,故目前已较少使用;Ib类药物的复活时间<1秒,轻度阻滞钠通道,轻度降低动作电位0相除极速率,降低自律性,缩短或不影响动作电位,只用于室性心律失常;Ic类药物的复活时间>10秒,明显阻滞钠通道,明显降低动作电位0相除极速率和幅度,明显减慢传导。Ⅰ类抗心律失常药物主要短期用于无器质性心脏病的患者。

Ⅱ类抗心律失常药物为β受体拮抗剂,通过阻断β受体发挥作用,抑制交感神经兴奋,减慢4期舒张期自动除极速率,降低自律性,减慢0期除极速率,减慢传导,广泛用于室性和室上性心律失常。β受体拮抗剂可降低心肌梗死和心力衰竭患者的死亡率,预防和治疗恶性心律失常,是目前唯一可改善长期预后的抗心律失常药物,是器质性心脏病患者的推荐用药,也是心房颤动患者控制心室率的推荐用药。β受体拮抗剂可用于抗心律失常的药物较多,如美托洛尔、比索洛尔、阿替洛尔、艾司洛尔、普萘洛尔、卡维地洛等。"药物治疗概论"和"药物使用精解"见"第三章第四节β受体拮抗剂"。

Ⅲ类抗心律失常药物为钾通道阻滞剂,同时还可阻滞多种离子通道,如钠、钙等,明显延长动作电位时程。此类药物主要有胺碘酮、索他洛尔、伊布利特、决奈达隆。胺碘酮还具有轻度Ⅰ/Ⅱ/Ⅳ类抗心律失常药物的作用,广泛用于各种心律失常的治疗,对于合并器质性心脏病的患者具有良好的安全性。此类药物可导致尖端扭转型室性心动过速,故不用于该病的治疗。

Ⅳ类抗心律失常药物为钙通道阻滞剂,用于抗心律失常的为非二氢吡啶类钙通道阻滞剂,有维拉帕米、地尔硫䓬。抑制钙离子电流,抑制细胞内的钙离子超载。降低窦房结自律性,减慢房室结传导。主要治疗室上性心律失常,是左室特发性心动过速的首选药物。该类药物具有明显的负性肌力作用,可使心力衰竭加重。减慢传导,故不能用于严重的心脏传导功能障碍(如窦房传导阻滞、二或三度房室传导阻滞)、预激综合征并发心房扑动或心房颤动。"药物治疗概论"及"药物使用精解"见"第三章第一节钙通道阻滞剂"。

腺苷是一种嘌呤核苷,对房室结具有负性传导作用。快速静脉注射腺苷减慢房室结传导,此作用可阻断包括房室结在内的折返环,使阵发性室上性心动过速恢复为正常的窦性心律。

洋地黄类药物可降低窦房结自律性;提高浦肯野纤维自律性;减慢房室结传导速度,延长其有效不应期,导致房室结隐匿性传导增加;缩短浦肯野纤维有效不应期。"药物治疗概论"及"药物使用精解"见"第五章第一节洋地黄类强心剂与其他正性肌力药物"。

二、药物使用精解

奎尼丁 Quinidine

【其他名称】

异性金鸡纳碱。

【药物特征】

为 I a 类抗心律失常药物,对细胞膜有直接作用,抑制钠离子跨膜运动,影响 0 相动作电位。抑制心肌自律性,特别是异位兴奋点的自律性,降低传导速度,延长有效不应期,对心房不应期的延长较心室明显,缩短房室交界区的不应期,提高心房及心室的颤动阈。可抑制钙离子内流,降低心肌收缩力。还具有抗胆碱能作用,间接对心脏产生影响。大剂量可阻断 α 受体,产生扩血管、降压作用。

口服吸收迅速而完全,生物利用度差异大,为 44%~98%。与蛋白的亲和力强,结合率为 80%~88%,广泛分布于全身。口服后 30 分钟起效,1~3 小时达最大作用,持续约 6 小时。半衰期为 6~8 小时,小儿为 2.5~6.7 小时,肝功能不全者半衰期延长。经肝脏代谢,部分代谢产物具有活性。主要经肾脏排泄,少量为原形药物(18.4%),粪便可排泄约 5%。血液透析可清除。

【适应证】

用于心房颤动或心房扑动经电转复后的维持治疗。虽对房性期前收缩、阵发性室上性心动过速、预激综合征伴室上性心律失常、室性期前收缩、室性心动过速有效,并有转复心房颤动或心房扑动的作用,但由于不良反应较多,目前已少用。

【剂型与特征】

目前只有普通片剂,但由于不良反应较多,已少用,规格为0.2g;注射剂型已停用。

【用法和用量】

成人应先试服 0.2g,观察有无过敏及特异质反应。

成人常用量为一次 0.2~0.3g,一日 3~4 次。用于转复心房颤动或心房扑动,第 1 日一次 0.2g,每 2 小时 1 次,连续 5 次;如无不良反应,第 2 日增至一次 0.3g,第 3 日一次 0.4g,每 2 小时1 次,连续 5 次。一日总量不宜超过 2.4g。恢复窦性心律后改为维持剂量,一次 0.2~0.3g,一日 3~4 次。

成人处方极量为一日 3g(一般每日不宜超过 2.4g),应分 3次给予。

【不良反应】

本品的治疗指数低,约 1/3 的患者发生不良反应。奎尼丁的有效血药浓度为 3~6mg/L,超过 8mg/L 可发生严重不良反应。

1. 心血管 本品有促心律失常作用,产生心脏停搏及传导阻滞,较多见于原有心脏病的患者,也可发生室性期前收缩、室性心动过速及心室颤动。心电图可出现 P-R 间期延长、QRS 波增宽,一般与剂量有关。可使心电图的 Q-T 间期明显延长,诱发室性心动过速（扭转型室性心动过速）或心室颤动，可反复自发自停，发作时伴晕厥现象，此作用与剂量无关，可发生于血药浓度尚在治疗范围内或以下时。本品可使血管扩张产生低血压，个别可发生脉管炎。

2. 胃肠道不良反应　很常见，包括恶心、呕吐、痛性痉挛、腹泻、食欲下降、小叶性肝炎及食管炎。

3. 金鸡纳反应　可产生耳鸣、胃肠道障碍、心悸、惊厥、头痛及面红。视力障碍如视物模糊、畏光、复视、色觉障碍、瞳孔散大、暗点及夜盲。听力障碍、发热、局部水肿、眩晕、震颤、兴奋、昏迷、忧虑，甚至死亡。一般与剂量有关。

4. 特异质反应　头晕、恶心、呕吐、冷汗、休克、青紫、呼吸抑制或停止。与剂量无关。

5. 过敏反应　各种皮疹，尤以荨麻疹、瘙痒多见，发热、哮喘、肝炎及虚脱。与剂量无关。

6. 肌肉　使重症肌无力加重，使肌酸激酶增高。

7. 血液系统　血小板减少、急性溶血性贫血、粒细胞减少、白细胞减少等。

【禁忌证】

对该药过敏者或曾应用该药引起血小板减少性紫癜者禁用。该药禁用于没有起搏器保护的二或三度房室传导阻滞、病态窦房结综合征。

【药物相互作用】

1. 其他药物增加本药的作用　抗心律失常药维拉帕米、胺碘酮可使本品的血药浓度上升。

与口服抗凝血药合用可使凝血酶原进一步减少，也可减少本品与蛋白的结合。尿液的碱化药如乙酰唑胺、大量柠檬汁、抗酸药或碳酸氢盐等可增加肾小管对本品的重吸收，以致常用量就出现毒性反应。与降压药、扩血管药及β受体拮抗剂合用，本品可加剧降压及扩血管作用；与β受体拮抗剂合用时还可加重对窦房结及房室结的抑制作用。异丙肾上腺素可能加重本品过量所致的心律失常,但对 Q-T 间期延长所致的扭转型室性心动过速有利。

2. 其他药物减少本药的作用　苯巴比妥及苯妥英钠可以增加本品的肝内代谢,使血浆半衰期缩短;利福平可增加本品的代谢,使血药浓度降低。

3. 本药增加其他药物的作用　本品可使地高辛的血清浓度增高以致达中毒水平,也可使洋地黄毒苷的血清浓度升高,故应监测血药浓度及调整剂量。在洋地黄过量时本品可加重心律失常。与抗胆碱药合用可增加抗胆碱能效应。可使神经肌肉阻滞药尤其是筒箭毒碱、琥珀胆碱及泮库溴铵的呼吸抑制作用增强及延长。

4. 本药减弱其他药物的作用　能减弱拟胆碱药的效应。

【注意事项】

1. 对于可能发生完全性房室传导阻滞(如地高辛中毒、二度房室传导阻滞、严重室内传导障碍等)而无起搏器保护的患者要慎用。

2. 餐后 2 小时或餐前 1 小时服药并多次饮水可加快吸收,血药浓度峰值的出现提早、升高。与食物或牛奶同服可减少对胃肠道的刺激,不影响生物利用度。

3. 当每日口服量超过 1.5g 时,或给有不良反应的高危患者用药,应住院,监测心电图及血药浓度。每天超过 2g 时应特别注意心脏毒性。

4. 转复心房扑动或心房颤动时,为了防止房室间隐匿性传导减轻而导致 1:1 下传,应先用洋地黄制剂或 β 受体拮抗剂,以免心室率过快。

5. 长期用药需监测肝、肾功能,若出现严重的电解质紊乱或肝、肾功能异常时需立即停药。加强心电图检测,QRS 间期超过药前 20% 应停药。

【FDA 妊娠 / 哺乳分级】

C 级 /L2 级。可透过胎盘，羊水中的含量为血清的 3 倍，孕妇谨慎使用。少量经乳汁分泌，哺乳期妇女应用最好停止授乳。

【用药实践】

1. 奎尼丁治疗 Brugada 综合征　Brugada 综合征患者发生多形性室性心动过速伴血流动力学障碍时，首选同步直流电复律，其次可以用奎尼丁、异丙肾上腺素或胺碘酮。

2. 奎尼丁用药监护　本品的毒性可发生在治疗或亚治疗血药浓度水平。用药过程中要注意监测心电图、血钾，尤其是在与胺碘酮、索他洛尔或噻嗪类利尿药合用时。

在用药过程中出现室性期前收缩或 QRS 波增宽 30% 或 QTc 间期延长 50% 以上时应停用奎尼丁。长期用药要检测电解质、肝肾功能，若出现严重的电解质紊乱或肝、肾功能损害时需立即停药。

3. 奎尼丁心脏毒性的处置　本品治疗浓度就可导致心室内传导减慢（QTc 间期延长），高浓度可致窦房传导阻滞、房室传导阻滞，发生尖端扭转型室性心动过速、心室颤动等（奎尼丁晕厥）。发生房室传导阻滞，尤其阿 - 斯综合征时，应立即给予异丙肾上腺素静脉注射。奎尼丁晕厥时宜立即进行心肺复苏及电除颤等抢救措施。药物抢救可用异丙肾上腺素及乳酸钠，后者提高血液 pH，能促 K^+ 进入细胞内，降低血钾浓度，减少 K^+ 对心肌的不利影响。同时，血液偏于碱性可增加奎尼丁与血浆蛋白的结合而减少游离型奎尼丁的浓度，从而减低毒性。

4. 奎尼丁漏服及药物过量的处置　漏服本品不建议追加服用，继续以前的规律频次用药。血液透析可促使原形药及代谢物的清除。

普鲁卡因胺 Procainamide

【其他名称】

无。

【药物特征】

为 I a 类抗心律失常药物。对心脏电生理的作用与奎尼丁相似,但无明显拮抗胆碱及 α 受体的作用。增加心房有效不应期,降低心房、浦肯野纤维和心室肌的传导速度。升高阈值而降低心房、浦肯野纤维、乳头肌和心室兴奋性,延长不应期及抑制舒张期除极,降低自律性。对心肌收缩力的抑制作用弱于奎尼丁,小剂量可加速房室传导,大剂量则抑制。可直接扩张血管。

口服吸收快速完全,广泛分布于全身,蛋白结合率为 15%~20%,半衰期为 2~3 小时,心、肾衰竭时半衰期可延长。约 25% 经肝脏代谢为 N- 乙酰普鲁卡因胺,30%~60% 以原形经肾排泄。有效血药浓度为 2~10μg/ml,中毒血药浓度为 12μg/ml。血液透析可清除本品。

【适应证】

适用于危及生命的室性心律失常。

【剂型与特征】

只有注射剂,规格为 0.1g∶1ml。

【用法和用量】

静脉注射:成人常用量为一次 0.1g,静脉注射 5 分钟,必要时每隔 5~10 分钟重复 1 次,总量按体重不得超过 10~15mg/kg;或者 10~15mg/kg 静脉滴注 1 小时,然后以每小时按体重 1.5~2mg/kg 维持。

【不良反应】

1. **心血管** 产生心脏停搏、传导阻滞及室性心律失常。心电图出现 QRS 波增宽、PR 及 Q-T 间期延长,诱发多形性室性心动过速(扭转型室性心动过速)或心室颤动,但较奎尼丁少见。快速静脉注射可使血管扩张产生严重低血压、心室颤动、心脏停搏。血药浓度过高可引起心脏传导异常。

2. 胃肠道不良反应　大剂量较易引起厌食、恶心、呕吐、腹泻、口苦、肝大、转氨酶升高等。

3. 过敏反应　少数人可有荨麻疹、瘙痒、血管神经性水肿及斑丘疹。

4. 神经系统　少数人可有头晕、精神抑郁及伴幻觉的精神失常。

5. 肝、肾　偶可产生肉芽肿性肝炎及肾病综合征。

6. 肌肉　偶可出现进行性肌病及 Sjögren 综合征。

7. 血液系统　溶血性或再生不良性贫血、粒细胞减少、嗜酸性粒细胞增多、血小板减少及骨髓肉芽肿,以及血浆凝血酶原时间及活化部分凝血活酶时间延长。

【禁忌证】

没有起搏器保护的二或三度房室传导阻滞、病态窦房结综合征、红斑狼疮(包括有既往史者)、低钾血症、重症肌无力、对本品过敏者禁用。

【药物相互作用】

1. 其他药物增加本药的作用　与其他抗心律失常药物、抗毒蕈碱药物合用时效应相加;与降压药合用,尤其静脉注射本品时,降压作用可增强。

2. 减弱其他药物的作用　与拟胆碱药合用时,本品可抑制这类药物对横纹肌的效应。

3. 增加其他药物的作用　与神经肌肉阻滞剂(包括去极化型和非去极化型阻滞剂)合用时,神经肌肉接头阻滞作用增强,时效延长。

【注意事项】

1. 该药并不增加室性心律失常患者的存活率。

2．交叉过敏反应　对普鲁卡因及其他有关药物过敏者可能对本品也过敏。

3．下列情况应慎用　过敏患者，尤以对普鲁卡因及有关药物过敏者；支气管哮喘；肝或肾功能障碍；低血压；洋地黄中毒；心脏收缩功能明显降低者。老年人及肾功能受损者应酌情调整剂量。

4．用药期间一旦心室率明显减低，应立即停药。

5．用于治疗房性心动过速时需在使用地高辛的基础上应用。

6．静脉应用易出现低血压，故静脉用药速度要慢。

7．对诊断的干扰　干扰依酚氯铵（edrophonium chloride）诊断试验。碱性磷酸酶、胆红素、乳酸脱氢酶及谷草转氨酶升高。心电图 QRS 波增宽、PR 及 Q-T 间期延长、QRS 及 T 波电压降低。

【FDA 妊娠 / 哺乳分级】

C 级 /L3 级。可透过胎盘，在胎儿中蓄积，孕妇谨慎使用。哺乳期妇女使用最好停止授乳。

【用药实践】

1．普鲁卡因胺超说明书用药　普鲁卡因胺的药理作用和电生理作用与奎尼丁相似，其对室性心律失常的疗效高于房性心律失常。用于治疗房性心动过速时需在使用洋地黄制剂的基础上应用，目前属于超说明书用药。

2．普鲁卡因胺用药监护　普鲁卡因胺可使心电图 QRS 波增宽、PR 及 Q-T 间期延长、QRS 及 T 波电压减低，故用药期间应随访检查心电图和血压（尤其胃肠外给药时），同时还应监测肝功能测定、血细胞计数及分类、血小板计数和抗核抗体试验。用药 3 天后如仍未恢复窦性心律或心动过速无明显改善，则应停药。漏服本药不建议补服。

利多卡因 Lidocaine

【其他名称】

赛罗卡因。

【药物特征】

为Ⅰb类抗心律失常药物,有局麻药和抗心律失常作用。对中枢神经系统有明显的兴奋和抑制双相作用,发挥局麻作用。利多卡因阻滞钠通道的激活和失活状态,对缺血或强心苷中毒所致的除极化型心律失常有较强的抑制作用。低剂量时可促进心肌细胞内的K^+外流,降低心肌的自律性,而具有抗室性心律失常作用;在治疗剂量时对心肌细胞的电活动、房室传导和心肌的收缩无明显影响;血药浓度进一步升高,可引起心脏传导速度减慢、房室传导阻滞,抑制心肌收缩力和使心排血量下降。

注射后分布快而广,血浆蛋白结合率为70%。透过血脑屏障和胎盘屏障。麻醉强度大、起效快、弥散力强,药物从局部消除约需2小时,加用肾上腺素可延长其作用时间。大部分先经肝微粒酶降解为仍有局麻作用的代谢物,毒性增高,再经酰胺酶水解,经尿排出,少量出现在胆汁中。

【适应证】

急性心肌梗死后室性期前收缩和室性心动过速,洋地黄类中毒、心脏外科手术及心导管引起的室性心律失常。对室上性心律失常通常无效。

【剂型与特征】

利多卡因有多种剂型,如注射剂、气雾剂、凝胶剂等,但只有注射剂用于抗心律失常,其他剂型均用于局部麻醉。规格为0.2g∶10ml。

【用法和用量】

1. 静脉注射　抗心律失常首次50~100mg或1~1.5mg/kg,

缓慢静脉注射 2~3 分钟，必要时每 5 分钟重复 1~2 次，但 1 小时之内的总量不得超过 300mg。静脉注射 1 小时内的最大负荷剂量为 4.5mg/kg（或 300mg），最大维持剂量为每分钟 4mg。

2. 静脉滴注　一般以 5% 葡萄糖注射液配成 1~4mg/ml 的药液滴注或用输液泵给药。在用负荷剂量后可继续以每分钟 1~4mg 的速度静脉滴注，或以每分钟 0.015~0.03mg/kg 的速度静脉滴注。老年人、心力衰竭、心源性休克、肝血流量减少、肝或肾功能障碍时以每分钟 0.5~1mg 静脉滴注，每小时不超过 100mg。

【不良反应】

本品可作用于中枢神经系统，引起嗜睡、感觉异常、肌肉震颤、惊厥、昏迷及呼吸抑制。

可引起低血压及心动过缓。血药浓度过高可引起心房传导速度减慢、房室传导阻滞以及抑制心肌收缩力和心排血量下降。

【禁忌证】

对本药或其他局麻药过敏者、阿 - 斯综合征（急性心源性脑缺血综合征）、预激综合征、严重心脏传导阻滞（包括窦房、房室及心室内传导阻滞）禁止静脉给药。

【药物相互作用】

1. 增加本药的作用　与西咪替丁以及与 β 受体拮抗剂合用，利多卡因的血药浓度增加，可发生心脏和神经系统不良反应。巴比妥类药物可促进利多卡因的代谢，两药合用可引起心动过缓、窦性停搏。与普鲁卡因胺合用可产生一过性谵妄及幻觉，但不影响本品的血药浓度。

2. 降低本药的作用　异丙肾上腺素因增加肝血流量，总清除率升高；去甲肾上腺素因减少肝血流量，总清除率下降。

3. 与下列药品有配伍禁忌　苯巴比妥、硫喷妥钠、硝普钠、甘露醇、两性霉素 B、氨苄西林、美索比妥、磺胺嘧啶钠。

【注意事项】

1. 下列情况慎用　肝肾功能障碍、肝血流量减低、充血性心力衰竭、严重心肌受损、低血容量及休克等患者。

2. 严格掌握浓度和用药总量，超量可引起惊厥及心脏停搏。其体内代谢较普鲁卡因慢，有蓄积作用，可引起中毒而发生惊厥。

3. 老年人用药应根据需要及耐受程度调整剂量，＞70岁的患者剂量应减半。

4. 用药期间应注意监测血压、心电图，并备有抢救设备；心电图 P-R 间期延长或 QRS 波增宽，出现其他心律失常或原有心律失常加重者应立即停药。

【FDA 妊娠／哺乳分级】

B 级／L2 级。可透过胎盘，与胎儿蛋白的结合率高于成人，孕妇用药后可导致胎儿心动过缓或过速，亦可导致新生儿高铁血红蛋白血症，孕妇应谨慎使用。哺乳期妇女使用最好停止授乳。

【用药实践】

1. 利多卡因在心律失常中的应用

（1）正常 Q-T 间期的多形性室性心动过速：在纠正病因和诱因的同时，若室性心动过速发作频繁，可针对心律失常本身治疗，可应用 β 受体拮抗剂、胺碘酮、利多卡因。利多卡因可以 1mg/kg 稀释后静脉注射，以后可根据情况重复，累积不超过 3mg/kg。从第 1 剂推注开始，可以 1~4mg/min 的速度静脉维持。注意利多卡因使用超过 24 小时后，由于药代动力学的变化，可以出现明显的毒副作用。

（2）起源于右室流出道的特发性室性心动过速：除了可选用维拉帕米、普罗帕酮、β 受体拮抗剂外，也可使用利多卡因。

（3）心室颤动／无脉性室性心动过速：对心肺复苏（CPR）、除颤和肾上腺素治疗无效时，在持续 CPR 下可考虑给予胺碘酮；如果没有或不能用胺碘酮，可用利多卡因，初始剂量为1~1.5mg/kg静脉注射。如果心室颤动/无脉性室性心动过速持续，每隔5~10分钟后可再用0.5~0.75mg/kg静脉注射，直到最大剂量3mg/kg。

（4）室性心动过速/心室颤动风暴：在纠正诱因、加强病因治疗的基础上，抗心律失常药物首选胺碘酮，联合使用β受体拮抗剂，或者联合使用胺碘酮和利多卡因，这两种药物的剂量可按单独使用时应用。在心律失常控制后，首先减去利多卡因，胺碘酮可逐渐过渡到口服治疗。

2. 利多卡因临床应用中的注意事项 治疗剂量的利多卡因对心功能的影响很小，但如已有心功能不全，常规剂量也会抑制心肌收缩力，因此一次用药量宜小，持续静脉滴注时间不宜过长。

美西律 Mexiletine

【其他名称】

慢心律、脉律定。

【药物特征】

为Ⅰb类抗心律失常药，电生理作用与利多卡因类似，还具有抗惊厥及局部麻醉作用。可以抑制心肌细胞钠内流，降低动作电位0相除极速度，缩短浦肯野纤维的有效不应期。心脏传导系统正常的患者中，对心脏冲动的产生和传导作用不大，未发现美西律导致二或三度房室传导阻滞。不延长心室除极和复极时程，可用于Q-T间期延长的室性心律失常。对心肌的抑制作用较小。中毒血药浓度（0.5~2μg/ml）与有效血药浓度（2μg/ml以上）相近。

口服吸收良好，生物利用度为80%~90%，口服后30分钟作用开始，约持续8小时，2~3小时达到血药峰浓度。血浆清除半衰期（$t_{1/2}$）为10~12小时，长期用药为13小时，急性心肌梗死患者为 17 小时，肝功能受损者半衰期也可延长。体内分布广泛，红细胞内的浓度高于血浆中的浓度。血浆蛋白结合率为50%~60%。肝脏代谢，代谢产物的活性很小。约 10% 经肾排出，尿 pH 不影响药物清除，尿 pH 显著异常可影响，酸性尿加速清除，碱性尿减慢清除。

【适应证】

快速性室性心律失常，如室性期前收缩、室性心动过速。

【剂型与特征】

有普通片剂与胶囊剂，药动学参数无差异，规格为 50mg、100mg。

【用法和用量】

口服：首次 200~300mg，必要时 2 小时后再服 100~200mg。一般维持剂量为一日 400~800mg，分 2~3 次口服。成人极量为一日 1200mg。

【不良反应】

20%~30% 的患者口服发生不良反应。最常见胃肠反应，如恶心、呕吐、肝功能损害。第 2 位常见神经系统反应，如头晕、震颤、共济失调、眼球震颤、嗜睡、昏迷及惊厥、复视、视物模糊、精神失常、失眠。少见窦性心动过缓及窦性停搏。偶见胸痛、促心律失常作用如室性心动过速、低血压及心力衰竭加剧、皮疹。极个别有白细胞及血小板减少。

【禁忌证】

心源性休克、二或三度房室传导阻滞、病态窦房结综合征、哺乳期妇女禁用。

【药物相互作用】

美西律与常用的抗心绞痛、抗高血压、苯二氮䓬类药物和抗纤溶药物合用未见相互影响。与奎尼丁、普萘洛尔或胺碘酮合用治疗效果更好，不宜与 Ib 类药物合用。与肝药酶诱导剂合用可以降低美西律的血药浓度。与地高辛、利尿药和普萘洛尔合用不影响心电图 PR、QRS 和 Q-T 间期。制酸药可减低口服本品时的血药浓度，但也可因尿 pH 增高，血药浓度升高。

【注意事项】

1. 本品在危及生命的心律失常患者中有使心律失常恶化的可能性，但不比其他抗心律失常药高。

2. 下列情况慎用　低血压、严重充血性心力衰竭、室内传导阻滞、严重窦性心动过缓、肝肾功能不全。

3. 用药期间应定期检查血压、心电图、血药浓度、肝功能。

【FDA 妊娠 / 哺乳分级】

C 级 /L2 级。可透过胎盘，孕妇谨慎使用。可分泌入乳汁中，哺乳期妇女使用应避免授乳。

【用药实践】

1. 美西律在心律失常中的应用　不伴有器质性心脏病的室性期前收缩如症状明显，治疗仅以消除症状为目的，可考虑短时间使用美西律一次 150~200mg 口服，一日 3 次。美西律虽然对室性心律失常的疗效一般，但负性肌力作用轻微，促心律失常作用发生率低等。同时，由于美西律不延长心室除极和复极时程，因此可用于 Q-T 间期延长的室性心律失常。

2. 美西律用药监护　老年人应用时应监测肝功能，用药期间应定期检查血压、心电图、血药浓度，美西律的有效血药浓度为 0.5~2μg/ml，中毒血药浓度与有效血药浓度相近，为 2μg/ml 以上，漏服不建议补服，因为少数患者在有效血药浓度时即可出现严重不良反应。

美西律药物过量时心电图可产生 P-R 间期延长及 QRS 波增宽，谷草转氨酶增高，偶有抗核抗体阳性。有报道服 4400mg 美西律可导致死亡。药物应用过量的临床表现包括恶心、低血压、窦性心动过缓、感觉异常、癫痫发作、间歇性左束支传导阻滞和心脏停搏。用药过程注意检测心率、心律、心电图变化。

普罗帕酮 Propafenone

【其他名称】

心律平。

【药物特征】

为Ⅰc类抗心律失常药。明显阻滞钠通道开放态和失活态,降低收缩期的去极化作用,因而延长传导,动作电位持续时间及有效不应期也稍有延长,并可提高心肌细胞阈电位,明显减少心肌的自发兴奋性。减慢心房、心室和浦肯野纤维的传导。抑制钾通道,延长心肌细胞动作电位和有效不应期。有膜稳定作用及竞争性β受体阻断作用。有微弱的钙通道阻滞作用,轻度抑制心肌,增加末期舒张压,减少心排血量,其作用均与用药剂量成正比。还有轻度的降压和减慢心率作用,松弛冠状动脉及支气管平滑肌,具有与普鲁卡因相似的局部麻醉作用。

口服吸收良好,2~3小时抗心律失常作用达峰值,可维持8小时以上。生物利用度呈剂量依赖性,为3.4%~10.6%。血浆蛋白结合率为93%。严重肝功能损害时清除减慢。药代动力学曲线为非线性。半衰期为3.5~4小时。经肾脏排泄,主要为代谢产物,小部分为原形药物。不能经过透析排出。

【适应证】

阵发性室性心动过速及室上性心动过速、预激综合征者伴室上性心动过速、心房扑动或心房颤动的预防、各类期前收缩的治疗。

【剂型与特征】

国内剂型有普通片剂和注射剂,注射剂缺少相对应的药动学研究。注射剂的规格为17.5mg、35mg,片剂的规格为50mg、100mg。

【用法和用量】

见表6-1-2。

表 6-1-2　普罗帕酮用法和用量

剂型	规格	用法	用量	备注
普通片剂	50mg、100mg	口服	一次 100~200mg，一日 3~4 次。治疗剂量为一日 300~900mg，分 4~6 次服用。维持剂量为一日 300~600mg，分 2~4 次服用	与食物同服，整片吞服。在心脏监测之下制订个体化的维持剂量
注射剂	17.5mg、35mg	静脉注射	一次 70mg 或 1~1.5mg/kg，加 5% 葡萄糖溶液稀释，于 10 分钟内缓慢注射，必要时每 10~20 分钟重复 1 次，总量不超过 210mg	静脉注射起效后改为静脉滴注，滴速为 0.5~1.0mg/min 或口服维持

【不良反应】

不良反应较少，主要为口干、舌唇麻木，可能是由于其局部麻醉作用所致。此外，早期不良反应还有头痛、头晕、目眩，其后可出现胃肠道障碍如恶心、呕吐、便秘等。有 2 例在连续服用 2 周后出现胆汁淤积性肝损伤的报道，停药后 2~4 周各酶的活性均恢复正常。个别出现房室传导阻滞、Q-T 间期延长、P-R 间期轻度延长、QRS 时间延长等。

【禁忌证】

无起搏器保护的窦房结功能障碍、严重的房室传导阻滞、双束支传导阻滞、严重的充血性心力衰竭、心源性休克、严重低血压及对该药过敏者禁用。

【药物相互作用】

与奎尼丁合用可以减慢代谢过程。与局麻药合用增加中枢神经系统不良反应的发生。普罗帕酮可以增加血清地高辛浓度，并呈剂量依赖性。与普萘洛尔、美托洛尔合用可以显著增加其血浆浓度和消除半衰期，而对普罗帕酮没有影响。与华法林合用时可增加华法林的血药浓度和凝血酶原时间。与西咪替丁合用可使普罗帕酮的血药稳态水平提高,但对其电生理参数没有影响。

【注意事项】

1. 下列情况慎用　严重心肌损害者、严重的心动过缓、肝肾功能不全者、明显低血压患者、孕妇及哺乳期妇女。

2. 如出现窦房性或房室性传导高度阻滞时可静脉注射乳酸钠、阿托品、异丙肾上腺素等解救。

【FDA 妊娠 / 哺乳分级】

C 级 /L2 级。孕妇谨慎使用,3 个月内禁用。哺乳期妇女使用应避免授乳。

【用药实践】

1. 普罗帕酮在心律失常治疗中的应用　临床使用普罗帕酮治疗各种心律失常的频度较高,但因Ⅰ类抗心律失常药物可增加器质性心脏病患者的病死率,不推荐作为首选应用。

(1)阵发性室上性心动过速(PSVT)发作:终止 PSVT 发作的首选药物之一,目前不主张长期口服普罗帕酮等抗心律失常药来预防 PSVT 发作。普罗帕酮用于 PSVT 的剂量为 1.0~1.5mg/kg(一般可用 70mg),稀释到 20ml 后 10 分钟内缓慢静脉注射;无效者 10~15 分钟后可重复 1 次,总量不宜超过 210mg。室上性心动过速终止后即停止注射。静脉注射普罗帕酮终止 PSVT 也需要在心电监护下进行,尤其是合并使用了其他抗心律失常药物时,防止静脉注射过程中出现严重心动过缓甚至心脏停搏。

(2)室上性期前收缩:普罗帕酮治疗室上性期前收缩时疗效比维拉帕米好,与莫雷西嗪相当,比胺碘酮略差。

(3)持续性房性心动过速:普罗帕酮可终止房性心动过速,其具体用法与心房颤动的治疗相同。慢性持续性房性心动过速造成心动过速性心肌病,如发生急性心力衰竭禁用普罗帕酮等

Ⅰ类抗心律失常药。

（4）心房颤动和心房扑动：普罗帕酮可减慢心房颤动心室率，而对于器质性心脏病心房颤动者，无论是用于转复心律还是预防发作，均应避免使用包括普罗帕酮的Ⅰc类药物；而普罗帕酮可作为无器质性心脏病阵发性心房颤动的首选药物，用于心房颤动复律。对于没有明显器质性心脏病的新发心房颤动患者，可考虑单次口服大剂量的普罗帕酮（450~600mg）或者2mg/kg稀释后静脉推注＞10分钟，无效可在15分钟后重复，最大剂量为280mg。这种策略应在医疗监护的条件下进行，转复后的患者还要继续观察1~3天并确定病情稳定后才可离院。

普罗帕酮在转复心房扑动时，可造成传导加速而使心室率突然加快，患者出现严重症状，应考虑立即行电复律。

（5）室性心律失常：如普罗帕酮治疗室性期前收缩疗效尚可。不伴有器质性心脏病的室性期前收缩，如症状明显，治疗仅以消除症状为目的，可考虑短时间使用普罗帕酮一次150~200mg口服，一日3次。伴短联律间期的多形性室性心动过速血流动力学稳定，首选维拉帕米静脉注射，控制后改为口服维拉帕米或普罗帕酮。

2. 普罗帕酮老年患者用药注意事项　在老年人使用本品可能会出现导致血压下降，尤其是合并肝、肾功能损害者，使用要谨慎。老年患者的有效剂量较正常低。

3. 普罗帕酮用药监测　需要监测心电图，P-R间期延长25%和（或）QRS波增宽25%~50%时应停药。如出现窦房性或房室性传导高度阻滞时可静脉注射乳酸钠、阿托品、异丙肾上腺素等解救。如漏服，不建议追加服用。

4. 普罗帕酮药物过量的处理　药典规定的普罗帕酮极量为900mg/d。过量服用后4小时内症状最明显，包括低血压、嗜睡、心动过缓、房内和室内传导阻滞，偶尔发生抽搐或严重室性心律失常。处理包括持续心电监护，积极清除胃肠道内的药物，维持心率和血压稳定，积极心肺复苏。常规的血液净化措施不能清除普罗帕酮。

胺碘酮 Amiodarone

【其他名称】

可达龙。

【药物特征】

阻滞钾通道，同时还可阻滞钠通道与钙通道。延长各部心肌组织的3相动作电位及有效不应期，有利于消除折返激动。同时具有轻度非竞争性的 α 及 β 肾上腺素受体拮抗和轻度 I 类及 IV 类抗心律失常药的性质。减低窦房结自律性。对静息膜电位及动作电位高度无影响。对房室旁路前向传导的抑制大于逆向。由于复极过度延长，口服后心电图有 Q-T 间期延长及 T 波改变，可以减慢心率 15%~20%，使 PR 和 Q-T 间期延长 10% 左右。对冠状动脉及周围血管有直接扩张作用。可影响甲状腺素代谢。治疗指数大，抗心律失常谱广。

胺碘酮的脂溶性高，口服吸收迟缓且不规则。生物利用度约为 50%，主要分布于脂肪组织及含脂肪丰富的器官血浆中，其次为心、肾、肺、肝及淋巴结，最低为脑、甲状腺及肌肉。62.1% 与白蛋白结合，33.5% 可能与 β 脂蛋白结合。主要在肝内代谢消除，代谢产物为去乙基胺碘酮，仍有活性。单剂量口服 3~7 小时血药浓度达峰值，约 1 个月达稳态血药浓度。负荷剂量给药通常在 1 周（几天到 2 周）后发挥作用。半衰期长且有明显的个体差异（20~100 天），单次口服 800mg 半衰期为 4.6 小时，多次服用为 13~30 天，终末清除半衰期可达 40~55 天。停药后药物清除需持续数月，药物的残余效应会持续 10 天 ~1 个月。部分（5%）碘从分子中移出经尿排泄，大部分碘通过肠肝循环经粪便排泄。注射后，胺碘酮的血药浓度迅速下降而发生组织渗透,注射后大约15分钟其作用达到最大并在4小时内消失。血液透析不能清除本药。

【适应证】

静脉注射:不宜口服给药时应用本品治疗严重的心律失常,尤其适用于房性心律失常伴快速性室性心律失常、W-P-W综合征的心动过速、严重的室性心律失常、体外电除颤无效的心室颤动相关心脏停搏的心肺复苏。

口服:房性心律失常(心房扑动、心房颤动转律和转律后窦性心律的维持)、结性心律失常、室性心律失常(治疗危及生命的室性期前收缩和室性心动过速以及室性心律过速或心室颤动的预防)、伴W-P-W综合征的心律失常。依据其药理学特点,胺碘酮适用于上述心律失常,尤其合并器质性心脏病的患者(冠状动脉供血不足及心力衰竭)。一般不宜用于治疗房性、室性期前收缩。

【剂型与特征】

见表6-1-3。

表6-1-3 胺碘酮剂型与特征

剂型	生物利用度	起效时间	作用维持时间
普通片剂	50%	4~5天起效,5~7天达最大效应	停用后8~10天,可达45天
注射剂	100%	15分钟	4小时

【用法和用量】

见表6-1-4。

表 6-1-4　胺碘酮用法和用量

剂型	规格	用法	用量	备注
普通片剂	200mg	口服	负荷剂量：通常一日 600mg，可以连续应用 8~10 日。维持剂量：宜应用最小有效剂量。根据个体反应，可给予一日 100~400mg。由于胺碘酮延长治疗作用，可给予隔日 200mg 或一日 100mg	长期给药也可采用每周停药 2 日的间隙性治疗方法
注射剂	150mg：3ml	静脉注射	第 1 个 24 小时内：先快，即头 10 分钟内给药 150mg（15mg/min，1 支溶于 100ml 葡萄糖溶液中 i.v.gtt）；后慢，即随后的 6 小时内给药 360mg（1mg/min，6 支溶于 500ml 葡萄糖溶液中 i.v.gtt）。维持滴注：剩余 18 小时给药 540mg（0.5mg/min）。第 1 个 24 小时后，以 0.5mg/min 的速度持续滴注	只能用等渗葡萄糖溶液单独配制，配制浓度超过 2mg/ml 时使用中心静脉给药。当发生心室颤动或血流动力学不稳定的室性心动过速时，可以追加胺碘酮注射液 150mg，需 10 分钟给药。维持滴注的速度可以增加以有效抑制心律失常。第 1 个 24 小时的剂量可以根据患者的情况个体化给药，然而每日平均剂量在 2100mg 以上与增加低血压的危险性相关。初始滴注速度需不超过 30mg/min

【不良反应】

1. 心血管 窦性心动过缓、窦性停搏或窦房传导阻滞,阿托品不能对抗此反应;房室传导阻滞;偶有 Q-T 间期延长伴尖端扭转型室性心动过速,主要见于低钾血症和并用其他延长 Q-T 间期的药物时。以上不良反应主要见于长期大剂量和伴有低钾血症时,以上情况均应停药,可用升压药、异丙肾上腺素、碳酸氢钠(或乳酸钠)或起搏器治疗;注意纠正电解质紊乱;尖端扭转型室性心动过速发展成心室颤动时可用直流电转复。由于本品的半衰期长,故治疗不良反应需持续 5~10 天。

2. 甲状腺 甲状腺功能亢进,发病率约 2%,停药数周至数月可完全消失,少数需用抗甲状腺药、普萘洛尔或肾上腺皮质激素治疗;甲状腺功能减退,发生率为 1%~4%,停药后数月可消退,但黏液性水肿可遗留不消,必要时可用甲状腺素治疗。

3. 胃肠道 便秘,少数人有恶心、呕吐、食欲下降,负荷剂量时明显。

4. 眼部 服药 3 个月以上者在角膜中基底层下 1/3 有黄棕色色素沉着,与疗程及剂量有关,儿童发生较少。这种沉着物偶可影响视力,但无永久性损害。少数人可有光晕,极少因眼部不良反应而停药。

5. 神经系统 不多见,与剂量及疗程有关,可出现震颤、共济失调、近端肌无力、锥体外系体征,服药 1 年以上者可有周围神经病,经减药或停药后渐消退。

6. 皮肤 光敏感与疗程及剂量有关,皮肤石板蓝样色素沉着,停药后经较长时间(1~2 年)才渐退。其他如过敏性皮疹,停药后消退较快。

7. 肝脏 肝炎或脂肪浸润、转氨酶增高,与疗程及剂量有关。

8. 肺脏 肺部不良反应多发生在长期大量服药者(一日 0.8~1.2g)。主要产生过敏性肺炎、肺间质或肺泡纤维性肺炎、肺泡及间质有泡沫样巨噬细胞及 2 型肺细胞增殖,并有纤维化、小支气管腔闭塞。临床表现有气短、干咳及胸痛等,限制性肺功能改变,红细胞沉降率增快及血液白细胞增高,严重者可致死。需停药并用肾上腺皮质激素治疗。

9. 其他　偶可发生低钙血症及血清肌酐升高。

【禁忌证】

严重窦房结功能异常者、二或三度房室传导阻滞者、心动过缓引起晕厥者禁用,已知对碘、胺碘酮或其中任何赋形剂过敏者禁用。

注射剂下列情况也禁用:甲状腺功能异常;妊娠;循环衰竭;严重低血压;静脉注射禁用于低血压、严重呼吸衰竭、心肌病或心力衰竭(可能导致病情恶化);3 岁以下的儿童(因含有苯甲醇);哺乳期;禁止与某些可导致尖端扭转型室性心动过速的药物合用,如 I a 类抗心律失常药(奎尼丁、丙吡胺)、Ⅲ类抗心律失常药(索他洛尔、多非利特、伊布利特)、其他药物:苄普地尔、西沙必利、二苯马尼、静脉注射红霉素、咪唑斯汀、莫西沙星、静脉注射螺旋霉素、静脉注射长春胺(见药物相互作用)、舒托必利等精神抑制剂、喷他脒(注射用药时)。这些禁忌证不适用于体外电除颤无效的心室颤动相关心脏停搏的心肺复苏。

【药物相互作用】

1. 禁止联合的药物　见【禁忌证】。

2. 不推荐联合的药物　①环孢素:增加肾毒性作用的危险;②注射用地尔硫草:有心动过缓和房室传导阻滞的危险;③卤泛群、喷他脒、本芴醇:增加尖端扭转型室性心动过速;④可导致尖端扭转型室性心动过速的神经镇静药物:某些吩噻嗪类神经镇静药(氯丙嗪、氰美马嗪、左美丙嗪、硫利达嗪)、苯酰胺类(氨磺必利、舒必利、硫必利、维拉必利)、丁酰苯类(氟哌利多)和其他神经镇静药(匹莫齐特);⑤氟喹诺酮有增加室性心律失常的危险,特别是尖端扭转型室性心动过速,在患者服用胺碘酮期间应避免使用。

3. 需加注意的联合用药　①口服抗凝血药：增加抗凝血药的浓度，引起抗凝作用和出血危险性增加；②β受体拮抗剂：传导性、自律性和收缩性紊乱，伴随过度心动过缓的风险，尖端扭转型室性心动过速的风险增加；③洋地黄类药物：抑制自律性（心动过缓）和房室传导阻滞；④口服地尔硫䓬：有心动过缓和房室传导阻滞的危险，特别是在老年患者中；⑤排钾制剂如排钾利尿药（单独使用或联用）、刺激性通便药、糖皮质激素（系统途径给药）、促皮质素，有增加室性心律失常的危险，特别是尖端扭转型室性心动过速（低钾血症是诱因）；⑥利多卡因：胺碘酮可减少利多卡因的肝脏代谢，伴随神经系统和心脏不良反应的可能性；⑦奥利司他：血浆胺碘酮浓度以及胺碘酮活性代谢作用下降的风险；⑧苯妥英（结论由磷苯妥英推断得到）：用药过量会引起血浆苯妥英浓度增高，导致神经症状（肝脏的苯妥英代谢下降）；⑨氟卡尼：胺碘酮通过CYP2D6抑制作用增加氟卡尼的血浆浓度；⑩他汀类药物：与通过CYP3A4代谢的他汀类药物联合用药时肌肉毒性风险增加；⑪通过CYP3A4代谢的其他药物：利多卡因、他克莫司、西地那非、咪达唑仑、三唑仑、二氢麦角胺、麦角胺。

4. 需要考虑的联合用药　减缓心率的药物如钙通道阻滞剂（维拉帕米）、β受体拮抗剂（除外索他洛尔）、可乐定、洋地黄类药物、甲氟喹、抗胆碱类药物（多奈哌齐、加兰他敏、利斯的明、他克林、安贝氯铵、溴吡斯的明、新斯的明）、毛果芸香碱有致心动过缓的危险（累积效应）。

【注意事项】

1. **下列情况慎用**　窦性心动过缓、Q-T间期延长综合征、低血压、肝功能不全、严重充血性心力衰竭、肺功能不全、低钾血症。

2. **诊断干扰**　心电图变化，如PR及Q-T间期延长，T波减低伴增宽及双向,出现 U 波;极少数有 AST、ALT 及碱性磷酸酶增高;甲状腺功能变化,T_4 及 rT_3 增高和血清 T_3 轻度下降。

3.多数不良反应与剂量有关,需长期服药的患者尽可能用最小维持剂量。用药期间应定期检查血压、心电图(特别注意 Q-T 间期)、肝功能、甲状腺功能、肺功能、眼科检查。

4.口服作用的发生及消除均缓慢,临床应用根据病情而异。对危及生命的心律失常宜用短期较大的负荷剂量,必要时静脉负荷;而对于非致命性心律失常,应用小量缓慢负荷。

5.半衰期长,故停药后换用其他抗心律失常药时应注意相互作用。

6.使用注射剂时必须预防低钾血症的发生(并纠正低钾血症);应当对 Q-T 间期进行监测,如果出现"尖端扭转型室性心动过速"时不得使用抗心律失常药物(应给予心室起搏,可静脉给予镁剂)。由于存在血流动力学风险(重度低血压、循环衰竭),通常不推荐静脉注射;任何时候需尽可能采用静脉滴注。静脉注射仅用于体外电除颤无效的心室颤动相关心脏停搏的心肺复苏等紧急情况下,且应在持续监护(心电图、血压)下使用,推荐在重症监护室中应用。剂量约为 5mg/kg。除体外电除颤无效的心室颤动相关心脏停搏的心肺复苏外,胺碘酮的注射时间应至少超过 3 分钟。首次注射后的 15 分钟内不可重复进行静脉注射,即使随后剂量仅为 1 安瓿(可能造成不可逆性衰竭)。

【FDA 妊娠 / 哺乳分级】

D 级 /L4/L5 级。妊娠头 3 个月无研究数据,禁用于第 4 个月后的孕妇。乳汁中的浓度高于血液中,可影响幼儿的甲状腺功能,哺乳期妇女应禁用。

【用药实践】

1.胺碘酮在心律失常治疗中的应用

(1)不伴有器质性心脏病的室性期前收缩:预后一般良好,不支持常规抗心律失常药物治疗,不应使用胺碘酮。

（2）心房颤动和心房扑动：①有器质性心脏病的新发心房颤动患者，推荐静脉应用胺碘酮 5mg/kg，静脉输注 1 小时，继之 50mg/h 静脉泵入。可以持续使用至转复，一般静脉用药 24~48 小时。若短时间内未能转复，拟择期转复，可考虑加用口服胺碘酮（一次 200mg，一日 3 次），直至累积剂量已达 10g。心房扑动的总体治疗原则和措施与心房颤动相同。②没有明显的器质性心脏病的新发心房颤动患者，一般不考虑使用本品复律。③预激综合征合并心房颤动与心房扑动的药物治疗效果一般不理想，但可以使用胺碘酮（方法同心房颤动）。但若应用一种药物后效果不好，不推荐序贯使用其他药物或联合用药，而应使用电复律。

药物转复应在医院内进行，应注意观察并处理所使用的药物可能出现的不良反应，需对转复后的患者进行一段时间的观察并确定稳定后才可离院。

（3）室性心动过速：血流动力学稳定的单形性室性心动过速首选胺碘酮 150mg 加入 20ml 葡萄糖溶液中，10 分钟内静脉注射，若无效间隔 10~15 分钟可重复静脉注射 150mg。完成第 1 次静脉注射后即刻使用 1mg/min，维持 6 小时；随后以 0.5mg/min 维持 18 小时。第 1 个 24 小时内用药一般为 1200mg，最高不超过 2000mg。静脉胺碘酮应用的剂量、持续时间因人、因病情而异。静脉胺碘酮的应用时间一般为 3~4 天，病情稳定后可逐渐减量。但在减量过程中若室性心动过速复发，常为胺碘酮累积剂量不足所致，可给予再负荷，包括再次予以胺碘酮 75~150mg 稀释后 10 分钟内静脉注射，适当增加维持剂量。静脉胺碘酮起效的时间因人而异。即使室性心动过速的发作没有控制，需要反复电复律，若无不良反应，也应坚持使用，胺碘酮充分发挥的电生理效应需要数小时甚至数天的时间。若有口服胺碘酮的指征，在患者可以口服的情况下可于静脉使用的当天开始，胺碘酮的起始剂量为一次 200mg，一日 3 次。

多形性室性心动过速在未明确是否伴有 Q-T 间期延长的情况下避免盲目使用胺碘酮等抗心律失常药。对获得性 Q-T 间期延长合并尖端扭转型室性心动过速(TdP)不推荐使用包括胺碘酮在内的任何抗心律失常药。

伴短联律间期的多形性室性心动过速是一种少见的特殊类型的室性心动过速,通常无器质性心脏病证据,首选维拉帕米,若无效特别是伴有心功能减退者可选用静脉胺碘酮。Brugada 综合征的多形性室性心动过速也可选用胺碘酮。

(4)心室颤动/无脉性室性心动过速:当对 CPR、除颤和肾上腺素治疗无效时,在持续 CPR 下可考虑给予胺碘酮 300mg 或 5mg/kg 葡萄糖溶液稀释后快速静脉注射,使药物尽快到达中心循环。如果循环未恢复,不需要静脉维持胺碘酮滴注。静脉注射胺碘酮后应再次以最大电量除颤。如循环未恢复,可再追加 1 次胺碘酮,150mg 或 2.5mg/kg+20ml 葡萄糖溶液快速静脉注射。

心室颤动/无脉性室性心动过速终止后,一般需要静脉胺碘酮维持。用法参见持续性单形性室性心动过速。对反复发生的心室颤动/室性心动过速,胺碘酮需要的剂量可能较大。

(5)室性心动过速/心室颤动风暴:抗心律失常药物首选胺碘酮,用法见持续性室性心动过速。室性心动过速风暴时,胺碘酮可终止心律失常发作,更重要的是预防复发。但胺碘酮充分发挥预防作用需要数小时甚至数天时间。

2. 胺碘酮用药途径和速度问题 胺碘酮输注可选择较大的外周静脉,应用套管针,以减少对外周血管的刺激性。药物浓度＞2g/L 者最好使用中心静脉,使用小静脉易造成静脉炎。

本品口服作用的发生及消除均缓慢,临床应用根据病情而异。对危及生命的心律失常宜用短期较大的负荷剂量,必要时静脉负荷;而对于非致命性心律失常,应用小量缓慢负荷。胺碘酮的药代动力学决定了该药必须采用负荷剂量加维持剂量的方法,要使脂肪及组织达到稳态浓度时约需 15g 药物。达到稳态血药浓度前不宜评价药物疗效。据体重和脂肪量等个体化因素,负荷剂量和维持剂量也应有所不同。

3. 胺碘酮用药监测　注意监测静脉胺碘酮的不良反应。静脉推注避免过快,减少低血压的发生。

为准备胺碘酮口服,在静脉使用的早期就应事先查甲状腺功能、肝功能,拍摄胸片,以除外胺碘酮应用的禁忌证,并为长期用药观察留下对比资料。在使用静脉胺碘酮的第 2 天起应该每日复查肝功能,以防出现肝脏损害。一旦出现明显的肝功能改变,应减量或停药,并给予保肝治疗。还应定期观察心电图、甲状腺功能、肺功能(每 6~12 个月 1 次)、胸部 X 线片(每 6~12 个月 1 次)。

应使用表格记录胺碘酮的每日静脉剂量、口服剂量、一日总量(静脉加口服)和累积量(至统计时每日相加总量)。

4. 胺碘酮过量及中毒的处理　胺碘酮过量的主要临床表现为严重的心动过缓,过量的原因与负荷剂量过大及合并应用具有负性传导作用的药物有关;对胺碘酮过量所致的心动过缓,阿托品的治疗效果差,可尝试应用异丙肾上腺素,伴有血流动力学紊乱者需心脏临时起搏器治疗。对大剂量误服者,应立即给以洗胃、导泻,以迅速清除消化道内的药物,减少吸收;对出现呼吸、循环系统毒性者应给予吸氧,并行血压、心电、血氧饱和度监测;出现严重低血压者可静脉应用升压药;出现尖端扭转型室性心动过速(TdP)者可以直流电复律。

决奈达隆 Dronedarone

【其他名称】

迈达龙。

【药物特征】

决奈达隆的结构类似于胺碘酮,但不含有碘基。心脏电生理作用与胺碘酮类似,具有 4 种 Vaughan-Williams 分类药物的抗心律失常特性。

口服决奈达隆质量平衡研究中(^{14}C 标记)约 6% 的标记剂量在尿中被排泄,主要为代谢物(尿中无未变化的化合物排泄),而 84% 在粪中排泄,主要为代谢物。决奈达隆及其 N-debutyl 活性代谢物至少占血浆中由此产生的放射性< 15%。静脉给药后决奈达隆的血浆清除率范围为 130~150L/h。决奈达隆的消除半衰期范围为 13~19 小时。

【适应证】

非持久性心房颤动和心房扑动心室率控制及窦性心律的维持。

【剂型与特征】

只有口服普通片剂,规格为 400mg。

【用法和用量】

口服:每天 2 次,早、晚餐各 1 片 400mg。

【不良反应】

主要是消化系统反应(腹泻、恶心和呕吐等)、循环系统反应(致尖端扭转型室性心动过速、心动过缓、心血管不良事件死亡率升高等)、升高血清肌酐水平及头晕、头痛等神经系统不良反应。

【禁忌证】

NYHA 心功能分级为Ⅳ级的患者,或 NYHA 心功能分级为Ⅱ~Ⅲ级且近期因失代偿需住院的患者;二或三度房室传导阻滞,或未安装起搏器的窦房结功能紊乱患者;同时使用强效 CYP3A4 抑制剂(伊曲康唑、伏立康唑和克拉霉素等)及中效 CYP3A4 抑制剂(如维拉帕米和硫氮䓬酮)和柚子汁的患者;合用 Q-T 间期延长药物(如吩噻嗪类、三环类抗抑郁药、Ⅰ和Ⅲ类抗心律失常药和某些大环内酯类抗生素)的患者;基线校正 Q-T 间期> 500 毫秒或 P-R 间期> 280 毫秒的患者;严重肝功能不良者禁用。18 岁以下的儿童也不推荐使用。

【药物相互作用】

1. 强效 CYP3A4 抑制剂　如伊曲康唑、伏立康唑、利托那韦、克拉霉素、替利霉素和醋竹桃霉素等增加了决奈达隆的血药浓度,因此被禁忌与决奈达隆同时应用或减量。

2. 非二氢吡啶类钙通道阻滞剂　地尔硫䓬、维拉帕米之类的中效 CYP3A4 抑制剂对决奈达隆的暴露量具有中等效应(＜2 倍)。在与决奈达隆同时使用时,对窦房结和房室结具有抑制效应的钙通道阻滞剂(地尔硫䓬、维拉帕米)应该多加注意,这是因为这些药物可以增强对传导的抑制效应。如果需要伴随给药,钙通道阻滞剂应该从低剂量开始,在 ECG 证实了良好的耐受性之后再进一步增加钙通道阻滞剂的给药剂量。

3. 他汀类药物　决奈达隆也具有中等的 CYP3A4 抑制效应,因此可以使经 CYP3A4 代谢的他汀类药物(辛伐他汀、洛伐他汀和阿托伐他汀)的暴露量增加,应作好合用患者的肌肉毒性及肝毒性监测。

4. β 受体拮抗剂　可以使美托洛尔和普萘洛尔的暴露量增加 2 倍。如果需要伴随给药,那么 β 受体拮抗剂应该从低剂量开始,在证实了良好的耐受性之后再进一步增加 β 受体拮抗剂的给药剂量。

5. 抗凝血药物　华法林的暴露量出现非常轻微的增高(1.2 倍),而没有对 R- 华法林的暴露量产生影响,INR 出现非常轻微的增加(1.07 倍)。决奈达隆可以与其他口服抗凝血药物伴随应用,在伴随应用时,应该对 INR 进行严密的监测。决奈达隆增加了达比加群酯的血药浓度,应避免两者合用。

6. 地高辛　地高辛可以与决奈达隆同时应用,但是需要多加注意。特别是在治疗开始时,应该对地高辛的血浆水平进行监测。

【注意事项】

1. 患者用药期间可出现心衰或使心衰加重。

2. 用药期间注意监测血钾与血镁含量,应保持在正常范围内使用该药物。

3. 注意监测 Q-T 间期,如果 QTc 间期 ≥ 500 毫秒,应停用该药。

4. 可升高血液肌酐水平,约升高 8.84μmol/L(0.1mg/dl),停用后可逆转。

【FDA 妊娠/哺乳分级】

X 级,未查到哺乳分级。妊娠或有妊娠计划以及哺乳期患者禁用本品,因没有证实其安全性和有效性。

【用药实践】

1. 决奈达龙在心房颤动和心房扑动中的应用 研究发现决奈达隆组中、重度心力衰竭患者的死亡率明显高于安慰剂组,所以本品不能用于严重心功能不全患者(NYHA Ⅳ级)或 4 周内失代偿的心力衰竭患者,特别是在 LVEF ≤ 35% 的情况下。对于合并严重心力衰竭的心房颤动和心房扑动仍首选胺碘酮。

决奈达隆增加了有危险因素的永久性心房颤动患者的心力衰竭、卒中、心血管病因死亡的发生率,因此本品不用于永久性心房颤动患者控制心室率。

2. 决奈达隆用药监测 有因使用决奈达隆导致肝损害和肝衰竭的病例报告,机制还不明确。故使用决奈达隆的患者应定期检查转氨酶,尤其是在用药的前 6 个月。如发生疑似肝损伤,应停止用药,进行血清转氨酶及胆红素检查,如确诊则应进行相应的治疗;对于曾经发生过不明原因肝损伤的患者不建议再进行决奈达隆治疗。本品疗效不随剂量而增加,而不良反应则随剂量增加,低钾血症和低镁血症患者经纠正后才能应用本品。

3. 食物对决奈达隆的影响 葡萄柚汁可使决奈达隆的暴露量增加 2.5~3 倍。在决奈达隆治疗中,应该避免饮用葡萄柚汁。

索他洛尔 Sotalol

【其他名称】

施太可、甲磺胺心安。

【药物特征】

本药为索他洛尔的 *d* 型和 *l* 型外消旋混合体，为非选择性 β 受体拮抗剂，阻断 $β_1$、$β_2$ 受体。无内在拟交感活性，可抑制肾素释放，阻断 β 受体引起的负性频率与负性肌力作用，减少心排血量，降低收缩压和舒张压，减少心肌耗氧量和做功。

索他洛尔兼有 Ⅱ 和 Ⅲ 类抗心律失常药物的作用。Ⅱ 类为抑制窦房结起搏，减慢心率，延长房室结不应期。Ⅲ 类为具有延长心脏动作电位时程的抗心律失常作用，对除极化期无作用，仅延长复极相，可延长心房、心室和旁路的有效不应期。心电图表现为 PR、QT 和 QTc 间隔延长，QRS 时间无明显改变。其作用与剂量相关，口服 25mg 可引起明显的 β 受体拮抗剂作用，通常日剂量＞160mg 才产生 Ⅲ 类抗心律失常药物的作用。

口服生物利用度＞90%，口服后 2.5~4 小时达血药峰浓度，2~3 天达稳态血药浓度。进食减少药物吸收约 20%。不与血浆蛋白结合，体内无代谢过程，消除半衰期为 10~20 小时。血浆浓度的个体差异极小。不易透过血脑屏障，脑脊液浓度约为血药浓度的 10%。主要原形肾脏排泄，少量（10%~20%）经粪便排泄。

【适应证】

用于各种危及生命的室性快速性心律失常；转复、预防室上性心动过速，特别是房室结折返性心动过速，也可用于预激综合征伴室上性心动过速；心房扑动、心房颤动；各种室性心律失常；急性心肌梗死并发严重心律失常。

【剂型与特征】

国内剂型有普通片剂和注射剂，注射剂缺少相对应的药动学研究。普通片剂多用于各种快速性心律失常,注射剂用于各种危及生命的快速性心律失常。

【用法和用量】

见表 6-1-5。

表 6-1-5 索他洛尔用法和用量

剂型	规格	用法	用量	备注
普通片剂	40mg/80mg	口服	一次 40~80mg,一日 2 次。从小剂量开始,逐渐加量。室性心动过速一日 160~480mg	餐前 1~2 小时服用,肾功能不全者减少剂量
注射剂	40mg	静脉注射	推荐剂量为按体重 0.5~1.5mg/kg,用 5% 葡萄糖溶液 20ml 稀释,10 分钟内缓慢推注,如有必要可在 6 小时后重复	剂量应个体化,治疗剂量可致心律失常

【不良反应】

与 β 受体拮抗剂作用相关的有心动过缓、低血压、支气管痉挛。可有乏力、气短、眩晕、恶心、呕吐、皮疹等。严重的不良反应是致心律失常作用,可表现为原有的心律失常加重或出现新的心律失常,严重时可出现扭转型室性心动过速、多源性室性心动过速、心室颤动,多与剂量大、低钾、Q-T 间期延长、严重的心脏病变等有关。静脉注射常见的不良反应为低血压、心动过缓、传导阻滞,其他不良反应为疲倦、呼吸困难、无力、眩晕。

【禁忌证】

心动过缓(心率 < 60 次/min)、病态窦房结综合征、二至三度房室传导阻滞(除非安放了心脏起搏器)、室内传导阻滞、低血压、先天性或获得性心电图 Q-T 间期延长综合征、未控制的

心力衰竭、支气管哮喘或慢性阻塞性肺疾病、心源性休克及过敏者禁用。

【药物相互作用】

1. 在体内不代谢,因此与经 CYP450 代谢的药物无药代动力学影响。

2. 已知能延长 Q-T 间期的药物如Ⅰ类和Ⅲ类抗心律失常药、吩噻嗪类、三环类抗抑郁药、特非那定等不宜与本品合用。

3. Ⅰa 类抗心律失常药如丙吡胺、奎尼丁和普鲁卡因胺以及其他Ⅲ类抗心律失常药如胺碘酮有可能延长不应期,不应与本品合用。与其他 β 受体拮抗剂合用会导致Ⅱ类抗心律失常药的作用累加。

4. 合用索他洛尔和地高辛的患者更易发生室上性心律失常。

5. 与钙通道阻滞剂合用应慎重,两者合用对房室传导和心室的功能有累加作用;还有可能引起低血压。

6. β 受体拮抗剂与耗竭儿茶酚胺的药物如利血平、胍乙啶等合用,可引起静息交感神经张力过度降低。应密切注意可能导致患者晕厥的低血压和(或)掩盖心动过缓的发生迹象。

7. 可引起高血糖,应调整降血糖药物的剂量;可掩盖低血糖的症状。

8. β 受体激动剂如沙丁胺醇、特布他林、异丙肾上腺素等与本品合用时应增加剂量。

9. 停用可乐定时会观察到反射性高血压,β 受体拮抗剂会增强此作用。因此,β 受体拮抗剂应在逐步撤去可乐定的前几天缓慢停用。

10. 在服用本品后 2 小时内避免使用抗酸剂如氧化铝、氢氧化镁等,因为其可以减低 C_{max} 和 AUC(分别减低了 26% 和 20%),在静息状态下心动过缓作用降低了 25%。在 2 小时后使用抗酸剂不影响索他洛尔的药动学和药效学。

【注意事项】

1. 本药引起的严重心律失常多发生在用药的最初 7 天或调整剂量后 3 天，故患者应住院观察，用药前及用药过程中密切监测血药浓度和血钾、血镁、血钙浓度及血压、心率、心电图变化。对 Q-T 间期延长的患者用药应非常谨慎，若用药前 Q-T 间期超过 450 毫秒，不应使用本品，> 550 毫秒可作为中毒指标。避免与能延长 Q-T 间期的药物合用。

2. 低钾血症和低镁血症患者应在纠正后再用本品；对于长期腹泻或同时用利尿药的患者尤需注意；与排钾利尿药合用时应注意补钾。

3. β 受体拮抗剂的作用可进一步抑制并加重心力衰竭。心功能不全患者在用洋地黄或利尿药控制心功能不全后，方可慎用本品。本药与洋地黄均使房室传导延长、减慢心率，应警惕其致心律失常作用。

4. 左室功能受损的患者在梗死后谨慎使用。

5. 不可突然停用，应在 1~2 周内逐渐减量至停用。

6. 手术时使用抑制心肌的麻醉药如环丙烷或三氯乙烯等，应谨慎使用本药。

7. 可掩盖急性低血糖反应的先兆；可加重银屑病症状。

8. 伴有病态窦房结综合征的患者用本品时应特别谨慎，谨防引起窦性心动过缓、窦性间歇或窦性停搏。

9. 肾功能损害者应减少剂量。

10. 运动员慎用。

【FDA 妊娠 / 哺乳分级】

B 级；中、晚期为 D 级 /L3 级。可透过胎盘，孕妇谨慎使用。乳汁中有分泌，哺乳期妇女慎用。

【用药实践】

1. 索他洛尔在心律失常中的应用　索他洛尔属于Ⅲ类抗心律失常药物，延长心房、心室、房室结和旁路组织的不应期并且能预防心房颤动的复发,还可通过阻滞钾通道发挥作用。同时,索他洛尔还具有 β 受体拮抗作用。该药抑制心房颤动复发的有效性和耐受性方面与普罗帕酮相似,可作为一线药物用于心房颤动合并基础冠状动脉疾病的患者或未合并心血管疾病的患者。因为本药具有负性肌力作用,不应用于收缩性心力衰竭患者。

2. 索他洛尔用药监护　本药高剂量可致心律失常,会引起 TdP,因此必须对使用该药物的患者进行 ECG 监测至少 3 天。此外,在开始和缓慢加量期间,应在每个剂量后监测 QTc 间期 2~4 小时。

腺苷 Adenosine

【其他名称】

艾文。

【药物特征】

腺苷是一种嘌呤核苷,存在于机体的所有细胞中。腺苷对房室结具有负性传导作用。对于人体,快速静脉注射腺苷减慢房室结传导,此作用可阻断包括房室结在内的折返环,使阵发性室上性心动过速恢复为正常的窦性心律。腺苷用药与仪器检测相配合,用于诊断宽波形及窄波形室上性心动过速,具有较高的敏感性和特异性。腺苷注入人体后,还可通过激活嘌呤受体松弛血管平滑肌,导致血管扩张。腺苷是一种存在于身体细胞中的内源性核苷,毒性较低。腺苷注射液无过敏性、溶血性、血管刺激性等作用。

腺苷静脉注射给药后,很快进入血液循环中,并被清除细胞摄取,主要由红细胞和血管内皮细胞摄取。细胞内的腺苷很快被代谢掉,或经腺苷激酶磷酸化而成腺苷单磷酸,或经细胞内的腺苷脱氨酶脱氨而成肌苷;细胞外的腺苷半衰期 < 10 秒,主要由细胞摄取而清除,其余部分可通过腺苷脱氨的形式进行

脱氨。由于腺苷的激活与灭活均不通过肝、肾代谢，因此肝、肾功能衰退不改变腺苷的药效和耐受性。

【适应证】

阵发性室上性心动过速、超声心动图药物负荷试验。

【剂型与特征】

只有注射剂，规格为 2ml：6mg、30ml：90mg（诊断用）。

【用法和用量】

快速静脉注射（1~2 秒内完成）。成人初始剂量为 3mg，第 2 次给药剂量为 6mg，第 3 次给药剂量为 12mg，每次间隔 1~2 分钟，若出现高度房室传导阻滞不得再增加剂量。本品仅限于医院使用。

当 QRS 波增宽的心动过速发生时，用腺苷较为安全。因为如果是室上性心动过速，则腺苷有效；如果是室性心动过速，腺苷虽然无效，但不会引起明显的血流动力学障碍。

儿童起始剂量为按体重 0.05~0.1mg/kg，依症状是否改善每隔 1~2 分钟以 0.05~0.1mg/kg 的剂量缓慢增加直至症状改善，但不超过最大剂量 0.25~0.3mg/kg。

诊断：成人按体重每分钟 140μg/kg，静脉滴注 6 分钟，总剂量为 0.8mg/kg。

【不良反应】

常见面部潮红、呼吸困难、支气管痉挛、胸部紧压感、恶心和头晕等。较罕见不适感，出汗，心悸，过度换气，头部压迫感，焦虑，视力模糊，烧灼感，心动过缓，心脏停搏，胸痛，头痛，眩晕，手臂沉重感，手臂、背部、颈部疼痛，金属味等，这些不良反应呈轻度，持续时间短（常短于 1 分钟），并且患者通常能很好耐受，严重心动过缓曾有报道，并且有些患者需要临时起搏。

在转复为正常的窦性心律时，心电图可出现室性期前收缩、房性期前收缩、窦性心动过缓、窦性心动过速、漏跳、窦性停搏和（或）房室传导阻滞。诱发的心动过缓可引起心室应激性异常,包括心室颤动和扭转型室性心动过速。这就证明推荐的剂量和给药方法是合理的。腺苷的作用不被阿托品阻断。

【禁忌证】

二或三度房室传导阻滞者或病态窦房结综合征者(带有人工起搏器者除外)、心房颤动或扑动伴异常旁路者、已知或估计有支气管狭窄或支气管痉挛的肺部疾病患者、对本品过敏者禁用。

【药物相互作用】

其他作用于心脏的药物(如β受体拮抗剂、强心苷、钙通道阻滞剂)、腺苷受体拮抗剂(如咖啡因、茶碱)、腺苷作用增强剂(如双嘧达莫)一般不宜在至少5个半衰期内使用。双嘧达莫可使腺苷的作用增加4倍,故建议腺苷不应用于接受双嘧达莫治疗的患者。如果必须用腺苷,应酌情减少剂量(如首剂减至0.5~1.0mg)。

【注意事项】

心房颤动、心房扑动及有旁路传导的患者可能增加异常旁路的下行传导。由于可能有引起尖端扭转型室性心动过速的危险性,对 Q-T 间期延长的患者,不管是先天性的还是药物引起的或代谢性的,应慎用腺苷。对于慢性阻塞性肺疾病患者,腺苷可能促使或加重支气管痉挛。

特别警告:由于在室上性心动过速转复为窦性心律时可出现暂时的电生理现象,故必须在医院心电监护下给药。由于外源性腺苷既不在肾脏也不在肝脏降解,故腺苷的作用不受肝或肾功能不全的影响。

【FDA 妊娠 / 哺乳分级】

C 级,未查到哺乳分级。腺苷起效快,作用时间短,是妊娠期使用的安全药物。哺乳期妇女应谨慎使用。

【用药实践】

1. 腺苷在 PSVT 中的应用　腺苷是终止 PSVT 急性发作的

一线用药。腺苷 6mg 加入 2~5ml 葡萄糖溶液中快速静脉注射，无效可在数分钟后给予 12mg 快速静脉注射。

2．腺苷在经皮冠状动脉介入术（PCI）中的应用　2003 年美国心血管造影和介入治疗学会（SCAI）在无复流处理指南中将腺苷列入一线用药，冠状动脉注射 10~20μg。

3．腺苷在测定血流储备分数（FFR）中的应用　经静脉或冠状动脉内注射腺苷诱导最大充血状态来测定 FFR。FFR 是判定冠状动脉狭窄病变是否具有血流动力学意义的一个简单、可靠、重复性良好的生理学指标，目前广泛用于指导合理的 PCI。具体使用剂量为右冠状动脉 15~30μg、左冠状动脉 20~40μg，静脉注射的最大剂量为 140μg/（kg·min）。

4．腺苷的不良反应及处理　腺苷的不良反应发生率高，为 30%~70%。腺苷的治疗作用和不良反应均与剂量相关，随剂量增加作用增大，故采用剂量个体化原则，可以明显减少不良反应的发生。腺苷对窦房结和房室结传导有很强的抑制作用，可出现窦性停搏、房室传导阻滞等缓慢性心律失常。但因持续时间短，仅数十秒，一般不引起严重后果，不需特殊处理。对严重支气管哮喘、预激综合征不宜选用。

（陈　强　胡和生　孟祥磊）

第二节　抗缓慢性心律失常药物

一、药物治疗概论

抗缓慢性心律失常药物缺乏长期有效的治疗作用，多为短时间应用，可适当提高心率。对于有症状的严重缓慢性心律失常的治疗，推荐选择心脏起搏器。可短期应用提升心率的药物主要有 M 受体拮抗剂（阿托品）、β 受体激动剂（异丙肾上腺素）以及中成药（心宝丸、宁心宝等）。

M受体拮抗剂阿托品在较大剂量时可阻断窦房结M_2受体而解除迷走神经对心脏的抑制作用,从而加快心率。对于迷走神经张力高的青壮年作用明显,如肌内注射2mg阿托品,心率可增加35~40次/min;对运动状态、婴幼儿和老年人作用弱。可用于迷走神经兴奋所致的窦性心动过缓、窦房传导阻滞、房室传导阻滞等。应用时注意调整剂量,剂量过低可进一步加重心动过缓,剂量过大可引起心动过速。

β受体激动剂异丙肾上腺素对心脏$β_1$受体有强大的激动作用,发挥正性肌力和正性频率作用,可明显加快心率、加速传导、兴奋窦房结,同时明显增加心肌耗氧量。该类药物多用于心脏停搏等急症救治。异丙肾上腺素"药物使用精解"见"第七章第二节抗休克药物"。

中成药心宝丸其主要成分为洋金花,与阿托品有类似的作用,可用于心动过缓的治疗。

二、药物使用精解

阿托品 Atropine

【其他名称】
混旋莨菪碱。

【药物特征】
为典型的M胆碱受体拮抗剂。除一般的抗M胆碱作用解除胃肠平滑肌痉挛、抑制腺体分泌、扩大瞳孔、升高眼压、视力调节麻痹、心率加快、支气管扩张等外,大剂量时能作用于血管平滑肌,扩张血管,解除痉挛性收缩,改善微循环。此外本品能兴奋或抑制中枢神经系统,具有一定的剂量依赖性。对心脏、肠和支气管平滑肌的作用比其他颠茄生物碱更强而持久。

口服易从胃肠道及其他黏膜吸收,也可从眼或少量从皮肤吸收。口服 1 小时后即达峰效应,肌内注射后 15~20 分钟达血药浓度峰值,作用一般持续 4~6 小时,扩瞳时效更长。血浆蛋白结合率为 14%~22%,分布容积为 1.7L/kg,可迅速分布于全身组织中,可透过血脑屏障,也能通过胎盘屏障,在包括乳汁在内的各种分泌物中都有微量出现。一次剂量的一半经肝代谢,其余半数以原形经肾排出。$t_{1/2}$ 为 3.7~4.3 小时。主要通过肝细胞酶的水解代谢,有 13%~50% 在 12 小时内以原形随尿排出。

【适应证】

1. 各种内脏绞痛,如胃肠绞痛及膀胱刺激症状。对胆绞痛、肾绞痛的疗效较差。

2. 迷走神经过度兴奋所致的窦房传导阻滞、房室传导阻滞等缓慢性心律失常,也可用于继发于窦房结功能低下而出现的室性异位节律。

3. 解救有机磷酸酯类中毒。

注射剂还可用于全身麻醉前给药、严重盗汗和流涎症、抗休克。

【剂型与特征】

见表 6-2-1。

表 6-2-1　阿托品剂型与特征

剂型	生物利用度	作用达峰时间	作用维持时间
普通片剂	80%	1 小时	4~6 小时
注射剂	100%	15~20 分钟	4~6 小时

【用法和用量】

见表 6-2-2。

表 6-2-2 阿托品用法和用量

剂型	规格	用法	用量
普通片剂	0.3mg	p.o	0.3~0.6mg，3 次 /d；极量为一次 1mg，3mg/d
注射剂	0.5mg：1ml、1mg：1ml、5mg：1ml、25mg：5ml	i.m/i.h/i.v	1. 成人常用量为一次 0.3~0.5mg，一日 0.5~3mg；极量为一次 2mg。儿童皮下注射一次 0.01~0.02mg/kg，一日 2~3 次。静脉注射用于治疗阿 - 斯综合征，一次 0.03~0.05mg/kg，必要时每 15 分钟重复 1 次，直至面色潮红、循环好转、血压回升、延长间隔时间至血压稳定。 2. 抗心律失常 成人静脉注射 0.5~1mg，按需可每 1~2 小时 1 次，最大剂量为 2mg。 3. 解毒 （1）用于锑剂引起的阿 - 斯综合征：静脉注射 1~2mg，15~30 分钟后再注射 1mg。如患者无发作，按需每 3~4 小时皮下或肌内注射 1mg。 （2）用于有机磷中毒：肌内或静脉注射 1~2mg（严重有机磷中毒时可加大 5~10 倍），每 10~20 分钟重复，直到青紫消失，继续用药至病情稳定，然后用维持剂量，有时需 2~3 天。 4. 抗休克，改善循环 成人一般按体重 0.02~0.05mg/kg，用 50% 葡萄糖注射液稀释后静脉注射或用葡萄糖溶液稀释后静脉滴注。 5. 麻醉前用药 成人术前 0.5~1 小时肌内注射 0.5mg；小儿皮下注射用量为体重 3kg 以下者为 0.1mg，7~9kg 者为 0.2mg，12~16kg 者为 0.3mg，20~27kg 者为 0.4mg，32kg 以上者为 0.5mg

【不良反应】

不同剂量所致的不良反应大致如下：0.5mg，轻微心率减慢、略有口干及少汗；1mg，口干、心率加速、瞳孔轻度扩大；2mg，心悸、显著口干、瞳孔扩大，有时出现视物模糊；5mg，上述症状加重，并有语言不清、烦躁不安、皮肤干燥发热、小便困难、肠蠕动减少；10mg 以上，上述症状更重，脉速而弱，中枢兴奋现象严重，呼吸加快加深，出现谵妄、幻觉、惊厥等；严重中毒时可由中枢兴奋转入抑制，产生昏迷和呼吸麻痹等。最低致死剂量成人为 80~130mg，儿童为 10mg。发热、速脉、腹泻和老年人慎用。

【禁忌证】

青光眼及前列腺肥大者、高热者禁用。

【药物相互作用】

1. 与尿碱化药包括含镁或钙的制酸药、碳酸酐酶抑制药、碳酸氢钠、枸橼酸盐等伍用时，阿托品的排泄延迟，作用时间和（或）毒性增加。

2. 与金刚烷胺、吩噻嗪类药、其他抗胆碱药、扑米酮、普鲁卡因胺、三环类抗抑郁药伍用，阿托品的毒副作用可加剧。

3. 与单胺氧化酶抑制剂（包括呋喃唑酮、丙卡巴肼等）伍用时，可加强抗 M 胆碱受体的副作用。

4. 与甲氧氯普胺并用时，后者的促进肠胃运动作用可被拮抗。

【注意事项】

1. 静脉用药每次的极量为 2mg，超过上述用量会引起中毒。最低致死量成人为 80~130mg。用药过量表现为动作笨拙不稳、神志不清、抽搐、呼吸困难、心跳异常加快等。

2. 对其他颠茄生物碱不耐受者对本品也不耐受。

3. 婴幼儿对本品的毒性反应极其敏感，特别是痉挛性麻痹与脑损伤的小儿，反应更强，环境温度较高时，因闭汗有体温急骤升高的危险，应用时要严密观察。

4. 老年人容易发生抗 M 胆碱样副作用,如排尿困难、便秘、口干(特别是男性),也易诱发未经诊断的青光眼,一经发现,应立即停药。本品对老年人尤易致汗液分泌减少,影响散热,故夏天慎用。

5. 下列情况应慎用 脑损害,尤其是儿童;心脏病,特别是心律失常、充血性心力衰竭、冠心病、二尖瓣狭窄等;反流性食管炎、食管与胃的运动减弱、下食管括约肌松弛,可使胃排空延迟,从而促成胃潴留,并增加胃食管反流;青光眼患者禁用,20 岁以上的患者存在潜隐性青光眼时有诱发的危险;溃疡性结肠炎,用量大时肠能动度降低,可导致麻痹性肠梗阻,并可诱发加重中毒性巨结肠症;前列腺肥大引起的尿路感染(膀胱张力减低)及尿路阻塞性疾病,可导致完全性尿潴留。

6. 对诊断的干扰 酚磺酞试验时可减少酚磺酞的排出量。

【FDA 妊娠 / 哺乳分级】

C 级 /L3 级。对孕妇的安全性尚不明确,孕妇使用需考虑用药的利弊,孕妇静脉注射阿托品可使胎儿心动过速。可分泌至乳汁中,并有抑制泌乳的作用,哺乳期妇女慎用。

【用药实践】

1. 阿托品在各种缓慢性心律失常中的应用 各种原因所致的窦性心动过缓(包括冠状动脉介入治疗术中的再灌注性窦性心动过缓、右冠状动脉介入治疗时的窦性心动过缓)、窦房传导阻滞、房室传导阻滞等缓慢性心律失常若心动过缓造成血流动力学障碍,如低血压、心绞痛、心力衰竭加重、晕厥前兆或晕厥等,需要紧急处理,药物治疗首选阿托品,起始剂量为 0.5mg 静脉注射,必要时重复,总量不超过 3.0mg。二线药物包括肾上腺素、异丙肾上腺素和多巴胺。注意当合并急性心肌缺血或心肌梗死时应用上述药物可导致心肌耗氧量增加,加重心肌缺血,产生新的快速性心律失常。

2. 其他见本品注意事项。

心宝丸 Xinbaowan

【其他名称】

无。

【药物特征】

成分为洋金花、人参、肉桂、附子、鹿茸、冰片、人工麝香、三七、蟾酥。为黑色的小丸,除去包衣显棕褐色;气香,味甘、微苦、有麻舌感。

【适应证】

温补心肾,益气助阳,活血通脉。用于治疗心肾阳虚、心脉瘀阻引起的慢性心功能不全,窦房结功能不全引起的心动过缓、病态窦房结综合征及缺血性心脏病引起的心绞痛和心电图缺血性改变。

【剂型与特征】

只有丸剂,规格为60mg。

【用法和用量】

口服。

1. 慢性心功能不全 按心功能1、2和3级分别服用。1级:一次120mg(2丸),一日3次;2级:一次240mg(4丸),一日3次;3级:一次360mg(6丸),一日3次。1个疗程为2个月,在心功能正常后改为日维持剂量60~120mg(1~2丸)。

2. 病态窦房结综合征 病情严重者一次300~600mg(5~10丸),一日3次,疗程为3~6个月。

3. 其他 心律失常(期前收缩)及心房颤动、心肌缺血或心绞痛一次120~240mg(2~4丸),一日3次,1个疗程为1~2个月。

【不良反应】

FDA未收录该药,未查到分级信息。尚不明确。

【禁忌证】

阴虚内热、肝阳上亢、痰火内盛者以及孕妇、青光眼患者忌服。

【药物相互作用】

尚不明确。

【注意事项】

运动员慎用。

【FDA 妊娠/哺乳分级】

尚不明确。

【用药实践】

心宝丸因含有洋金花，在老年人可发生抗 M 胆碱样副作用，如排尿困难（特别是男性）、便秘、口干，有时需要停药。

（胡和生　韩　毅　陈　强）

参考文献

[1] 《中国国家处方集》编委会. 中国国家处方集（2010）. 北京：人民军医出版社，2010

[2] 国家药典委员会. 中华人民共和国药典临床用药须知（2010）. 北京：中国医药科技出版社，2010

[3] 葛均波，徐永健. 内科学. 第8版. 北京：人民卫生出版社，2013

[4] 杨世杰. 药理学. 第2版. 北京：人民卫生出版社，2010

[5] 陈新谦，金有豫，汤光. 新编药物学. 第17版. 北京：人民卫生出版社，2011

[6] 中国生物医学工程学会心律分会，中华医学会心血管病学分会，胺碘酮抗心律失常治疗应用指南工作组. 胺碘酮抗心律失常治疗应用指南（2008）. 中国心脏起搏与心电生理杂志，2008，22（5）：377-385

[7] 中华医学会心血管病学分会，中国生物医学工程学会心脏起搏与电生理分会，中华心血管病杂志编辑委员会，等. 室上性快速心律失常治疗指南. 中华心血管病杂志，2005，33（1）：2-15

第七章 其他心血管疾病用药

本章主要包括感染性心内膜炎及急性心包炎、心源性休克、肺动脉高压治疗用药。上述疾病彼此独立，所用药物无明显交叉，故不作统一概述，具体概述见相应章节。

第一节 感染性心内膜炎及
急性心包炎用药

一、药物治疗概论

1. **感染性心内膜炎的药物治疗概论** 感染性心内膜炎（infective endocarditis，IE）为心脏内膜表面的微生物感染，伴赘生物形成。IE治愈的关键在于清除赘生物中的病原微生物。治疗IE的理想抗菌药物应在血流中和特定的组织（心瓣膜上的赘生物）中有足够的分布和渗透。IE治疗多为大剂量和长疗程，因此治疗IE的药物应有良好的安全性。

（1）抗感染治疗的基本要求和治疗原则：①IE病原微生物的特点是被致密的生物膜所包绕，治疗药物应选择杀菌型并对生物被膜具有较大穿透性的抗生素；②IE的致病微生物以革兰氏阳性菌为主，随着耐药性的增加，治疗时需格外关注耐药革兰氏阳性菌；③联合应用2种具有协同作用的抗菌药物；④大剂量静脉给药，需高于一般常用量，使感染部位达到有效浓度；⑤长疗程，一般为4~6周，人工瓣膜心内膜炎（prosthetic valve endocarditis，PVE）需 6~8 周或更长时间，以降低复发率；⑥抗菌药物应根据药代动力学给药，当大剂量应用青霉素等药物时宜分次静脉滴注，避免高剂量给药后可能引起的中枢神经系统毒性反应，如青霉素脑病等；⑦部分患者需外科手术，移除已感染材料或脓肿引流，以清除感染灶。

（2）IE 的经验性治疗：由于血培养结果往往滞后，对于疑似 IE、病情较重且不稳定的患者在血培养获得阳性结果之前积极启动经验性治疗策略。经验性治疗方案应根据感染严重程度、受累心瓣膜的类型、有无少见或耐药菌感染的危险因素等制订，分为自体瓣膜心内膜炎（natural valve endocarditis，NVE）及人工瓣膜心内膜炎（prosthetic valve endocarditis，PVE）。治疗应覆盖 IE 最常见的病原体。经验性治疗推荐的方案见表 7-1-1。

表 7-1-1　IE 的经验性治疗（等待血培养结果）

病种及抗生素	剂量及给药途径	备注
NVE，轻症患者		
阿莫西林 [a]	2g，每 4 小时 1 次静脉滴注	如患者病情稳定，等待血培养结果
或氨苄西林	3g，每 6 小时 1 次静脉滴注	对肠球菌属和许多 HACEK [b] 微生物的抗菌活性优于青霉素
或青霉素	1200 万 ~1800 万 U/d，分 4~6 次静脉滴注	如对青霉素过敏，可选用头孢曲松 2.0g/d，静脉滴注
联合庆大霉素 [a]	1mg/kg 实际体重静脉滴注	在获知培养结果前，庆大霉素的作用存在争论
NVE，严重脓毒症（无肠杆菌科细菌、铜绿假单胞菌属感染的危险因素）		
万古霉素 [a]	15~20mg/kg，每 8~12 小时 1 次静脉滴注	需覆盖葡萄球菌属（包括甲氧西林耐药菌株）。如对万古霉素过敏，改用达托霉素 6mg/kg，每 12 小时 1 次静脉滴注

病种及抗生素	剂量及给药途径	备注
联合庆大霉素[a]	1mg/kg 理想体重，每12 小时 1 次静脉滴注	如担心肾毒性或急性肾损伤，改为环丙沙星
NVE，严重脓毒症（并有多重耐药肠杆菌科细菌、铜绿假单胞菌感染的危险因素）		
万古霉素[a]	15~20mg/kg，每 8~12 小时 1 次静脉滴注	需覆盖葡萄球菌属（包括甲氧西林耐药菌株）、链球菌属、肠球菌属、HACEK、肠杆菌科细菌和铜绿假单胞菌
联合美罗培南[a]	1g，每 8 小时 1 次静脉滴注	
PVE，等待血培养结果或血培养阴性		
万古霉素[a]	1g，每 12 小时 1 次静脉滴注	在严重肾损伤患者中使用小剂量利福平
联合庆大霉素[a]和利福平[a]	庆大霉素 1mg/kg，每 12 小时 1 次静脉滴注；利福平 300~600mg，每 12 小时 1 次口服或静脉滴注	

注：[a] 根据肾功能调整剂量

[b] 嗜血杆菌属（H）、放线菌属（A）、人心杆菌属（C）啮蚀艾肯菌属（E）、金氏杆菌属（K）

（3）特定病原微生物感染的抗生素治疗：已有血培养结果，则据此选择敏感抗生素。具体如下：

1）葡萄球菌心内膜炎：治疗方案宜根据病原体是否属甲氧西林耐药株而定。在获知细菌药敏试验结果前经验性治疗宜首选耐酶青霉素类，如苯唑西林或氯唑西林等联合氨基糖苷类。病原菌药敏试验结果显示属甲氧西林敏感葡萄球菌（MSS）者首选苯唑西林,初始治疗不需常规联合庆大霉素。对青霉素类抗生素过敏者可选用头孢唑林。对 β- 内酰胺类过敏者可选万古霉素联合利福平。耐甲氧西林葡萄球菌(MRS)所致的心内膜炎宜选用万古霉素联合利福平。万古霉素治疗无效、不能耐受或耐药葡萄球菌感染者选用达托霉素。耐甲氧西林金黄色葡萄球菌所致的心内膜炎的抗菌治疗方案为万古霉素或达托霉素静脉滴注。推荐治疗方案见表 7-1-2。

表 7-1-2 葡萄球菌心内膜炎的治疗方案

病种及抗生素	剂量及给药途径	疗程(周)	备注
NVE,甲氧西林敏感			
氟氯西林	2g,每 4~6 小时 1 次静脉滴注	4	如体重＞85kg,则采用每 4 小时 1 次的方案
NVE,甲氧西林耐药,万古霉素敏感(MIC ≤ 2mg/L),利福平敏感或青霉素过敏			
万古霉素	1g,每 12 小时 1 次静脉滴注	4	根据肾功能调整剂量,并且维持谷浓度为 15~20mg/L
联合利福平	300~600mg,每 12 小时 1 次口服	4	如肌酐清除率＜30ml/min,采用小剂量利福平
NVE,甲氧西林、万古霉素耐药(MIC ＞ 2mg/L),达托霉素敏感(MIC ≤ 1mg/L)或不能耐受万古霉素者			
达托霉素	6mg/kg,每 24 小时 1 次静脉滴注	4	每周监测肌酸激酶。根据肾功能调整剂量
联合利福平或庆大霉素	利福平 300~600mg,每 12 小时 1 次口服;或庆大霉素 1mg/kg,每 12 小时 1 次静脉滴注	4	如肌酐清除率＜30ml/min,采用小剂量利福平
PVE,甲氧西林、利福平敏感			

续表

病种及抗生素	剂量及给药途径	疗程(周)	备注
氟氯西林联合利福平和庆大霉素	氟氯西林 2g,每 4~6 小时 1 次静脉滴注;利福平 300~600mg,每 12 小时 1 次口服;庆大霉素 1mg/kg,每 12 小时 1 次静脉滴注	6	如体重 > 85kg,氟氯西林采用每 4 小时 1 次的方案;如肌酐清除率 < 30ml/min,采用小剂量利福平

PVE,甲氧西林耐药,万古霉素敏感(MIC ≤ 2mg/L)或青霉素过敏

万古霉素	1g,每 12 小时 1 次静脉滴注	6	根据肾功能调整剂量并且维持谷浓度为 15~20mg/L
联合利福平	300~600mg,每 12 小时 1 次口服	6	如肌酐清除率 < 30ml/min,采用小剂量利福平
联合庆大霉素	1mg/kg,每 12 小时 1 次静脉滴注	≥ 2	如无毒性症状或体征,继续完成疗程

PVE,甲氧西林耐药,万古霉素耐药(MIC > 2mg/L),达托霉素敏感(MIC ≤ 1mg/L)葡萄球菌或不能耐受万古霉素者

达托霉素	6mg/kg,每 24 小时 1 次静脉滴注	6	如肌酐清除率 < 30ml/min,延长达托霉素的给药间隔至每 48 小时
联合利福平	300~600mg,每 12 小时 1 次口服	6	如肌酐清除率 < 30ml/min,采用小剂量利福平
联合庆大霉素	1mg/kg,每 12 小时 1 次静脉滴注	≥ 2	如无毒性症状或体征,继续完成疗程

注:MIC:最低抑菌浓度

2)链球菌心内膜炎:草绿色链球菌敏感株所致者首选青霉素,1200万~1600万U/d。相对耐药菌株所致的IE须增加青霉素的剂量,2400万U/d,或头孢曲松联合庆大霉素。耐药株所致的IE按肠球菌心内膜炎方案治疗,给予万古霉素或替考拉宁联合庆大霉素。

推荐治疗方案见表7-1-3。

表7-1-3 链球菌心内膜炎的治疗方案

方案	抗生素	剂量及给药途径	疗程(周)	备注
敏感菌株				
1	青霉素	1.2g,每4小时1次静脉滴注	4~6	首选窄谱治疗方案,尤其是有艰难梭菌感染风险或肾毒性高风险的患者
2	头孢曲松	2g,1次/d静脉滴注或肌内注射	4~6	有艰难梭菌感染风险的患者不建议使用;适用于门诊治疗
3	青霉素[a]联合庆大霉素	1.2g,每4小时1次静脉滴注 1mg/kg,每12小时1次静脉滴注	2 2	有心外感染灶、手术指征、肾毒性高风险,或有艰难梭菌感染风险的患者不建议使用
4	头孢曲松联合庆大霉素	头孢曲松2g,1次/d静脉滴注或肌内注射 庆大霉素1mg/kg,每12小时1次静脉滴注	2	有心外感染灶、手术指征、肾毒性高风险,或有艰难梭菌感染风险的患者不建议使用
相对敏感菌株				

续表

方案	抗生素	剂量及给药途径	疗程（周）	备注
5	青霉素[a] 联合庆大霉素	2.4g，每4小时1次静脉滴注 1mg/kg，每12小时1次静脉滴注	4~6 2	首选治疗方案，尤其是有艰难梭菌感染风险的患者

营养不足和苛养颗粒链球菌的治疗（营养变异链球菌）

| 6 | 青霉素[a] 联合庆大霉素 | 2.4g，每4小时1次静脉滴注
1mg/kg，每12小时1次静脉滴注 | 4~6
4~6 | 首选治疗方案，尤其是有艰难梭菌感染风险的患者 |

耐药菌株，青霉素过敏患者

| 7 | 万古霉素 联合庆大霉素 | 1g，每12小时1次静脉滴注
1mg/kg，每12小时1次静脉滴注 | 4~6
≥2 | 根据当地建议给药 |
| 8 | 替考拉宁 联合庆大霉素 | 10mg/kg，每12小时1次，共3剂；继以10mg/kg，1次/d静脉滴注
1mg/kg，每12小时1次静脉滴注 | 4~6
≥2 | 肾毒性高危者首选 |

注：所有药物剂量根据肾损伤程度调整；应监测庆大霉素、万古霉素和替考拉宁的血药浓度；阿莫西林2g，每4~6小时1次给药可用于替代青霉素1.2~2.4g，每4小时1次给药

3）肠球菌心内膜炎：青霉素或阿莫西林或氨苄西林，均为24小时内持续或分6次静脉滴注，并联合氨基糖苷类抗生素。

对青霉素类过敏或高度耐药者可选用万古霉素或替考拉宁联合氨基糖苷类。耐青霉素和万古霉素的肠球菌可选用达托霉素或利奈唑胺。

推荐治疗方案见表7-1-4。

表7-1-4　肠球菌心内膜炎的治疗方案

方案	抗生素	剂量/给药途径	疗程（周）	备注
1	阿莫西林	2g，每4小时1次静脉滴注	4~6	用于阿莫西林敏感（MIC ≤ 4mg/L）、青霉素（MIC ≤ 4mg/L）和庆大霉素敏感（MIC ≤ 128mg/L）菌株
	或青霉素联合庆大霉素[a]	2.4g，每4小时1次静脉滴注	4~6	PVE疗程为6周
		1mg/kg，每12小时1次静脉滴注	4~6	
2	万古霉素[a] 庆大霉素[a]	1g，每12小时1次静脉滴注	4~6	用于对青霉素过敏的患者或阿莫西林或青霉素耐药菌株，保证万古霉素的MIC ≤ 4mg/L PVE疗程6周
		1mg/kg理想体重，每12小时1次静脉滴注	4~6	
3	替考拉宁[a] 庆大霉素[a]	10mg/kg，每24小时1次静脉滴注	4~6	方案2的替换方案，参见方案2的评价
		1mg/kg，每12小时1次静脉滴注	4~6	保证替考拉宁的MIC ≤ 2mg/L
4	阿莫西林[a,b]	2g，每4小时1次静脉滴注	≥6	用于阿莫西林敏感（MIC ≤ 4mg/L）和高水平庆大霉素耐药（MIC 128mg/L）菌株

注：[a] 根据肾功能调整剂量；[b] 如菌株敏感，可增加链霉素7.5mg/kg，每12小时1次肌内注射

4）需氧革兰氏阴性杆菌心内膜炎：应选用具抗假单胞菌活性的青霉素类或头孢菌素类联合抗假单胞菌的氨基糖苷类，如哌拉西林联合庆大霉素或妥布霉素，或头孢他啶联合氨基糖苷类。革兰氏阴性杆菌对抗菌药的敏感性在菌株间差异大，宜根据细菌药敏试验结果选择用药。疗程至少6周，常需6~8周或更长时间。

心内膜炎也可由HACEK组细菌引起，此组细菌过去对氨苄西林敏感，近年来该细菌中的产β-内酰胺酶菌株渐增多，宜选用头孢曲松或头孢噻肟等第三代头孢菌素治疗。对非产酶株也可选用阿莫西林、氨苄西林联合氨基糖苷类抗生素，疗程应为4周，如为PVE者疗程至少为6周，治疗初始联用庆大霉素2周。环丙沙星可考虑作为替换药物。

5）真菌性心内膜炎：相对少见（1%~6%），以念珠菌属、曲霉属多见，其他真菌包括组织胞浆菌、隐球菌、芽生菌等。真菌性心内膜炎的诊断相当困难，如临床疑为IE，但连续血培养阴性，应考虑真菌性心内膜炎的可能性。念珠菌心内膜炎患者的血培养阳性率可高达83%~95%，其他如隐球菌、红酵母等的血培养阳性率也较高。真菌心内膜炎相对疗程长、预后差、易复发。

①念珠菌性心内膜炎：初始治疗选用棘白菌素类药物，剂量适当增加可获得更好的疗效，或选用两性霉素B脂质体，或两性霉素B去氧胆酸盐，还可联合氟胞嘧啶，每日4次，提高疗效。初始治疗疗程应为6~10周，待病情稳定、血培养阴性后，敏感菌株给予氟康唑每天400~800mg（6~12mg/kg）降阶梯治疗，并建议尽早行瓣膜置换术，术后治疗至少6周，有瓣周脓肿或其他并发症者疗程更长。

②曲霉性心内膜炎：初始治疗首选伏立康唑，疗程为4周以上。治疗中需监测血药浓度，保证达到足够的血药浓度。不能耐受或伏立康唑耐药者可选用两性霉素B脂质体。病情稳定后应长期口服伏立康唑维持治疗，疗程至少为2年以上。瓣膜置换术对于曲霉性心内膜炎的成功治疗至关重要。

③其他真菌性心内膜炎：其他真菌也可导致真菌性心内膜炎，药物选择可参照上述治疗方案及体外药敏试验结果。

（4）预防性使用抗生素：下述 IE 的高危人群行高危操作时需预防性应用抗菌药物。

1）植入人工瓣膜或用人工材料修补心脏瓣膜的患者。

2）有 IE 病史的患者。

3）任何类型的发绀型先天性心脏病患者。

4）外科手术或经皮介入技术行假体植入的先天性心脏病患者，术后恢复且无残余漏后，专家组推荐术后 6 个月给予预防性抗菌药物治疗至植入材料内皮化，如果存在残余漏或瓣膜反流则终身应用。

5）其他类型的瓣膜疾病或者先天性心脏病患者不推荐预防性应用抗菌药物。

6）尽管 2012 AHA 指南推荐对接受心脏移植后发生瓣膜病的患者预防性应用抗菌药物，但却缺乏有力证据支持，2015 ESC 专家组不推荐对这类患者预防性应用抗菌药物，也不推荐对中危患者预防性应用抗菌药物，如任何形式的天然瓣膜疾病患者（包括最常见的情况：二尖瓣、三尖瓣脱垂和钙化性主动脉瓣狭窄）。

（5）相对高危操作的抗菌药物应用原则

1）仅应在处理牙龈、根尖周组织或穿透口腔黏膜时考虑预防性应用抗菌药物。

2）下述口腔操作不推荐预防性应用抗菌药物：非感染区域的局部麻醉注射、浅龋治疗、拆线、X 线检查、放置或调整可移动的口腔修复及正畸装置、乳牙脱落后、口腔黏膜及唇部创伤后。

3）下述呼吸道操作不推荐预防性应用抗菌药物：支气管镜、喉镜、经鼻插管、气管插管。

4）下述胃肠道及泌尿生殖道操作不推荐预防性应用抗菌药物：胃镜、肠镜、膀胱镜、经阴道分娩、剖宫产、经食管心动超声描记术。

5）皮肤及软组织操作不推荐预防性应用抗菌药物。

6）不建议高危及患天然瓣膜疾病患者进行纹身或穿刺，如必须进行此类操作，应在严格无菌条件下实施，不建议该类患者预防性使用抗生素。

7）尽管不推荐在侵入性操作前常规应用抗菌药物，但由于医源性 IE 约占所有 IE 病例的 30%，操作过程中的无菌原则还是有助于降低医源性感染性心内膜炎。

（6）高危操作的抗菌药物选择

1）口腔操作：此过程预防性应用抗菌药物主要针对口腔内的链球菌属。推荐术前 30~60 分钟应用阿莫西林或氨苄西林，成人 2g/ 儿童 50mg/kg 口服或静脉滴注（亦可选用头孢唑林或头孢曲松，成人 1g/ 儿童 50mg/kg 静脉滴注；或头孢氨苄，成人 2g/ 儿童 50mg/kg 静脉注射）。过敏者选用克林霉素，成人 600mg/ 儿童 20mg/kg 口服或静脉滴注。不推荐应用喹诺酮类和氨基糖苷类抗菌药物。

2）非口腔的侵入性操作：仅在感染区域进行时需应用抗菌药物治疗。选择抗菌药物时，呼吸道操作需针对葡萄球菌，胃肠道及泌尿生殖道操作需针对肠球菌（可选用氨苄西林、阿莫西林、万古霉素），皮肤及骨骼肌肉操作需针对葡萄球菌及乙型溶血性链球菌。

3）心脏或血管手术

①心脏手术前筛查鼻部金黄色葡萄球菌携带者并加以治疗。不对未筛查金黄色葡萄球菌的患者进行系统性治疗或局部治疗。

②早期人工瓣膜感染（术后 1 年）最常见的病原微生物为凝固酶阴性葡萄球菌和金黄色葡萄球菌。

③预防性治疗应该在术前立即开始，如果术程延长，应重复应用至术后 48 小时停止。

④除非急诊手术，否则应在人工瓣膜或其他外源性材料植

入术前至少2周将潜在的口腔感染灶清除。

⑤在起搏器及可植入除颤仪植入术的围手术期内预防性应用抗菌药物。

⑥对于拟行外科手术或经导管植入人工瓣膜、血管内移植物及其他外源性材料的患者,应在其围手术期预防性应用抗菌药物。

(7)2015 ESC IE管理指南对抗菌药物治疗的补充内容

1)改变了氨基糖苷类抗生素的用药指征和方式,目前不推荐该类药用于治疗葡萄球菌感染性NVE,该类药的临床获益尚未得到临床研究证实,且可能具有肾毒性。

2)仅当有植入异物感染时(如PVE)才考虑联合使用利福平,其他抗菌药物治疗3~5天菌血症消失后即可开始用药。

3)推荐使用达托霉素和磷霉素用于治疗葡萄球菌IE,使用奈替米星治疗青霉素敏感的口腔链球菌和消化链球菌,当患者具备达托霉素的用药指征时,给药时必须采用高剂量方案(一日1次,剂量≥10mg/kg),同时联合其他抗菌药物以增加抗菌活性,同时避免产生耐药性。

4)用于治疗IE的抗菌药物治疗方案目前大多已达成共识,但对于葡萄球菌感染性IE的最佳治疗方案以及经验性治疗方案仍存争议。

2. 急性心包炎的药物治疗概论 急性心包炎通常是心包脏层和壁层急性炎症性纤维化反应,以典型胸痛、心包摩擦音和特异性心电图表现为特征。2015年欧洲指南推荐一线治疗药物为阿司匹林或非甾体抗炎药联合胃保护药(Ⅰa类推荐),秋水仙碱作为辅助阿司匹林或非甾体抗炎药的药物(Ⅰa类推荐)。对非甾体抗炎药和秋水仙碱禁忌时,可考虑使用低剂量皮质激素(Ⅱa,c类推荐),不再推荐皮质激素作为一线治疗。具体用法见表7-1-5。阿司匹林"药物使用精解"见"第四章第二节抗血小板药物"。

表 7-1-5 急性心包炎抗感染治疗药物的用法和用量

药品	用量	治疗时间	减量
阿司匹林	750~1000mg q8h	1~2 周	每 1~2 周减量 250~500mg
布洛芬	600mg q8h	1~2 周	每 1~2 周减量 200~400mg
秋水仙碱	0.5mg qd；体重 > 70kg 时 0.5mg bid	3 个月	不需减量，或最后几周隔日减 0.5mg 或 > 70kg 时每次减 0.5mg

对于复发性心包炎，药物用量基本相同，但疗程加长，非甾体抗炎药使用数周至数月，秋水仙碱至少使用 6 个月。非甾体抗炎药除阿司匹林和布洛芬外，还可选用吲哚美辛。

糖皮质激素的用法见表 7-1-6，以泼尼松为例。

表 7-1-6 糖皮质激素的用法（泼尼松）

起始剂量[0.25~0.5mg/（kg·d）]	减量
> 50mg	每 1~2 周减量 10mg/d
50~25mg	每 1~2 周减量 5~10mg/d
25~15mg	每 2~4 周减量 2.5mg/d
< 15mg	每 2~6 周减量 1.25~2.5mg/d

药物使用中应注意超说明书用药问题，因在上述药物的适应证描述中均未包含心包炎。

二、药物使用精解

青霉素 Benzylpenicillin

【其他名称】

青霉素 G、peillin G、盘尼西林、配尼西林、青霉素钠、苄青霉素钠、青霉素钾、苄青霉素钾。

【药物特征】

青霉素类抗生素是 β- 内酰胺类中一大类抗生素的总称，由于 β- 内酰胺类作用于细菌的细胞壁，而人类只有细胞膜无细胞壁，故青霉素类抗生素的毒性很小，是化疗指数最大的抗生素。

口服吸收差，遇酸易被分解，仅供静脉注射。体内分布广泛，不易透入眼、骨组织、无血供区域和脓腔中，易透入有炎症的组织中。血浆蛋白结合率为 45%~65%，消除半衰期为 0.5 小时，约 19% 在肝内代谢。约 75% 的给药量于 6 小时内自肾脏排出，少量经胆道排泄。属时间依赖性抗菌药物。

【适应证】

主要适用于流行性脑脊髓膜炎、放线菌病、淋病、樊尚咽峡炎、莱姆病、多杀巴斯德菌感染、鼠咬热、李斯特菌感染、除脆弱拟杆菌以外的许多厌氧菌感染；风湿性心脏病或先天性心脏病患者进行口腔、牙科、胃肠道或泌尿生殖道手术和操作前，可用青霉素预防感染性心内膜炎发生。

【剂型与特征】

口服吸收差，只有注射剂。规格为注射用青霉素钠：0.12g（20 万 U）、0.24g（40 万 U）、0.48g（80 万 U）、0.6g（100 万 U）、0.96g（160 万 U）、2.4g（400 万 U）；注射用青霉素钾：0.125g（20 万 U）、0.25g（40 万 U）、0.5g（80 万 U）、0.625g（100 万 U）。

【用法和用量】

1.成人常用量　肌内注射：一日 80 万 ~200 万 U，分 3~4 次给药；静脉滴注：一日 200 万 ~1000 万 U，分 2~4 次给药。

2.小儿常用量　肌内注射：2.5 万 U/kg，每 12 小时 1 次给药；静脉给药：一日 5 万 ~20 万 U/kg，分 2~4 次。

3.新生儿剂量　一次 5 万 U/kg，肌内注射或静脉给药，出生第 1 周每 12 小时 1 次，＞7 天每 8 小时 1 次，严重感染每 6 小时 1 次。

4.早产儿剂量　第 1 周 3 万 U/kg，每 12 小时 1 次；2~4 周

时每 8 小时 1 次,以后每 6 小时 1 次。

【不良反应】

1. 过敏反应　为青霉素类的主要不良反应,包括过敏性休克、血清病、皮疹、接触性皮炎等,反应程度有很大差别,从轻度皮疹到过敏性休克、死亡。过敏反应的发生率为 1%~10%,大多为皮疹;过敏性休克的发生率为 0.004%~0.04%。值得注意的是尽管青霉素皮肤试验阴性,但仍然会有程度不等的过敏反应,甚至有死亡的病例出现。青霉素过敏性休克的防治:①注意询问过敏史;②必须作皮肤过敏试验,用 500U/ml 皮试液皮内注射 0.05ml,20 分钟后观察反应,皮试液需新鲜配制,冰箱中保存不能超过 1 周;③注射青霉素后必须观察 30 分钟;④应在有抢救过敏性休克的条件下才能注射青霉素类抗生素。青霉素过敏性休克的抢救原则和方法如下:①分秒必争,就地抢救,立即使患者头低位躺下;②立即在上臂皮下注射 0.1% 肾上腺素 0.5ml;③迅速准备好静脉输液;④如皮下注射肾上腺素尚未见效应,重复皮下注射 1 次或输液内加肾上腺素;⑤静脉注射氢化可的松 25~100mg;⑥有呼吸困难或呼吸窘迫现象时可缓慢注射氨茶碱 0.25~0.5g,同时人工呼吸;⑦出现血管神经性水肿、荨麻疹应给抗组胺药物,肌内或静脉注射给药;⑧保温,注意维持呼吸与循环功能。

2. 中枢神经系统反应　大剂量青霉素(每天 2500 万 U)治疗可能在治疗后 3 天或稍晚出现抽搐、昏迷等神经系统毒性反应,鞘内注射青霉素也可引起以上反应。大剂量青霉素注射偶可发生精神异常反应。

3. 血液异常反应　青霉素类均可引起中性粒细胞减少,原因不明。血小板减少也有发生,但较少。青霉素类可引起溶血性贫血,是由于 IgM 抗体抗青霉素 - 红细胞复合物所引起的免疫反应。少数患者可发生 Coombs 试验阳性反应。

4. 肝、肾功能异常反应　青霉素治疗中可发生一过性转氨酶升高,也有引起出血性膀胱炎的报道。

5. 青霉素可引起胃肠道反应。

6. 吉赫反应　青霉素治疗梅毒时可能发生吉赫反应,这是因为大量梅毒螺旋体被杀死后释放的内毒素所致。用药前口服泼尼松可防止发生吉赫反应。

【禁忌证】

有青霉素过敏史者、有过敏疾患与过敏状态的患者禁用。有其他药物过敏史者慎用。

【药物相互作用】

1. 该品不宜与盐酸四环素、卡那霉素、多黏菌素 E、磺胺嘧啶钠、三磷酸腺苷、辅酶 A 等混合静脉滴注,以免发生沉淀或降效。

2. 氯霉素与青霉素一般不要联用,因氯霉素为抑菌剂,而青霉素为繁殖期杀菌剂,联用可影响青霉素的抗菌活性而降效。但这一问题尚有争论,意见不一,因两者联用对革兰氏阳性菌、阴性菌混合感染及颅内感染临床效果好。解决办法为如需联用,宜先用青霉素 2~3 小时后再用氯霉素。

3. 由于该品可抑制某些肝脏酶的活性,因此可干扰甲苯磺丁脲、苯妥英钠和双香豆素在人体内的生物转化,可增强甲苯磺丁脲、苯妥英钠的作用,对双香豆素和华法林的抗凝作用均可增强。

【注意事项】

1. 应用青霉素应该作皮试。口服或注射给药时忌与碱性药物配伍,以免分解失效。婴儿、肝肾功能减退者慎用。

2. 青霉素钾或钠极易溶于水,水溶液中 β- 内酰胺环易裂解,水解率随温度升高而加速,裂解为无活性的产物青霉酸和青霉素噻唑酸,后两者可降低 pH,使青霉素水解进一步加强,所以注射液应新鲜配制应用。

3. 青霉素可肌内或静脉注射给药,当成人每日剂量超过500 万 U 时宜静脉给药。静脉给药时应采用青霉素钠,以分次静脉滴注为宜，一般每6小时1次。

4. 肌内注射50万U青霉素钠或钾，加灭菌注射用水1ml使溶解；超过50万U者则需加灭菌注射用水2ml，不应以葡萄糖注射液作溶剂。静脉给药的速度不能超过每分钟50万U，以免发生中枢神经系统毒性反应。

5. 要到有抢救设备的正规医疗单位注射青霉素，万一发生过敏反应，可以得到及时有效的抢救治疗。在注射过程中任何时候出现头晕、心慌、出汗、呼吸困难等不适，都要立即告诉医师、护士。

6. 注射完青霉素至少在医院观察20分钟，无不适感才可离开。

7. 不要在极度饥饿时应用青霉素，以防空腹时机体对药物的耐受性降低，诱发晕针等不良反应。

8. 2次注射时间不要太近，以4~6小时为好。静脉滴注青霉素时，开始速度不要太快，每分钟以不超过40滴为宜，观察10~20分钟无不良反应再调整输液速度。

9. 如果当天有注射青霉素史，在家中出现头晕、心慌、出汗、呼吸困难等不适，应及时送医院诊治。

【FDA 妊娠 / 哺乳分级】

B 级 /L1 级。动物实验未发现引起胎儿危害，孕妇无对照试验，慎用。可分泌入乳汁中，哺乳期妇女使用应停止授乳。

阿莫西林 Amoxicillin

【其他名称】

阿莫仙、珍棒、阿克林、益萨林、再林。

【药物特征】

为青霉素类抗生素，通过抑制细菌细胞壁合成而发挥杀菌作用。对肺炎链球菌、溶血性链球菌等链球菌属，不产青霉素酶葡萄球菌、粪肠球菌等需氧革兰氏阳性球菌，大肠埃希菌、奇异变形杆菌、沙门菌属、流感嗜血杆菌、淋病奈瑟菌等需氧革兰氏阴性菌的不产 β- 内酰胺酶菌株及幽门螺杆菌具有良好的抗菌活性。

口服后吸收良好,体内分布广泛,在痰液、中耳液可达有效浓度,炎性脑脊液中可达有效浓度,乳汁、汗液和泪液中微量。蛋白结合率为 17%~20%。24%~33% 的给药量在肝内代谢,6小时内 45%~68% 的给药量以原形药自尿中排出,部分药物经胆道排泄。血浆消除半衰期为 1~1.3 小时,严重肾功能不全患者的血浆半衰期可延长至 7 小时。

【适应证】

适用于敏感菌(不产 β- 内酰胺酶菌株)所致的下列感染:

1. 溶血链球菌、肺炎链球菌、葡萄球菌或流感嗜血杆菌所致的中耳炎、鼻窦炎、咽炎、扁桃体炎等上呼吸道感染。

2. 大肠埃希菌、奇异变形杆菌或粪肠球菌所致的泌尿生殖道感染。

3. 溶血链球菌、葡萄球菌或大肠埃希菌所致的皮肤软组织感染。

4. 溶血链球菌、肺炎链球菌、葡萄球菌或流感嗜血杆菌所致的急性支气管炎、肺炎等下呼吸道感染。

5. 急性单纯性淋病。

6. 可用于治疗伤寒、伤寒带菌者及钩端螺旋体病;可与克拉霉素、兰索拉唑三联用药根除胃、十二指肠幽门螺杆菌,降低消化性溃疡复发率。

【剂型与特征】

主要有口服剂型与注射剂型。口服剂型较多,如普通胶囊、片剂、分散片、颗粒剂、口腔崩解片等,其差异在于药剂学差别,崩解及吸收有所差异,体内药动学无明显差异。注射剂型多为粉针剂,且多为阿莫西林与克拉维酸钾(1:0.2)或舒巴坦(2:1)等组成的复合粉针剂,具有耐酶作用,药动学无差异。

【用法和用量】

1. 口服　成人一次 0.5g，每 6~8 小时 1 次；一日剂量为 4g。小儿一日剂量为按体重 20~40mg/kg，每 8 小时 1 次；3 个月以下的婴儿一日剂量为按体重 30mg/kg，每 12 小时 1 次。肾功能严重损害患者需调整给药剂量，其中内生肌酐清除率为 10~30ml/min 者每 12 小时 0.25~0.5g，内生肌酐清除率 < 10ml/min 者每 24 小时 0.25~0.5g。

2. 静脉注射

（1）阿莫西林 - 舒巴坦：成人剂量为一次 0.75g（阿莫西林 0.5g、舒巴坦 0.25g）~1.5g（阿莫西林 1.0g、舒巴坦 0.5g），一日 3~4 次。根据病情可增加剂量，但舒巴坦的每日最大剂量不能超过 4.0g。

（2）阿莫西林 - 克拉维酸钾：成人剂量为一次 1.2g（阿莫西林 1.0g、克拉维酸钾 0.2g），每 8 小时 1 次，严重感染者可每 6 小时 1 次。

【不良反应】

1. 胃肠道反应　恶心、呕吐、腹泻及假膜性肠炎等。

2. 过敏反应　皮疹、药物热和哮喘等。

3. 血液系统　贫血、血小板减少、嗜酸性粒细胞增多等。

4. 肝功能受损　血清转氨酶可轻度增高。

5. 二重感染　多由念珠菌或耐药菌引起。

6. 偶见兴奋、焦虑、失眠、头晕以及行为异常等中枢神经系统症状。

【禁忌证】

对青霉素过敏及青霉素皮肤试验阳性患者禁用。

【药物相互作用】

1. 丙磺舒竞争性地减少本品的肾小管分泌，两者同时应用可引起阿莫西林的血药浓度升高、半衰期延长。

2. 氯霉素、大环内酯类、磺胺类和四环素类药物在体外干扰阿莫西林的抗菌作用。

【注意事项】

1. 用前须作青霉素皮肤试验，阳性反应者禁用。

2. 传染性单核细胞增多症患者应用本品易发生皮疹，应避免使用。

3. 疗程较长的患者应检查肝、肾功能和血常规。

4. 有哮喘、花粉症等过敏性疾病病史者应慎用。

【FDA 妊娠 / 哺乳分级】

B 级 /L1 级。动物实验未发现引起胎儿危害，孕妇无对照试验，孕妇应仅在确有必要时应用本品。可分泌入乳汁中，哺乳期妇女使用应停止授乳。

氨苄西林 Ampicillin

【其他名称】

氨苄青霉素、氨苄青、安比西林。

【药物特征】

本品为白色结晶性粉末；味微苦。本品在水中微溶，在三氯甲烷、乙醇、乙醚或挥发油中不溶；在稀酸或稀碱溶液中溶解。为半合成的广谱青霉素，其游离酸含 3 分子结晶水，供口服用；其钠盐供注射用。对革兰氏阳性菌的作用与青霉素近似，对草绿色链球菌和肠球菌的作用较优，对其他菌的作用则较差。对耐青霉素的金黄色葡萄球菌无效。革兰氏阴性菌中的淋病奈瑟菌、脑膜炎奈瑟菌、流感嗜血杆菌、百日咳鲍特菌、大肠埃希菌、伤寒沙门菌、副伤寒沙门菌、志贺菌属、奇异变形杆菌、布鲁菌等对本品敏感，但易产生耐药性。肺炎克雷伯菌、吲哚阳性变形杆菌、铜绿假单胞菌对本品不敏感。

正常人空腹口服 0.5 或 1g，血清浓度 2 小时达峰值，分别为 5.2 和 7.6μg/ml；肌内注射 0.5g，血清浓度于 0.5~1 小时达峰值，约为 12μg/ml。体内分布广，在主要脏器中均可达有效治疗浓度。在胆汁中的浓度高于血清浓度数倍。透过正常脑膜的能力低，但在脑膜发炎时则透膜量明显增加。在痰液中的浓度低。进入体内的药物有 80% 以原形由尿排泄，$t_{1/2} < 1$ 小时。

【适应证】

本品主要用于敏感菌所致的泌尿系统、呼吸系统、胆道、肠道感染以及脑膜炎、心内膜炎等。

【剂型与特征】

见表 7-1-7。

表 7-1-7　氨苄西林剂型与特征

剂型	血药浓度达峰值时间	半衰期
胶囊	2 小时	1.5 小时
注射剂	肌内注射：0.5~1 小时；静脉注射：15 分钟	1~1.5 小时

【用法和用量】

1. 胶囊　口服：成人一次 0.25~0.75g（1~3 粒），一日 4 次；小儿每日剂量为按体重 25mg/kg，一日 2~4 次。

2. 注射剂

（1）成人：肌内注射一日 2~4g（2~4 支），分 4 次给药；静脉滴注或注射剂量为一日 4~8g（4~8 支），分 2~4 次给药。重症感染患者一日剂量可以增加至 12g（12 支），一日最高剂量为 14g（14 支）。

（2）儿童：肌内注射每日按体重 50~100mg/kg，分 4 次给药；静脉滴注或注射每日按体重 100~200mg/kg，分 2~4 次给药。一日最高剂量为按体重 300mg/kg。

（3）足月新生儿：按体重一次 12.5~25mg/kg，出生第 1、第 2 日每 12 小时 1 次，第 3 日 ~2 周每 8 小时 1 次，以后每 6 小时 1 次。

（4）早产儿：出生第 1 周、1~4 周和 4 周以上按体重一次 12.5~50mg/kg，分别为每 12、8 和 6 小时 1 次静脉滴注给药。

（5）肾功能不全者：肌酐清除率为 10~50ml/min 或 < 10ml/min 时，给药间期应分别延长至 6~12 小时和 12~24 小时。

3. 氨苄西林钠溶液浓度愈高,稳定性愈差。在 5℃时 1% 氨苄西林钠溶液能保持其生物效价 7 天,但 5% 溶液则为 24 小时。浓度为 30mg/ml 的氨苄西林钠静脉滴注液在室温放置 2~8 小时仍能至少保持其 90% 的效价,放置冰箱内则可保持其 90% 的效价至 72 小时。稳定性可因葡萄糖、果糖和乳酸的存在而降低,亦随温度升高而降低。

供肌内注射可分别溶解 125mg、500mg 和 1g 氨苄西林钠于 0.9~1.2ml、1.2~1.8ml 和 2.4~7.4ml 灭菌注射用水中。氨苄西林钠静脉滴注液的浓度不宜超过 30mg/ml。

【不良反应】

本品可致过敏性休克,皮疹的发生率较其他青霉素高,可达 10% 或更多。有时也发生药物热,偶见粒细胞和血小板减少,少见肝功能异常,大剂量静脉给药可发生抽搐等神经系统症状。

【禁忌证】

对本品或其他青霉素类过敏者禁用;传染性单核细胞增多症、巨细胞病毒感染、淋巴细胞白血病、淋巴瘤等患者避免使用。

【药物相互作用】

1. 与下列药物有配伍禁忌　氨基糖苷类、多黏菌素类、红霉素、四环素类、氯化钙、葡萄糖酸钙、肾上腺素、间羟胺、多巴胺、维生素 B 族、维生素 C、含有氨基酸的注射剂等。

2. 与阿司匹林、吲哚美辛和磺胺类药物合用可减少本药的排泄,使血药浓度升高。

3. 本品可加强华法林的抗凝血作用,降低口服避孕药的药效。

【注意事项】

1. 严重肾功能损害者,有哮喘、湿疹、荨麻疹等过敏性疾病者均应慎用。

2. 用药期间如出现严重的持续性腹泻,可能是假膜性肠炎,应立即停药,确诊后采用相应的抗生素治疗。

3. 本品粉针剂应溶解后立即使用,溶解放置后致敏物质可增多。

4. 本品在弱酸性葡萄糖溶液中分解较快,因此宜用中性液体作溶剂。

【FDA 妊娠 / 哺乳分级】

B 级 /L1 级。动物实验未发现引起胎儿危害,孕妇无对照试验,孕妇应仅在确有必要时应用本品。少量可分泌入乳汁中,哺乳期妇女使用应停止授乳。

哌拉西林 Piperacillin

【其他名称】

无。

【药物特征】

为半合成青霉素类,抗菌谱广。对肠杆菌科细菌,以及铜绿假单胞菌、不动杆菌属、流感嗜血杆菌、奈瑟菌属等其他革兰氏阴性菌均具有良好的抗菌作用。对肠球菌属、A 和 B 群溶血性链球菌、肺炎链球菌、不产青霉素酶的葡萄球菌,以及脆弱拟杆菌、厌氧芽孢梭菌等许多厌氧菌亦具有一定的抗菌活性。

在骨、心脏等组织和体液中分布良好,脑膜有炎症时在脑脊液中也可达到相当浓度。血清蛋白结合率为 17%~22%。血消除半衰期($t_{1/2\beta}$)为 0.6~1.2 小时,中度以上肾功能不全者可延长至 3.3~5.1 小时。肝内不代谢,主要经肾脏清除,10%~20% 的药物经胆汁排泄。

【适应证】

敏感肠杆菌科细菌、铜绿假单胞菌、不动杆菌属所致的败血症、上尿路及复杂性尿路感染、呼吸道感染、胆道感染、腹腔感染、盆腔感染以及皮肤、软组织感染等。与氨基糖苷类联合应用亦可用于有粒细胞减少症免疫缺陷患者的感染。

【剂型与特征】

只有注射用粉针剂,规格为 0.5g、1.0g、2.0g。

【用法和用量】

可静脉滴注和注射。

1．成人中度感染一日 8g,分 2 次静脉滴注;严重感染一次 3~4g,每 4~6 小时静脉滴注或注射。一日总剂量不超过 24g。

2．婴幼儿和 12 岁以下儿童的剂量为每日按体重 100~200mg/kg。新生儿体重低于 2kg 者,出生后第 1 周每 12 小时 50mg/kg 静脉滴注;第 2 周起 50mg/kg,每 8 小时 1 次。新生儿体重 2kg 以上者,出生后第 1 周每 8 小时 50mg/kg 静脉滴注,1 周以上者每 6 小时 50mg/kg。

【不良反应】

1．过敏反应　较常见,包括荨麻疹等各类皮疹、白细胞减少、间质性肾炎、哮喘发作和血清病型反应,严重者如过敏性休克偶见。

2．局部症状　局部注射部位疼痛、血栓性静脉炎等。

3．消化道症状　腹泻、稀便、恶心、呕吐等;假膜性肠炎罕见。

4．个别患者可出现胆汁淤积性黄疸。

5．中枢神经系统症状　头痛、头晕和疲倦等。

6．肾功能减退者应用大剂量时,因脑脊液浓度增高,出现青霉素脑病,应按肾功能进行剂量调整。

7．其他　念珠菌二重感染、出血等。

【禁忌证】

有青霉素类药物过敏史或青霉素皮肤试验阳性患者禁用。

【药物相互作用】

1．与头孢西丁合用,因后者可诱导细菌产生 β- 内酰胺酶而对铜绿假单胞菌、沙雷菌属、变形杆菌属和肠杆菌属出现拮抗作用。

2．与肝素、香豆素、茚满二酮等抗凝血药及非甾体抗炎止痛药合用时可增加出血危险,与栓溶剂合用可发生严重出血。

【注意事项】

1．使用前需详细询问药物过敏史并进行青霉素皮肤试验,呈阳性反应者禁用。

2. 对一种青霉素过敏者可能对其他青霉素类药物过敏；对头孢菌素类、头霉素类、灰黄霉素或青霉胺过敏者对本品也可能过敏。

3. 在少数患者尤其是肾功能不全者可导致出血，肾功能减退者应适当减量。

4. 有过敏史、出血史、溃疡性结肠炎、克罗恩病或抗生素相关性肠炎者皆应慎用。

5. 不可加入碳酸氢钠溶液中静脉滴注。

【FDA 妊娠 / 哺乳分级】

B 级 /L1 级。动物实验未发现引起胎儿危害，孕妇无对照试验，孕妇应仅在确有必要时应用本品。可分泌入乳汁中，哺乳期妇女使用应停止授乳。

头孢唑林 Cefazolin

【其他名称】

头孢菌素 V、头孢唑啉。

【药物特征】

抗菌谱类似于头孢氨苄，对葡萄球菌（包括产酶菌株）、链球菌（肠球菌除外）、肺炎链球菌、大肠埃希菌、奇异变形杆菌、克雷伯菌、流感嗜血杆菌以及产气肠杆菌等有抗菌作用。本品的特点是对革兰氏阳性菌的作用较强，但是对葡萄球菌的 β- 内酰胺酶稳定性弱。

本品通常用于注射。肌内注射 1g，1 小时血药浓度为 64μg/ml；静脉注射 1g，30 分钟血药浓度为 106μg/ml。本品的半衰期较长（$t_{1/2}$=1.8 小时），有效血药浓度较持久。除脑组织外，在全身分布良好，在胆汁中的浓度较低（为血清浓度的 1/5~1/2）。本品主要由尿呈原形排泄，肌内注射 500mg 后 6 小时内有 60%~80% 的药物由尿排出，尿药峰浓度可达 1000μg/ml。临床应用于敏感菌所致的呼吸道、泌尿生殖系统、皮肤软组织、骨和关节、胆道等感染，也可用于心内膜炎、败血症、咽和耳部感染。本品也可作为外科手术前的预防用药。本品不宜用于中枢神经系统感染。对慢性尿路感染，尤其伴有尿路解剖异常者的疗效较差。

【适应证】

本品主要用于敏感菌所致的泌尿系统、呼吸系统、胆道、肠道感染以及脑膜炎、心内膜炎等。

【剂型与特征】

临床多用注射用粉针剂，规格为 0.5g、1.0g。

【用法和用量】

1. 成人常用剂量　静脉缓慢推注、滴注或肌内注射，一次 0.5~1g，一日 2~4 次；严重感染可增加至一日 6g，分 2~4 次静脉给予。

2. 儿童常用剂量　一日 50~100mg/kg，分 2~3 次静脉缓慢推注、滴注或肌内注射。

3. 肾功能减退者的肌酐清除率 > 50ml/min 时，仍可按正常剂量给药。肌酐清除率为 20~50ml/min 时，每 8 小时 0.5g；肌酐清除率为 11~34ml/min 时，每 12 小时 0.25g；肌酐清除率 < 10ml/min 时，每 18~24 小时 0.25g。所有不同程度的肾功能减退者的首次剂量为 0.5g。

4. 小儿肾功能减退者应用头孢唑林时，先给予 12.5mg/kg，继以维持剂量。肌酐清除率在 70ml/min 以上时，仍可按正常剂量给予；肌酐清除率为 40~70ml/min 时，每 12 小时按体重 12.5~30mg/kg；肌酐清除率为 20~40ml/min 时，每 12 小时按体重 3.1~12.5mg/kg；肌酐清除率为 5~20ml/min 时，每 24 小时按体重 2.5~10mg/kg。

5. 用于预防外科手术后感染时，一般为术前 0.5~1 小时肌内注射或静脉给药 1g，手术时间超过 6 小时者术中加用 0.5~1g，术后每 6~8 小时 0.5~1g，至手术后 24 小时止。

6.肌内或静脉注射,一次 0.5~1g,一日 3~4 次。

【不良反应】

本品可致过敏性休克,皮疹的发生率较其他青霉素高,可达 10% 或更多。有时也发生药物热,偶见粒细胞和血小板减少,少见肝功能异常,大剂量静脉给药可发生抽搐等神经症状。

【禁忌证】

对本品或其他青霉素类过敏者禁用;传染性单核细胞增多症、巨细胞病毒感染、淋巴细胞白血病、淋巴瘤等患者避免使用。

【药物相互作用】

1.与下列药物有配伍禁忌　氨基糖苷类、多黏菌素类、红霉素、四环素类、氯化钙、葡萄糖酸钙、肾上腺素、间羟胺、多巴胺、维生素 B 族、维生素 C、含有氨基酸的注射剂等。

2.与阿司匹林、吲哚美辛和磺胺类药物合用可减少本药的排泄,使血药浓度升高。

3.本品可加强华法林的抗凝血作用,降低口服避孕药的药效。

【注意事项】

1.严重肾功能损害者,有哮喘、湿疹、荨麻疹等过敏性疾病者均应慎用。

2.用药期间如出现严重的持续性腹泻,可能是假膜性肠炎,应立即停药,确诊后采用相应的抗生素治疗。

3.本品粉针剂应溶解后立即使用,溶解放置后致敏物质可增多。

4.本品在弱酸性葡萄糖溶液中分解较快,因此宜用中性液体作溶剂。

【FDA 妊娠 / 哺乳分级】

B 级 /L1 级。动物实验未发现引起胎儿危害,孕妇无对照试验,孕妇应仅在确有必要时应用本品。少量本品从乳汁中分泌,哺乳期妇女用药时应暂停授乳。

头孢曲松 Ceftriaxone

【其他名称】

罗氏芬、菌必治、得治、立健松等。

【药物特征】

该药品为第三代头孢菌素类抗生素,对肠杆菌科细菌有强大的活性。对大肠埃希菌、肺炎克雷伯菌、产气肠杆菌、弗劳地枸橼酸杆菌、吲哚阳性变形杆菌、普鲁威登菌属和沙雷菌属的MIC90 介于 0.12~0.25mg/L。阴沟肠杆菌、不动杆菌属和铜绿假单胞菌对该药的敏感性差。对流感嗜血杆菌、淋病奈瑟菌和脑膜炎奈瑟菌有较强的抗菌作用,对溶血性链球菌和肺炎链球菌亦有良好的作用。对金黄色葡萄球菌的 MIC 为 2~4mg/L。耐甲氧西林葡萄球菌和肠球菌对该药耐药。多数脆弱拟杆菌对该药耐药。

肌内注射本品 0.5g 和 1g,约于 2 小时后达到血药峰浓度(C_{max}),血消除半衰期($t_{1/2\beta}$)为 7.1 小时。蛋白结合率为 95%。头孢曲松在人体内不被代谢,约 40% 的药物以原形自胆道和肠道排出,60% 自尿中排出。丙磺舒不能增高本品血药浓度或延长其半衰期。

【适应证】

主要用于敏感菌感染的脑膜炎、肺炎、皮肤软组织感染、腹膜炎、泌尿系统感染、淋病、肝胆感染、外科创伤、败血症及生殖器感染等。已作为治疗淋病的第一线药物。

【剂型与特征】

只有注射用粉针剂,规格为 0.25g、0.5g、1.0g。

【用法和用量】

1. 肌内注射　成人一次 1g,1 次 /d。1g 溶于 3.5ml 利多卡因注射液(1%)中供深部肌内注射(以 1% 利多卡因注射液溶解的该药禁用于静脉注射)。

2. 静脉注射 成人一次 1g，1 次 /d，溶于注射用水 10ml 中，缓缓静脉注射，一般需时 2~4 分钟。

3. 静脉滴注 成人 2g/d，溶于生理盐水、5% 或 10% 葡萄糖注射液或右旋糖酐注射液 40ml 中，10~15 分钟内滴入。儿童用药剂量一般每 24 小时给药 20~80mg/kg，分 2 次。

【不良反应】

不良反应与治疗剂量、疗程有关。静脉用药后，局部反应有静脉炎（1.86%），可通过减慢静脉注射速度（2~4 分钟）以减少此现象发生。肌内注射时，如不加用利多卡因会导致疼痛。此外可有皮疹、瘙痒、发热、支气管痉挛和血清病等过敏反应（2.77%），头痛或头晕（0.27%），腹泻、恶心、呕吐、腹痛、结肠炎、黄疸、胀气、味觉障碍和消化不良等消化道反应（3.45%）。实验室检查异常约 19%，其中血液学检查异常占 14%，包括嗜酸性粒细胞增多、血小板增多或减少和白细胞减少。肝、肾功能异常者分别为 5% 和 1.4%。其他罕见的不良反应有头痛或眩晕、症状性头孢曲松钙盐之胆囊沉淀、肝脏转氨酶增高、少尿、血肌酐增高、生殖道真菌病、发热、寒战，以及过敏性或过敏样反应。

因滥用抗生素药物头孢曲松钠可导致儿童泌尿系统结石，近期又有专家研究发现更为严重的问题，头孢曲松钠可导致急性肾后性肾衰竭。由于药典、教科书及药品说明均未提及这一严重并发症，医师普遍对其缺乏认识，会导致误诊和误治。

【禁忌证】

对头孢菌素类抗生素过敏者禁用。头孢曲松不得用于高胆红素血症的新生儿和早产儿的治疗。如新生儿（≤ 28 天）需要（或预期需要）使用含钙的静脉营养液治疗，则禁止使用头孢曲松，因为有产生头孢曲松 - 钙沉淀的危险。

【药物相互作用】

1. 头孢菌素类静脉输液中加入红霉素、四环素、两性霉素

B、血管活性药（间羟胺、去甲肾上腺素等）、苯妥英钠、氯丙嗪、异丙醇、维生素 B 族、维生素 C 等时将出现混浊。由于该品的配伍禁忌药物甚多，所以应单独给药。

2．应用该品期间饮酒或服含乙醇的药物时在个别患者可出现双硫仑样反应，故在应用该品期间和以后数天内应避免饮酒和服含乙醇的药物。

【注意事项】

1．交叉过敏反应　对一种头孢菌素或头霉素（cephamycin）过敏者对其他头孢菌素或头霉素也可能过敏。对青霉素类、青霉素衍生物或青霉胺过敏者也可能对头孢菌素或头霉素过敏。对青霉素过敏的患者应用头孢菌素时发生过敏反应者达 5%~10%；如作免疫反应测定时，则对青霉素过敏的患者对头孢菌素过敏者达 20%。

2．对青霉素过敏的患者应用该药时应根据患者的情况充分权衡利弊后决定。有青霉素过敏性休克或即刻反应者，不宜再选用头孢菌素类。

3．有胃肠道疾病史者，特别是溃疡性结肠炎、克罗恩病或抗生素相关性结肠炎（头孢菌素类很少产生假膜性结肠炎）者应慎用。

4．由于头孢菌素类的毒性低，所以有慢性肝病的患者应用该药时不需调整剂量。严重肝、肾损害或肝硬化者应调整剂量。

5．肾功能不全患者的肌酐清除率 > 5ml/min，每日应用该药的剂量少于 2g 时不需进行剂量调整。血液透析清除该药的量不多，透析后不需增补剂量。

6．对诊断的干扰　应用该药的患者以硫酸铜法测尿糖时可获得假阳性反应，以葡萄糖酶法则不受影响；血尿素氮和肌酐可有暂时性升高；血清胆红素、碱性磷酸酶、谷丙转氨酶（ALT）和谷草转氨酶（AST）皆可升高。

7．该药的保存温度为 25℃以下。

8. 该药严禁与钙剂同时使用，特别是儿童在使用过程中应注意询问是否在同时使用钙制剂。该品不能加入哈特曼以及林格等含有钙的溶液中使用。该品与含钙剂或含钙产品合并用药有可能导致致死性结局的不良事件。

【FDA 妊娠 / 哺乳分级】

B 级 /L1 级。动物实验未发现引起胎儿危害，孕妇无对照试验，孕妇应仅在确有必要时应用本品。少量本品从乳汁中分泌，哺乳期妇女用药时应暂停授乳。

头孢他啶 Ceftazidime

【其他名称】

头孢噻甲羧肟、复达欣。

【药物特征】

为第三代头孢菌素类抗生素，抗菌谱广，对多数革兰氏阳性菌和阴性菌有效。对大肠埃希菌、肺炎克雷伯菌等肠杆菌科细菌和流感嗜血杆菌、铜绿假单胞菌等有高度抗菌活性。对硝酸盐阴性杆菌、产碱杆菌等亦有良好的抗菌作用。对于细菌产生的大多数 β- 内酰胺酶高度稳定，故其对上述革兰氏阴性杆菌中的多重耐药菌株仍可具抗菌活性。肺炎链球菌、溶血性链球菌等革兰氏阳性球菌对本品高度敏感，但本品对葡萄球菌仅具中度活性，肠球菌和耐甲氧西林葡萄球菌则往往对本品耐药。本品对消化球菌和消化链球菌等厌氧菌具一定的抗菌活性，但对脆弱拟杆菌的抗菌作用差。本品为杀菌药，作用机制为与细菌细胞膜上的青霉素结合蛋白（PBPs）结合，使转肽酶酰化，影响细胞壁黏肽成分的交叉连接，抑制细菌细胞壁的合成，使细胞分裂和生长受到抑制，最后溶解和死亡。

血消除半衰期（$t_{1/2\beta}$）约为 1.5~2.3 小时。给药后在多种组织和体液中分布良好，也可透过血 - 脑脊液屏障，脑膜有炎症时，脑脊液内药物浓度可达同期血浓度的 17%~30%。血浆蛋白结合率为 5%~23%。主要自肾小球滤过排出，静脉给药后 24 小时内以原形自尿中排出给药量的 84%~87%，胆汁中排出量少于给药量的 1%。中、重度肾功能损害者本品的消除半衰期延长，当内生肌酐清除率 ≤ 2ml/min 时，消除半衰期可延长至 14~30 小时。在新生儿中的半衰期稍延长（平均 4~5 小时）。可通过血液透析清除。

【适应证】

头孢他啶临床上用于敏感菌所致的下列感染：

1. 呼吸道感染　如肺炎、支气管炎、肺脓肿、肺囊性纤维病变、感染性支气管扩张等。该品也可用于治疗囊肿纤维化患者合并假单胞菌属肺部感染。

2. 泌尿、生殖系统感染　如急性或慢性肾盂肾炎、尿道炎、子宫附件炎、盆腔炎等。

3. 腹内感染　如胆囊炎、胆管炎、腹膜炎等。

4. 皮肤及皮肤软组织感染　如蜂窝织炎、严重烧伤或创伤感染。

5. 严重耳鼻咽喉感染　如中耳炎、恶性外耳炎、鼻窦炎等。

6. 骨、关节感染　如骨炎、骨髓炎、脓毒性关节炎等。

7. 其他严重感染　如败血症、脑膜炎等。

8. 手术前预防感染。

【剂型与特征】

只有注射用粉针剂，规格为 0.5g、1.0g、2.0g。

【用法和用量】

1. 败血症、下呼吸系感染、胆系感染等，每日 4~6g，分 2~3 次静脉滴注或静脉注射，疗程 10~14 日。

2. 泌尿系感染和重度皮肤软组织感染等，每日 2~4g，分 2 次静脉滴注或静脉注射，疗程 7~14 日。

3. 对于某些危及生命的感染、严重铜绿假单胞菌感染和中枢神经系统感染，可酌情增量取每日 150~200mg/kg，分 3 次静脉滴注或静脉注射。

4. 婴幼儿常用剂量为每日 30~100mg/kg, 分 2~3 次静脉滴注, 每日最大剂量不超过 6 克。

【不良反应】

1. 过敏反应 以皮疹、荨麻疹、红斑、药物热、支气管痉挛和血清病等过敏反应多见, 少见过敏性休克症状。

2. 消化道反应 少数患者有恶心、呕吐、食欲下降、腹痛、腹泻、胀气、味觉障碍等胃肠道症状, 偶见假膜性肠炎。

3. 血液学改变 少数患者用药后可出现中性粒细胞减少、嗜酸性粒细胞增多。

4. 肝毒性 少数患者用药后可出现一过性转氨酶升高。

5. 肾毒性 少数患者用药后偶可出现尿素氮、血肌酐升高。

6. 中枢神经反应 用药后偶见头痛、眩晕、感觉异常等中枢神经反应的症状; 少见癫痫发作。

7. 二重感染 少数患者长期应用该品可导致耐药菌的大量繁殖, 引起菌群失调, 发生二重感染。偶见念珠菌病(包括鹅口疮、阴道炎等)。

8. 少数患者长期应用该品可能引起维生素 K、维生素 B 缺乏。

9. 应用该品期间饮酒或接受含乙醇的药物者可出现双硫仑样(disulfiram)反应(患者面部潮红、头痛、眩晕、腹痛、胃痛、恶心、呕吐、气促、心率加快、血压降低、嗜睡、幻觉等)。

10. 肌内注射时, 注射部位可能引起硬结、疼痛; 静脉给药时, 如剂量过大或速度过快可产生血管灼热感、血管疼痛, 严重者可致血栓性静脉炎。

【禁忌证】

1. 对该品或其他头孢菌素类药物过敏的患者禁用。

2. 有黄疸的新生儿或有黄疸严重倾向的新生儿禁用。

3. 慎用 对青霉素类抗生素过敏的患者慎用; 严重肝衰竭

伴肾功能不全者慎用;高度过敏性体质、高龄体弱患者慎用。

【药物相互作用】

1. 该品与下列药物有配伍禁忌:硫酸阿米卡星、庆大霉素、卡那霉素、妥布霉素、新霉素、盐酸金霉素、盐酸四环素、盐酸土霉素、黏菌素甲磺酸钠、硫酸多黏菌素 B、葡萄糖酸红霉素、乳糖酸红霉素、林可霉素、磺胺异噁唑、氨茶碱、可溶性巴比妥类、氯化钙、葡庚糖酸钙、盐酸苯海拉明和其他抗组胺药、利多卡因、去甲肾上腺素、间羟胺、哌甲酯、琥珀胆碱等。偶亦可能与下列药物发生配伍禁忌:青霉素、甲氧西林、琥珀酸氢化可的松、苯妥英钠、丙氯拉嗪、维生素 B 族和维生素 C、水解蛋白。

2. 在碳酸氢钠溶液中的稳定性较在其他溶液中差。

3. 该品不可与氨基糖苷类抗生素在同一容器中给药,与万古霉素混合可发生沉淀。

4. 该品与氨基糖苷类抗生素或呋塞米等强效利尿药合用时需严密观察肾功能情况,以避免肾损害的发生。

【注意事项】

交叉过敏:患者对一种头孢菌素或头霉素(cephamycin)过敏者对其他头孢菌素或头霉素也可能过敏。对青霉素类、青霉素衍生物或青霉胺过敏者也可能对头孢菌素或头霉素过敏。

【FDA 妊娠 / 哺乳分级】

B 级 /L1 级。动物实验未发现引起胎儿危害,孕妇无对照试验,孕妇应仅在确有必要时应用本品。少量本品从乳汁中分泌,哺乳期妇女用药时应暂停授乳。

庆大霉素 Gentamycin

【其他名称】

无。

【药物特征】

氨基糖苷类抗生素的作用机制是与细菌核糖体 30S 亚单

位结合,抑制细菌蛋白质的合成。对各种革兰氏阴性细菌及革兰氏阳性细菌都有良好抗菌作用,对各种肠杆菌科细菌如大肠埃希菌、克雷伯菌属、变形杆菌属、沙门菌属、志贺菌属、肠杆菌属、沙雷菌属及铜绿假单胞菌等有良好抗菌作用。奈瑟菌属和流感嗜血杆菌对本品中度敏感。对布鲁菌属、鼠疫杆菌、不动杆菌属、胎儿弯曲菌也有一定作用。对葡萄球菌属(包括金黄色葡萄球菌和凝固酶阴性葡萄球菌)中甲氧西林敏感菌株的约 80% 有良好抗菌作用,但甲氧西林耐药株则对本品多数耐药。对链球菌属和肺炎链球菌的作用较差,肠球菌属则对本品大多耐药。本品与 β- 内酰胺类合用时,多数可获得协同抗菌作用。

本品肌内注射后吸收迅速而完全,在 0.5~1 小时达到血药峰浓度(C_{max})。血药消除半衰期($t_{1/2}$)为 2~3 小时,肾功能减退者可显著延长。其蛋白结合率低。在体内可分布于各种组织和体液中,在肾皮质细胞中积聚,也可通过胎盘屏障进入胎儿体内,不易透过血脑屏障进入脑组织和脑脊液中。在体内不代谢,以原形经肾小球滤过随尿排出,给药后 24 小时内排出给药量的 50%~93%。血液透析与腹膜透析可从血液中清除相当一部分的药量,使半衰期显著缩短。

【适应证】

适用于敏感细菌所致的新生儿脓毒症、败血症、中枢神经系统感染(包括脑膜炎)、尿路生殖系统感染、呼吸道感染、胃肠道感染(包括腹膜炎)、胆道感染、皮肤感染、骨骼感染、中耳炎、鼻窦炎、软组织感染(包括烧伤)、李斯特菌病。

【剂型与特征】

口服几乎不被吸收,仅用于肠道感染。临床多用注射剂,规格为 20mg(2 万 U):1ml、40mg(4 万 U):1ml、80mg(8 万 U):2ml。

【用法和用量】

成人肌内注射或稀释后静脉滴注,一次 80mg(8 万 U),一日 2~3 次；或按体重 1~1.7mg/kg（以庆大霉素计，下同），每 8 小时 1 次；或按体重 0.75~1.25mg/kg，每 6 小时 1 次，共 7~10 日。

小儿按体重一日 3~5mg/kg，分 2~3 次给药。血液透析后，可根据感染严重程度，成人按体重补给一次剂量 1~1.7mg/kg，小儿按体重补给 2~2.5mg/kg。

【不良反应】

1. 曾有报道庆大霉素全身应用合并鞘内注射时引起腿部抽搐、皮疹、发热和全身痉挛等。庆大霉素引起肾功能减退的发生率较妥布霉素高。

2. 发生率较多者有听力减退、耳鸣或耳部饱满感（耳毒性）、血尿、排尿次数显著减少或尿量减少、食欲减退、极度口渴（肾毒性）、步履不稳、眩晕（耳毒性，影响前庭；肾毒性）。发生率较低者有呼吸困难、嗜睡、极度软弱无力（神经肌肉阻滞或肾毒性）。

3. 停药后如发生听力减退、耳鸣或耳部饱满感，需引起注意。不良反应与卡那霉素近似，用量小时反应较轻；如用量大、疗程长，偶见肠道菌群紊乱，一旦出现即停药，可恢复正常。可有白细胞减少、听力及肾损害。个别病例有口周、面部和四肢皮肤发麻，眩晕，耳鸣。偶有过敏性休克，主要症状为呼吸道阻塞及循环障碍，半数以上的病例经抢救无效而死亡，故有人认为本品最严重的不良反应为速发型过敏性休克。可引起罗姆伯格病（闭目难立、暗处和洗脸时站不稳）中毒症状。

4. 大剂量用药容易导致水肿。

5. 大剂量使用可有尿闭、急性肾衰竭及神经系统症状。吸入可有过敏反应、哮喘。滴眼可有水肿、中毒性结膜炎。该品偶可引起呼吸抑制，国内外均有报道。该品还偶可引起多发性神经病变和中毒性脑病。过敏反应少见，偶可出现皮肤瘙痒、荨麻疹等，一般不影响药物的继续应用，停药后皮疹很快消退。该品偶可引起过敏性白细胞减少、中性粒细胞减少、血小板减少、贫血、低血压。该品可引起恶心、食欲减退、呕吐、腹胀等胃肠道不适症状,少数患者可出现肝功能改变,如血清转氨酶升高、絮浊反应阳性等。二重感染也有发生者。

【禁忌证】

对于肾功能不全者或长期用药者应进行药物监测。

【药物相互作用】

该品与青霉素联合,几乎对所有粪链球菌及其变种如屎链球菌、坚忍链球菌均具协同作用。该品与羧苄西林足量联合时,对铜绿假单胞菌的某些敏感菌株具协同作用(但两种药物不可混合在同一输液瓶内应用,因青霉素类可使氨基糖苷类的血药浓度减低)。该品与头孢菌素类合用时肾脏毒性增加的问题各家报道结果不一,权威学者认为目前尚无定论,但从临床经验及有关专著均倾向于两者合用可致肾毒性增加,故临床在选用前宜充分权衡利弊、慎重对待。

与氨基糖苷类药物的相互作用有:

1. 与强效利尿药(如呋塞米、依他尼酸等)联用可加强耳毒性。

2. 与其他有耳毒性的药物(如红霉素等)联合应用,耳毒性可能加强。

3. 与头孢菌素类联合应用可致肾毒性加强。右旋糖酐可加强本类药物的肾毒性。

4. 与肌肉松弛药或具有此种作用的药物(如地西泮等)联合应用可致神经肌肉阻滞作用加强。新斯的明或其他抗胆碱酯酶药均可拮抗神经肌肉阻滞作用。

5. 本类药物与碱性药(如碳酸氢钠、氨茶碱等)联合应用抗菌效能可增强,但同时毒性也相应增强,必须慎重。

6. 青霉素类对某些链球菌的抗菌作用可因氨基糖苷类的联用而得到加强,如目前公认草绿色链球菌性心内膜炎和肠球菌感染在应用青霉素的同时可加用链霉素(或其他氨基糖苷类)。但对其他细菌是否有增效作用并未肯定,甚至有两种药物联用而致治疗失败的报道。因此,这两类药物的联合必须遵循其适应证,不要随意使用。

【注意事项】

1. 应监测血药浓度,尤其对新生儿、老年和肾功能不全患者。庆大霉素的有效治疗浓度范围为 4~10μg/ml,应避免高峰血药浓度持续在 12μg/ml 以上和谷浓度超过 2μg/ml。但外科、妇科、产科或烧伤患者由于个体差异较大,按计算剂量可能低于最小常用量或超过最大常用量。接受庆大霉素鞘内注射者应同时监测脑脊液内的药物浓度。

2. 不能测定血药浓度时,应根据测得的肌酐清除率调整剂量。

3. 给予首次饱和剂量(1~2mg/kg)后,有肾功能不全、前庭功能或听力减退的患者所用的维持剂量应酌减:剂量不变,延长给药间隔时间;或给药间期不变,每次剂量减少或停用庆大霉素。其维持剂量可按下式计算:①延长给药间期(小时),每次剂量不变(1~2mg/kg),给药间期 = 患者血肌酐值(mg/100ml)×8;②减少维持剂量,每 8 小时给药 1 次:每次剂量 = 患者体重(kg)×常规用量(mg/kg)/ 患者血肌酐值(mg/100ml)。由于庆大霉素在体内不代谢,主要经尿排出,因此在肾功能减退患者中可能引起药物积聚达中毒浓度。

4. 患者应给予充足的水分,以减少肾小管损害。

5. 长期应用可能导致耐药菌过度生长。

6. 有抑制呼吸作用,不得静脉推注。对链球菌感染无效,由链球菌引起的上呼吸道感染不应使用。

【FDA 妊娠/哺乳分级】

C 级 /L2 级。本品可穿过胎盘屏障进入胎儿组织,有引起胎儿听力损害的可能性,孕妇使用本品前应充分权衡利弊。本品在乳汁中分泌量很少,但通常哺乳期妇女在用药期仍宜暂停授乳。

左氧氟沙星 Levofloxacin

【其他名称】

来立信、可乐必妥、左克。

【药物特征】

为氧氟沙星的左旋体,其抗菌活性约为氧氟沙星的 2 倍,抑制细菌 DNA 旋转酶活性,抑制细菌 DNA 的复制而发挥杀菌作用。具有抗菌谱广、抗菌作用强的特点。对部分葡萄球菌、肺炎链球菌、衣原体等也有良好的抗菌作用。

口服生物利用度高,可达 99%,口服达峰时间为 1~2 小时,峰浓度低于静脉给药。在体内组织中分布广泛,消除相半衰期($t_{1/2\beta}$)约为 5.2 小时,主要以原形由尿中排出。肾功能减退患者的清除率下降。属浓度依赖性抗菌药物。

【适应证】

适用于敏感细菌引起的下列中、重度感染:

1. 呼吸系统感染 急性支气管炎、慢性支气管炎急性发作、弥漫性支气管炎、支气管扩张合并感染、肺炎、扁桃体炎。

2. 泌尿系统感染 肾盂肾炎、复杂性尿路感染等。

3. 生殖系统感染 急性前列腺炎、急性附睾炎、宫腔感染、子宫附件炎、盆腔炎。

4. 皮肤软组织感染 传染性脓疱合并蜂窝织炎、淋巴管(结)炎、皮下脓肿、肛脓肿等。

5. 肠道感染 细菌性痢疾、感染性肠炎、沙门菌属肠炎、伤寒及副伤寒。

6. 败血症、粒细胞减少及免疫功能低下患者的各种感染。

7. 其他感染 乳腺炎、外伤、烧伤及手术后伤口感染、腹腔感染、胆囊炎、胆管炎、骨与关节感染以及五官科感染等。

【剂型与特征】

有口服片剂、注射剂、滴眼剂、滴耳剂。规格为片剂:

0.1g/0.2g/0.5g；注射剂：0.1g/0.2g/0.5g。

【用法和用量】

1. 口服　常用剂量为 0.3~0.6g/d，一日 2 次。

2. 静脉滴注　成人一日 0.4g，分 2 次静脉滴注；重度感染患者及病原菌对本品敏感性较差者（如铜绿假单胞菌）每日最大剂量可增至 0.6g，分 2 次静脉滴注。

【不良反应】

常见胃肠道反应、神经系统症状、过敏反应及光敏反应，亦可出现一过性肝功能异常，偶见血中尿素氮升高、倦怠、发热、心悸、味觉异常等。偶有用药后发生跟腱炎或跟腱断裂的报道。

【禁忌证】

对喹诺酮类药物过敏者禁用。

【药物相互作用】

1. 避免与茶碱同时使用。

2. 与华法林或其衍生物同时应用时，应监测凝血酶原时间或其他凝血试验。

3. 与非甾体抗炎药同时应用有引发抽搐的可能性。

4. 与口服降血糖药同时使用时可能引起血糖失调，包括高血糖及低血糖。

【注意事项】

1. 滴注时间为每 100ml 至少 60 分钟。

2. 有中枢神经系统疾病及癫痫史的患者慎用。

【FDA 妊娠 / 哺乳分级】

C 级 /L3 级。孕妇和哺乳期妇女禁用。

利福平 Rifampin

【其他名称】

甲哌力复霉素、舒兰新、RFP。

【药物特征】

抑制细菌 DNA 依赖性 RNA 多聚酶,特异性地阻碍 mRNA 合成,对哺乳动物细胞的 RNA 多聚酶无影响。抗菌谱广,低浓度抑菌,高浓度杀菌。抗结核作用与异烟肼相似,而较链霉素强。对结核分枝杆菌及 G$^+$ 菌有强大的杀灭作用。

口服吸收迅速完全,2~4 小时后血药浓度达高峰,血浆半衰期约为 3 小时。在体内分布广泛,在许多器官和体液(包括脑脊液)中都达到有效浓度水平。血浆蛋白结合率为 80%。肝脏代谢,胆汁排泄,随之进入肠肝循环。约 30% 的药物经尿排泄,其中一半为原药。

【适应证】

单独使用易产生耐药性,主要与其他抗结核病药物合用,治疗各种结核病及重症患者。与其他抗生素联合用于治疗军团菌属及重症葡萄球菌感染。

【剂型与特征】

有口服片剂、胶囊剂、注射剂、注射用粉针剂、滴眼剂。规格为片剂、胶囊剂:0.15g;注射剂:0.3g;注射用粉针剂:0.45g。

【用法和用量】

1. **口服** 空腹顿服。成人一日 0.45~0.60g,每日不超过 1.2g;1 个月以上的小儿每日按体重 10~20mg/kg,每日量不超过 0.6g;老年患者一日 10mg/kg。

2. **静脉滴注** 结核病一日剂量不超过 0.6g;成人一次 10mg/kg,一日 1 次;

儿童一次 10~20mg/kg,一日 1 次;其他感染如军团病或重症葡萄球菌感染,成人建议一日剂量为 0.6~1.2g,分 2~4 次给药。

【不良反应】

较常见的不良反应为胃肠道刺激症状;少数患者可见肝脏损害而出现黄疸,有肝病或与异烟肼合用时易引起肝炎。变态反应如皮疹、药物热、血小板和白细胞减少等多见于间歇疗法。

【禁忌证】

对利福平及利福霉素类过敏者禁用。

【药物相互作用】

1. 利福平为肝药酶诱导剂,增加苯妥英钠、左甲状腺素、美沙酮、美西律在肝脏中的代谢。

2. 异烟肼与利福平或咪康唑(静脉)合用可增加发生肝毒性的危险,尤其是原有肝功能损害者和异烟肼快乙酰化患者。

3. 乙硫异烟胺可加重其不良反应。

4. 丙磺舒可使利福平的血药浓度增高并产生毒性反应。

【注意事项】

1. 利福平单独用于治疗结核病时可能迅速产生细菌耐药性,因此必须与其他抗结核药物合用。

2. 须告知患者利福平可使尿液、唾液、泪液变成浅红色,可使隐形眼镜永久着色。

3. 乙醇中毒、肝功能损害者慎用。

【FDA 妊娠 / 哺乳分级】

C 级 /L2 级。孕妇禁用。哺乳期妇女使用应停止授乳。

布洛芬 Ibuprofen

【其他名称】

芬必得、托恩。

【药物特征】

本品具镇痛、抗炎、解热作用。其作用机制是通过对环氧合酶的抑制而减少前列腺素的合成,由此减轻因前列腺素引起的组织充血、肿胀,降低周围神经痛觉的敏感性。它通过下丘脑体温调节中心而起到解热作用。

口服易吸收,服药后 1~2 小时血药浓度达峰,血浆蛋白结合率 99%,一次给药后半衰期为 1.8~2 小时。肝脏代谢,60%~90% 经肾脏排泄。

【适应证】

1. 缓解类风湿关节炎、骨关节炎、脊柱关节病、痛风性关节炎、风湿性关节炎等各种慢性关节炎的急性发作期或持续性的关节肿痛症状，无病因治疗及控制病程的作用。

2. 非关节性的各种软组织风湿性疼痛 如肩痛、腱鞘炎、滑囊炎、肌痛及运动后损伤性疼痛等。

3. 急性的轻、中度疼痛 如手术后、创伤后、劳损后、原发性痛经、牙痛、头痛等。

4. 对成人和儿童的发热有解热作用。

【剂型与特征】

剂型较多，如普通片剂、缓释片剂、缓释胶囊、泡腾片、搽剂、混悬液等，其中缓释片剂及缓释胶囊剂其作用维持时间较长，可维持 12 小时，一日 2 次给药即可。其余剂型吸收速度有差异，体内过程相同。治疗心包炎指南推荐为普通片剂，规格为 0.1g。

【用法和用量】

成人常用量口服。抗风湿一次 0.4~0.6g，一日 3~4 次。类风湿关节炎比骨关节炎的用量要大些。轻或中度疼痛及痛经的止痛一次 0.2~0.4g，每 4~6 小时 1 次。成人用量的最大限量一般为每天 2.4g。

小儿常用量口服。每次按体重 5~10mg/kg，一日 3 次。

【不良反应】

1. 消化道症状包括消化不良、胃烧灼感、胃痛、恶心、呕吐，出现于 16% 的长期服用者，停药后上述症状消失，不停药者大部分亦可耐受。少数（＜1%）出现胃溃疡和消化道出血，亦有因溃疡穿孔者。

2. 神经系统症状如头痛、嗜睡、眩晕、耳鸣少见，出现在 1%~3% 的患者。

3. 肾功能不全很少见，多发生在有潜在性肾脏病变者；但少数服用者可出现下肢水肿。

4. 其他少见的症状有皮疹、支气管哮喘发作、转氨酶升高、白细胞减少等。

5. 用药期间如出现胃肠道出血、肝肾功能损害、视力障碍、血象异常以及过敏反应等情况,即应停药。

【禁忌证】

对阿司匹林或其他非甾体抗炎药过敏者对本品可有交叉过敏反应,对阿司匹林过敏的哮喘者使用本品也可引起支气管痉挛,对这类患者禁用本品。

【药物相互作用】

1. 增加毒性 与其他非甾体抗炎药同用或饮酒时增加胃肠道不良反应,并有致溃疡的危险,药效不增加。长期与对乙酰氨基酚同用时可增加对肾脏的毒副作用。与肝素、双香豆素等抗凝血药及血小板聚集抑制药同用时有增加出血的危险。丙磺舒可降低本品的排泄,增加血药浓度,从而增加毒性,故同用时宜减少本品的剂量。

2. 减弱其他药物的作用 与呋塞米同用时,后者的排钠和降压作用减弱;与抗高血压药同用时,可影响后者的降压效果。

3. 增加其他药物的作用 可增高地高辛的血浓度,同用时须注意调整地高辛的剂量。增强抗糖尿病药(包括口服降血糖药)的作用。降低甲氨蝶呤的排泄,增高其血浓度,甚至可达中毒水平,故本品不应与中或大剂量的甲氨蝶呤同用。

4. 增加本药作用 与维拉帕米、硝苯地平同用时,本品的血药浓度增高。

【注意事项】

1. 下列情况者应慎用 原有支气管哮喘者,用药后可加重。心功能不全、高血压,用药后可致水潴留、水肿。血友病或其他出血性疾病(包括凝血功能障碍及血小板功能异常),用药后出血时间延长,出血倾向加重。有消化性溃疡病史者,应用本品时易出现胃肠道不良反应,包括产生新的溃疡。肾功能不全者用药后肾脏不良反应增多，甚至导致肾衰竭。长期用药时应定期检查血象及肝、肾功能。

2. 对血小板聚集有抑制作用，可使出血时间延长，但停药24小时即可消失。

3. 可使血尿素氮及肌酐含量升高，肌酐清除率下降。

【FDA 妊娠 / 哺乳分级】

B 级 /L1 级。用于妊娠晚期可使孕期延长，引起难产及产程延长。孕妇及哺乳期妇女不宜使用。

【用药实践】

1. 布洛芬等 NSAIDs 可与秋水仙碱或阿司匹林联用治疗急性心包炎。

2. 美国 FDA 于 2006 年 9 月 8 日发布警告，认为布洛芬可能降低低剂量阿司匹林（81mg/d）的抗血小板作用，使其在心脏保护和预防卒中方面的作用减弱。该现象可能系由于布洛芬对血小板环氧合酶乙酰化位点的竞争性抑制作用影响了阿司匹林与环氧合酶的结合。在高危冠心病、缺血性卒中正在使用阿司匹林的患者需要注意。

秋水仙碱 Colchicine

【其他名称】

秋水仙素。

【药物特征】

秋水仙碱通过：①和中性粒细胞微管蛋白的亚单位结合而改变细胞膜功能，包括抑制中性粒细胞的趋化、黏附和吞噬作用；②抑制磷脂酶 A，减少单核细胞和中性粒细胞释放前列腺素和白三烯；③抑制局部细胞产生白介素等，从而达到控制关节局部的疼痛、肿胀及炎症反应。秋水仙碱不影响尿酸盐的生成、溶解及排泄，因而无降血尿酸作用。急性痛风性关节炎于口服后 12~24 小时起效，90% 的患者在服药 24~48 小时后疼痛消失。

口服后在胃肠道迅速吸收，血浆蛋白结合率低，仅为 10%~34%，服药后 0.5~2 小时血药浓度达峰值。口服 2mg 的血药浓度峰值为 2.2ng/ml。在分离出的中性粒细胞内的药物浓度高于血浆浓度并可维持 10 天之久。本品在肝内代谢，从胆汁及肾脏（10%~20%）排出。肝病患者从肾脏排泄增加。停药后药物排泄持续约 10 天。

【适应证】

治疗痛风性关节炎的急性发作，预防复发性痛风性关节炎的急性发作。

【剂型与特征】

只有普通片剂，规格为 0.5mg、1mg。

【用法和用量】

口服。急性期：成人常用量为每 1~2 小时 0.5~1mg（1~2片），直至关节症状缓解，或出现腹泻或呕吐，达到治疗量一般为 3~5mg（6~10 片），24 小时内不宜超过 6mg（12 片）；72 小时后一日量为 0.5~1.5mg（1~3 片），分 3 次服用，共 7 天。预防：一日 0.5~1mg（1~2 片），分 3 次服用，但疗程酌定，如出现不良反应应随时停药。

【不良反应】

与剂量大小有明显的相关性，口服的安全性高。

1. 胃肠道症状　腹痛、腹泻、呕吐及食欲缺乏为常见的早期不良反应，发生率可达 80%，严重者可造成脱水及电解质紊乱等表现。长期服用者可出现严重的出血性胃肠炎或吸收不良综合征。

2. 肌肉、周围神经病变　有近端肌无力和（或）血清肌酸激酶增高。在肌细胞受损同时可出现周围神经轴突性多神经病变，表现为麻木、刺痛和无力。肌神经病变并不多见，往往在预防痛风而长期服用者和有轻度肾功能不全者出现。

3. 骨髓抑制　出现血小板减少、中性粒细胞下降，甚至再生障碍性贫血，有时可危及生命。

4. 休克　表现为少尿、血尿、抽搐及意识障碍，死亡率高，多见于老年人。

5. 致畸　文献报道 2 例 Down 综合征婴儿的父亲均为因家族性地中海热而有长期服用秋水仙碱史者。

6. 其他　脱发、皮疹、发热及肝损害等。

【禁忌证】

骨髓增生低下及肝、肾功能不全者禁用。

【药物相互作用】

1. 本品可导致可逆性的维生素 B_{12} 吸收不良。

2. 本品可使中枢神经系统抑制药增效，拟交感神经药的反应性加强。

【注意事项】

1. 如发生呕吐、腹泻等反应，应减小用量，严重者应立即停药。

2. 骨髓造血功能不全，严重心脏病、肾功能不全及胃肠道疾病患者慎用。

3. 用药期间应定期检查血象及肝、肾功能。

4. 男女性患者在服药期间及停药以后的数周内不得妊娠。

【FDA 妊娠 / 哺乳分级】

C 级 /L4 级。可致畸，孕妇禁用。哺乳期妇女使用应停止授乳。

【用药实践】

1. 相关指南对秋水仙碱的推荐　基于循证医学证据，秋水仙碱被 2015 年欧洲心脏病学会（ESC）心包疾病诊断和管理指南推荐为一线治疗药物。在首次发作心包炎或者复发心包炎的患者中，秋水仙碱可加强患者对阿司匹林或非甾体抗炎药（NSAIDs）的反应，提高缓解率，减少心包炎的复发。

2. 秋水仙碱的用量特点　秋水仙碱治疗心包疾病使用固定剂量 0.5mg、2 次 /d 或不能耐受大剂量者 0.5mg、1 次 /d，不需要负荷剂量，也不需根据体重调节。在急性心包炎可与阿司匹林或 NSAIDs 联用。

（孟祥磊　陈　强　赵学强）

第二节　抗休克药物

一、药物治疗概论

休克是一种复杂的临床病理生理障碍综合征，分类多样，根据病因可分为心源性休克、脓毒性休克、低血容量性休克、过敏性休克、神经源性休克。药物治疗仍是休克的主要治疗手段。血管活性药物是其中的重要药物，具有稳定血压、提高组织灌注、改善微循环血流及增加重要脏器供血的作用。拟交感神经药物作用于 β 受体，发挥正性肌力、增加心排血量、缩血管、升高血压等作用。多巴胺对心源性休克疗效好，特别适用于对扩容反应差或其他拟交感药物疗效差的患者，对心肌梗死患者可短时间内改善症状，对脓毒性休克、低血容量性休克均有效。去甲肾上腺素少用，主要用于脓毒性休克，在补充血容量后血压仍不升高或周围阻力降低、心排血量减少时，且小剂量（0.5~30μg/min）短时间应用。间羟胺的不良反应少，可以与多巴胺合用。肾上腺素多用于过敏性休克。异丙肾上腺素增加心肌耗氧量，主要用于其他血管活性药物无效时。多巴酚丁胺对多巴胺受体无作用，多用于心源性休克，连续使用 72 小时即可因 β_1 受体下调而失效，故应间歇用药。

多巴胺、多巴酚丁胺"药物使用精解"见"第五章第一节正性肌力药物"。

二、药物使用精解

肾上腺素 Adrenaline

【其他名称】

副肾素。

【药物特征】

兼有 α 和 β 受体激动作用。α 受体激动引起皮肤、黏膜、内脏血管收缩；β 受体激动引起冠状血管扩张，骨骼肌、心肌兴奋，心率增快，支气管平滑肌、胃肠道平滑肌松弛。对血压的影响与剂量有关，常用剂量使收缩压上升而舒张压不升或略降，大剂量使收缩压、舒张压均升高。

口服无效。皮下注射由于局部血管收缩使之吸收缓慢，肌内注射吸收较皮下注射快。皮下注射 6~15 分钟起效，作用维持 1~2 小时，肌内注射作用维持 80 分钟左右。仅少量原形药物由尿排出。本药可通过胎盘，不易透过血脑屏障。

【适应证】

主要适用于因支气管痉挛所致的严重呼吸困难，可迅速缓解药物等引起的过敏性休克，亦可用于延长浸润麻醉用药的作用时间。是各种原因引起的心脏停搏进行心肺复苏的主要抢救用药。

【剂型与特征】

只有注射剂 1 种剂型，规格为 1mg：1ml。

【用法和用量】

皮下注射：常用量为一次 0.25~1mg，极量为一次 1mg。

1. 抢救过敏性休克 如青霉素等引起的过敏性休克。由于本品具有兴奋心肌、升高血压、松弛支气管等作用，故可缓解过敏性休克的心跳微弱、血压下降、呼吸困难等症状。皮下或肌内注射 0.5~1mg，也可用 0.1~0.5mg 缓慢静脉注射（以 0.9% 氯化钠注射液稀释到 10ml）；如疗效不好，可改用 4~8mg 静脉滴注（溶于 5% 葡萄糖溶液 500~1000ml 中）。

2. 抢救心脏停搏　可用于麻醉和手术中的意外、药物中毒或心脏传导阻滞等原因引起的心脏停搏，以 0.25~0.5mg 以 10ml 生理盐水稀释后静脉（或心内）注射，同时进行心脏按压、人工呼吸、纠正酸中毒。对电击引起的心脏停搏，亦可用本品配合电除颤仪或利多卡因等进行抢救。

3. 治疗支气管哮喘　效果迅速但不持久。皮下注射 0.25~0.5mg，3~5 分钟见效，但仅能维持 1 小时。必要时每 4 小时可重复注射 1 次。

4. 与局麻药合用　加少量（1：500 000~1：200 000）于局麻药（如普鲁卡因）中，在混合药液中本品的浓度为 2~5μg/ml，总量不超过 0.3mg，可减少局麻药的吸收而延长其药效，并减少其毒副作用，亦可减少手术部位的出血。

5. 制止鼻黏膜和齿龈出血　将浸有 1：20 000~1：1000 溶液的纱布填塞于出血处。

6. 治疗荨麻疹、花粉症、血清反应等　皮下注射 1：1000 溶液 0.2~0.5ml，必要时再以上述剂量注射 1 次。

【不良反应】

心悸、头痛、血压升高、震颤、无力、眩晕、呕吐、四肢发凉。有时可有心律失常，严重者可由于心室颤动而致死。用药局部可有水肿、充血、炎症。

【禁忌证】

1. 下列情况慎用　器质性脑病、心血管病、青光眼、帕金森病、噻嗪类利尿药引起的循环虚脱及低血压、精神神经疾病。

2. 用量过大或皮下注射时误入血管后，可引起血压突然上升而导致脑出血。

3. 每次局麻使用的剂量不可超过 300μg，否则可引起心悸、头痛、血压升高等。

4. 与其他拟交感药有交叉过敏反应。

5. 可透过胎盘。

6. 抗过敏性休克时须补充血容量。

【药物相互作用】

1. α受体拮抗剂以及各种血管扩张药可对抗本品的升压作用。

2. 与全麻药合用易产生心律失常，直至心室颤动。用于指、趾部局麻时，药液中不宜加用本品，以免肢端供血不足而坏死。

3. 与洋地黄、三环类抗抑郁药合用可致心律失常。

4. 与麦角制剂合用可致严重的高血压和组织缺血。

5. 与利血平、胍乙啶合用可致高血压和心动过速。

6. 与β受体拮抗剂合用，两者的β受体效应互相抵消，可出现血压异常升高、心动过缓和支气管收缩。

7. 与其他拟交感胺类药物合用时心血管作用加剧，易出现不良反应。

8. 与硝酸酯类合用，本品的升压作用被抵消，硝酸酯类的抗心绞痛作用减弱。

【注意事项】

高血压、器质性心脏病、冠状动脉疾病、糖尿病、甲状腺功能亢进、洋地黄中毒、外伤性及出血性休克、心源性哮喘等患者禁用。

【FDA 妊娠 / 哺乳分级】

C 级 /L1 级。孕妇和哺乳期妇女慎用。

【用药实践】

1. 肾上腺素在心肺复苏中应用的指南推荐　2015 年 AHA心肺复苏指南指出，对于心律不可电击，转而接受肾上腺素治疗的心脏停搏患者，建议尽早使用肾上腺素。在心脏停搏后的救治中，应避免低血压和应用血管升压药物纠正低血压，使得收缩压不低于 90mmHg，平均动脉压不低于 65mmHg，否则会造成患者死亡率增加和功能恢复率降低。肾上腺素对于心脏停搏患者的益处主要是由于其 α 受体兴奋作用,使心肺复苏期间的心肌和脑血流量增加。β 受体兴奋作用可以增加心肌做功和减低心内膜下血流灌注,可诱导血小板聚集和诱发心律失常。

2. 抢救过敏性休克 肾上腺素是抗过敏性休克的一线首选基础用药,应在急性过敏反应期间应用,愈早愈好。其他药物(β 受体激动剂、组胺拮抗剂和皮质激素等)可作为肾上腺素的附加治疗。肾上腺素能改善血管张力,提高血管通透性,从而纠正低血压和组织水肿。但肾上腺素的好处也须与它对老年人和某些病变的不利影响结合考虑,如脑血管病、冠心病、高血压、糖尿病、甲状腺功能亢进、心肌病、闭角型青光眼等,在这些情况下肾上腺素可能引发心肌梗死、脑卒中、脑水肿等。此外,正在使用 β 受体拮抗剂的患者可与肾上腺素发生"矛盾反应",这种患者的过敏反应发生率更高且更严重。此类患者可以试用胰高血糖素,每 5 分钟给予 1~2mg,肌内注射或静脉推注均可。

3. 肾上腺素的给药途径和作用特点

(1)皮下或肌内注射:美国梅奥诊所建议首选肌内注射,因为肌肉内所含的血管比皮内或皮下丰富得多,吸收迅速,药物可很快到达全身。心脏停搏时,肾上腺素皮下或肌内注射吸收缓慢,药理效应不肯定,除特殊情况不推荐。肌内注射的剂量为 0.2~0.5mg(1∶1000),每 15~20 分钟重复给药 1 次,直到临床症状改善。

(2)静脉注射:对于严重过敏反应患者,要低剂量缓慢注射,缓慢输注主要影响 β 受体,而快速输注则可导致 α 受体效应,快速输注将产生支气管扩张和中度的血压升高,不会有更多的不良反应。应该选择近心的中心静脉,如果选择外周静脉给药,应"弹丸式"推注药液,并且立即静脉推注 20ml 液体和抬高注射侧肢体,以使药物快速进入中心循环。静脉用药时,对于无心脏停搏的过敏性休克可以用 0.05~0.1mg 肾上腺素（1∶10 000）静脉注射。静脉用药强调要有持续心电监护防止高血压危象和心室颤动，但应用过程中建议血流动力学监测。对于心脏停搏患者，临床上通常习惯直接将肾上腺素 1mg 静脉注射用于心脏停搏，不予稀释。根据患者的反应，可每 3~5 分重复 1 次。另外，2015 年 AHA 心肺复苏指南还提供了一种 0.1~0.5μg/（min·kg）的持续静脉滴注的用法，可替代静脉推注应用。

（3）气管内给药：可有良好的生物利用度，为静脉通路尚未建立时的首选给药途径。剂量为外周静脉用量的 2~2.5 倍，以生理盐水 10ml 稀释后由气管插管口喷入，给药时应停止胸部按压，并小量快速通气数次，以使药液雾化加快药物吸收。气管内给药的首剂量为 2~2.5mg。

（4）心内注射：一般仅用于开胸心脏按压或未建立合适的给药途径时。心内注射增加冠状动脉撕裂、心脏压塞和气胸的危险性，也干预了心脏胸外按压和通气。

4. 肾上腺素用药监护　β_1 肾上腺素受体激动作用促进细胞外钾向细胞内（主要是红细胞）转移，可引起血钾浓度降低，诱发严重心律失常，增加复苏难度，故需要监测血钾浓度和及时纠正低钾血症。

5. 肾上腺素过量的救治　使用过量肾上腺素的患者可出现面色苍白、紧张不安、心悸、搏动性头痛、肌肉纤维性颤动，甚至肌肉痉挛、血压迅速升高、心律失常（多为室性过期前收缩动及心室颤动），以及急性肺水肿和呼吸抑制。

处理方法：应立即停药。注射过量时，立即于注射部位上方暂时结扎止血带，以延缓药物吸收。血压过高时可选用速效的血管扩张药物，如亚硝酸异戊酯吸入或硝酸甘油片舌下含化；血压中度增高而心率快时可选用降压药物。如有心室颤动，应迅速进行药物抗心律失常（利多卡因、胺碘酮等）治疗或电击除颤，效果不佳时可用人工心脏起搏器。

去甲肾上腺素 Noradrenaline

【其他名称】

无。

【药物特征】

本品为肾上腺素受体激动药,是强烈的 α 受体激动药,同时也激动 β 受体。通过 α 受体激动,可引起血管极度收缩,使血压升高,冠状动脉血流增加;通过 β 受体激动,使心肌收缩力加强,心排血量增加。用量按每分钟 0.4μg/kg 时,以 β 受体激动为主;用较大剂量时,以 α 受体激动为主。

皮下注射后吸收差,且易发生局部组织坏死。临床上一般采用静脉滴注,静脉给药后起效迅速,停止滴注后作用维持 1~2 分钟。主要在肝内代谢成无活性的代谢产物,经肾排泄,仅微量以原形排泄。

【适应证】

用于治疗急性心肌梗死、体外循环等引起的低血压;对血容量不足所致的休克、低血压或嗜铬细胞瘤切除术后的低血压,本品作为急救时补充血容量的辅助治疗,以使血压回升,暂时维持脑与冠状动脉灌注,直到补充血容量治疗发生作用;也可用于椎管内阻滞时的低血压及心脏停搏复苏后的血压维持。

【剂型与特征】

只有注射剂 1 种剂型,规格为 2mg:1ml。

【用法和用量】

用 5% 葡萄糖注射液或葡萄糖氯化钠注射液稀释后静脉滴注。

1. 成人常用量 开始以每分钟 8~12μg 的速度滴注,调整滴速以达到血压升到理想水平;维持剂量为每分钟 2~4μg。在必要时可按医嘱超越上述剂量,但需注意保持或补足血容量。

2. 小儿常用量 开始按体重以每分钟 0.02~0.1μg/kg 的速

度滴注,按需要调节滴速。

【不良反应】

1. 药液外漏可引起局部组织坏死。

2. 本品强烈的血管收缩作用可以使重要脏器的血流量减少,肾血流量锐减后尿量减少,组织供血不足导致缺氧和酸中毒;持久或大量使用时可使回心血流量减少,外周血管阻力升高,心排血量减少,后果严重。

3. 应重视的反应包括静脉输注时沿静脉径路皮肤发白,注射局部皮肤破溃,皮肤发绀、发红,严重眩晕。上述反应虽属少见,但后果严重。

4. 个别患者因过敏而有皮疹、面部水肿。

5. 在缺氧、电解质平衡失调、器质性心脏病患者中或逾量时,可出现心律失常;血压升高后可出现反射性心率减慢。

6. 以下反应如持续出现应注意,如焦虑不安、眩晕、头痛、皮肤苍白、心悸、失眠等。

7. 逾量时可出现严重头痛及高血压、心率缓慢、呕吐、抽搐。

【禁忌证】

可卡因中毒及心动过速患者禁用。

【药物相互作用】

1. 禁止与含卤素的麻醉剂和其他儿茶酚胺类药合并使用。与全麻药如三氯甲烷、环丙烷、氟烷等同用,可使心肌对拟交感胺类药的反应更敏感,容易发生室性心律失常,不宜同用,必须同用时应减量给药。

2. 与 β 受体拮抗剂同用,各自的疗效降低,β 受体拮抗后 α 受体的作用突出,可发生高血压、心动过缓。

3. 与降压药同用可抵消或减弱降压药的作用,与甲基多巴同用还使本品的升压作用增强。

4. 与洋地黄类同用易致心律失常,需严密注意心电监测。

5. 与其他拟交感胺类同用时心血管作用增强。

6. 与麦角制剂如麦角胺、麦角新碱或缩宫素同用,促使血管收缩作用加强,引起严重高血压、心动过缓。

7. 与三环类抗抑郁药合用,由于抑制组织吸收本品或增强肾上腺素受体的敏感性,可加强本品的心血管作用,引起心律失常、心动过速、高血压或高热。如必须合用,则开始本品用量需小,并监测心血管作用。

8. 与甲状腺激素同用使两者的作用均加强。

9. 与妥拉唑林同用可引起血压下降,继以血压过度反跳上升,故妥拉唑林逾量时不宜用本品。

【注意事项】

缺氧、高血压、动脉硬化、甲状腺功能亢进症、糖尿病、闭塞性血管炎、血栓病患者慎用。用药过程中必须监测动脉压、中心静脉压、尿量、心电图。

【FDA 妊娠 / 哺乳分级】

C 级 /L1 级。孕妇和哺乳期妇女慎用。

【用药实践】

1. 去甲肾上腺素抗休克治疗　多个指南及临床研究推荐去甲肾上腺素可以作为治疗休克的首选药物之一,并且较多巴胺有一定的优势。与多巴胺相比,去甲肾上腺素主要是由于其血管收缩效应提升平均动脉压,仅稍微改变心率和每搏输出量,对于扭转感染性休克时的低血压也更为有效。

(1)心源性休克:正性肌力药物可增加心肌耗氧量,使心肌缺血更加严重。缩血管药物可使阻力血管收缩,使组织灌注减少,大剂量缩血管药物的使用可增加心源性休克患者的死亡率。因此正性肌力药物和缩血管药物均应使用最小的有效剂量,在增加心肌收缩力和不加重心肌耗氧量及增加组织灌注压和不增加外周血管阻力之间寻求平衡点。应用低浓度 [0.03~0.15mg/(kg·min)] 的去甲肾上腺素可通过提高心肌血流量而改善心肌供氧量。

（2）感染性休克：研究显示，感染性休克患者使用去甲肾上腺素后组织氧合不会恶化，甚至可能改善，休克时去甲肾上腺素降低乳酸、改善组织缺氧的效果优于多巴胺和肾上腺素。

（3）顽固性低血压：即使充分输液后多巴胺也很难纠正，而使用去甲肾上腺素的临床经验显示，该药可有效地升高血压而不引起心功能恶化，0.01~3μg/（kg·min）剂量的去甲肾上腺素可以有效地改善大部分休克患者的血流动力学参数，对补液和多巴胺无效的顽固性低血压有效。可能与去甲肾上腺素增强心功能的同时伴冠状动脉血流量增加，促进心肌舒张功能改善，降低心肌耗氧量，对改善休克后衰竭的循环功能更有益有关。

2. 去甲肾上腺素静脉应用方法　经5%葡萄糖溶液或生理盐水稀释后中心静脉给药，注意应保证容量要补充足够，从小剂量开始使用，可以0.02~0.1μg/（kg·min）的速度滴注，按需要调节滴速［最好是用注射泵滴注，按体重乘以0.03mg或0.3mg总去甲肾上腺素剂量配于50ml液体中，以1ml/h的速度滴注，其给药量即为0.01μg/（kg·min）或0.1μg/（kg·min），2ml/h的速度滴注给药量即为0.02μg/（kg·min）或0.2μg/（kg·min），依次类推］。

3. 去甲肾上腺素静脉药物过量的处理　持久或大量使用时可使回心血流量减少，外周血管阻力升高，心排血量减少，后果严重，应即停药。适当补充液体及电解质，血压过高给予α受体拮抗剂如酚妥拉明5~10mg静脉注射。

间羟胺 Metaraminol

【其他名称】

阿拉明。

【药物特征】

主要作用于α受体，直接兴奋α受体，较去甲肾上腺素的作用弱但较持久，对心血管的作用与去甲肾上腺素相似。能收缩血管,持续地升高收缩压和舒张压,也可增强心肌收缩力,正常人的心排血量变化不大,但能使休克患者的心排血量增加。对心率的兴奋不是很显著,很少引起心律失常,无中枢神经兴奋作用。由于其升压作用可靠、维持时间较长,较少引起心悸或尿量减少等反应。连续给药时,因本品间接在肾上腺素神经囊泡中取代递质,可使递质减少,内在效应减弱,故不能突然停药,以免发生低血压反跳。

肌内注射 10 分钟或皮下注射 5~20 分钟后血压升高,持续约 1 小时;静脉注射 1~2 分钟起效,持续约 20 分钟。不被单胺氧化酶破坏,作用较久。主要在肝内代谢,代谢物多经胆汁和尿排出。

【适应证】

防治椎管内阻滞麻醉时发生的急性低血压;由于出血、药物过敏、手术并发症及脑外伤或脑肿瘤合并休克而发生的低血压,本品可用于辅助性对症治疗;也可用于心源性休克或败血症所致的低血压。

【剂型与特征】

只有注射剂 1 种剂型,规格为 10mg：1ml。

【用法和用量】

1. 成人用量

(1)肌内或皮下注射:一次 2~10mg(以间羟胺计),由于最大效应不是立即显现,在重复用药前对初始量效应至少应观察10 分钟。

(2)静脉注射:初始剂量为 0.5~5mg,继而静脉滴注,用于重症休克。

(3)静脉滴注:将间羟胺 15~100mg 加入 5% 葡萄糖注射液或氯化钠注射液 500ml 中滴注,调节滴速以维持合适的血压。

成人极量为一次 100mg(每分钟 0.3~0.4mg)。

2. 小儿用量

（1）肌内或皮下注射：按 0.1mg/kg，用于严重休克。

（2）静脉滴注：0.4mg/kg 或按体表面积 12mg/m^2，用氯化钠注射液稀释至每 25ml 中含间羟胺 1mg，滴速以维持合适的血压水平为度。配制后应于 24 小时内用完，滴注液中不得加入其他难溶于酸性溶液中及配伍禁忌的药物。

【不良反应】

1. 心律失常　发生率随用量及患者的敏感性而异。

2. 升压反应过快过猛可致急性肺水肿、心律失常、心跳停顿。

3. 过量的表现为抽搐、严重高血压、严重心律失常，此时应立即停药观察；血压过高者可用 5~10mg 酚妥拉明静脉注射，必要时可重复。

4. 静脉注射时药液外溢可引起局部血管严重收缩，导致组织坏死糜烂或红肿硬结形成脓肿。

5. 长期使用骤然停药时可能发生低血压。

【禁忌证】

不明确。

【药物相互作用】

1. 与环丙烷、氟烷或其他卤化烃类麻醉药合用易致心律失常。

2. 与单胺氧化酶抑制剂并用使升压作用增强，引起严重高血压。

3. 与洋地黄或其他拟肾上腺素药并用可致异位心律。

4. 不宜与碱性药物共同滴注，因可引起本品分解。

【注意事项】

1. 甲状腺功能亢进、高血压、冠心病、充血性心力衰竭、糖尿病患者和疟疾病史者慎用。

2. 血容量不足者应先纠正后再用本品。

3. 本品有蓄积作用，如用药后血压上升不明显，须观察 10 分钟以上再决定是否增加剂量,以免贸然增量致使血压上升过高。

4. 给药时应选用较粗大的静脉注射,并避免药液外溢。

5. 短期内连续使用出现快速耐受性,作用会逐渐减弱。

【FDA 妊娠 / 哺乳分级】

C 级 /L1 级。孕妇和哺乳期妇女慎用。

【用药实践】

1. 间羟胺抗休克治疗的注意事项　临床多与多巴胺联合应用于升血压及治疗各种休克。间羟胺在体内不易被单胺氧化酶灭活,作用相对持久,且对肾血流的影响较去甲肾上腺素小。但使用间羟胺时应严密监测血压、心率的变化,特别是在静脉推注、大剂量长时间使用时,可引起肾血流灌注减少,导致急性肾衰竭。

2. 间羟胺的蓄积作用　间羟胺用药后如血压上升不明显,须观察 10 分钟以上再决定是否增加剂量,以免贸然增量致使血压上升过高。因本品间接在肾上腺素神经囊泡中取代递质,可使递质减少,内在效应减弱,故不能突然停药,以免发生低血压反跳。此外,短期内连续使用本药可出现快速耐受性,作用会逐渐减弱。

3. 间羟胺药物过量的处理　间羟胺过量的表现为抽搐、严重高血压、严重心律失常,此时应立即停药观察;血压过高者可用 5~10mg 酚妥拉明静脉注射,必要时可重复。

异丙肾上腺素 Isoprenaline

【其他名称】

喘息定。

【药物特征】

主要激动 β 受体,对 β_1 和 β_2 受体的选择性很低,对 α 受体几乎无作用。

作用于心脏 β_1 受体,使心收缩力增强,心率加快,传导加速，心排血量和心肌耗氧量增加。作用于血管平滑肌 β_2 受体，使骨骼肌血管明显舒张，肾、肠系膜血管及冠状动脉亦不同程度地舒张，血管总外周阻力降低。其心血管作用导致收缩压升高，舒张压降低，脉压变大。作用于支气管平滑肌 β_2 受体，使支气管平滑肌松弛。促进糖原和脂肪分解，增加组织耗氧量。

静脉注射后作用维持不到 1 小时。$t_{1/2}$ 根据注射的快慢为 1 分钟至数分钟。静脉注射后 40%~50% 以原形排出。

【适应证】

心源性或感染性休克、完全性房室传导阻滞、心脏停搏。

【剂型与特征】

只有注射剂 1 种剂型，规格为 1mg:2ml。

【用法和用量】

救治心脏停搏，心腔内注射 0.5~1mg。

三度房室传导阻滞，心率每分钟不及 40 次时，可以本品 0.5~1mg 加在 5% 葡萄糖注射液 200~300ml 内缓慢静脉滴注。

【不良反应】

常见的不良反应有口咽发干、心悸不安；少见的不良反应有头晕、目眩、面潮红、恶心、心率增速、震颤、多汗、乏力等。

【禁忌证】

心绞痛、心肌梗死、甲状腺功能亢进及嗜铬细胞瘤患者禁用。

【药物相互作用】

与其他拟肾上腺素药物合用可增效，但不良反应也增多。并用普萘洛尔时本品的作用受到拮抗。

【注意事项】

1. 心律失常并伴有心动过速；心血管疾患，包括心绞痛、冠状动脉供血不足；糖尿病；高血压；甲状腺功能亢进；洋地黄中毒所致的心动过速慎用。

2. 遇有胸痛及心律失常应及早重视。

3. 交叉过敏　对其他肾上腺素受体激动药过敏者对本品

也常过敏。

【FDA 妊娠 / 哺乳分级】

C 级 /L2 级。孕妇和哺乳期妇女慎用。

【用药实践】

1. 异丙肾上腺素的临床应用 异丙肾上腺素是 β 受体激动剂,加快心率、加速传导的作用较强,心肌耗氧量明显增加,对窦房结有显著的兴奋作用。对已影响血流动力学的心动过缓,在用阿托品和多巴酚丁胺无效,又尚未行经皮或经静脉起搏处置时,予异丙肾上腺素可作为临时性治疗措施。但对缺血性心脏病、心力衰竭和左室功能受损患者会加重缺血和心律失常,此时异丙肾上腺素不作为首选药。此外,因其血管扩张作用可降低冠状动脉灌注压,异丙肾上腺素不适用于心脏停搏或低血压患者。

2. 异丙肾上腺素用药监护 异丙肾上腺素治疗心动过缓必须非常小心,小剂量应用。静脉滴注时应监测血压、尿量、心电图、血流动力学,随时调整剂量,以达最低有效量。小剂量异丙肾上腺素可加快心率,会引起血压升高以代偿血管扩张作用,但大剂量时会导致心肌耗氧量增加,扩大梗死面积并导致恶性室性心律失常。

3. 异丙肾上腺素合并用药注意事项 本品不宜与肾上腺素合用,以免引起致命性心律失常,必要时可两药交替使用,但要等前一种药物的作用消失后再用另一种药,或两药间隔 4 小时以上。

4. 异丙肾上腺素药物过量的处理 立即停药,于皮下注射部位近心端处缚扎止血带,以限制药物迅速吸收。给予肾上腺素受体拮抗剂,如 α 受体拮抗剂(酚妥拉明)及 β 受体拮抗剂(普萘洛尔)静脉注射;也可含服硝酸甘油 0.5mg,必要时间隔 15~30 分钟重复;吸入亚硝酸异戊酯也有效。用药期间注意监测患者的血压和心率,以防不测。心室颤动者首选非同步直流电击除颤，如无除颤器或多次电除颤失败，可使用抗心律失常药物（利多卡因、胺碘酮等）治疗。

（王晓军 胡和生 李蓓蓓）

第三节 抗肺动脉高压药物

一、药物治疗概论

肺动脉高压为一种进展性疾病，目前没有根治方法。目前常用且疗效肯定的药物有钙通道阻滞剂、前列环素及类似物、内皮素受体拮抗剂、磷酸二酯酶Ⅴ抑制剂。

钙通道阻滞剂扩张肺血管，可降低肺动脉压力及肺血管阻力，但仅对 10%~20% 的肺动脉高压患者有效，对另一部分患者则可能加重病情，所以在使用钙通道阻滞剂前必须作急性肺血管扩张试验。试验结果阳性、心脏指数 > 2.1L/（min·m^2）和（或）混合静脉血氧饱和度 > 63% 的患者可在密切监护的条件下开始从小剂量使用钙通道阻滞剂，剂量应逐步增加，往往较大剂量才能达到疗效，如硝苯地平 270mg/d、氨氯地平 30mg/d、地尔硫䓬 720mg/d，可以分 3~4 次 /d 给予。最大剂量不固定，应根据患者的耐受情况调整。钙通道阻滞剂"药物使用精解"见"第三章第一节钙通道阻滞剂"。

前列环素及其类似物具有较强的扩张血管及抑制血小板聚集的作用，还具有保护细胞和抑制增殖的作用。目前用于临床的该类药物有依前列醇、曲前列尼尔、贝前列素、伊洛前列素等。我国上市的药物有伊洛前列素（万他维），吸入给药，选择性地扩张肺血管；贝前列素钠，是唯一的口服药物，理化性质稳定。

内皮素具有强烈的收缩血管作用，且参与肺动脉高压形成。内皮素受体拮抗剂通过拮抗内皮素，发挥抗肺动脉高压作用。欧美指南认为该类药物是 WHO 心功能Ⅲ级肺动脉高压患者的一线治疗药物。国内上市的药物仅有波生坦，口服给药，主要不良反应为肝功能异常，用药期间应监测肝功能。

磷酸二酯酶 V 抑制剂具有对肺血管、阴茎海绵体及全身血管的扩张作用，国内上市的药物有西地那非、伐地那非、他达拉非，国内批准的适应证为治疗男性阴茎勃起功能障碍。西地那非与他达拉非国外已批准用于肺动脉高压的治疗，我国学者也证实伐地那非具有抗肺动脉高压作用。但国内说明书未获批增加该适应证，使用该类药物时应注意超说明书用药风险。用于肺动脉高压治疗的推荐剂量为西地那非 20mg tid；伐地那非 5mg qd，持续 2~4 周后增加至 5mg bid。

二、药物使用精解

伊洛前列素 Iloprost

【其他名称】

万他维。

【药物特征】

伊洛前列素是一种人工合成的前列环素类似物，具有以下药理学作用：抑制血小板的聚集、黏附及释放反应；扩张小动脉与小静脉；增加毛细血管密度以及降低微循环中存在的炎症介质如 5- 羟色胺或组胺所导致的血管通透性增加；促进内源性纤溶活性；抗炎作用，如抑制内皮损伤后白细胞的黏附以及损伤组织中白细胞的聚集，并减少肿瘤坏死因子的释放。吸入用伊洛前列素后的药理作用：直接扩张肺动脉血管床，可持续降低肺动脉压力与肺血管阻力，增加心排血量，使混合静脉血氧饱和度得到明显改善。对体循环血管阻力以及动脉压力的影响很小。

吸入伊洛前列素（5μg）的最高血清药物浓度为 100~200ng/ml，血浆浓度下降半衰期为 5~25 分钟。与血浆蛋白的结合呈浓度依赖性，最高结合率大约为 60%，其中 75% 与白蛋白结合。主要通过羧基氧化酶进行大量代谢，原形药不能排泄。未进行吸入药物排泄方面的研究。

【适应证】

中度原发性肺动脉高压。

【剂型与特征】

国内只有吸入溶液剂，规格为 $20\mu g : 2ml$。

【用法和用量】

雾化吸入给药：口含器输出剂量为每次吸入伊洛前列素 2.5 或 $5\mu g$（根据不同患者的需要和耐受性逐渐增加），雾化时间为 4~10 分钟。根据不同患者的需要和耐受性，每天应吸入伊洛前列素 6~9 次。

为了尽可能减少意外暴露，吸入伊洛前列素时推荐使用装有过滤器或吸入触发装置的雾化器，并保持房间的良好通风。注意伊洛前列素溶液不可接触皮肤以及眼睛，并且要避免口服。一次吸入未用完的伊洛前列素雾化液必须弃去。

肝功能损害患者最初 $2.5\mu g$ 的剂量必须按照至少间隔 3 小时的原则进行给药（相当于每天最多给药 6 次）。此后，给药间隔可以小心地根据个体的耐受性进行相应的缩短。如果剂量进一步增加，直到 $5.0\mu g$，那么在刚开始给药时必须再按照间隔 3 小时的原则进行给药，随后根据个体的耐受性进行相应缩短。

肾功能损害患者（肌酐清除率 > 30ml/min）没有必要进行剂量调整，需要透析的肾衰竭患者对伊洛前列素的清除减少。推荐剂量参见"肝功能损害患者"。

【不良反应】

最常见的不良反应包括血管扩张、头疼以及咳嗽加重。在肺动脉高压患者中常见晕厥。

【禁忌证】

过敏者；出血危险性增加的疾病（如活动性消化性溃疡、外伤、颅内出血或者其他出血）；患有心脏病的患者，如严重心律失常、严重冠状动脉性心脏病、不稳定型心绞痛、发病 6 个月内的心肌梗死、未予控制和治疗的或未在严密监测下的非代偿性心力衰竭、先天性或获得性心脏瓣膜疾病伴非肺动脉高压所致的有临床意义的心肌功能异常；明显的肺水肿伴呼吸困难；主要由于肺静脉阻塞或者狭窄，而不是动脉阻塞或者狭窄引起的肺动脉高压；近 3 个月发生过脑血管事件（如短暂性脑缺血发作、脑卒中）或其他脑供血障碍；孕妇，哺乳期妇女禁用。

【药物相互作用】

1. 增加其他药物的作用　可增强 β 受体拮抗剂、钙通道阻滞剂、血管扩张剂以及血管紧张素转化酶抑制剂等药物的抗高血压作用。

2. 增加其他药物的不良反应　因为伊洛前列素有抑制血小板功能的作用，因此与抗凝血药物（如肝素、香豆素类抗凝血药物）或其他抑制血小板聚集的药物（如阿司匹林、非甾体抗炎药物、磷酸二酯酶抑制剂以及硝基血管扩张药如吗多明）合用时可增加出血的危险性。如果发生出血，应停用伊洛前列素。

3. 减弱本药的作用　预先给予糖皮质激素可减轻伊洛前列素的扩血管作用，但不影响对血小板聚集的抑制作用。这一发现对于伊洛前列素用于人体的意义尚不清楚。

4. 预期伊洛前列素不会通过肝药酶对药物代谢产生相关的抑制作用。

【注意事项】

1. 对于体循环压力较低的患者（收缩压低于 85mmHg），不应当开始伊洛前列素治疗。

2. 对于急性肺部感染、慢性阻塞性肺疾病，以及严重哮喘的患者应进行密切监测。

3. 对于能够进行外科手术的栓塞性肺动脉高压患者不应首选伊洛前列素治疗。

4. 有晕厥史的肺动脉高压患者应避免一切额外的负荷和

应激,如运动过程中。如果晕厥发生于直立体位时,每天清醒但未下床时吸入首剂药物是有帮助的。如果晕厥的恶化是由基础疾病所造成的,应考虑改变治疗方案。

5. 目前尚无儿童及青少年用药的经验。

【FDA妊娠/哺乳分级】

C级/L3级。妊娠期用药的资料不足,孕妇禁用。不清楚是否分泌入乳汁中,哺乳期妇女不能使用。

【用药实践】

1. 伊洛前列素吸入用药的注意事项

(1)伊洛前列环素可以选择性地作用于肺循环,具有一定优势。吸入后沉积在肺泡中的伊洛前列环素可以直接作用于肺泡壁上的小动脉而产生舒张作用。为确保药物能沉积在肺泡中,应使雾化颗粒的直径足够小(3~5μm)。单次吸入伊洛前列环素可以使平均肺动脉压(mPAP)降低10%~20%,作用持续45~60分钟,需多次吸入才能维持疗效(每天6~12次)。该药的耐受性较好。

(2)吸入治疗前的患者用药指导:由于该药昂贵,正式吸入前指导患者用生理盐水模拟吸入,掌握正确有效的方法,以免浪费和不良反应。由于该药的扩血管作用会引起颜面部皮肤潮红,在雾化吸入期间避免使用面罩,仅使用口含器来给药,结束时先关闭电源,无雾后再取出口含器。

(3)吸入治疗时的监护:应监护患者的血压、心率、血氧饱和度。

2. 伊洛前列素进行急性血管反应试验　目前国内许多肺血管病中心应用吸入伊洛前列素进行急性血管反应试验,用于判断患者能否从长期CCB治疗中获益。急性血管反应试验阳性者预后较好,且基础病情也常较无反应者轻。应用方案为将20μg伊洛前列素溶于2ml生理盐水中,经肺泡型(如pari LC-Star®)雾化器雾化吸入8~10分钟。

急性血管反应试验终止的标准如下:①体循环低血压,即

收缩压 < 90mmHg(尽管部分患者能耐受更低的血压);②与用药前相比,右心房压升高 20%~50%,或心指数减少 10% 以上;③出现中、重度无法耐受的不良反应,如恶心、潮红或头痛;④达到预计最大药物剂量(此项标准在不同的研究中有差异)。

贝前列素 Beraprost

【其他名称】

德纳、凯那、贝拉司特、苄雷前列。

【药物特征】

与前列环素一样,通过血小板和血管平滑肌的前列环素受体激活腺苷酸环化酶,使细胞内的 cAMP 浓度升高,抑制 Ca^{2+} 流入以及血栓素 A_2 生成等,从而有抗血小板和扩张血管的作用。

单次给药 100μg 时,1.42 小时血药浓度达峰值,半衰期约 1.11 小时。

【适应证】

改善慢性动脉闭塞性疾病引起的溃疡、间歇性跛行、疼痛和冷感等症状。

【剂型与特征】

国内只有口服普通片剂,规格为 20μg、40μg。

【用法和用量】

餐后口服贝前列素钠一次 40μg,一日 3 次。

【不良反应】

偶见皮疹、头痛、头晕、胃肠道反应、转氨酶异常、尿素氮升高、甘油三酯升高、颜面潮红等。可能出现的严重不良反应有出血倾向、休克、间质性肺炎、肝功能损害、心绞痛、心肌梗死等。

【禁忌证】

孕妇或可能妊娠的妇女、出血患者(如血友病、毛细血管脆弱症、上消化道出血、尿路出血、咯血、眼底出血等患者服用本品可能导致出血增加)禁用。

【药物相互作用】

与其他抗血小板、抗凝血药物、溶栓药物合用时可增加出血的危险性。与 PGI_2 制剂合用导致血压下降。

【注意事项】

下列患者请慎重服药：正在使用抗凝血药、抗血小板药、血栓溶解剂的患者；月经期的妇女；有出血倾向及其因素的患者。

【FDA 妊娠 / 哺乳分级】

未查到分级信息。孕妇或者可能妊娠的妇女禁止使用。经乳汁分泌，哺乳期妇女应避免使用。

【用药实践】

1. 贝前列素的不良反应及处理　贝前列素引起头痛、颜面潮红等不良反应与扩张体循环血管有关，通常发生在用药起始阶段，随着用药时间延长减弱。

2. 贝前列素给药途径的优势和局限性　贝前列素是第一个具有口服活性的前列环素衍生物制剂，其他前列环素类药品都需要静脉或皮下注射或者雾化吸入。本品空腹吸收迅速，30 分钟后达血药峰浓度，清除半衰期为 35~40 分钟。由于吸收、达血药浓度稳态时间、半衰期等因素，贝前列素在血流动力学方面的表现一直没有令人满意，虽有一些贝前列素和其他类型的靶向治疗药物联合使用（如西地那非）治疗重度肺动脉高压的病例报道，但目前尚缺乏大规模的临床试验证实其长期的有效性和安全性。贝前列素治疗肺动脉高压（PAH）的疗效可能随疗程的延长而减弱。贝前列素的缓释剂型尚在研究之中。

3. 各国指南对贝前列素的推荐　中国目前批准的贝前列素适应证是改善慢性动脉闭塞性疾病引起的溃疡、间歇性跛行、疼痛和冷感等症状，因此临床用该药治疗 PAH 为超说明书用药。日本已批准贝前列素用于治疗 PAH，欧洲不建议用该药治疗 PAH 患者。

波生坦 Bosentan

【其他名称】

全可利。

【药物特征】

神经激素内皮素是一种有力的血管收缩素,能够促进纤维化、细胞增殖和组织重构。在许多心血管失调疾病包括肺动脉高压患者,血浆和组织中的内皮素浓度增加,表明内皮素在这些疾病中起病理作用。在肺动脉高压患者中,血浆内皮素浓度与预后不良紧密相关。波生坦是一种双重内皮素受体拮抗剂,具有对 ET_A 和 ET_B 受体的亲和作用,可降低肺和全身血管阻力,从而在不增加心率的情况下增加心排血量。在动物肺动脉高压模型中,长期口服波生坦能降低肺血管阻力,逆转肺血管和右心室肥大。在动物肺纤维化模型中,波生坦能减少胶原沉积。

口服的绝对生物利用度大约为 50%,而且不受食物影响。最大血浆浓度在口服给药后 3~5 小时后达到。消除半衰期($t_{1/2}$)为 5.4 小时。血浆蛋白结合率为 98%。在肝脏中被细胞色素 P450 同工酶 CYP3A4 和 CYP2C9 代谢。主要通过胆汁清除,低于 3% 的剂量通过尿排出,对于肾功能受损患者不需调整剂量。

【适应证】

治疗 WHO Ⅲ 期和Ⅳ期原发性肺动脉高压患者的肺动脉高压,或者硬皮病引起的肺动脉高压。

【剂型与特征】

国内只有口服普通片剂,规格为 62.5mg、125mg。

【用法和用量】

初始剂量为一天 2 次,一次 62.5mg,持续 4 周;随后增加至维持剂量 125mg,一天 2 次。高于一次 125mg、一天 2 次的剂量不会带来足以抵消肝脏损伤风险的益处。可在进食前或后,早、晚服用本品。

肾功能受损对本品药代动力学的影响很小,不需进行剂量调整。

治疗终止:应紧密监视患者,在停药前的 3~7 天应将剂量减至一半。

【不良反应】

本品治疗的患者比安慰剂组患者发生率高的不良事件为头疼、潮红、肝功能异常、贫血和腿水肿。

【禁忌证】

过敏者;孕妇或者可能怀孕者;中度或严重肝功能损害和(或)肝脏转氨酶即谷草转氨酶和(或)谷丙转氨酶的基线值高于正常值上限的 3 倍(ULN),尤其是总胆红素增加超过正常值上限的 2 倍;伴随使用环孢素者;伴随使用格列本脲者禁用。

【药物相互作用】

1. 波生坦对细胞色素 P450 同工酶 CYP1A2、CYP3A4、CYP2C9、CYP2C19 和 CYP2D6 没有相关的抑制作用,不会增加这些酶所代谢的药物的血浆浓度。波生坦是 CYP3A4 和 CYP2C9 的轻至中度诱导剂,伴随使用本品时,被这 2 种酶代谢的药物的血浆浓度可能降低,包括华法林、辛伐他汀和其他他汀、格列本脲。

2. 与尼莫地平、地高辛、氯沙坦之间没有药代动力学相互作用。氯沙坦对本品的血浆水平没有影响。

3. 本品可使血液中的环孢素浓度降低大约 50%,禁止本品和环孢素联用。建议避免将本品和他克莫司伴随使用。激素避孕药与本品联用时有避孕失败的可能性,因此应采用另外或者替代的避孕方法。

【注意事项】

1. 收缩压低于 85mmHg 者须慎用本品。

2. 治疗伴随剂量相关的血红蛋白浓度降低(平均为 9g/L),可能是由于血液的稀释。多数在本品治疗开始的数周内观察到,治疗 4~12 周后稳定,一般不需要输血。建议在开始治疗前、治疗后的第 1 和第 3 个月检测血红蛋白浓度,随后每 3 个月检查 1 次。

3. 严重慢性心力衰竭患者用本品治疗伴随住院率升高,因为在本品治疗的前 4~8 周慢性心力衰竭恶化,可能是体液潴留的结果。建议监测患者体液潴留的症状(例如体重增加),出现症状后,建议开始用利尿药或者增加正在使用的利尿药的剂量。建议在开始本品治疗前,对有体液潴留症状的患者用利尿药治疗。

4. 本品可导致转氨酶升高,通常在开始治疗的前 16 周内出现,然后在数天至 9 周内恢复到治疗前水平,或者减少剂量或者停药后自动恢复。在治疗前需检测肝脏转氨酶水平,随后最初的 12 个月内每月检测 1 次,以后每 4 个月 1 次。

如果 ALT/AST 水平升高 3~5 倍,可减少每日剂量或者停止治疗,至少每 2 周监测 1 次转氨酶水平。如果转氨酶恢复到治疗前的水平,考虑继续或者再次使用波生坦。

ALT/AST 水平升高 5~8 倍,应减少每日剂量或者停止治疗,至少每 2 周监测 1 次转氨酶水平。一旦转氨酶恢复到治疗前的水平,考虑继续或者再次使用波生坦。

ALT/AST 水平升高超过 8 倍,必须停止治疗,不考虑再使用波生坦。在转氨酶升高,伴随有肝脏损伤的临床症状(例如恶心、呕吐、发热、腹痛、黄疸或者罕见嗜睡或疲劳)或者胆红素升高超过正常值上限水平的 2 倍时,治疗必须停止,不考虑再使用波生坦。

【FDA 妊娠/哺乳分级】

X 级/L4 级。孕妇或者可能妊娠的妇女禁止使用。哺乳期妇女应避免使用。

【用药实践】

1. 波生坦治疗 PAH 疗效确切　基于大量循证医学证据，波生坦治疗 PAH 的有效性和安全性已得到众多指南的认可，2009 年欧洲心脏病学会（ESC）/欧洲呼吸学会（ERS）PAH 诊治指南、2009 年美国心脏病学会基金会（ACCF）/美国心脏学会（AHA）专家共识以及 2013 年法国尼斯世界 PAH 会议中的 PAH 诊治指南均将波生坦列为重点推荐药物，它使患者的预后及生存期显著改善。该药是针对 WHO 心功能Ⅱ~Ⅲ级 PAH 患者的一线治疗药物，疗效确切且耐受性良好。

2. 需监测波生坦的肝脏毒性　具体见本品注意事项。注意波生坦与很多药物有相互作用。

西地那非 Sildenafil

【其他名称】

万艾可。

【药物特征】

西地那非为一种环鸟苷酸（cGMP）特异的磷酸二酯酶Ⅴ（PDE-5）的选择性抑制剂。促进体内一氧化氮（NO）的释放，激活鸟苷酸环化酶，导致 cGMP 水平增高。使海绵体内平滑肌松弛，血液流入，改善阴茎勃起功能障碍。除人海绵体平滑肌外，在血小板、血管和内脏平滑肌以及骨骼肌内也发现低浓度的 PDE-5 存在。西地那非对这些组织中的 PDE-5 的抑制，可能是其增强一氧化氮的抗血小板聚集作用（体外试验）、抑制血小板血栓形成（体内试验）以及舒张外周动静脉（体内试验）的基础。

口服后吸收迅速，绝对生物利用度约为 40%。空腹状态下口服 30~120 分钟后达到血浆峰浓度。高脂肪饮食使吸收速率降低，达峰时间平均延迟 60 分钟。西地那非及其主要循环代谢产物（N-去甲基化物）均有大约 96% 与血浆蛋白结合。西地那非主要通过肝脏的微粒体酶 CYP3A4（主要途径）和 CYP2C9

（次要途径）清除。主要循环代谢产物是西地那非的 N- 去甲基化物，具有与西地那非相似的 PDE 选择性，西地那非的药理作用大约有 20% 来自于其代谢产物。主要以代谢产物的形式从粪便中排泄（约为口服剂量的 80%），一小部分从尿中排泄（约为口服剂量的 13%）。

【适应证】

勃起功能障碍。

【剂型与特征】

国内只有口服普通片剂，规格为 25mg、50mg、100mg。

【用法和用量】

大多数患者的推荐剂量为 50mg，在性活动前约 1 小时按需服用；但在性活动前 0.5~4 小时内的任何时候服用均可。基于药效和耐受性，剂量可增加至 100mg（最大推荐剂量）或降低至 25mg。每日最多服用 1 次。在没有性刺激时，推荐剂量的西地那非不起作用。

【不良反应】

常见的不良反应是头痛、面部潮红、胃部不适、视力异常如视觉色彩改变（如有蓝色色晕）和视力模糊、鼻塞或流鼻涕、背痛、肌肉痛、恶心、头晕、皮疹。严重不良反应有持续勃起（异常勃起）、心脏病发作、脑卒中、心律不齐和死亡、单眼或双眼突然视力丧失、听力减退或丧失。

【禁忌证】

过敏患者禁用。以下患者服药 24 小时后血浆西地那非浓度较健康志愿者高 3~8 倍：年龄 65 岁以上、肝损害（如肝硬化）、严重肾损害（肌酐清除率为 30ml/min 以下）、同时服用强效 CYP3A4 抑制剂如红霉素等。

【药物相互作用】

1. 与 CYP3A4 抑制剂（如红霉素、西咪替丁）合用时，西地那非的清除率降低。与波生坦（125mg，一日 2 次；一种

CYP3A4、CYP2C9 的中等强度诱导剂，也可能是 CYP2C19 的中等强度诱导剂）合用时，西地那非的 AUC 下降 63%，C_{max} 下降 55%。可以预测，同时服用强效 CYP3A4 诱导剂如利福平会引起血浆西地那非水平更多地下降。

2. CYP2C9 抑制剂（如甲苯磺丁脲、华法林）、CYP2D6 抑制剂（如选择性 5- 羟色胺再摄取抑制剂、三环类抗抑郁药）、噻嗪类药物及噻嗪类利尿药、血管紧张素转化酶抑制剂、钙通道阻滞剂、非选择性 β 受体拮抗剂等对西地那非的药代动力学没有影响。

3. 稳态剂量的西地那非（80mg，一日 3 次）引起波生坦（125mg，一日 2 次）的 AUC 增加 50%，C_{max} 提高 42%。

4. 单剂抗酸药（氢氧化镁 / 氢氧化铝）对本品的生物利用度没有影响。

5. 高血压患者同时服用西地那非（100mg）和氨氯地平（5 或 10mg），仰卧位的收缩压平均进一步降低 8mmHg，舒张压平均进一步降低 7mmHg。

6. 西地那非（50mg）不增加阿司匹林（150mg）所致的出血时间延长。西地那非（50mg）不增强乙醇的降压作用。

7. 禁止与硝酸酯类药物合用。

【注意事项】

1. PDE-5（磷酸二酯酶 V）抑制剂与 α 受体拮抗剂合用时需谨慎，不应在服用 α 受体拮抗剂后的 4 小时之内服用。

2. 以下疾病患者慎用西地那非 阴茎解剖畸形（如阴茎偏曲、海绵体纤维化、Peyronie 病）、易引起阴茎异常勃起的疾病（如镰状细胞贫血、多发性骨髓瘤、白血病）。

3. 西地那非使体循环血管扩张，可能增强其他抗高血压药物的降压作用。

4. 已有心血管危险因素存在时，性活动对心脏有潜在的危险。在性活动开始时如出现心绞痛、头晕、恶心等症状，须终止性活动,并与医师讨论这些情况。

5. 如持续勃起超过 4 小时,患者应立即就诊。

【FDA 妊娠 / 哺乳分级】

B 级 /L3 级。西地那非不适用于新生儿、儿童或妇女。哺乳期妇女应避免使用。

【用药实践】

1. 西地那非的相关指南推荐　西地那非是口服的强效选择性 PDE-5 抑制剂,可改善 PAH 患者的运动耐量、血流动力学参数和症状,在欧美和日本等国家获准上市用于治疗肺静脉闭塞病(PVOD)和肺毛细血管瘤样病(第一大类 PAH)及血栓栓塞性肺动脉高压(第四大类 PAH)。西地那非用于治疗 PAH 的批准剂量为 20mg,一日 3 次。临床实践中最大耐受剂量可达 80mg,一日 3 次。

2. 西地那非治疗继发性 PAH　口服西地那非是治疗继发性 PAH 安全而有效的手段,可以单独用药,也可与其他药物联合治疗。西地那非可与其他血管扩张剂如前列腺素类似物联合用药。伊洛前列素由于作用持续时间短暂,需要反复吸入,与西地那非等 PDE-5 抑制剂联合应用可能延长并增强吸入伊洛前列素的扩血管作用。此外,西地那非可用于减轻吸入性一氧化氮和米力农停药后肺动脉高压的反跳。

3. 西地那非应谨慎用于 PAH 儿童患者的治疗　2012 年 8 月美国 FDA 发布了严重安全警告指出,不推荐西地那非用于年龄在 1~17 岁的 PAH 儿童。服用小剂量西地那非不能有效改善患儿的运动能力,而大剂量西地那非可增加患儿的死亡率。

4. 西地那非超说明书用药　本品在中国市售药物说明书中载明的适应证只有治疗勃起功能障碍,目前临床应用于治疗 PAH 仍为超说明书用药。

(韩　毅　王晓军　石　波)

附　录

附录1　心血管系统常用急救药物剂量表

药物	适应证	用法和用量
肾上腺素	心肺复苏、过敏性休克、支气管痉挛	心脏停搏：0.25~0.5mg 以 10ml 生理盐水稀释后静脉（或心内）注射，同时进行心脏按压、人工呼吸、纠正酸中毒。 过敏性休克：皮下或肌内注射 0.5~1mg。也可用 0.1~0.5mg 缓慢静脉注射（以 0.9% 氯化钠注射液稀释到 10ml）；如疗效不好，可改用 4~8mg 静脉滴注（溶于 5% 葡萄糖溶液 500~1000ml 中）
异丙肾上腺素	心源性或感染性休克、完全性房室传导阻滞、心脏停搏	心脏停搏：心腔内注射 0.5~1mg。 三度房室传导阻滞：心率每分钟不及 40 次时，可以本品 0.5~1mg 加在 5% 葡萄糖注射液 200~300ml 内缓慢静脉滴注
去甲肾上腺素	低血压、急救时补充血容量的辅助治疗，及心脏停搏复苏后的血压维持	用 5% 葡萄糖注射液或葡萄糖氯化钠注射液稀释后静脉滴注。 成人：开始以每分钟 8~12μg 的速度滴注，调整滴速以达到血压升到理想水平；维持剂量为每分钟 2~4μg。在必要时可按医嘱超越上述剂量，但需注意保持或补足血容量。 小儿：开始按体重以每分钟 0.02~0.1μg/kg 的速度滴注，按需要调节滴速

药物	适应证	用法和用量
多巴胺	心源性休克综合征，尤其有少尿及周围血管阻力正常或较低的休克；洋地黄和利尿药无效的心功能不全	成人：静脉注射，开始时每分钟按体重 1~5μg/kg，10 分钟内以每分钟 1~4μg/kg 的速度递增，以达到最大疗效。慢性顽固性心力衰竭，静脉滴注开始时每分钟按体重 0.5~2μg/kg 逐渐递增，多数患者按 1~3μg/(kg·min) 给予即可生效。闭塞性血管病变患者，静脉滴注开始时按 1μg/(kg·min) 逐渐递增至 5~10μg/(kg·min)，直到 20μg/(kg·min)，以达到最满意的效应。 如为危重病例，先按 5μg/(kg·min) 滴注，然后以 5~10μg/(kg·min) 递增至 20~50μg/(kg·min)，以达到满意的效应；或本品 20mg 加入 5% 葡萄糖注射液 200~300ml 中静脉滴注，开始时按 75~100μg/min 滴入，以后根据血压情况可加快速度和加大浓度，但最大剂量不超过每分钟 500μg
多巴酚丁胺	心力衰竭，包括心脏直视手术后所致的低心排血量综合征	加于 5% 葡萄糖注射液或 0.9% 氯化钠注射液中稀释后，以每分钟 2.5~10μg/kg 的滴速给予，在每分钟 15μg/kg 以下的剂量时心率和外周血管阻力基本无变化；偶用每分钟 15μg/kg，但需注意过大剂量仍然有可能加速心率并产生心律失常
间羟胺	各种原因所致的低血压，也可用于心源性休克或败血症所致的低血压	成人：肌内或皮下注射，一次 2~10mg；静脉注射，初始剂量为 0.5~5mg，继而静脉滴注，用于重症休克；静脉滴注，将间羟胺 15~100mg 加入 5% 葡萄糖注射液或氯化钠注射液 500ml 中滴注，调节滴速以维持合适的血压。成人极量为一次 100mg（每分钟 0.3~0.4mg）。 小儿：肌内或皮下注射，按 0.1mg/kg，用于严重休克；静脉滴注，0.4mg/kg 或按体表面积 12mg/m^2，用氯化钠注射液稀释至每 25ml 中含间羟胺 1mg，滴速以维持合适的血压水平为度

药物	适应证	用法和用量
阿托品	内脏绞痛、全身麻醉前给药、严重盗汗和流涎症、缓慢性心律失常、继发室性异位节律、休克、有机磷酸酯类中毒	抗心律失常：成人静脉注射 0.5~1mg，按需可每 1~2 小时 1 次，最大剂量为 2mg。 抗休克改善循环：成人一般按体重 0.02~0.05mg/kg，用 50% 葡萄糖注射液稀释后静脉注射或用葡萄糖溶液稀释后静脉滴注
利多卡因	局麻药、室性心律失常	抗心律失常常用量：静脉注射 1~1.5mg/kg（一般用 50~100mg），首次负荷剂量静脉注射 2~3 分钟，必要时每 5 分钟后重复静脉注射 1~2 次，但 1 小时之内的总量不得超过 300mg。静脉滴注一般以 5% 葡萄糖注射液配成 1~4mg/ml 的药液滴注或用输液泵给药。在用负荷剂量后可继续以每分钟 1~4mg 的速度静脉滴注维持，或以每分钟 0.015~0.03mg/kg 的速度静脉滴注。老年人、心力衰竭、心源性休克、肝血流量减少、肝或肾功能障碍时应减少用量，以每分钟 0.5~1mg 静脉滴注。即可用本品 0.1% 溶液静脉滴注，每小时不超过 100mg。 极量：静脉注射 1 小时内的最大负荷剂量为 4.5mg/kg（或 300mg），最大维持剂量为每分钟 4mg
胺碘酮	房性心律失常伴快速性室性心律失常；W-P-W 综合征的心动过速	第 1 个 24 小时负荷滴注：先快，即头 10 分钟内给药 150mg（15mg/min）。3ml 胺碘酮注射液（150mg）加于 100ml 葡萄糖溶液中（浓度 =1.5mg/ml），滴注 10 分钟。后慢，即随后的 6 小时内给药 360mg（1mg/min）。18ml 胺碘酮注射液（900mg）加于 500ml 葡萄糖溶液中（浓度 =1.8mg/ml）。维持滴注：剩余的 18 小时给药 540mg（0.5mg/min），将滴注速度减至 0.5mg/min。

药物	适应证	用法和用量
胺碘酮	严重的室性心律失常；体外电除颤无效的心室颤动相关心脏停搏的心肺复苏	第 1 个 24 小时后，维持滴注速度为 0.5mg/min（720mg/24h），浓度在 1~6mg/ml（胺碘酮注射液的浓度超过 2mg/ml，需通过中央静脉导管给药），需持续滴注。 当发生心室颤动或血流动力学不稳定的室性心动过速时，可以追加胺碘酮注射液 150mg，溶于 100ml 葡萄糖溶液中给药，需 10 分钟给药以减少低血压的发生。维持滴注的速度可以增加以有效抑制心律失常
美托洛尔	室上性快速性心律失常。预防和治疗心肌缺血、怀疑的或确诊的急性心肌梗死伴快速性心律失常和胸痛	室上性快速性心律失常：开始以 1~2mg/min 的速度静脉给药，用量可达 5mg（=5ml）。这一剂量可在间隔 5 分钟后重复给予，直到取得满意的效果。总剂量达 10~15mg（=10~15ml）通常足以见效；推荐的静脉给药最大剂量为 20mg（=20ml）。预防和治疗心肌缺血、怀疑或确诊的急性心肌梗死伴快速性心律失常和胸痛：立刻静脉给药 5mg（=5ml）。这一剂量可在间隔 2 分钟后重复给予，直到最大剂量 15mg（=15ml）。有下列情况的患者不能立即静脉给药：心率 < 70 次/min、收缩压 < 110mmHg 或一度房室传导阻滞。进一步口服治疗
普罗帕酮	阵发性室性心动过速、阵发性室上性心动过速及预激综合征伴室上性心动过速、心房扑动或心房颤动的预防。也可用于各种期前收缩的治疗	静脉注射：成人常用量为 1~1.5mg/kg 或以 70mg 加 5% 葡萄糖溶液稀释，于 10 分钟内缓慢注射，必要时每 10~20 分钟重复 1 次，总量不超过 210mg。静脉注射起效后改为静脉滴注，滴速为 0.5~1.0mg/min 或口服维持

药物	适应证	用法和用量
维拉帕米	快速阵发性室上性心动过速的转复。心房扑动或心房颤动心室率的暂时控制,合并房室旁路通道时除外	必须在持续心电和血压监测下缓慢静脉注射至少 2 分钟,必须个体化治疗。一般起始剂量为 5~10mg(或按 0.075~0.15mg/kg),稀释后缓慢静脉推注至少 2 分钟。如果初始反应不令人满意,首剂 15~30 分钟后再给一次 5~10mg 或 0.15mg/kg。静脉滴注给药每小时 5~10mg,加入氯化钠注射液或 5% 葡萄糖注射液中静脉滴注,一日总量不超过 50~100mg
索他洛尔	各种危及生命的室性快速性心律失常	推荐剂量为 0.5~1.5mg/kg,稀释于 5% 葡萄糖溶液 20ml 中,10 分钟内缓慢推注,如有必要可在 6 小时后重复
腺苷	终止折返性室上性心动过速	首次 6mg,快速静脉注射,无效隔 5~10 分钟再次注射 6mg
氯化钾	低钾血症、洋地黄中毒引起的频发性、多源性期前收缩或快速性心律失常	一般用法将 10% 氯化钾注射液 10~15ml 加入 5% 葡萄糖注射液 500ml 中滴注(忌直接静脉滴注与推注)。补钾剂量、浓度和速度根据临床病情和血钾浓度及心电图缺钾图形改善而定。钾浓度不超过 3.4g/L(45mmol/L),补钾速度不超过 0.75g/h(10mmol/h),每日补钾量为 3~4.5g(40~60mmol)。在体内缺钾引起严重快速室性异位心律失常时,如尖端扭转型室性心动过速,短阵、反复发作多形性室性心动过速,心室扑动等威胁生命的严重心律失常时,钾盐浓度要高(0.5%~1%),滴注要快(1.5g/h),补钾量可达 10g/d。病情危重者可超过上述规定。需严密监测血钾及心电图
硫酸镁	抗惊厥药。用于妊娠高血压、先兆子痫和子痫、早产;洋地	心律失常:10%~25% 硫酸镁 20ml 使用 1 倍葡萄糖注射液 20ml 稀释后缓慢静脉注射,以后可 25% 硫酸镁 20ml 加入 5% 葡萄糖溶液 250ml 中静脉滴注 2 小时

药物	适应证	用法和用量
硫酸镁	黄中毒所致的快速性心律失常、尖端扭转型室性心动过速	
硝普钠	高血压急症，外科麻醉期间进行控制性降压。急性心力衰竭、急性心肌梗死或瓣膜（二尖瓣或主动脉瓣）关闭不全时的急性心力衰竭	用前将本品 50mg（1 支）溶解于 5ml 5% 葡萄糖溶液中，再稀释于 250~1000ml 5% 葡萄糖溶液中，在避光输液瓶中静脉滴注。 成人：静脉滴注，开始每分钟按体重 0.5μg/kg。根据治疗反应以每分钟 0.5μg/kg 递增，逐渐调整剂量。常用剂量为每分钟按体重 3μg/kg，极量为每分钟按体重 10μg/kg，总量为按体重 3.5mg/kg。 小儿：静脉滴注，每分钟按体重 1.4μg/kg，按效应逐渐调整用量
酚妥拉明	用于诊断嗜铬细胞瘤及治疗其所致的高血压发作；治疗左心室衰竭；治疗去甲肾上腺素静脉给药外溢，用于防止皮肤坏死	成人： 用于酚妥拉明试验，静脉注射 5mg，也可先注入 1mg，若反应阴性，再给 5mg，如此假阳性的结果可以减少，也减少血压剧降的危险性。 防止皮肤坏死，在每 1000ml 含去甲肾上腺素的溶液中加入本品 10mg 静脉滴注，作为预防之用。已经发生去甲肾上腺素外溢，用本品 5~10mg 加 10ml 氯化钠注射液作局部浸润，此法在外溢后的 12 小时内有效。 嗜铬细胞瘤手术，术时如血压升高，可静脉注射 2~5mg 或滴注每分钟 0.5~1mg，以防肿瘤手术时出现高血压危象；用于心力衰竭时减轻心脏负荷，静脉滴注每分钟 0.17~0.4mg。

药物	适应证	用法和用量
		小儿: 用于酚妥拉明试验,静脉注射一次 1mg,也可按体重 0.15mg/kg 或按体表面积 3mg/m²。 用于嗜铬细胞瘤手术,术中血压升高时可静脉注射 1mg,也可按体重 0.1mg/kg 或按体表面积 3mg/m²,必要时可重复或持续静脉滴注
乌拉地尔	高血压危象、重度和极重度高血压以及难治性高血压;控制围手术期高血压	静脉注射:缓慢静脉注射 10~50mg 乌拉地尔,监测血压变化,降压效果通常在 5 分钟内显示。若效果不够满意,可重复用药。持续静脉滴注或使用输液泵:通常将 250mg 乌拉地尔(相当于 10 支 25mg 盐酸乌拉地尔注射液)加入静脉输液如生理盐水、5% 或 10% 葡萄糖溶液中。如使用输液泵,可将 20ml 注射液(=100mg 乌拉地尔)注入输液泵中,再将上述液体稀释到 50ml。静脉输液的最大药物浓度为每毫升 4mg 乌拉地尔,输入速度根据患者的血压酌情调整。初始输入速度可达 2mg/min,维持给药速度为 9mg/h(若将 250mg 乌拉地尔溶解在 500ml 液体中,则 1mg 乌拉地尔相当于 44 滴或 2.2ml 输入液)
去乙酰毛花苷	心力衰竭,控制伴快速心室率的心房颤动、心房扑动患者的心室率	成人:用 5% 葡萄糖注射液稀释后缓慢注射,首剂 0.4~0.6mg(1~1.5 支),以后每 2~4 小时可再给 0.2~0.4mg(0.5~1 支),总量为 1~1.6mg(2.5~4 支)。 小儿:分 2~3 次间隔 3~4 小时给予。早产儿和足月新生儿或肾功能减退、心肌炎患儿肌内或静脉注射按体重 0.022mg/kg,2 周 ~3 岁按体重 0.025mg/kg

药物	适应证	用法和用量
吗啡	强效镇痛药，用于心肌梗死、心源性哮喘、麻醉和手术前给药	皮下注射：成人一次 5~15mg，一日 15~40mg；极量为一次 20mg，一日 60mg。 静脉注射：成人镇痛时的常用量为 5~10mg；用作静脉全麻时按体重不得超过 1mg/kg，不够时加用作用时效短的本类镇痛药，以免苏醒延迟，术后发生血压下降和长时间呼吸抑制
呋塞米	水肿性疾病、高血压、预防急性肾衰竭、高钾血症及高钙血症、稀释性低钠血症、抗利尿激素分泌过多症、急性药物或毒物中毒	水肿性疾病时，静脉注射，开始 20~40mg，必须时每 2 小时追加剂量，直至出现满意的疗效。 急性左心衰竭时，起始 40mg 静脉注射，必要时每小时追加 80mg，直至出现满意的疗效。 急性肾衰竭时，可用 200~400mg 加于氯化钠注射液 100ml 内静脉滴注，滴注速度每分钟不超过 4mg。有效者可按原剂量重复应用或酌情调整剂量，每日总剂量不超过 1g。利尿效果差时不宜再增加剂量，以免出现肾毒性，对急性肾衰竭功能恢复不利。治疗慢性肾功能不全时，一般每日剂量为 40~120mg。 高血压危象时，起始 40~80mg 静脉注射，伴急性左心衰竭或急性肾衰竭时可酌情增加剂量。治疗高钙血症时，可静脉注射，一次 20~80mg。 小儿：水肿性疾病时，起始按 1mg/kg 静脉注射，必要时每隔 2 小时追加 1mg/kg。最大剂量可达一日 6mg/kg。新生儿应延长用药间隔
托拉塞米	同呋塞米	充血性心力衰竭所致的水肿、肝硬化腹水：起始剂量为一次 5~10mg 静脉注射，一日 1 次；疗效不佳可加量至 20mg，一日 1 次。最大剂量为一日 40mg，疗程不超过 1 周。 肾病所致的水肿：起始剂量为一次 20mg 静脉注射，一日 1 次。可根据需要逐渐增加剂量至最大剂量一日 100mg，疗程不超过 1 周

续表

药物	适应证	用法和用量
硝酸甘油	冠心病心绞痛、高血压、充血性心力衰竭	注射剂：用 5% 葡萄糖注射液或氯化钠注射液稀释后静脉滴注，开始剂量为 5μg/min，最好用输液泵恒速输入。用于降低血压或治疗心力衰竭可每 3~5 分钟增加 5μg/min，如在 20μg/min 时无效可以 10μg/min 递增，以后可 20μg/min。 片剂：一次 0.25~0.5mg，舌下含服，每 5 分钟可重复 0.5mg
硝酸异山梨酯	心绞痛和充血性心力衰竭	静脉滴注：开始剂量为 30μg/min，观察 0.5~1 小时，如无不良反应可加倍，一日 1 次，10 天为一疗程。 舌下：一次 5mg。 口服：一次 5~10mg，一日 2~3 次
阿司匹林	急性心肌梗死、脑卒中、短暂性脑缺血发作、继发脑卒中、稳定型和不稳定型心绞痛、动脉外科手术或介入手术后	口服。一日 100~300mg。 急性心肌梗死：建议首次剂量为 300mg，嚼碎后服用以快速吸收，以后一日 100~200mg。 一级预防：一日 100mg
氯吡格雷	心肌梗死、急性冠脉综合征可合并在溶栓治疗中使用	通常推荐成人 75mg 一日 1 次口服给药，但根据年龄、体重、症状可 50mg 一日 1 次口服给药，与或不与食物同服。急性冠脉综合征应以单次负荷剂量氯吡格雷 300mg 开始，然后以 75mg 一日 1 次连续服药（合用阿司匹林 75~325mg/d）

药物	适应证	用法和用量
低分子量肝素	急性深部静脉血栓、血液透析时预防血凝块形成、不稳定型心绞痛和无 Q 波心肌梗死、与手术有关的血栓形成	治疗不稳定型心绞痛和无 Q 波心肌梗死：皮下注射 120U/kg，一日 2 次；最大剂量为 10 000U/12h，至少治疗 6 天
肝素	血栓形成或栓塞性疾病（如心肌梗死、血栓性静脉炎、肺栓塞等）、弥散性血管内凝血（DIC）；血液透析、体外循环、导管术、微血管手术等操作中及某些血液标本或器械的抗凝处理	深部皮下注射：首次 5000~10 000U，以后每 8 小时 8000~10 000U 或每 12 小时 15 000~20 000U。每 24 小时的总量为 30 000~40 000U，一般均能达到满意的效果。 静脉注射：首次 5000~10 000U 之后，或按体重每 4 小时 100U/kg，用氯化钠注射液稀释后应用。 静脉滴注：一日 20 000~40 000U，加至氯化钠注射液 1000ml 中持续滴注。滴注前可先静脉注射 5000U 作为初始剂量。 预防性治疗：高危血栓形成患者，大多是用于腹部手术之后，以防止深部静脉血栓。在外科手术前 2 小时先给 5000U 肝素皮下注射，但麻醉方式应避免硬膜外麻醉，然后每隔 8~12 小时 5000U，共约 7 日
尿激酶	血栓栓塞性疾病的溶栓治疗、人工心瓣手术后预防血栓形成	以注射用灭菌生理盐水或 5% 葡萄糖溶液配制。 肺栓塞：初次剂量为按体重 4400U/kg，以 90ml/h 的速度在 10 分钟内滴完；其后以每小时 4400U 的给药速度连续静脉滴注 2 或 12 小时。也可按每千克体重 15 000U 用 0.9% 氯化钠溶液配制后肺动脉内注入；必要时，可根据情况调整剂量，间隔 24 小时重复 1 次，最多使用 3 次。

药物	适应证	用法和用量
		心肌梗死：建议以 0.9% 氯化钠溶液配制后，按 6000U/min 的速度冠状动脉内连续滴注 2 小时，滴注前应先行静脉给予肝素 2500~10 000U；也可将本品 200 万 ~300 万 U 配制后静脉滴注，45~90 分钟内滴完。 外周动脉血栓：以 0.9% 氯化钠溶液配制本品（浓度为 2500U/ml），以 4000U/min 的速度经导管注入血凝块中，每 2 小时夹闭导管 1 次；可调整滴入速度为 1000U/min，直至血块溶解。 防治心脏瓣膜替换术后的血栓形成：按体重 4400U/kg，以 0.9% 氯化钠溶液配制后 10~15 分钟内滴完，然后以每小时按体重 4400U/kg 的速度静脉滴注维持。当瓣膜功能正常后即停止用药；如用药 24 小时仍无效或发生严重出血倾向，应停药。 脓胸或心包积脓：常用抗生素和脓液引流术治疗。引流管常因纤维蛋白形成凝块而阻塞引流管，此时可胸腔或心包腔内注入以灭菌注射用水配制的本品（浓度为 5000U/ml）1 万 ~25 万 U，既可保持引流管通畅，又可防止胸膜或心包粘连或形成心包缩窄。 眼科应用：用于溶解眼内出血引起的前房血凝块，使血块崩解，有利于手术取出。常用量为 5000U，用 2ml 0.9% 氯化钠溶液配制冲洗前房
阿替普酶	急性心肌梗死、血流不稳定的急性大面积肺栓塞、急性缺血性脑卒中	心肌梗死发生 6 小时以内，采用 90 分钟给药法：15mg 静脉推注，随后的 30 分钟内持续滴注 50mg，剩余的 35mg 在 60 分钟内持续滴注，直至最大剂量 100mg。 心肌梗死发生 > 6 小时，采用 3 小时给药法：10mg 静脉推注，随后的 1 小时内持续滴注 50mg，剩余剂量每 30 分钟滴注 10mg，至 3 小时末滴注完毕，最大剂量为 100mg。

药物	适应证	用法和用量
		肺栓塞：10mg 在 1~2 分钟内静脉推注，90mg 在随后的 2 小时内持续静脉滴注。 急性缺血性脑卒中：推荐剂量为 0.9mg/kg（最大剂量为 90mg），总剂量的 10% 先从静脉推入，剩余剂量在随后的 60 分钟内持续静脉滴注。治疗应在症状发作后的 3 小时内开始
瑞替普酶	急性心肌梗死、肺栓塞的抢救，外周血管血栓性疾病的治疗	只能静脉使用，应该 10MU+10MU 分 2 次静脉注射，每次缓慢推注 2 分钟以上，2 次间隔为 30 分钟

附录 2　FDA 心血管系统疾病药物在妊娠期应用时的危险性分级

FDA 分类	定义	注意事项	药物
A 级	在孕妇中研究证实无危险性	妊娠期患者可安全使用	
B 级	动物研究中无危险性，但人类研究资料不充分；或对动物有毒性，但人类研究无危险性	有明确指征时慎用	氢氯噻嗪、吲达帕胺、氯吡格雷、依替巴肽、替罗非班、双嘧达莫、低分子量肝素、磺达肝癸、比伐芦定、尿激酶、普罗布考、多巴酚丁胺、利多卡因、莫雷西嗪、西地那非、伐地那非

续表

FDA 分类	定义	注意事项	药物
C级	动物研究显示毒性，人类研究资料不充分，但用药时可能患者的受益大于危险性	在确有应用指征时，充分权衡利弊决定是否选用	硝苯地平、氨氯地平、非洛地平、贝尼地平、尼群地平、拉西地平、乐卡地平、尼卡地平、地尔硫䓬、维拉帕米、普萘洛尔、美托洛尔、比索洛尔、卡维地洛、艾司洛尔、布美他尼、呋塞米、螺内酯、氨苯蝶啶、托伐普坦、哌唑嗪、特拉唑嗪、酚妥拉明、乌拉地尔、硝普钠、硝酸甘油、硝酸异山梨酯、单硝酸异山梨酯、曲美他嗪、尼可地尔、替格瑞洛、肝素钠、利伐沙班、达比加群、重组链激酶、阿替普酶、瑞替普酶、非诺贝特、苯扎贝特、吉非罗齐、烟酸、依折麦布、考来烯胺、地高辛、去乙酰毛花苷、米力农、多巴胺、吗啡、奎尼丁、普鲁卡因胺、美西律、普罗帕酮、伊布利特、腺苷、阿托品、肾上腺素、去甲肾上腺素、间羟胺、异丙肾上腺素、伊洛前列素
D级	已证实对人类有危险性，但仍可能受益多	避免应用，但在确有应用指征且患者受益大于可能的风险时在严密观察下慎用	卡托普利、依那普利、贝那普利、培哚普利、赖诺普利、雷米普利、福辛普利、咪达普利、西拉普利、氯沙坦、缬沙坦、厄贝沙坦、坎地沙坦、替米沙坦、奥美沙坦、阿替洛尔、阿司匹林、胺碘酮、索他洛尔
X级	对人类致畸，危险性大于受益	禁用	华法林、辛伐他汀、阿托伐他汀、普伐他汀、氟伐他汀、瑞舒伐他汀、洛伐他汀、波生坦

注：此资料依据《新编药物学》第 17 版、美国 FDA 网站查询结果

附录3　心血管系统疾病药物 Hale 教授哺乳期用药危险性分级

Hale分级	定义	药物
L1级 safest	许多哺乳母亲服药后没有观察到对婴儿的不良反应会增加。在哺乳期妇女的对照研究中没有证实对婴儿有危险，可能对哺乳婴儿的危害甚微，或者该药物在婴儿不能口服吸收利用	肝素钠、考来烯胺、肾上腺素、去甲肾上腺素、间羟胺
L2级 safer	在有限数量的对哺乳母亲的用药研究中没有证据显示不良反应增加；和(或)哺乳母亲使用该种药物有危险性的证据很少	硝苯地平、氨氯地平、尼群地平、尼卡地平、维拉帕米、卡托普利、依那普利、贝那普利、西拉普利、普萘洛尔、卡维地洛、氢氯噻嗪、华法林、地高辛、去乙酰毛花苷、多巴胺、多巴酚丁胺、奎尼丁、利多卡因、美西律、普罗帕酮、异丙肾上腺素
L3级 moderately safe	没有在哺乳期妇女进行对照研究，但喂哺因而出现不良反应的危害性可能存在；或对照研究仅显示有很轻微的非致命性不良反应。本类药物只有在权衡对婴幼儿的利大于弊后方可应用。没有发表相关数据的新药自动	非洛地平、贝尼地平、拉西地平、乐卡地平、地尔硫䓬、培哚普利、赖诺普利、雷米普利、福辛普利、咪达普利、氯沙坦、缬沙坦、厄贝沙坦、坎地沙坦、奥美沙坦、阿替洛尔、美托洛尔、比索洛尔、艾司洛尔、呋塞米、布美他尼、吲达帕胺、螺内酯、氨苯蝶啶、硝酸甘油、硝酸异山梨酯、单硝酸异山梨酯、曲美他嗪、尼可地尔、阿司匹林、氯

Hale分级	定义	药物
	划分至该级别，无论其安全与否	吡格雷、依替巴肽、替罗非班、双嘧达莫、低分子量肝素、磺达肝癸、比伐芦定、达比加群、尿激酶、重组链激酶、阿替普酶、瑞替普酶、辛伐他汀、阿托伐他汀、普伐他汀、氟伐他汀、瑞舒伐他汀、洛伐他汀、非诺贝特、苯扎贝特、吉非罗齐、烟酸、吗啡、普鲁卡因胺、索他洛尔、阿托品、伊洛前列素、西地那非、伐地那非
L4级 possibly hazardous	有对喂哺婴儿或母乳制品的危害性的明确证据。但不包括母亲用药后的益处大于对婴儿的危害，例如母亲处于危及生命的疾病的情况下，而其他较安全的药物不能使用或无效	替米沙坦、哌唑嗪、特拉唑嗪、酚妥拉明、乌拉地尔、硝普钠、替格瑞洛、利伐沙班、米力农、胺碘酮、波生坦
L5级 contraindicated	对哺乳母亲的研究已证实对婴儿有明显的危害或该类药物对婴儿产生明显损害的风险性高。哺乳期妇女应用这类药物显然是无益的，该类药物禁用于哺乳期妇女	胺碘酮

注：（1）哺乳用药"L"分级中的"L"为 lactation（授乳、哺乳）的首字母大写，"L"分级是美国儿科学教授 Thomas W. Hale 提出的哺乳期药物危险性分级系统。Hale 教授通过总结所有有临床应用数据的药物，包括其理化性质、代谢动力学参数，并利用理论婴儿剂量（TID）、相对婴儿剂量（RID）和药物乳汁/血浆比值（M/P）等参数归纳了数千种药物在哺乳期使用的危险性分级。

（2）Thomas W. Hale. Medications & Mothers' Milk.16th ed. Amarillo, Amarillo: Hale Publishing, 2014.

附录4　心血管疾病相关管理治疗指南目录

指南/共识名称	发表机构	发表时间
急性ST段抬高型心肌梗死诊断和治疗指南	中华医学会心血管病学分会、《中华心血管病杂志》编辑委员会	2015
直接经皮冠状动脉介入治疗ST段抬高型心肌梗死指南	美国心脏病学会、美国心脏协会、美国心血管造影和介入学会	2015
ST段抬高心肌梗死指南	美国心脏协会、美国心脏病学会基金会	2015
中国经皮冠状动脉介入治疗指南	中华医学会心血管病学分会介入心脏病学组、中国医师协会心血管内科医师分会血栓防治专业委员会、《中华心血管病杂志》编辑委员会	2016
心肌血运重建指南	欧洲心脏病学会	2014
非ST段抬高型急性冠脉综合征的管理指南	欧洲心脏病学会	2013
非ST段抬高型急性冠脉综合征管理指南	美国心脏协会、美国心脏病学会基金会	2014
稳定型缺血性心脏病的诊断:临床实践指南	美国医师协会、美国心脏病学会基金会、美国心脏协会、美国胸外科协会、美国胸外科医师学会	2014
慢性稳定性冠心病管理中国共识	中国心血管病相关专家小组	2010
高血压合理用药指南	国家卫生计生委合理用药专家委员会、中国医师协会高血压专业委员会	2015

指南/共识名称	发表机构	发表时间
中国高血压基层管理指南（2014年修订版）	《中国高血压基层管理指南》修订委员会、中国高血压联盟	2014
成人感染性心内膜炎预防、诊断和治疗专家共识	中华医学会心血管病学分会	2014
中国高血压防治指南	中国高血压防治指南修订委员会、中国高血压联盟	2010
冠心病患者高血压治疗的科学声明	美国心脏协会、美国心脏病学会、美国高血压学会	2015
成人高血压管理指南（JNC8）	美国国家联合委员会	2014
中国心力衰竭诊断和治疗指南	中华医学会心血管病学分会、《中华心血管病杂志》编辑委员会	2014
急慢性心力衰竭的诊断与治疗指南	欧洲心脏病学会	2012
成人急性心力衰竭诊断和管理指南	英国国家卫生与临床优化研究所	2014
急性心力衰竭诊断和治疗指南	中华医学会心血管病学分会、《中华心血管病杂志》编辑委员会	2010
肥厚型心肌病诊断和管理指南	欧洲心脏病学会	2014
心律失常紧急处理中国专家共识	中华医学会心血管病学分会、中国生物医学工程学会心律分会、中国医师协会循证医学专业委员会、中国老年学学会心脑血管病专业委员会	2013

续表

指南/共识名称	发表机构	发表时间
室性心律失常中国专家共识	中华医学会心电生理和起搏分会、中国医师协会心律学专业委员会	2016
室性心律失常和心脏猝死的预防管理指南解读	欧洲心脏病学会	2015
老年人非瓣膜性心房颤动诊治中国专家建议	中华医学会老年医学分会、《中华老年医学杂志》编辑委员会	2016
心力衰竭合理用药指南	国家卫生计生委合理用药专家委员会、中国药师协会	2016
慢性心衰合并室性心律失常诊治及心脏性猝死预防中国专家共识	中国心血管病相关专家小组（统称）	
胺碘酮抗心律失常治疗应用指南	中华医学会心血管病学分会、中国生物医学工程学会心律分会	2008
美国心脏学会心肺复苏与心血管急救指南（更新版）	美国心脏协会（American Heart Association, AHA）	2015
中国成人血脂异常防治指南（修订版）	中国成人血脂异常防治指南修订联合委员会	2016
血脂异常的管理	欧洲心脏病学会、欧洲动脉硬化学会	2016
以患者为中心的血脂异常管理建议	美国国家脂质协会	2015
感染性心内膜炎管理指南	欧洲心脏病学会	2015

指南/共识名称	发表机构	发表时间
成人感染性心内膜炎的诊断、抗菌治疗及并发症管理	美国心脏协会	2015
心包疾病诊断和管理指南	欧洲心脏病学会	2015
成人肺动脉高压药物治疗指南	美国胸科医师学会	2014
肺动脉高压诊断与治疗指南	欧洲心脏病学学会、欧洲呼吸学会	2014
肺高血压诊治指南	中华医学会心血管病学分会	2010
心脏瓣膜病患者管理指南	美国心脏协会、美国心脏病学会	2014
心脏瓣膜病管理指南	欧洲心脏病学会、欧洲心胸外科协会	2012